天然药物与药物性肝损伤

——一个值得重视的临床问题

主　编：沈　洪　张振玉

副主编：邢　敬　赵　崧

　　　　张　露　徐亦君

东南大学出版社
SOUTHEAST UNIVERSITY PRESS

内 容 提 要

天然药物由于在预防、保健及治疗上的明显优势,因而得到社会的广泛重视和普遍应用。然而"是药三分毒",天然药物在使用过程中的不良反应越来越引起业界的重视。本书立足于临床实际,从药物性肝损伤的定义、肝脏的生物学特点、药物性肝损伤的机制与病理学特点、天然药物化学成分与肝损伤、导致肝损伤的常用天然药物和制剂,以及天然药物所致肝损伤的临床类型、诊断和鉴别诊断、治疗等方面,对面临的问题、解决方法和前瞻研究进行广泛细致的总结与探讨,以期为天然药物的临床应用提供更多、更可靠的帮助。

该书既能帮助广大医务工作者、天然药物爱好者甄别易引起肝损伤的天然药物及制剂,也为天然药物肝损伤临床治疗和科学研究提供借鉴和帮助。

图书在版编目(CIP)数据

天然药物与药物性肝损伤:一个值得重视的临床问
题/沈洪,张振玉主编.—南京:东南大学出版社,2020.9
(2021.12重印)
　　ISBN 978-7-5641-9186-3

　　Ⅰ.①天…　Ⅱ.①沈…　②张…　Ⅲ.①药物性肝
炎—诊疗　Ⅳ.①R575.1

　　中国版本图书馆 CIP 数据核字(2020)第 208172 号

出版发行:东南大学出版社
社　　　址:南京市四牌楼 2 号　　邮编:210096
出 版 人:江建中
网　　　址:http://www.seupress.com
电子邮箱:press@seupress.com
经　　　销:全国各地新华书店
印　　　刷:江苏凤凰数码印务有限公司
开　　　本:787 mm×1092 mm　1/16
印　　　张:21
字　　　数:536 千字
版　　　次:2020 年 9 月第 1 版
印　　　次:2021 年 12 月第 3 次印刷
书　　　号:ISBN 978-7-5641-9186-3
定　　　价:78.00 元

《天然药物与药物性肝损伤——一个值得重视的临床问题》编写委员会

主　编：沈　洪　张振玉

副主编：邢　敬　赵　崧　张　露　徐亦君

编　委（按姓氏笔画排序）：

王　一　　王维红　　王　黎　　冯　皖　　邢　敬　　成家飞

朱　磊　　刘亚军　　刘增巍　　孙　心　　杜　斌　　汪志兵

沈　洪　　沈照峰　　张　军　　张　岩　　张振玉　　张喜梅

张馨梅　　张　露　　陆玥琳　　陈红宇　　郑　凯　　赵青春

赵　崧　　姜宗丹　　袁　捷　　倪菲菲　　徐亦君　　徐　娴

陶以理　　曹伟军　　曹婷婷　　葛　超　　戴路明

序

　　萌生组织编写《天然药物与药物性肝损伤——一个值得重视的临床问题》一书的念头，是缘于作为消化科医生，在临床工作中要经常处理因药物导致的肝功能损伤，这实在是一种较为痛苦的体验。医者处方用药，本旨为患者解除病痛，更期望药到病除，不意旧患未去、新疾又来。对患者而言，雪上加霜；对医者而言，痛悔莫名。同时这类问题又易产生牵扯双方精力的医患纠纷和造成社会医疗资源的浪费。

　　药物的毒副作用和不良反应，好似伴随药物治疗作用的孪生兄弟，即使是传统认为安全的药品，随着临床观察的开展和实验室检查的广泛应用，也被屡屡发现药物性肝损伤案例，引起了业界的广泛重视。专业网站和临床监测报告系统应运而生，国内外诊疗指南和专家共识也在不断推出和更新。2003年，美国创立了药物性肝损伤网站，2014年，美国胃肠病学会发布了全球首个药物性肝损伤临床实践指南。2019年欧洲肝脏研究学会发布了《临床实践指南：药物性肝损伤》。我国于2007年发布了《急性药物性肝损伤诊治建议（草案）》，2014年建立了药物性肝损伤专业网站"Hepatox"，并于2015年发布了《药物性肝损诊治指南》。

　　近年来，中草药引起肝损伤的报道数量迅速上升，并对行业发展产生了影响，这不能不引起我们的思考，亟须制定相应的对策。2016年，我国指导中草药肝损伤诊疗的首部指南《中草药相关肝损伤临床诊疗指南》发布。2017年，中华医学会消化病学分会肝胆疾病协作组发布了《吡咯生物碱相关肝窦阻塞综合征诊断和治疗专家共识意见》，这对土三七等含吡咯生物碱的天然药物所致肝损伤的诊疗具有重要的意义。随着研究深入，国内外有关何首乌及其制剂引起肝损伤的报道日渐增多，为此，2019年底中华中医药学会正式发布《何首乌安全用药指南》，为何首乌的安全使用提供了指导性建议。

　　中药作为天然药物的主要部分，历来被认为安全无副作用，这其实是大众认识的一个误区。本草之本义，即与毒有关。如《说文解字》云："毒，药也，害人之草，往往而生"。家喻户晓的神话传说"神农尝百草"，神农氏终因毒而亡，理想高尚，行为坚毅，结局悲壮，千古传颂。我国的第一本药物学专著也以《神农本草经》命名，将药物分为上、中、下三品，反映了在构建药物体系时，充分考虑了药物的功效和毒性。虽然这种认识以现代观点来看并不完善，如将朱砂列为上品，但在其后实践中以及炼丹术的盛行，逐渐让人们对矿物药的毒性有了充分的认识。从治疗用药的角度上看，早在《黄帝内经》中就有了符合现代科学理念的规范，如《素问·五常政大论》云："大毒治病，十去其六；常毒治病，十去其七；小毒治病，十去其八；无毒治病，十去其九。谷肉果菜，食养尽之，无使过之，伤其正也。"这些观点，仍是我们今天的临床用药应该遵守的基本原则。

对中药引起药物性肝损伤的大量报道，反映了临床上对中药副作用的重视，这对加强临床用药的安全、保护患者的健康无疑是有益的。但同时又出现一个问题——很多报道和文献综述把中药作为单独一类与西药多个亚类进行比较，这无疑夸大了中药的不良反应和在药物性肝损伤中的比例。这不仅对合理使用中药饮片或中成药带来不利影响，也妨碍了我们对天然药物导致肝损伤的科学规范认识。

那么，在天然药物应用日益广泛的今天，如何正确地认识天然药物所致的肝损伤，无疑是一个重要的临床和科学问题。天然药物种类繁多、成分复杂、用途多样，涉及食品添加剂、治疗用药和保健品等，这更显得安全使用的重要。与化学药品的成分单一和药物性肝损伤机制较为明确相比，天然药物存在太多的未知。这就需要从天然药物的植物属性、种植、采摘、加工炮制、运输储存、配伍应用、药物代谢、损伤机制、临床诊断、合理治疗等各环节构建全链条研究方案和跟踪预警系统，可谓任重而道远。

除强化天然药物导致肝损伤的诊断和治疗外，提高对其导致肝损伤的认识，做好预防工作，降低其用药风险，可起到事半功倍的效果。如已明确某些传统用药会致肝损伤，且有其他相同功效药物可使用的，应避免使用，特别是一些民间偏方用药，如菊三七等。对传统用药，发生肝损伤频率较高的，应科学阐明炮制的减毒增效机制、标准和安全的用药剂量和疗程，保证用药的安全，如何首乌（含夜交藤）、补骨脂、黄药子等；对明确含有有毒成分的药物，应加强肝功能的监测，及时停用药物和进行保肝治疗。

基于以上的认识，本书在系统梳理文献的基础上，从天然药物的流行病学、肝功能损伤机制、临床类型、常用药物和制剂及化学成分等，到临床诊断与治疗，作了较全面的总结，特别在如何有效预防方面，提出了自己的看法和建议，力争新颖、全面、实用，以俾对临床上合理、安全使用好天然药物有所帮助，则不废立言之衷。

沈 洪

庚子年七月写于金陵知行斋

目　录

穿琥宁注射液/黑锡丹/千柏鼻炎片

第一章　概　述

第一节　药物性肝损伤概况

药物性肝损伤(drug-induced liver injury，DILI)是指由各类处方、非处方的药物及其代谢产物或辅料等所诱发的肝损伤。统计数据显示,引起肝损伤的药物既有化学药,也包括各种天然药物(natural medicine，NM),还包括各种保健品及膳食补充剂。本书所言天然药物主要是指在中国传统医药学(包括各少数民族医药学)理论指导下生产和使用的各种草药和非草药类的药材、饮片和成药,亦包括印度佛教医药、阿拉伯医药、欧洲传统草药、南美民族医药和非洲民族医药等。其中中国传统医药是当今国际上最为完善的天然药物体系。从开发和应用的技术水平分析天然药物包括以下几个方面:原料药,即传统意义上的中药和民族药等;制剂或提取物,通过一些简单的加工制成,中成药大多来源于此;纯天然有效化学成分,如一些中药单体,紫杉醇、青蒿素等。由天然药物引起的肝损伤即为天然药物性肝损伤(natural medicine induced liver injury，NMILI)。

近年来,药物性肝损伤逐渐得到国内外的重视。2003 年,美国创立了药物性肝损伤网络平台(drug-induced liver injury network，DILIN),2004 年启动了药物性肝损伤前瞻性研究,2012 年"LiverToxic"网站上线,2014 年美国胃肠病学会(American College of Gastroenterology，ACG)出台了全球首个 DILI 临床指南。我国于 2014 年建立"Hepatox"网站,并于 2015 年发布《药物性肝损伤临床指南》。我国指导中草药肝损伤诊疗的首部指南《中草药相关肝损伤临床诊疗指南》于 2016 年发布。2017 年中华医学会消化病学分会肝胆疾病协作组发布了《吡咯生物碱相关肝窦阻塞综合征诊断和治疗专家共识意见》。2019 年 3月,欧洲肝脏研究学会(European Association for the study of the Liver，EASL)发布了药物性肝损伤指南,总结了当前关于药物性肝损伤的危险因素、诊断、管理以及最小化风险策略的相关内容并提出指导建议。2019 年 12 月中华中医药学会发布了《何首乌安全用药指南》,为何首乌及相关制剂安全精准用药与风险防控提供了对策和措施。

"药"和"毒"密不可分,对此古籍记载上有充分的论述。《素问·移精变气论》说"毒药治其内,针石治其外"。《周礼·天官·医师》曰:"医师掌医之政令,聚毒药以共医事"。《鹖冠子·环流》说"积毒为药,工以为医"。西汉时期刘安《淮南子·修务训》曰:"(神农氏)尝百草之滋味,水泉之甘苦,令民知所避就。当此之时,一日而遇七十毒"。说明古人很早即认识到毒、药同源,人类的药物知识很多亦来源于中毒的经验。所谓"药不瞑眩,厥疾不瘳",没有副作用的药也许不是有效的药物。东汉时期集结整理成书的《神农本草经》为中医四大经典著作之一,是对中药的第一次系统总结。该书在"序例"部分总结了中药采造时月、真伪陈新、有毒无毒、配伍法度等内容。在七情配伍中,提出了"若有毒宜制,可用相畏、相杀"的用药原则。全书共分三卷,载药 365 种,根据有毒无毒、养身延年以及祛邪治病的作用分为上、中、下三品。南朝刘宋时期的雷敩撰《雷公炮炙论》三卷,记载药物的炮、炙、炒、煅、曝、露等 17 种制药法,以减毒增效。随着医疗经验的不断积累,人们对药物毒性的认识也在不断提高。李时珍在《本草纲目》中指出:"乌附毒药,非病危不用",这与我们现代所讲的药物毒性含义已基本相符。从上可见,中医药理论构建形成之初,就已经发现了药物的毒性,同时也探索出了许多行之有效的方法进行处理以减毒增效。

随着天然药物在全球范围的广泛应用,及药品不良反应监测体系的不断完善,天然药物及其相关制剂引起肝损伤的报道呈增加趋势,引起人们的关注和重视。由于缺少特异性诊断指标,特别是由于天然药物具有组成和用法的复杂性,如中草药品种混淆、炮制不当、有害物质污染等质量相关因素,以及中西药搭配不当、未辨证用药、患者自身体质等影响因素的复杂性,造成天然药物相关肝损伤在临床上常出现难以准确诊断的情况。此外,限于对天然药物安全用药知识的科普不足,公众对其不良反应的相关知识和认知水平的局限性,尤其还存在一些对天然药物毒副反应的错误认识以及误导性舆论,均不利于提高天然药物药临床用药安全水平。

DILI 及 NMILI 发病率目前尚缺少可靠的数据,NMILI 占 DILI 构成比的报道数据也有较大差异。根据 2002 年法国及 2013 年冰岛流行病学调查研究,DILI 总体发病率为 0.013 9%～0.024%,更大范围的 DILI 发病率数据尚不清楚。由于天然药物产品的获取途径和应用方式多样,且存在大量非医疗机构的应用,NMILI 发病率较药物性肝损伤更难估计。2019 年我国学者在《胃肠病学》(*Gastroenterology*)发表的一篇题为《中国大陆药物性肝损伤发生率及病因学》的论文得到国际同行的高度重视。此次发表的研究论文基于"Hepatox"网络平台(www.Hepatox.org),共纳入了中国大陆地区 308 家医院的 25 927 例 DILI 患者进行的一项回顾性研究,是迄今国内最大规模的 DILI 流行病学调查。研究发现,我国普通人群中每年 DILI 的发病率至少为 23.80/10 万人,引起肝损伤的最主要药物为:各类保健品和传统中药(占 26.81%)、抗结核药(占 21.99%)、抗肿瘤药或免疫调整剂(占 8.34%)。值得一提的是,国内外有关 NMILI 在 DILI 所占构成比报道的数据相差很大,而一些非专业媒体大量选择性地转载和引用这些构成比显著偏高的报道,片面报道中草药是我国药物性肝病的主要致病因素,给科学评估中草药安全性带来较大的舆论误导。调查国内外文献可以发现,NMILI 占 DILI 构成比计算的差异性主要因中西药分类比较的方式不一致,此外亦与国内外用药习惯差异、药物统计口径等不同有关。目前,大多数文献报道将中草药作为一个整体与某一类甚至某一种化学药进行比较,忽视中草药也存在功效不同的分类,从而在数字上夸大了 NMILI 的比例,得出中草药占导致肝损伤药物比例较高的片面结论。中草药按功效分为解表药、清热药等 21 大类,化学药分为抗结核药物、抗肿瘤药物等 11 大类,将中草药和化学药分别作为一个整体进行并列比较,中草药引起的肝损伤低于化学药,而且引起肝损伤的中草药主要集中在含何首乌、补骨脂和黄药子等成分的复方药物。

近年来,关于 NMILI 的报道尤其引起大家的关注,对天然药物的应用形成了巨大压力。2017 年《科学转化医学》上发表了中国台湾地区一个研究团队的研究论文,称中国台湾地区 78％的肝癌以及中国大陆 47％的肝癌可能与马兜铃酸有关。该文甫一发表,立刻引起热议。该研究采用了基因测序方法,对收集到的肝癌样本进行检测,结果发现在所检测的肝癌样本中,台湾地区和大陆的样本中分别有 78％和 47％呈现一种特殊的突变类型(A：T→T：A 突变)。他们把这种突变类型称为"马兜铃酸指纹",也就是说他们认为这种突变类型唯独只有马兜铃酸会造成,其他致癌物是不会有这种突变的。是不是真的这样呢? 国外权威专业杂志《癌变》(Carcinogenesis)曾经在 1994 年发表了一篇论文,研究者发现,氯乙烯可以引起人基因突变,突变类型以 A：T→T：A 为主,并可引起肝血管瘤乃至于肝癌。这就是说,除了马兜铃酸,其他的致癌物也会造成 A：T→T：A 突变,并不是马兜铃酸特有的,很难说是特异的"马兜铃酸指纹",更何况,还有很多其他致癌物到底会产生什么样的突变目前还没有全部研究清楚。而且该文根据是否能进行 DNA 测序而选择样本,本身存在选择性偏倚,研究中也未报道这些患者何时开始服用含马兜铃酸的中草药、应用剂量是多少等直接的用药信息。另外,国内外的大量研究已经证实,乙肝是引起肝癌的重要原因。我国大陆地区的肝癌病人中大约 80％是乙肝引起的。《科学转化医学》的这篇文章提到,中国台湾地区的 98 例肝癌样本只有 10 例是肝炎病毒阴性,也就是说绝大多数是肝炎病毒阳性的,难道这些肝癌不是与肝炎更有关吗? 2017 年 10 月国际著名的《国际肝病杂志》(World Journal of Hepatology)发布了一篇文章:"Herbal Traditional Chinese Medicine and suspected liver injury：Aprospectivestudy(传统中草药与疑似肝脏损害：前瞻性研究)"。此项研究成果对象为 21 470 例病人,进行前瞻性队列研究,研究周期从 1994—2015 年共 21 年。结果发现,有 95.95％(20 600 例)的病人丙氨酸转氨酶在正常值范围内,有 3.93％(844 例)的病人丙氨酸转氨酶高于正常范围最高值 1～5 倍,仅有 0.12％(26 例)的病人丙氨酸转氨酶高于正常范围最高值 5 倍以上。此研究肯定了中药确实会加重肝脏负担,导致一定程度的肝损伤,同时也证明这个概率非常低,大约只有 0.12％的病人丙氨酸转氨酶指标存在大幅度升高(提升到正常值的 5 倍)。故而和其他类药物比起来,中药对于病人的肝损伤是较轻的,选择正规的传统医学来治疗疾病是有很大安全保障的。

(沈 洪 邢 敬)

第二节 药物性肝损伤流行病学

现代医学研究表明,药物是一把双刃剑,无论是西药还是天然药物,对人体相应的器官组织都具有双重影响,即在防治疾病的同时又可作为致病因子,对人体脏器功能或组织结构产生一定的毒副反应。肝脏作为机体药物代谢和转化的重要脏器,与药物性损伤的关系密切,故在药物毒副反应中占有重要一席。有临床流行病学证据表明,DILI 不仅是临床上最常见的药源性疾病之一,而且是临床上最严重的药物不良反应之一,严重的 DILI 常可诱发急性肝功能衰竭,甚至死亡。据世界卫生组织统计,DILI 目前已成为全球的第五位死亡原因。DILI 作为一个全球性公共卫生问题,日益成为医药领域关注的焦点之一。

一、概况

1. 药物因素

全球范围内,在目前所有上市的药物中,据报道有超过 1 100 种药物具有潜在的肝毒性,几乎涵盖所有药品门类。虽然国内外报道并不一致,但常见的主要包括抗感染药物(含抗结核药)、非甾体类抗炎药(NSAIDs)、神经心血管系统治疗药物、抗肿瘤药物、补充和替代药物等。临床循证实践表明,不同的药物可导致相同或不同类型的肝损伤,而同一种药物又可在不同人群中引起不同类型的肝损伤。但在临床诊疗过程中,DILI 分型以肝细胞损伤型为主,约占 50%,相关信息可参考 DILI 相关协作网站,例如 LiverTox、HepaToxd 等。据不完全统计,目前有数百种药物可以引发胆汁淤积型 DILI,常见的药物有三乙酰竹桃霉素、环孢素、红霉素酯等。而氯丙嗪、本他西泮、胺碘酮、阿托伐他汀等药物容易引起慢性 DILI。国内外 DILI 病因学研究结果表明,中国人群与欧美人群 DILI 的首要致病原因是不同的,各类药物引起肝损伤的构成比也不尽相同。中国人群中最常见的原因是使用中草药制剂和抗结核类药,其中报道较多的草药和膳食补充剂(herbs and dietary supplements,HDS)是土三七、何首乌,以及治疗皮肤、关节的中药复方制剂等。而欧美人群中最主要的原因是使用非甾体类抗炎药和抗感染药物,其中对乙酰氨基酚(acetaminophen,APAP)被认为是引发急性肝衰的重要原因之一。

值得注意的是:千百年来,天然药物(中药、草药、HDS 等)往往被当作是普通的保健品或食品补充剂,普遍认为它们是温和的、无毒的。随着天然药物的广泛应用,越来越多的研究证据把导致 DILI 的主要原因指向天然药物。我国学者张志峰等曾对 DILI 的病因演变进行系统分析,科学地揭示了 2006 年以后我国 DILI 的首要病因演变为中药(此前为抗结核药物),同时指出中草药导致的肝损伤发生率正以 146.7% 的速度递增。日本开展的 DILI 患者调查研究显示,有 10% 的 DILI 患者与膳食补充剂有关,有 7.1% 与中草药相关。韩国也进行过类似研究,相关统计数据提示:韩国中草药肝损伤的发生率可能更高。无独有偶,中草药引起的 DILI 在西方国家也不少见。据美国 DILI 协作网的最新登记注册数据显示,近年来美国中草药及保健品导致的肝损伤发生率不断增长,已经从 7% 上升至 20%。西班牙的相关研究则表明,约有 11% 的急性重型肝损伤与草药和膳食补充剂的摄入相关。而冰岛 DILI 协作网研究结果显示,草药和膳食补充剂已经占到 DILI 病因的 16%。

基于国内外越来越多的报道,当前许多国家已开始修订 HDS 相关药品的注册、验证、审批等管理规范。例如,欧盟在 2011 年 5 月 1 日颁发了《欧盟传统草药产品指令》,明确要求所有 HDS 需严格按照指令注册后才能上市。

2. 发病率

据国际 DILI 协作网最新监测数据显示:近年来,国内外 DILI 的病例报道呈逐年上升趋势,其发病率亦有所增加。在所有药物不良反应监测事件中,DILI 的发生率约为 10%~15%;在所有黄疸住院病例中,DILI 约占 2%~5%;在所有急性肝衰患者中,药物性肝衰约占 10%~52%,药物已逐步取代病毒性肝炎成为引发急性肝衰的首要病因。

关于 DILI 的发病情况,虽然世界各国都有报道,但是基于人群的系统的流行病学调查研究却鲜有报道。截至目前,国际上比较认可的基于人群的 DILI 流行情况调查主要有 2

项:2002 年法国报道了以人群为基础的专门针对 DILI 的调查研究,通过有计划地收集 DILI 新发病例,统计 DILI 的年发病率约为 13.9/10 万;2013 年冰岛开展了基于全体居民的流行病学调查,通过相对可靠的处方记录和监测数据,估计 DILI 的年发病率约为 19.1/10 万。据不完全统计,世界上大部分国家报道的 DILI 发病率均低于上述两个基于人群的前瞻性研究评估结果,而且绝大多数发达国家 DILI 的发病率处于 1/10 万~20/10 万之间。例如美国通过其综合医疗数据库(GPRD)分析 DILI 的发病率约为 2.4/10 万;韩国针对医院住院病例开展的相应前瞻性研究结果显示,DILI 的发病率约为 12/10 万;英国和瑞典针对 DILI 的专题研究表明,DILI 的发病率分别为 2.4/10 万和 2.3/10 万。

迄今为止,我国大部分针对 DILI 的流行病学研究都是回顾性研究。2014 年我国建立了国内首个 DILI 专业平台——"Hepatox"网站,至今已发展成为全球最大的 DILI 协作网络(涵盖 31 个省份的 300 家医院)。基于该平台 DILI 住院患者数据库,初步估算出我国人群 DILI 的发生率不低于 25.06/10 万。

基于不同的研究方法,不同的评估标准,不同国家间报道的 DILI 发病率差异很大。全球范围内由于普遍缺乏基于一般人群的大规模、多中心、前瞻性流行病学研究证据,目前很难评估 DILI 的确切发病率。考虑到实际调查过程中可能出现 DILI 的漏诊、误诊和漏报等偏倚情况,DILI 实际的发病率应该更高。

二、三维分布

1. 时间分布

从时间进程上看,由于新型药品的不断面世,药物不良反应监测协作网络的逐步完善,人群合理用药意识的普遍缺乏等主客观原因,国内外 DILI 的报道时有发生。从长期趋势看,如果不改变当前不合理的用药行为、不警惕当下 DILI 导致的严重危害,全球范围内 DILI 的发生率和流行率均会逐年增加。如前所述,药物性肝损伤作为药物不良反应的重要组成部分,可以通过收集国内外药物不良反应事件长期动态的监测报告数据来反映 DILI 的长期变化趋势。与此同时,全球性的 DILI 协作网络已初具规模,充分利用好各方平台对 DILI 的准确监测有协同叠加效应。例如,美国食品药品监督管理局(FDA)已经利用药物不良反应监测数据,科学地揭示了美国 DILI 的发生及死亡情况均有明显的上升趋势。我国也在逐步完善国家药物不良反应监测中心和"Hepatox"网络平台,通过大量的监测报告数据,综合评估我国 DILI 的发生情况,相关数据已应用到药品上市后的再评价。

2. 地区分布

根据既往的研究数据,世界范围内,DILI 的发病率及其在肝病中的构成比存在明显的地区分布差异。如前所述,欧美发达国家 DILI 的发病率相对较低,基本介于 1/10 万~20/10 万之间,绝大部分发病率甚至低于 5/10 万。然而大部分发展中国家(如东南亚)DILI 的发病率不容乐观,往往超过 15/10 万。有研究表明,近年来我国 DILI 在肝病中的构成比逐年增加,但并不明显高于欧美发达国家,这可能与我国病毒性肝炎等肝病患者人口基数较大有关。不同的国家和地区,人群存在明显的种族差异,拥有不同的社会观念、生活习惯和文化背景,加上各地疾病谱、医疗卫生条件、DILI 诊断标准和登记报告制度的差异,增加了上述 DILI 地区分布差异的复杂性。例如,东南亚国家由于传统文化观念的差异,形成了特殊的用药习惯——各类传统滋补药(CAM)、草药、补充和替代类药物,因此由各种天然药物引起的DILI所占比例较大,往往高于欧美发达国家。

3. 人群分布

近年来,关于药物性肝损伤人群分布特征的研究并不多见。既往的研究主要描述了年龄、性别、种族、职业、宗教信仰等方面存在的差异,尤以年龄和性别为著。研究表明,DILI的发生存在明显的性别差异,普遍认为DILI女性较男性易感,并且相关程度与DILI的表型或严重程度有关。据报道,在药物诱导的自身免疫性肝炎患者中,女性约占80%,甚至更高。也有一些研究报道,DILI的发生在男女之间无显著差异,例如Luccna等分析了西班牙603例DILI患者情况,说明了二者差异无统计学意义。而法国Sgro开展的一项前瞻性研究显示,49岁前,女性和男性比为0.86(95% CI:0.26~2.90);49岁之后则变为2.62(95% CI:1.00~6.92)。另有研究显示,女性易出现甲基多巴和呋喃妥因引起的肝损伤,而男性更易发生硫唑嘌呤诱导的肝损伤;女性较男性更易发生肝细胞型DILI,并且导致暴发性DILI的比例往往更高,而男性更易发生胆汁淤积型DILI。遗憾的是,相关结果尚未在前瞻性研究中得到证实。除性别外,DILI的发生在不同的年龄分布也存在一定的差异。一般认为,老年人群是发生DILI的高危人群,针对特定药物(如阿莫西林、异烟肼),高龄可能会增加患DILI的风险。但Andrade在一项600人跟踪近10年的前瞻性研究中发现,DILI与年龄呈负相关($P<0.0001$)。近年来,DILI发病有年轻化的趋势,但总体上患者的平均年龄仍在50岁左右。例如,Galan在美国的一项针对4039名门诊病人的研究显示,DILI患者的中位年龄为52.2岁。也有研究报道,与成人相比,儿童并无明显易感性,且引起儿童DILI的常见诱因是抗生素和中枢神经系统治疗药物。由于目前针对DILI各年龄别的系统分析较少,缺乏可靠的基于人群的DILI发病数据,其年轻化趋势有待进一步验证。

三、DILI危险因素

现代流行病学观点认为,先天和后天的因素均可影响人群疾病发生的风险。既往研究表明,影响DILI发生的危险因素众多,但主要包括以下几个方面。

1. 机体因素

(1)遗传学因素。遗传免疫因素可能是DILI发生发展的重要影响因素之一。

一般认为,遗传特异性体质会增加机体对一些药物的敏感性,药物及其代谢物可作为半抗原与肝特异蛋白结合引起变态反应性炎症损伤。同时,机体某些药物代谢酶遗传的多态性或基因缺陷易引起药物代谢转化的紊乱,最终诱发DILI。既往的研究主要集中在药物代谢酶基因多态性和人类白细胞抗原(human leukocyte antigen,HLA)等方向,如CYP2E1和N-乙酰转移酶的遗传多态性与抗结核药物肝毒性的研究、CYP2C9和谷胱甘肽S-转移酶的遗传多态性与曲格列酮诱导肝毒性的研究。近期也有研究报道,6号染色体上HLA的基因多态性与氟氯西林、阿莫西林等药物的肝毒性具有相关性。虽然越来越多的学者开始关注DILI的遗传学特征,但是目前总体的认知水平还处于初始阶段。

(2)非遗传学因素。患者的固有因素包括性别、年龄、生理病理等对DILI的发生均有一定影响。

性别:由于男女两性在解剖、生理生化水平、行为生活方式等方面的差异,导致机体对药物的易感性不同。一般情况下,女性对药物不良反应比较敏感,特别是在月经期、妊娠期、哺乳期及更年期,对药物的毒副反应耐受力较差。既往大部分研究报道显示,女性的DILI发生率高于男性。

年龄:婴幼儿因为各系统功能尚未健全导致其成为DILI的高发群体。随着年龄的增加,机体的器官组织功能开始减退,代谢功能逐渐降低,中枢神经系统反应迟钝,机体的解毒防毒能力也随之下降。而且老年人群免疫状态的变化,潜在疾病的威胁往往会增加药物的使用频率、联合用药等,无形中增加机体的药物代谢负荷。临床上可表现为老年人群对一些药物特别敏感,导致老年人DILI的高发。既往有研究表明,老年人发生胆汁淤积性肝损伤的比例较一般年轻人高,特别是老年男性。

生理病理:众所周知,机体明显的生理病理改变也会影响某些药物的代谢情况。例如,妊娠期母体各系统均有明显的生理改变,机体对某些药物的代谢过程产生影响,药物不易排出而在体内蓄积,导致相应毒副反应;再如患有某些基础性疾病(糖尿病、肺结核等)或者合并有肝脏疾病(慢性乙型肝炎、慢性丙型肝炎、自身免疫性肝病等)时,药物代谢动力学会受到损害,药物与血清蛋白的结合、胆汁排泄、肝肠循环等方面会发生改变,继而增加一些药物的肝毒性风险。有相关研究显示,妊娠期使用某些药物可诱发肝脏脂肪变性,妊娠期妇女易发生胆汁淤积性DILI;合并2型糖尿病的银屑病患者,用甲氨蝶呤治疗后,更易发生肝纤维化;慢性丙型肝炎病毒(HCV)感染、慢性胆汁淤积的患者,同时给予药物治疗更易引起DILI。

2. 药物因素

药物作为诱发DILI的必要条件之一,有些药物本身就具有直接或间接的肝毒性,如对乙酰氨基酚、四环素等可破坏肝细胞的正常结构,导致肝细胞变性坏死、胆汁淤滞等。某些药物则通过诱导或抑制CYP450酶活性,从而引起一定的肝损伤。除药物本身外,引起DILI的易感因素还包括药物使用剂量、疗程、给药方式、联合用药等。例如,摄入对乙酰氨基酚引起的肝损伤与剂量呈明显的相关性;黄药子引起肝损伤的潜伏期及病情程度与药物的剂量有关,即剂量越大,潜伏期越短,病情越重;肾移植术后由于长期大剂量免疫抑制剂(如环孢素、硫唑嘌呤、泼尼松)的应用,使DILI成为肾移植术后常见的并发症之一。另有证据表明,一些药物联合使用时,由于药物间相互作用、交叉致敏等会增加其肝毒性,如利福平、异烟肼联合用药较单一用药的肝毒性大。

3. 环境因素

研究表明,除机体固有因素外,行为生活方式、营养饮食习惯等外在因素均可影响疾病的发生发展。例如,高脂饮食等可以通过上调细胞色素P450的表达,引起脂肪氧化增多,大量自由基形成,影响药物代谢而产生肝毒性。再如营养缺乏、吸烟、饮酒等可使肝内具有保护作用的分子(如谷胱甘肽)消耗增加或合成不足,继而可能增加机体对DILI的易感性。有越来越多的研究报道显示,吸烟、饮酒、肥胖以及营养不良等可能是发生DILI的重要危险因素。

四、DILI防治

基于上述流行病学特征的复杂性,DILI日益成为一个世界性难题。目前,国内外大量的 DILI 专题研究只是基于回顾性的数据分析,缺乏可靠的基于人群的 DILI 前瞻性流行病学证据,因此我们了解的 DILI 流行病学知识可能只是冰山一角。考虑到引起 DILI 的药物多而复杂,其发生机制远未明了,而且缺乏有效的针对性的治疗手段,DILI 的预防显得尤为重要。首先,要严格把好药品入市关,包括 HDS 在内的任何新型药品都应遵从药品研发标准,按照药品注册和生产法规管理,努力做到源头控制;其次,尽快完善国家或地区的 DILI 监测系统网络,建立 DILI 的数据库,开发 DILI 辅助鉴别、诊断和报警的网络化应用系统,变被动监测为积极主动地检查预测;再者,加强末端管理,在用药过程中严格掌握用药的指征,合理用药,保护易感人群,避免危险因素,争取做到 DILI 的早发现、早诊断、早治疗;最后,在民众中做好健康教育,普及药物性肝损伤的相关知识,对发生过药物性肝损伤的高危人群加强管理,防止使用类似药物造成再次的肝损伤,通过推广宣传,防止民间对一些植物和药物的误用,如何首乌治白发、土三七治疗跌打损伤等。总之,运用现代流行病学疾病防治的理念,采取综合性的防治策略和措施,及时准确地进行适时性分析(回顾性或前瞻性),对防止 DILI 的发生具有积极的作用。

(沈　洪　沈照峰)

第三节　天然药物相关肝损伤的临床特点

天然药物多为复方制剂,临床多与其他药物联合使用,与肝损伤的关联性较难判断。多数天然药物作用和缓,所致 NMILI 潜伏期较长,部分病例发病较隐匿,一般无剂量依赖性,有些病例甚至无明显临床症状及体征,仅表现为肝生化指标的异常,临床诊断较为困难。少数天然药物肝毒性相对较强,主要含有生物碱类(吡咯里西啶类生物碱等)、皂苷类(薯蓣皂苷等)、毒蛋白类(蓖麻毒蛋白等)、重金属类(铅、汞等)或挥发油类(薄荷油等)等成分,多数 NM 肝毒性物质基础不明确。

一、发病机制

天然药物多为复方制剂,成分复杂,多联合用药,作用相对和缓,肝毒性往往涉及多种成分和机制的综合效应,严重肝不良反应的发生率相对更低,作用机制更为复杂。即便在上市后阶段,NMILI 的诊断及评价仍是安全性评价的难点。天然药物引起肝脏损伤的发病机制尚未完全阐明,三种情形是其可能的发病机制。

(1)药物毒性直接导致肝损伤。目前已知天然药物引起肝损伤的成分有:①生物碱类:如吡咯里西啶生物碱、延胡索乙素等;②苷类:如黄药子和广豆根等含有皂苷和黄酮苷、苍术含有苍术苷、番泻叶中的番泻苷等;③毒蛋白类:毒性植物蛋白具有细胞原浆毒作用,主要存在于部分药用植物种子中;④金属元素类:主要是矿物质中的砷、汞、铅等。

(2)免疫机制。天然药物或其代谢产物通过免疫介导机制损害肝脏。天然药物或其代谢产物可改变肝细胞表面的蛋白,或与肝内的某些蛋白结合,形成新的复合抗原后,诱导机体产生自身抗体,从而启动免疫系统攻击肝细胞,造成肝损伤。

(3)其他因素。除药物本身的毒性作用和免疫因素外,天然药物所致肝损伤还与下列因素有关:①中草药未按中医辨证论治原理和合理配伍使用:是否合理辨证施治、规范用药,明确配伍禁忌是影响 NMILI 发生的因素之一。例如在中草药临床应用过程中,药证不符、超常规剂量或疗程、药物配伍不当、中草药与化学药联合应用等可能增加肝损伤风险。中医理论特别强调四诊合参、辨证施治,有"用之得宜,皆有功力,用之失宜,参术亦能为害"的认识。对中医辨证施治原则的理解和应用不当,忽略中医理论对临床用药的指导作用,忽视个体差异,出现药证不符的情况,可能大大增加中草药及其相关制剂发生肝损伤的风险。相反,如果辨证精准、配伍合理、用法用量适宜,剧毒药物也可以安全地治疗疾病。必须重视中草药配伍不当可增加肝毒性,例如延胡索与马钱子配伍可增加马钱子的毒性。中药"十八反""十九畏"提出了中草药配伍禁忌;中草药与化学药联合应用也会存在配伍不当导致肝毒性增强的可能,应予以注意。部分患者长期使用某种中成药,时间过长,造成药物毒性累积,也是出现药物性肝损伤的重要因素之一。②滥用误用:由于中成药多数为非处方药,部分患者自行购买服用较多,如清热解毒类中成药因临床适应证较广出现滥用、误用现象较多,因而出现不良反应也较多见。③药物污染:药物毒性有时并非出自本身,在药物的生长、储藏和运输的环节都可能出现污染或变质等问题,我国比较常见的是农药和重金属残留。④品种混用:如绵马贯众的肝毒性大于紫萁贯众,误以土三七作为三七、独角莲作为天麻使用等造成肝脏损伤。同种中草药因产地、采集、储存不同而肝毒性亦存在差异。如寄生于桑树等无毒植物的桑寄生无肝毒性,但寄生于马桑等有毒植物者可能含有毒性。⑤炮制、储存不当:因中药炮制、储存不当引起质量问题也是导致肝损伤的影响因素之一。如生首乌不规范炮制则肝损伤发生风险高于规范炮制的何首乌。中草药在生长、加工、炮制、运输、储藏等环节上受到污染或发生变质,可能导致中草药产品中农药、重金属和微生物毒素等超标。由于这些外源性有害物质本身具有肝毒性,长期使用相关受污染的中草药产品可能引发肝脏损伤。⑥特异质:患者机体状态不同可能造成 NMILI 的易感性存在体质差异,不同人群对 NMILI 易感程度表现不一。少数特异质个体对某些中草药存在易感性。例如,何首乌、补骨脂等,有肝脏损伤病例报道,但并非所有使用者均出现肝损伤,很有可能是特异质肝损伤(idiosyncratic drug-induced liver injury),尚需更加翔实可靠的临床病例研究以及适宜的特异质肝损伤评价方法进行实验研究。2019 年 5 月,我国科学家在国际肝病顶级期刊《肝脏病》上发表研究成果《HLA-B﹡35:01 等位基因是预测何首乌诱导肝损伤易感人群的潜在标志物》,首次发现何首乌诱发特异质肝损伤的易感基因。他们采用药物基因组学等手段,首次发现 HLA-B﹡35:01 等位基因是何首乌肝损伤发生的特异性生物标志物,揭示了何首乌肝损伤发生与机体遗传背景之间的关系。研究成果从多角度证实,个体易感性是导致何首乌肝损伤的关键风险因素,破解了何首乌肝损伤之谜。这一发现表明,何首乌仅对极少数特定人群有肝损伤风险,对绝大多数人群是安全的。该研究团队还发现了何首乌肝损伤易感人群的主要特征,一是免疫异常活化或自身免疫性疾病,二是中医辨证属阴虚火旺且 MCP-1、VEGF、TNF-α 等免疫炎症因子高。他们结合回顾性和前瞻性病例分析及实验研究,发现了顺式-二苯乙烯苷和大黄素-8-O-β-D-葡萄糖苷为何首乌免疫特异质肝损伤的主要易感物质。具有免疫促进作用的反式-二苯乙烯苷成分可进一步协同加剧肝损伤程度。也有报道称,合并病毒性肝炎等基础肝病是 NMILI 发生的重要因素之一。另外,自身免疫性肝病可能存在与 NMILI 的相互诱发或转化。⑦中西药联用:中西药联合应用造成 NMILI 的临床误诊和部分中草药和化学药可能存在相互作用而导致肝损伤风险增加。服用中草药的同时服用可致肝损伤的化学药(如:他汀类调血脂药物),难以分清引起肝损伤的明确药物。部分不规范的中成药制剂,实际为中西药复方制剂,并且含有可致肝损伤的化学药,如个别治疗感冒的中西药复方制剂含有可致肝损伤的对乙酰氨基酚。由于中西药的联合应用,难以辨别引起肝损伤的药物是否为中草药或中西药相互作用引起肝损伤,从而出现 NMILI 临床误诊和舆论误导,应注意区别。

二、药物分布

对天然药物有效成分与肝损伤关系的研究发现,碱类、苷类、毒蛋白类、萜类及内酯类以及金属类天然药物的毒性发生率比较集中。有学者分析了 55 种中药,含有生物碱类成分者为 16 种,苷类 20 种,萜类 8 种,内酯类 3 种,金属类 4 种,蛋白类 3 种,没有成分记载的 10 种。其中含有碱类、苷类成分的药物性肝病发生率明显高于含有其他成分的药物。但各类之间并没有十分显著的差异,只是含苷类的天然药物其肝损伤的发生高于含其他成分的天然药物,这一点验证了学术界早已关注的苷类对肝功能的影响。

天然药物引起的 DILI 按治疗目的以治疗风湿和骨关节疾病为主(70.37%),其次为呼吸系统疾病药物(18.52%),少量为清热解毒类中成药和中药注射液、补益保健类药物,偶见耳鼻喉疾病、皮肤科疾病、心脑血管疾病药物。

三、病理特点

肝组织病理表现包括肝细胞损伤、炎细胞浸润、纤维组织增生、胆管损伤和血管病变等非特异性病理改变。与化学药导致的肝损伤相比,NMILI 更易出现融合性坏死、纤维间隔形成和汇管区淋巴细胞-浆细胞浸润。急性肝损伤的病理特点主要包括肝细胞毒性损伤和胆汁淤积性损伤。肝细胞毒性损伤包括肝细胞坏死、脂肪变性及其他类型的肝细胞变性;胆汁淤积性损伤主要表现为胆汁潴留,可不伴或较少伴有肝细胞损伤。亚急性肝坏死的病理特征,主要是广泛肝组织的坏死和肝实质的塌陷,残余存活或再生的区域,广泛的肝组织纤维化共同造成了肝架构扭曲,甚至大结节性肝硬化。病变部位常见于门静脉之间、门静脉-中央静脉和中央静脉之间的交通。慢性肝损伤的病理特点主要为炎症活动、脂肪变性、胆汁淤积、肝纤维化、肝硬化、血管病变、肝肿瘤等。某些中草药导致的 NMILI 可表现出相对特异的肝组织病理特征,如土三七导致的肝窦阻塞综合征(sinusoidal obstruction syndrome,SOS)/肝小静脉闭塞病(veno-occlusived disease,VOD)。

四、临床分型

肝损伤类型根据发病机制分为固有型和特异质型。固有型肝损伤程度与用药剂量呈正比,潜伏期短,个体差异不显著。特异质型只对少数特异质机体产生肝毒性,与用药剂量无相关性。某些天然药物所致的肝损伤可同时存在固有型和特异质型。

根据病程分型分为急性、慢性两类。急性 NMILI 指发病,180 d 以内肝功能恢复到发病前水平,通常起病急,肝功能恢复较快;慢性 NMILI 指发病,180 d 后,肝功能未恢复到发病前水平或出现慢性肝损伤或门静脉高压的症状、体征、影像学和组织学证据。

根据损伤靶细胞类型分为肝细胞损伤型、胆汁淤积型、混合型和肝血管损伤型。①肝细胞损伤型:ALT≥3×ULN,且 R≥5;②胆汁淤积型:ALP≥2×ULN,R≤2;③混合型:ALT≥3×ULN,ALP≥2×ULN,2<R<5;④肝血管损伤型:靶细胞可为肝窦、肝静脉及门静脉,其中相对常见的临床类型为 SOS/VOD[R=(ALT 实测值/ALT 正常值上限)/(ALP 实测值/ALP 正常值上限)]。其中肝细胞损伤型是 NMILI 最常见的临床类型。

五、临床表现

天然药物开始应用至发生肝损伤的中位时间为 30～90 d,NMILI 的临床表现无特异性,可以引起目前已知的所有急性、亚急性和慢性肝损伤类型。

急性和亚急性 NMILI 临床表现差异较大,可以仅仅表现为无症状的肝脏生化指标异常,部分患者出现乏力、食欲缺乏、恶心、厌油腻、上腹不适、肝区疼痛、腹胀等症状,胆汁淤积型患者可出现皮肤和巩膜黄染、皮肤瘙痒、大便颜色变浅等。少数患者可出现肝外症状,如发热、皮疹、外周血嗜酸性粒细胞异常升高,严重者可进展为肝衰竭,甚至发生死亡。

慢性 NMILI 可表现为多种慢性肝病形式,包括慢性肝炎、肝硬化、慢性肝内胆汁淤积型、硬化性胆管炎、脂肪肝、肝磷脂蓄积症、SOS/VOD、肝肿瘤、特发性门静脉高压症等。临床上表现为乏力、厌食、皮肤瘙痒、巩膜黄染、大便颜色变浅等多种症状,严重者可出现腹水、少尿、消化道出血、肝性脑病等表现,甚至急性发作,导致死亡。

六、诊断策略

目前国内外可供诊断药物性肝损伤的诊疗依据主要是美国胃肠病学会(ACG) 2014 年发布的《特异质药物性肝损伤诊断和管理指南》,中华医学会 2015 年发布的《药物性肝损伤诊治指南》以及中华中医药学会 2016 年发布的《中草药相关肝损伤临床诊疗指南》。

中华医学会《药物性肝损伤诊治指南》推荐 RUCAM 因果评分法用于药物和肝损伤之间因果关系的评价。RUCAM 评分方法采用量化的 RUCAM 量表,以分值高低作为相关性强度的评价依据,具有可量化评价的优势,对于用药史明确或药物种类相对简单的 DILI 诊断,结论一般较为可靠。但在用药史的定义上存在模棱两可、过度考虑再用药的权重、计分繁杂不易使用的问题,临床医生自身水平对该方法的诊断结果也有较大影响。针对天然药物的复杂性,一方面天然药物在临床上大多复方使用,难以将每味药物单独评价打分;另一方面对于天然药物不良反应的既往记录或文献报告多数不详等,造成 NMILI 诊断时往往难以根据 RUCAM 评分的高低得出可靠性的诊断结论。此外特别需要注意的是,由于 RUCAM 评分法的诊断结果是相关性,最高评分也是高度相关,因此事实上没有确定性诊断,而只是疑似诊断,限制了该方法的临床应用。

为了更好地适应 NMILI 诊断的复杂性,《中草药相关肝损伤临床诊疗指南》在诊断策略、流程和标准方面做了较大方法学改进。在诊断策略方面,首次提出采用整合证据链(integrated evidence chain-based causality identification algorithm,IECCIA)的诊断策略,使 NMILI 诊断从主观经验向客观证据链发展,减少临床误诊。具体来说,借鉴法律诉讼领域的证据链理念,针对性地解决 NMILI 诊断过程中混杂因素多、客观证据力不足的问题,包括两个要求:一是有充足的客观证据,二是证据之间能够互相印证、有秩序的衔接组成证据链,从而确定 NMILI 诊断的合理结论或排除对 NMILI 诊断的合理怀疑。

在诊断流程方面采用 RUCAM 评分、中西药联合用药排查、中草药品种质量鉴定、体内特征代谢物检测和生物标志物分析诊断流程,增加 NMILI 诊断的客观评价环节和证据数量,提高 NMILI 诊断的客观性、规范性和可操作性。通过对中西药联合用药史的排查和甄别,排除中西药联合用药致肝损伤对 NMILI 诊断的干扰,减少因联合用药引起的 NMILI 误诊;通过中草药品种质量鉴定、体内特征代谢物检测,确定 NMILI 的致病药源,减少因药物质量、误用等引起的 NMILI 误诊;通过特异性生物标志物分析,以直接的客观证据确诊 NMILI,促进和鼓励 NMILI 诊断向精准医学发展。

针对天然药物本身因素所致 NMILI 的诊断问题,通过进行可疑肝损伤天然药物品种鉴定、质量分析检测、有害物质污染的检测、体内特征代谢物、生物标志物分析等可为临床诊断提供较为可靠的客观证据。例如,Lin 等采用超高效液相-质谱的方法,首次从误用含吡咯里西啶类生物碱的菊三七(土三七)患者血液中检测到吡咯里西啶类代谢产物与蛋白形成的加合物。该研究为诊断菊三七引起的肝窦阻塞综合征提供了客观准确的证据,从另一方面可以为中药肝毒性特异生物标志物的实验室检测提供研究基础。尽管目前 NMILI 的特异性生物标志物检测还处在起步阶段,但随着检测技术的不断进步和国际精准医学的快速发展,生物标志物检测在 NMILI 和 DILI 的诊断中将发挥越来越重要的作用。

七、预后

文献报道显示 NMILI 的严重程度及转归不一。国外有文献报道其死亡率较低(中草药 0%,膳食补充剂 1.2%,其他药物 4.2%)。国内有文献报道,NMILI 预后较差,可出现肝衰竭,个别患者需要肝移植,严重者甚至导致死亡。也有文献报道 NMILI 多属轻、中度,预后相对较好。国内研究数据显示,约 6.0% 的 DILI 患者可发展为慢性肝损伤,其中近半数涉及天然药物。总而言之,大部分天然药物所致肝损伤患者经过正确、及时的治疗可以治愈,仅有少数患者发展成肝功能衰竭,严重者可致死亡。年龄、性别、ALT 升高水平与天然药物所致肝损伤的预后无明显相关性,天然药物使用时间、肝性脑病和腹水、血清胆红素水平、人血白蛋白水平、血肌酐水平、凝血酶原时间标准化比值及白细胞计数等均与药物性肝损伤预后有关,伴有黄疸、肝性脑病和腹水的患者病死率较高。

(沈 洪 邢 敬)

参考文献

[1]中华医学会肝病学分会药物性肝病学组.药物性肝损伤诊治指南[J].中华肝脏病杂志,2015,23(11):810-820.

[2]中华中医药学会肝胆病分会,中华中医药学会中成药分会.中草药相关肝损伤临床诊疗指南[J].中国中药杂志,2016,41(7):1165-1172.

[3]田代华整理.黄帝内经素问[M].北京:人民卫生出版社,2005.

[4]黄怀信撰.鹖冠子校注[M].北京:中华书局,2014.

[5]刘安.淮南子[M].哈尔滨:北方文艺出版社,2018.

［6］陈修园.神农本草经读［M］.北京：人民卫生出版社，1986.

［7］雷敩.雷公炮炙论［M］.张骥，补辑.施仲安，校注.南京：江苏科学技术出版社，1985.

［8］李时珍.本草纲目（校点本）第二册［M］.北京：人民卫生出版社，1979.

［9］Björnsson E.Epidemiology and risk factors for idiosyncratic drug-induced liver injury［J］. Seminars in Liver Disease，2014，34（2）：115-122.

［10］Björnsson E S，Bergmann O M，Björnsson H K，et al. Incidence，presentation，and outcomes in patients with drug-induced liver injury in the general population of Iceland［J］. Gastroenterology，2013，144（7）：1419-1425.

［11］Regev A，Seeff L B，Merz M，et al. Causality assessment for suspected DILI during clinical phases of drug development［J］. Drug Safety，2014，37（1）：47-56.

［12］ShenT，Liu Y，Shang J，et al. Incidence and etiology of drug-induced liver injury in mainland China ［J］. Gastroenterology，2019，156（8）：2230-2241.e11.

［13］Melchart D，Hager S，Albrecht S，et al. Herbal Traditional Chinese Medicine and suspected liver injury：A prospective study［J］. World Journal of Hepatology，2017，9（29）：1141-1157.

［14］王海永，王玮，杜振宗，等.心脏外科围手术期急性药物性肝损伤 12 例［J］.世界华人消化杂志，2012，20（15）：1350-1353.

［15］于乐成，茅益民，陈成伟.药物性肝损伤诊治指南［J］.临床肝胆病杂志，2015，31（11）：1752-1769.

［16］Grant L M，Rockey D C. Drug-induced liver injury［J］. Current Opinion in Gastroenterology，2012，28（3）：198-202.

［17］张智峰，赵钢.我国药物性肝损伤病因演变的 Meta 分析［J］.医学与哲学（临床决策论坛版），2013（10）：9-13.

［18］Takikawa H，Murata Y，Horiike N，et al. Drug-induced liver injury in Japan：An analysis of 1676 cases between 1997 and 2006［J］. Hepatology Research，2009，39（5）：427-431.

［19］Lee W J，Kim H W，Lee H Y，et al. Systematic review on herb-induced liver injury in Korea［J］. Food and Chemical Toxicology，2015，84：47-54.

［20］Navarro V J，Barnhart H，Bonkovsky H L，et al. Liver injury from herbals and dietary supplements in the US Drug-Induced Liver Injury Network［J］. Hepatology，2014，60（4）：1399-1408.

［21］刘丽萍，郑松柏.药物性肝损伤的流行病学研究现状［J］.中国新药与临床杂志，2017，36（7）：380-384.

［22］Verma S，Kaplowitz N. Diagnosis，management and prevention of drug-induced liver injury［J］. Gut，2009，58（11）：1555-1564.

［23］Sierra F，Torres D. A concise and structured review of drug-induced toxic hepatic disease［J］.Annals of Hepatology，2004，3（1）：18-25.

［24］Sgro C，Clinard F，Ouazir K，et al. Incidence of drug-induced hepatic injuries：A French population-based study［J］. Hepatology （Baltimore，Md），2002，36（2）：451-455.

［25］Björnsson E S，Bergmann O M，Björnsson H K，et al. Incidence，presentation，and outcomes in patients with drug-induced liver injury in the general population of Iceland［J］. Gastroenterology，2013，144（7）：1419-1425.e3.

［26］Suk K T，Kim D J，Kim C H，et al. A prospective nationwide study of drug-induced liver injury in Korea［J］. American Journal of Gastroenterology，2012，107（9）：1380-1387.

［27］江宇泳.药物诱导的自身免疫性肝炎［J］.药物不良反应杂志，2008，10（3）：199-204.

［28］Lucena M I，Andrade R J，Kaplowitz N，et al. Phenotypic characterization of idiosyncratic drug-induced liver injury：The influence of age and sex［J］. Hepatology （Baltimore，Md），2009，49（6）：

2001-2009.

[29] Shapiro M A, Lewis J H. Causality assessment of drug-induced hepatotoxicity: Promises and pitfalls [J]. Clinics in Liver Disease, 2007, 11(3): 477-505.

[30] Björnsson E, Talwalkar J, Treeprasertsuk S, et al. Drug-induced autoimmune hepatitis: Clinical characteristics and prognosis[J]. Hepatology (Baltimore, Md), 2010, 51(6): 2040-2048.

[31] Andrade R, Lucena M, Fernandez M, et al. Drug-induced liver injury: An analysis of 461 incidences submitted to the Spanish registry over a 10-year period[J]. Gastroenterology, 2005, 129(2): 512-521.

[32] Galan M V, Potts J A, Silverman A L. The burden of acute nonfulminant drug-induced hepatitis in a United States tertiary referral center [J]. J Clin Gastroenterol, 2005, 39(1): 64-67.

[33] Chalasani N P, Hayashi P H, Bonkovsky H L, et al. ACG Clinical Guideline: The diagnosis and management of idiosyncratic drug-induced liver injury[J]. The American Journal of Gastroenterology, 2014, 109(7): 950-966.

[34] CHALASANI N, BONKOVSKY H L, FONTANA R, et al. Features and outcomes of 899 patients with drug-induced liver injury: the DILIN prospective study[J]. Gastroenterology, 2015, 148(7): 1340-1352.

[35] Sobhonslidsuk A, Poovorawan K, Soonthornworasiri N, et al. The incidence, presentation, outcomes, risk of mortality and economic data of drug-induced liver injury from a national database in Thailand: A population-base study[J]. BMC Gastroenterology, 2016, 16(1): 1-6.

[36] 宋海波, 韩玲. 中药肝损伤的流行特点、风险因素及评价[J]. 中国药理学与毒理学杂志, 2016, 30(4): 291-305.

[37] Huang D L, Xiang J, Liu X D, Zhang M. Advances in the research of traditional Chinese medicine induced liver injury [J]. Strait Pharm J, 2012, 24(10): 13-15.

[38] Wang J L, Zhou C F. Research progress of Chinese herbal medicine and traditional Chinese medicine resulting in liver injury[J]. Zhongguo Zhong Yao Za Zhi, 2011, 36(23): 3371-3374.

[39] 郭玉明, 王伽伯, 朱云, 等.《中草药相关肝损伤临床诊疗指南》诊疗策略解读[J]. 中草药, 2016, 47(20): 3551-3559.

[40] 赵庆国, 王艳辉, 马致洁, 等. 基于肝细胞毒价检测的雷公藤质量评价方法研究[J]. 中草药, 2015, 46(3): 378-383.

[41] 涂灿, 蒋冰倩, 赵艳玲, 等. 何首乌炮制前后对大鼠肝脏的损伤比较及敏感指标筛选[J]. 中国中药杂志, 2015, 40(4): 654-660.

[42] Efferth T, Kaina B. Toxicities by herbal medicines with emphasis to traditional Chinese medicine[J]. Current Drug Metabolism, 2011, 12(10): 989-996.

[43] Stickel F, Shouval D. Hepatotoxicity of herbal and dietary supplements: An update[J]. Archives of Toxicology, 2015, 89(6): 851-865.

[44] 胡义扬, 黄甫. 中草药与药物性肝损伤[J]. 中华肝脏病杂志, 2012, 20(3): 173-175.

[45] Tu C, Gao D, Li X F, et al. Inflammatory stress potentiates emodin-induced liver injury in rats[J]. Front Pharmacol, 2015, 6: 233.

[46] Ke-Yong N, Min L. Application of morbid animal model in drug safety evaluation of traditional Chinese medicine[J]. Frontiers in Pharmacology, 2015, 6: 37.

[47] Wang J B, Zhao H P, Zhao Y L, et al. Hepatotoxicity or hepatoprotection? Pattern recognition for the paradoxical effect of the Chinese herb Rheum palmatum L. in treating rat liver injury[J]. PLoS

One，2011，6（9）：e24498.

[48] Zeng L N，Ma Z J，Zhao Y L，et al. The protective and toxic effects of rhubarb tannins and anthraquinones in treating hexavalent chromium-injured rats：The Yin/Yang actions of rhubarb[J]. Journal of Hazardous Materials，2013，246/247：1-9.

[49] 俞捷,谢洁,赵荣华,等.何首乌肝脏不良反应研究进展[J].中草药,2010,41(7)：1206-1210.

[50] Li C，Rao T，Chen X，et al. HLA-B＊35：01allele is a potential biomarker for predicting polygonum multiflorum-induced liver injury in humans[J]. Hepatology (Baltimore, Md)，2019，70(1)：346-357.

[51] 柳芳芳,段学章,臧红,等.中药和西药致急性药物性肝损伤临床和肝组织病理学特征对比分析[J].实用肝脏病杂志,2013,16(4)：317-319.

[52] 黎波.源自病例数据库中草药肝损伤临床及病理研究[D].北京中医药大学,2012.

[53] 郑俊福,刘晖,丁惠国.中草药致药物性肝损伤的临床特点与病理分析[J].中华临床医师杂志(电子版),2011,5(3)：720-725.

[54] Li C，Liang X S，Li C Z. Sinusoidal obstruction syndrome associated with the ingestion of gynura root [J]. Clinical Toxicology (Philadelphia, Pa)，2010，48(9)：962-964.

[55] Chalasani N P，Hayashi P H，Bonkovsky H L，et al. ACG clinical guideline：The diagnosis and management of idiosyncratic drug-induced liver injury[J]. American Journal of Gastroenterology，2014，109(7)：950-966.

[56] 中华医学会肝病学分会药物性肝病学组.药物性肝损伤诊治指南[J].临床肝胆病杂志,2015,31(11)：1752-1769.

[57] Yu L C，Mao Y M，Chen C W. Guidelines for the management of drug-induced liver injury[J]. J Clin Hepatol，2015，31(11)：1752-1769.

[58] Sgro C，Clinard F，Ouazir K，et al. Incidence of drug-induced hepatic injuries：A French population-based study[J]. Hepatology (Baltimore, Md)，2002，36(2)：451-455.

[59] 丁涛.中草药不良反应及防治[M].北京:中国中医药出版社,1992:24.

[60] 宋秉智,施怀生.肝毒性中药及其与药性和有效成分的关系:对55种中药肝毒性文献资料的分析报告[J].山西中医学院学报,2001,2(1)：18-19.

[61] 高廷明,陈学平,罗志刚,等.27例中成药及中药注射液所致急性药物性肝损伤临床分析[J].医学理论与实践,2017,30(16)：2453-2455.

[62] Navarro V J，Barnhart H，Bonkovsky H L，et al. Liver injury from herbals and dietary supplements in the US Drug-Induced Liver Injury Network[J]. Hepatology，2014，60(4)：1399-1408.

[63] 朱云,李永纲,王葽,等.595例中药导致肝损伤临床特征分析[J].中国中西医结合杂志,2016,36(1)：44-48.

[64] Li C，Liang X S，Li C Z. Sinusoidal obstruction syndrome associated with the ingestion of gynura root [J]. Clinical Toxicology (Philadelphia, Pa)，2010，48(9)：962-964.

[65] Wang J B，Ma Z J，Niu M，et al. Evidence chain-based causality identification in herb-induced liver injury：Exemplification of a well-known liver-restorative herb Polygonum multiflorum[J]. Frontiers of Medicine，2015，9(4)：457-467.

[66] 王伽伯,李春雨,朱云,等.基于整合证据链的中草药肝毒性客观辨识与合理用药:以何首乌为例[J].科学通报,2016,61(9)：971-980.

[67] 中华中医药学会.中草药相关肝损伤临床诊疗指南[M].北京:中国中医药出版社,2016.

[68] Lin G，Wang J Y，Li N，et al. Hepatic sinusoidal obstruction syndrome associated with consumption of Gynura segetum[J].Journal of Hepatology，2011，54(4)：666-673.

[69] Takikawa H，Murata Y，Horiike N，et al. Drug-induced liver injury in Japan：An analysis of 1676 cases between 1997 and 2006[J]. Hepatology Research，2009，39(5)：427-431.

[70] Liu L N，Zhao J X，Lu W T，Chen G M，Chen W.Prognostic factors in patients with drug-induced liver injuries[J].J Pract Hepatol(实用肝脏病杂志)，2015，18(2)：160-163.

[71] 陆玮婷，李军，欧宁，等.72 例中药引起药物性肝损的临床研究[J].江苏医药，2007，33(6)：546-547.

[72] Sun Y Q，Wu X，Gong M，Liu H H，Zhang N，Jing J，et al. The clinical analysis of 77 patients with hepatitis induced by traditional Chinese medicine[J]. Chin Hepatol，2013，18(12)：827-828.

[73] Hou F Q，Zeng Z，Wang G Q. Hospital admissions for drug-induced liver injury：Clinical features，therapy，and outcomes[J]. Cell Biochemistry and Biophysics，2012，64(2)：77-83.

[74] Zhu W，Zhao X，Ma H. Advancement in chronic drug-induced liver injury[J]. Zhonghua Gan Zang Bing Za Zhi，2015，23(9)：718-720.[PubMed]

第二章 肝脏生物学特点与药物性肝损伤

第一节 肝脏解剖学特点

肝(liver)是人体最大的腺体,为实质性脏器,位于右上腹部及中腹部,呈红褐色,血供丰富,质软而脆。具有分泌胆汁、参与代谢、合成凝血因子、储存糖原、解毒及吞噬、防御功能。在胚胎时期还有造血功能。我国成人肝约重 1 250 g(男性为 1 154~1 447 g,女性为 1 029~1 379 g)。

一、肝脏的形态特点

肝脏呈不规则楔形,右侧钝厚而左侧扁窄,借助韧带和腹腔内压力固定于上腹部,其大部分位于右侧季肋部,仅小部分超越前正中线达左季肋部。外观可分膈、脏两面,前、后两缘。膈面(diaphragmatic surface)光滑隆凸,大部分与横膈相贴附,其前上面有矢状位的镰状韧带(falciform ligament),前下缘于脐切迹处有肝圆韧带(ligamentum teres hepatis),借此将肝脏分为大而厚的肝右叶(right lobe of liver)和小而薄的肝左叶(left lobe of liver)。镰状韧带向后上方延伸并向左、右伸展称冠状韧带,冠状韧带又向左、右伸展形成左、右三角韧带,在右冠状韧带前后叶之间,有一部分肝面没有腹膜覆盖,称裸区(bare area)。脏面有两个纵沟和一个横沟,构成 H 形。右纵沟的前部为一凹窝,称胆囊窝(fossa forgallbladder),容纳胆囊;右纵沟的后部为腔静脉沟(sulcus for vena cava),有下腔静脉通过。横沟又称肝门(porta hepatis),内有肝门静脉、肝左(右)管、神经和淋巴管等出入。肝静脉进入下腔静脉处,为第二肝门(secondary porta of liver),其后下端为肝短静脉汇入下腔静脉处,此为第三肝门;左纵沟则由脐静脉窝和静脉韧带组成;横沟连接两纵沟,为第一肝门,在横沟右端伸向肝右方,常见一侧沟,称右切迹。出入肝门的这些结构被结缔组织包绕,称为肝蒂。肝的脏面借 H 形沟分为四叶,右纵沟右侧为右叶;左纵沟左侧为左叶;左、右纵沟之间为方叶(quadrate lobe);横沟后方为尾状叶(caudate lobe)(图 2-1)。

二、肝脏的毗邻

肝脏主要位于右季肋区及腹上区,小部分可达左季肋区。大部分被肋弓覆盖,仅在腹上区的左、右肋弓间有一小部分直接与腹前壁接触。肝上界与膈肌的位置一致,约在右侧第五肋间,肝脏有一定的活动度,可随体位的改变和呼吸而上下移动;肝下界一般不超过肋弓,正常情况下在肋缘下摸不到,有时在剑突下可触及,但一般不超过 3 cm,幼儿由于腹腔

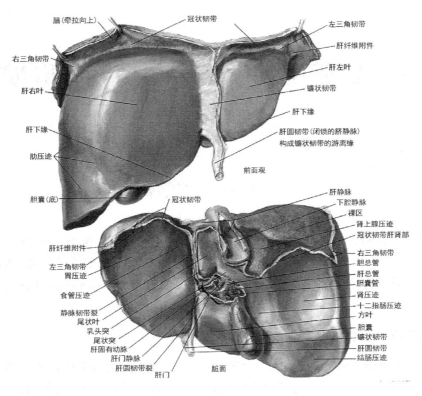

图 2-1　肝脏结构解剖图

容积较小，而肝的形状较大，其下缘位置较低，可低于右肋弓下缘 1～2 cm。7 岁以上儿童已不能于左右肋弓下触及肝脏。

肝脏的膈面与横膈相连，右顶部与右肺相邻，左顶部与心包和心脏以及左肺底的小部分相毗邻，在左肝膈面常可见一心压迹。肝的左侧脏面与食管腹段、胃及胰相毗邻，在左外叶后面有食管压迹。右侧肝的脏面与十二指肠、胆囊、横结肠和右肾及肾上腺等器官相邻，使肝表面出现相应的压迹。尾状叶与第 10～11 胸椎相对应，尾状叶左后方有腹主动脉通过，尾状叶和腹主动脉之间为右膈下动脉和右膈肌脚。

三、肝脏的分叶和分段

肝内有 4 套管道，分别为肝动脉、肝静脉、门静脉和肝管，它们形成两个系统，即 Glisson 系统和肝静脉系统。肝脏的功能解剖概念最初由 Cantlie 于 1898 年提出，之后随着解剖学的飞速发展，1950 年上海第二军医大学吴孟超教授提出了"五叶四段"肝脏分叶法。同期 Goldsmith and Woodburne 提出规则性肝叶切除术的概念。后来，Healey and Schroy 进一步研究证实 Hjotrsjo 的发现，并根据解剖学命名原则提出肝脏的分段命名系统。在当今临床实践中最广泛使用的当属 Couinaud 提出的八段法功能解剖。Couinaud 分段法是根据肝内门静脉干的分布范围，将肝脏分为八段：Ⅰ段为尾状叶，Ⅱ段为左外叶上段，Ⅲ段为左外叶下段，Ⅳ段为左内叶，Ⅴ段为右前叶下段，Ⅵ段为右后叶下段，Ⅶ段为右后叶上段，Ⅷ段为右前叶上段。

　　国内关于肝的分段问题,通常以纵贯全肝的正中裂(middle hepatic fissure)将肝脏分为左、右两片半肝,并将尾状叶也分为两半,即尾状叶左段和右段。自肝圆韧带切迹至肝左静脉汇入下腔静脉处称左叶间裂(left interlobar fissure),左叶间裂将左半肝分为左内叶和左外叶。右叶间裂(right interlobar fissure)位于正中裂的右侧,此裂在肝的膈面相当于从肝前缘的胆囊切迹右侧部的外、中1/3交界处,斜向右上方到达下腔静脉右缘连线的平面。裂内有肝右静脉走行。此裂将右半肝分为右前叶和右后叶。左外叶段间裂(left intersegmental fissure)与右后叶段间裂(right intersegmental fissure)又将左外叶和右后叶分为上下两段。因此肝脏被分为5个叶,即右前叶、右后叶、左内叶、左外叶和尾状叶;6个段,即左外叶上、下段,右后叶上、下段,尾状叶左、右段。我们通过肝脏分段,可以充分了解病灶所处的位置,尤其是对于肝脏恶性肿瘤患者,从而指导治疗。并与影像学进行结合,具有更加深远的临床意义。

四、肝脏的血管与胆管

　　肝脏管道系统包括 Glisson 系统和肝静脉系统。Glisson 鞘内包括肝固有动脉、门静脉和肝管,经肝脏面的第一肝门出入肝脏,在肝内的走行、分支和分布基本一致,并均有结缔组织包裹。

1. 肝门静脉 (hepatic portal vein)

　　Glisson 系统中,门静脉管径最粗,分支恒定,变异少。门静脉在肝横沟内分为左右支:左支长3.5~5 cm,分左外上支、左外下支和左内支;右支长1.5~4 cm,分右前支和右后支,右前支在垂直平面呈弧形向前,分为升支和降支,右后支在水平面呈弧形向后外,分为升支和降支。门静脉内缺乏静脉瓣,因此,肝门静脉内压力过高时血液易发生逆流。门静脉及其属支(肠系膜上静脉、脾静脉、肠系膜下静脉、胃左静脉、胃右静脉、胆囊静脉、附脐静脉等)共同形成门静脉系统,其血液分流具有其特点:肠系膜上静脉的血液大部分经门静脉右支到达肝右叶,而来自于肠系膜下静脉和脾静脉的血液,通常经门静脉左支到达肝左叶。这些血液可将胃肠道吸收的营养物质送至肝脏,通过肝脏的加工,为肝脏分泌胆汁提供原料,因此其内的静脉血与一般静脉不同,故肝门静脉是肝脏的功能性血管。

2. 肝固有动脉 (common hepatic artery)

　　肝动脉是肝脏的营养血管,内含丰富的氧和营养物质,供给肝脏的物质代谢,其血流量约占肝全部血流量的20%~30%,压力较门静脉高30~40倍。肝总动脉由腹腔干发出,分为胃十二指肠动脉和肝固有动脉,肝固有动脉行于肝十二指肠韧带内,在门静脉的前方、胆总管的左侧上行至肝门附近,在近肝门处分为肝左、肝右动脉,也可分出肝中动脉。肝右动脉入肝门前发出胆囊动脉(cystic artery)经 Calot 三角至胆囊。多数肝固有动脉又分出胃右动脉(right gastric artery),在小网膜内行至幽门上缘,沿胃小弯自右向左,与胃左动脉相吻合。

3. 肝静脉 (hepatic vein)

　　起自于肝血窦的肝小叶中央静脉,最后汇合成左、中、右肝静脉。它们均包裹在肝实质内,注入下腔静脉。肝中静脉位于正中裂中,肝右静脉位于右叶间裂中,肝左静脉位于左叶间裂中,三者呈"W"形排列。肝中静脉由左、右两支在正中裂中1/3偏下处合成,右支短粗,多单独开口于下腔静脉的左前壁;典型的肝左静脉由上、下两支合成,多与肝中静脉形成共干汇入下腔静脉;右肝静脉最长,直径约 1~2.5 cm,由前支和后支在右叶间裂中 1/3 偏上处合成,注入下腔静脉右壁,有时为两支或三支分别汇入下腔静脉。门静脉支走行于每一肝段的中央,肝静脉则穿行在肝段的边界。但肝静脉在不同个体之间有极大的差异,已证实只有 1/4 的肝脏具备这种标准肝静脉解剖。肝静脉主要用于收纳肝门静脉和肝固有动脉输入肝血窦内的血液。肝浅静脉包括左后和右后上缘支,走行于左右冠状韧带内,可汇入肝左右静脉,亦可直接汇入下腔静脉。

4. 胆管 (bile duct)

胆管是体内用于运输胆汁的通道,由左外上、下段肝管引流的左外叶所产生的胆汁,在门静脉左支角部深面汇合成左外叶肝管;左内叶肝管引流左内叶胆汁,左内、左外叶肝管汇合成左肝管,左肝管较长,呈水平向。右前、右后叶肝管分别引流右前、右后叶胆汁,在门静脉右支的前上方合成右肝管,右肝管较短,呈垂直向。肝左、右管(left and right hepatic ducts)在肝门处汇合成肝总管(common hepatic duct),肝总管长约 3~4 cm,沿着小网膜右缘下行,与胆囊管汇合而成胆总管(common bile duct),胆总管长约 7~8 cm,直径约 0.6~0.8 cm。胆总管在体表腹前壁的投影大约在第一腰椎水平上方 5 cm 至距前正中线约 2 cm 的交点处,向下作一条长约 7.5 cm 的垂线,即胆总管的投影线。

五、肝脏周围韧带

肝与腹前壁和膈之间有肝镰状韧带,左、右冠状韧带及左、右三角韧带;在肝与胃和十二指肠之间有小网膜,肝与右肾之间有肝肾韧带。上述所指的韧带与关节间的韧带不同,实为腹膜被覆在肝与其他脏器之间所形成的结构。

1. 镰状韧带 (falciform ligament)

此韧带是由二层腹膜形成的皱襞,呈矢状位,自脐延伸至肝上面,其游离缘内有脐至肝门的脐静脉索,它相当于左、右肝的分界。在肝镰状韧带的游离缘中还包裹有肝圆韧带,此韧带由胎儿时期脐静脉闭锁而成,从左纵沟的前部一直延伸连至脐;左纵沟的后部容纳静脉韧带,它是胎儿时期静脉导管的遗迹。

2. 冠状韧带 (coronary ligament)

此韧带由前、后两层腹膜而成;前层由裸区前上缘,反折膈下面的腹膜;后层则自肝下面向后至肝裸区下缘,然后反折至膈下面的腹膜。后层的一部分由肝至右肾上腺前面称之为肝肾韧带。肝冠状韧带一般分为左、右两部,位于肝右叶者为右肝冠状韧带,位于肝左叶者为左肝冠状韧带。

3. 三角韧带 (triangular ligament)

分为肝左、右三角韧带,实为左、右冠状韧带向两侧的直接延续。左三角带位于肝左叶的上面和膈面之间,由前后两层腹膜构成。前层续于镰状韧带的左层,后层在静脉韧带裂上端起于小网膜前层,前后两层于韧带的左端融合。左三角韧带变异较多,通常含有肝纤维附件。右三角韧带由肝右叶的后部至膈下面,达肝右缘附近。

4. 肝胃韧带 (hepatogastric ligament)

薄而柔软,实质是腹膜在肝门与胃小弯之间的部分。上部经胃小弯附着于静脉导管窝底,此韧带内有胃左、右动脉,胃冠状静脉,幽门静脉,胃神经丛及其分支,胃上淋巴结及淋巴管等。

5. 肝十二指肠韧带

实为肝胃韧带在肝门与十二指肠上部之间的部分。右缘游离,构成网膜孔的前缘,其中含有动脉、门静脉、胆总管、少数淋巴结、淋巴管及神经丛等。

六、肝脏的淋巴引流及神经分布

1. 淋巴引流

肝的淋巴引流分为浅、深两组,两组之间有着丰富的交通与吻合。浅组位于肝表面浆膜下的结缔组织内,肝膈面的浅淋巴管分左、中、后三组。主要汇入膈上淋巴结、纵隔后淋巴结、腹腔淋巴结和胃左淋巴结,肝脏面的浅淋巴管多走向肝门,注入肝淋巴结。深组淋巴管位于肝静脉及其属支的周围,分为升、降两干,升干伴随肝静脉孔注入纵隔后淋巴结。降干出肝门后,注入肝淋巴结。由此可见,深浅两组淋巴管均可能注入纵隔后淋巴结,因此,肝脏的炎症或膈下感染常常可以引起纵隔炎或纵隔脓肿。

2. 神经分布

肝脏接受交感与副交感神经的双重支配。

(1) 肝周神经分布:肝脏与神经的联系是通过两侧胸7~9交感神经发出分支及延髓发出左右两侧迷走神经(副交感神经)并形成分支而实现的,此外还有右侧膈神经的分支。在人的肝十二指肠韧带内可见蔓状的神经丛,并可分为肝前丛与肝后丛。前丛由左右腹腔神经节和左迷走神经分支组成,包括胆囊管、胆囊和胆胰胆总管分支,其在肝动脉周围形成鞘,并沿肝动脉进入肝脏;后丛由右腹腔神经节和右迷走神经分支组成,主要沿肝外胆管和门静脉分布,有分支与前丛神经分支相沟通。右膈神经的感觉纤维分布于冠状韧带、镰状韧带及附近的肝包膜内,尚有部分纤维与肝前后丛结合,随肝丛的纤维分布到肝内外的胆道系统;同时也发现有部分神经纤维是经肝静脉途径进入肝实质的。在某些动物,右膈神经也可能是肝脏副交感神经的来源。大鼠肝的迷走神经支配则主要是通过迷走神经在贲门上几毫米处发出的,肝支直接支配,而不是通过腹腔神经丛。

(2) 肝内神经分布:肝内的神经走行伴行与肝动脉和门静脉的分支在血管外膜形成神经丛,并终止于平滑肌细胞来支配肝脏血管。Akiyoshi 认为虽然还未发现在肝星状细胞和肝实质细胞中有膜特化结构,但肝星状细胞(又称贮脂细胞或 Ito 细胞)的切迹或肝实质细胞的这些部位可能是突触的凹陷。Nobin 等也报道了神经纤维和 Kupffers 细胞的密切接触。交感神经是肝内的主要神经,其主要分布于汇管区血管周围,尚有神经末梢分支分布于肝小叶内。Gardemann 等证明门静脉周围有大量的肾上腺素能神经纤维,在肝门门静脉旁的大的神经束中大部分为肾上腺素能神经,而在门静脉分支及胆管旁却偶能见到;在肝动脉分支周围也常见到肾上腺素能神经纤维,此外还发现在人和大鼠的肝动脉周围还有多巴胺能神经分布。近来 Akiyoshi 等的研究表明,在人和大鼠的肝汇管区存在胆碱能神经,其主要定位于肝动脉和胆小管周围。Amenta 等亦证实人肝内有胆碱能的副交感神经纤维存在,这种纤维存在于肝门神经束并沿着肝窦壁分布。

(袁　捷)

第二节　肝脏生理学特点

　　生理学（physiology），研究活机体的正常生命活动规律的生物学分支学科。近代生理学的研究，不仅描述生命活动的表面现象，而且在整体观点下运用实验的方法探讨机体各部分的功能及其内在的联系。迄今为止，大量的生理学研究是集中于机体的器官系统水平，因为这在医学应用和生产实践上是最亟须的基础知识。

　　肝脏是人体重要的器官，肝细胞（hepatocyte）是构成肝脏的基础，外形极小，肉眼无法看见，必须通过显微镜下才能清晰可见。人体肝脏的肝细胞数大约有 25 亿个，约 5 000 个肝细胞组成一个单位，我们称之为肝小叶，数量约有 50 万～100 万个。肝细胞为多角形，有 6～8 个面，分离的单个肝细胞的直径最大可达 20～30 μm，不同的生理条件下大小有差异，如饥饿时肝细胞体积变大。每个肝细胞表面可分为窦状隙面、肝细胞面和胆小管面 3 种。肝细胞里面含有许许多多复杂的细微结构：如肝细胞核、肝细胞质、线粒体、内质网、溶酶体、高尔基氏体、微粒体及饮液泡等组成。每一种细微结构都有极其重要而复杂的功能，这些功能保证了人的生命的存在，保证了人能够存活。1949 年 Elias 用连续切片重建了人、猫等高等动物肝小叶的立体构型，他认为人和成年哺乳动物的肝细胞排列并不呈长的索状，而是呈立体的板状结构，即所谓肝板。肝板是由类似单层立方上皮组成，在肝小叶内凹凸不平，互相连接吻合，在靠近肝小叶周边区有一层比较平整的环行肝板，一般称之为"界板"。所谓"门管区"，是指相邻肝小叶间的三角形或椭圆形区域，其中主要有 3 种管道，即小叶间动脉、小叶间静脉、小叶间胆管，此外还有小淋巴管和神经纤维。小叶间动脉为肝动脉分支，管径细而管壁厚。小叶间静脉是门静脉的小支，管径大而壁薄，形状不规则。小叶间胆管是肝管的分支，由单层立方上皮组成。每个肝小叶周围有 3～4 个门管区。每分钟由肝动脉入肝的血流量为 400 mL，其压力 100 mmHg；门静脉入肝的血流量为 1 000～1 200 mL，压力仅为 7 mmHg；出肝的肝静脉血流量为 1 600 mL，压力为 4 mmHg。以上肝脏血流量及压力差别的悬殊，反映了肝内各级血管结构与功能关系是相适应的。

　　肝脏是人体内最大的消化腺，也是体内新陈代谢的中心场所。据估计，在肝脏中发生的化学反应有 500 种以上，实验证明，动物在完全摘除肝脏后即使给予相应的治疗，最多也只能生存 50 多个小时。这说明肝脏是维持生命活动的一个必不可少的重要器官。肝脏的主要功能是进行糖的分解、储存糖原；参与蛋白质、脂肪、维生素、激素的代谢；解毒；分泌胆汁；吞噬、防御机能；制造凝血因子；调节水电解质平衡；产生热量等；在胚胎时期肝脏还有造血功能。另外，肝脏还具有调节血液循环量的功能：正常时肝内静脉窦可以储存一定量的血液，在机体失血时，从肝内静脉窦排出较多的血液，以补偿周围循环血量的不足。

一、肝脏的血供

　　肝脏内血管密布，交织成网，血液流向是"二进一出"，它主要有两条供血路线：一条是负责供应营养的肝动脉,将来自心脏的动脉血直接输入肝脏,氧含量较高,且含有丰富的营养物质,从而满足肝脏的物质代谢,肝的血供 25% 来自肝动脉。压力比门静脉高 30～40 倍。另一条是门静脉,主要为功能性血管,约占血流量的 75%,接受来自于胃肠道的各类营养物质或有害物质,并在肝脏中进行处理与加工,并为肝脏分泌胆汁提供原料。门静脉和肝动脉在肝内形成许多小的分支网络,最后汇入肝窦,肝窦与肝细胞紧密接触,进行物质交换。肝脏双重血供之间存在着一定关系的吻合血管网络,肝脏疾病形成之后,肝脏双重血供和肝静脉血流之间都会产生与之相对应的血流变化。

肝脏供应的血量约占心输出量的 1/4,每分钟进入肝脏的血流量为 1 000～1 200 mL。人体内大部分消化腺的血液都要流经肝脏进行处理后再送回心脏。肝脏血液循环系统与许多人体疾病的发生有着密切联系,如肝癌、门静脉高压症、肝硬化、肝炎等肝脏疾病都会伴随着肝脏血液循环系统的异常与变化。

二、肝脏的生理功能

1. 解毒功能

肝脏对来自体内和体外的许多非营养性物质(如各种药物、毒物)以及体内某些代谢产物,通过各种方式,将它们彻底分解或以原形排出体外。这种作用被称作肝脏的解毒功能。

在机体代谢过程中,门静脉收集自腹腔流来的血液,血液中的有害物质及微生物抗原性物质,将在肝内被解毒和清除。肝脏是人体的主要解毒器官,它可保护机体免受损害,使毒物成为比较无毒的或溶解度大的物质,随胆汁或尿液排出体外。肝脏解毒主要有 4 种方式:①化学方法:如氧化、还原、分解、结合和脱氧作用。氨是一种有毒的代谢产物,它的解毒主要是通过在肝内合成尿素,随尿排出体外。有毒物质与葡萄糖醛酸、硫酸、氨基酸等结合可变成无毒物质。②分泌作用:一些重金属如汞,以及来自肠道的细菌,可随胆汁分泌排出。③蓄积作用:某些生物碱如士的宁、吗啡等可蓄积于肝脏,然后肝脏逐渐小量释放这些物质,以减少中毒过程。④吞噬作用:如果肝脏受损时,人体就易中毒或感染,肝细胞中含有大量的枯否氏细胞,有很强的吞噬能力,起到了吞噬病菌保护肝脏的作用。

2. 分泌胆汁

肝脏的组成大约 60% 是肝细胞,肝脏内有肝实质细胞和胆道上皮细胞两种类型细胞。肝实质细胞具有分泌胆汁的功能,是制造胆汁的主要细胞。胆管细胞占肝脏细胞总数的 3%～5%,却生产占肝脏日均生成胆汁量的 40%,分泌胆汁进入胆道系统,最后流入十二指肠。

人体内依照胆管直径大小分为:毛细胆管、细胆管、叶间小胆管、间隔胆管、区域胆管、肝内胆管、肝外胆管和胆总管,最终胆汁储存于胆囊。胆囊呈梨形囊状结构,位于肝右叶脏面的胆囊窝内,具有舒缩性,并且具有浓缩胆汁的作用,肝脏每天分泌胆汁量大约在 700～1 200 mL,大量的胆汁进入胆囊后,在胆囊内进行浓缩,吸收多余的水分,在正常的情况下,胆囊大约可以储存 50 mL 左右的胆汁。在日常生活中,尤其当进食油腻食物后,胆囊将浓缩的胆汁排入小肠,胆汁是一种黄褐色的苦涩液体,其内并不含酶,但是能够帮助消化脂肪。胆盐可以帮助脂肪的乳化,并且能够加强胰脂酶的消化作用。假使没有胆汁的存在,脂肪仍可大量的被消化,不过大半不能被吸收。此外,当胆盐缺乏时,可影响到维生素 A、

D、K、E的吸收。

3. 参与糖代谢

肝脏是调节血糖浓度的主要器官,饭后血糖浓度升高时,肝脏利用血糖合成糖原。过多的糖则可在肝脏转变为脂肪以及加速磷酸戊糖循环等,从而降低血糖,维持血糖浓度的恒定。相反,当血糖浓度降低时,肝糖原分解及糖异生作用加强,生成葡萄糖送入血中,调节血糖浓度,使之不致过低。

单糖经小肠黏膜吸收后,由门静脉到达肝脏,在肝内转变为肝糖原而储存。一般成人肝内约含100 g肝糖原,仅够禁食24 h之用。肝糖原在调节血糖浓度以维持其稳定中具有重要作用。当劳动、饥饿、发热时,血糖大量消耗,肝细胞又能把肝糖原分解为葡萄糖进入血液循环,所以患肝病时血糖常有变化,易出现空腹血糖降低,这主要由于肝糖原储存减少以及糖异生作用障碍的缘故。临床上,可通过耐量试验(主要是半乳糖耐量试验)及测定血中乳酸含量来观察肝脏糖原生成及糖异生是否正常。

4. 参与蛋白质合成与分解

人体的组织和器官都是由细胞组成的,而蛋白质是细胞的重要组成成分,人体摄入的蛋白质在肠道分解成氨基酸被吸收,在肝脏内进行蛋白质合成、脱氨、转氨等作用,合成的蛋白质进入血循环供全身器官组织需要。肝脏是合成血浆蛋白的主要场所,由于血浆蛋白可作为体内各种组织蛋白的更新之用,所以肝脏合成血浆蛋白的作用对维持机体蛋白质代谢有重要意义。

肝脏合成白蛋白的能力很强。成人肝脏每日约合成12 g白蛋白,占肝脏合成蛋白质总量的1/4。肝内蛋白质的代谢极为活跃,肝蛋白质的半寿期为10 d,而肌肉蛋白质半寿期则为180 d,可见肝内蛋白质的更新速度较快。肝脏除合成自身所需蛋白质外,还合成多种分泌蛋白质。如血浆蛋白中,除γ-珠蛋白外,白蛋白、凝血酶原、纤维蛋白原及血浆脂蛋白所含的多种载脂蛋白(Apo A,Apo B,Apo C,Apo E)等均在肝脏合成。

肝脏在血浆蛋白质分解代谢中亦起重要作用。肝细胞表面有特异性受体可识别某些血浆蛋白质(如铜蓝蛋白、α1抗胰蛋白酶等),经胞饮作用吞入肝细胞,被溶酶体水解酶降解。而蛋白所含氨基酸可在肝脏进行转氨基、脱氨基及脱羧基等反应进一步分解。肝脏中有关氨基酸分解代谢的酶含量丰富,体内大部分氨基酸,除支链氨基酸在肌肉中分解外,其余氨基酸特别是芳香族氨基酸主要在肝脏分解。故严重肝病时,血浆中支链氨基酸与芳香族氨基酸的比值下降。

5. 参与脂类代谢

肝脏在脂类的消化、吸收、分解、合成及运输等代谢过程中均起重要作用。肝脏是脂肪运输的枢纽。消化吸收后的一部分脂肪进入肝脏,以后再转变为体脂而储存。饥饿时,储存的体脂可先被运送到肝脏,然后进行分解。在肝内,中性脂肪可水解为甘油和脂肪酸,此反应可被肝脂肪酶加速,甘油可通过糖代谢途径被利用,而脂肪酸可完全氧化为二氧化碳和水。肝脏还是体内脂肪酸、胆固醇、磷脂合成的主要器官之一。当脂肪代谢紊乱时,可使脂肪堆积于肝脏内形成脂肪肝。

6. 产生热量

肝脏参与机体大部分水、电解质平衡的调节。机体在静息状态下主要的产热方式是由身体内脏器官提供。在运动中,产生热的主要器官是肌肉。而在各种内脏中,肝脏是体内代谢旺盛的器官,安静时,肝脏血流温度比主动脉高 $0.4\sim0.8℃$,说明其参与了机体的产热。

7. 参与激素代谢

肝脏不仅是激素代谢的重要器官,而且是许多激素作用的主要部位。人体不断分泌各类激素,而许多激素在发挥其调节作用后,主要在肝脏内被分解转化,从而降低或失去其活性,此过程称激素的灭活(inactivation)。灭活过程对于激素的作用具调节作用。当患肝病引起肝功能损害时,可能出现雌激素灭活障碍,醛固酮和抗利尿激素灭活障碍,出现肝掌、毛细血管扩张、女性男性化,女性月经不调,男性乳房增大等临床表现。

8. 合成与储存维生素

肝脏可储存脂溶性维生素,人体 95% 的维生素 A 都储存在肝内,肝脏是维生素 C、D、E、K、B_1、B_6、B_{12}、烟酸、叶酸等多种维生素储存和代谢的场所。肝脏所分泌的胆汁酸盐可协助脂溶性维生素的吸收,并可参与多种维生素的代谢转化。

9. 肝脏在凝血因子合成方面的作用

肝脏是许多凝血因子合成的重要器官,并能合成和灭活纤维蛋白的溶解物与抗纤溶物质,在凝血和抗凝血系统的动态平衡中起到重要的调节作用。凝血所需的多种蛋白在肝脏中合成,如凝血酶原(因子Ⅱ)、纤维蛋白原、因子Ⅴ、因子Ⅶ、因子Ⅷ、因子Ⅸ、因子Ⅹ、因子Ⅺ、因子Ⅻ、因子Ⅻ、抗凝血酶Ⅲ和纤溶酶原。此外,肝脏还合成抗凝血因子包括蛋白C和蛋白S。当肝细胞受损时,由于凝血因子合成减少,继而会发生凝血功能障碍及出血倾向。

同样,当肝硬化患者发生肝功能不全时,蛋白质合成减低,导致凝血因子合成减少,维生素 K 吸收障碍,使维生素 K 依赖性凝血因子的前体不能变成有活性的凝血因子,肝素酶合成减低,肝素灭活能力下降,血浆中肝素和类肝素抗凝物增多,诸多因素导致肝硬化患者不同程度的凝血功能障碍。

10. 肝脏的再生作用

肝脏体积的恢复主要依赖于肝细胞的增殖。在非病理及静止条件下,肝细胞处于静止状态(G_0 期),极少在生长因子刺激下经历有丝分裂。一旦肝细胞被启动,会对有丝分裂原产生高反应性。该过程主要依赖于肝细胞和非实质细胞(枯否氏细胞、窦内皮细胞、肝星状细胞)通过 TNF-α 和 IL-6 等细胞因子发生相互作用。随后在细胞因子及生长因子的刺激诱导下发生增殖和细胞生长。

肝脏具有很强的代偿及再生能力,成人肝脏重量约 1 250 g 左右,每分钟血流量高达 1 000 mL 左右,肝脏即使被割掉一半,或者受到严重伤害,残留的正常肝细胞仍能照常从事其工作。而肝脏的再生能力不仅仅体现在人类,动物的肝脏切除 3/4,仍然可以维持动物正常所需要的代谢及生命活动。实验证明,切除部分肝脏的大白鼠 $10\sim20$ d 内可以恢复到原有的肝脏重量。经手术切除肝脏 75% 老鼠于 21 d 后便能恢复原状;同样的手术,狗 56 d 可恢复;人类则需 120 d 左右。这更好地体现出了肝脏具有良好的再生能力。

（袁　捷）

第三节　肝脏生物化学特点

肝脏在人体生命活动中占有十分重要的作用。在消化、吸收、排泄、生物转化以及各类物质的代谢中均起着重要的作用，被誉为"物质代谢中枢"。正常人体肝脏重约 1 000～1 500 g，占体重的 2.5%，是体内最大的实质性器官，其中水分占 70%。除水外，蛋白质含量居首位。已知肝脏内的酶有数百种以上，而且有些酶是其他组织中所没有或含量极少的。例如合成酮体和尿素的酶系；催化芳香族氨基酸及含硫氨基酸代谢的酶类主要存在于肝脏中。

在人体生命活动中肝脏无论在糖、脂类、蛋白质三大物质的消化、吸收、排泄等方面都发挥着重要的作用，而且还与非营养物质的生物转化、胆汁酸的代谢、胆色素的代谢密切相关，此外，肝脏还是机体储存铁元素最多的器官。胆囊是肝的附属器官，对肝脏分泌的胆汁起着储存和浓缩作用，肝胆疾病之间可以相互影响。肝脏对维持正常的人体生命活动有重大的意义，因此，当人体肝脏发生疾患，体内的物质代谢会发生异常，多种生理功能都会受到严重的影响，因此，有必要对肝脏的生物化学特点作进一步了解。

一、肝脏在物质代谢中的作用

1. 肝脏在糖代谢中的作用

肝脏在糖代谢中的主要作用是通过调节肝糖原合成与分解、糖异生，维持血糖浓度在正常水平，确保全身各组织，尤其是大脑和红细胞的能量供应，是调节血糖浓度恒定的主要器官。空腹时，血糖浓度降低，肝脏通过增强糖原的分解，将糖原分解成葡萄糖，补充血糖浓度，使之维持在正常水平。当饥饿 12 h 左右时，肝糖原几乎消耗殆尽，此时肝脏通过加强糖异生作用，提高血糖浓度，以保证大脑等重要组织器官的能量供应。相反的，饱食时，血糖浓度有所升高，肝脏利用血糖合成糖原，储存能量。同时肝脏还可将多余的糖转化为脂肪，还可以通过磷酸戊糖途径转化血糖，以维持血糖浓度的稳定。因此，当肝细胞严重损伤时，肝脏调节血糖能力有所下降，空腹时易发生低血糖，饱食后又易发生短暂性高血糖。

糖在肝细胞内具有重要的作用，其主要的功能体现在 3 个方面：①通过磷酸戊糖途径生成磷酸核糖，为核酸合成提供原料，同时还为肝细胞合成脂肪酸提供 NADPH；②利用糖加强糖原的合成，减少糖异生，避免过多消耗氨基酸，保证足够的氨基酸参与蛋白质合成，或转变成其他含氮生理活性物质；③通过糖醛酸途径生成 UDP-葡萄糖醛酸，参与肝脏生物转化的结合反应。

2. 肝脏在蛋白质代谢中的作用

肝内蛋白质的代谢极为活跃，肝蛋白质的半寿期为 10 d，而肌肉蛋白质半寿期则为 180 d，可见肝内蛋白质的更新速度较快。肝脏除合成自身所需蛋白质外，还合成多种分泌蛋白质。如血浆蛋白中，除 γ-珠蛋白外，白蛋白、凝血酶原、纤维蛋白原及血浆脂蛋白所含的多种载脂蛋白（Apo A，Apo B，Apo C，Apo E）等均在肝脏合成。故肝功能严重损害时，常出现水肿及血液凝固机能障碍（表 2-1）。

表 2-1　各种血浆蛋白质的合成场所及主要生理功能

组　成	合　成　场　所	生　理　功　能
白蛋白	只在肝内合成	维持血浆胶体渗透压、合成组织蛋白的原料
α1、α2 球蛋白	主要在肝内合成	形成 α-脂蛋白,运输脂类
β 球蛋白	较大部分在肝内合成	形成 β-脂蛋白运输脂类,形成部分免疫球蛋白,具有抗体作用
γ 球蛋白	主要在肝外(单核-吞噬细胞系统、浆细胞)合成	形成多种免疫球蛋白,具有抗体作用
纤维蛋白原	只在肝内合成	与凝血有关
凝血酶原	只在肝内合成	与凝血有关

　　肝脏合成白蛋白的能力很强。成人肝脏每日约合成 12 g 白蛋白,占肝脏合成蛋白质总量的 1/4。白蛋白在肝内合成与其他分泌蛋白相似,首先以前身物形式合成,即前白蛋白原(preproalbumin),经剪切信号肽后转变为白蛋白原(proalbumin)。再进一步修饰加工,成为成熟的白蛋白(albumin)。分子量 69 000,由 550 个氨基酸残基组成。血浆白蛋白的半寿期为 10 d,由于血浆中含量多而分子量小,在维持血浆胶体渗透压中起着重要作用。

　　肝脏在血浆蛋白质分解代谢中亦起重要作用。肝细胞表面有特异性受体可识别某些血浆蛋白质(如铜蓝蛋白、α1 抗胰蛋白酶等),经胞饮作用吞入肝细胞,被溶酶体水解酶降解。而蛋白所含氨基酸可在肝脏进行转氨基、脱氨基及脱羧基等反应进一步分解。肝脏中有关氨基酸分解代谢的酶含量丰富,体内大部分氨基酸,除支链氨基酸在肌肉中分解外,其余氨基酸特别是芳香族氨基酸主要在肝脏分解。故严重肝病时,血浆中支链氨基酸与芳香族氨基酸的比值下降。

　　在蛋白质代谢中,肝脏还具有一个极为重要的功能:即将氨基酸代谢产生的有毒的氨通过鸟氨酸循环的特殊酶系合成尿素以解氨毒。鸟氨酸循环不仅解除氨的毒性,而且由于尿素合成中消耗了产生呼吸性 H^+ 的 CO_2,故在维持机体酸碱平衡中具有重要作用。

　　肝脏也是胺类物质解毒的重要器官,肠道细菌作用于氨基酸产生的芳香胺类等有毒物质,被吸收入血,主要在肝细胞中进行转化以减少其毒性。当肝功不全或门体侧支循环形成时,这些芳香胺可不经处理进入神经组织,进行 β-羟化生成苯乙醇胺和 β-羟酪胺。它们的结构类似于儿茶酚胺类神经递质,并能抑制后者的功能,属于"假神经递质",与肝性脑病的发生有一定关系。

3. 肝脏在脂类代谢中的作用

　　肝在脂类的消化、吸收、分解、合成及运输等方面起着重要的作用。肝脏能分泌胆汁,其中的胆汁酸盐是胆固醇在肝脏的转化产物,能乳化脂类、可促进脂类的消化和吸收。而肝胆疾病时会导致脂类消化吸收障碍,可出现厌食油腻、脂肪泄等临床症状。

　　肝脏不仅是氧化分解脂肪酸的主要场所,也是人体内生成酮体的主要场所。肝脏中活跃的 β-氧化过程,释放出较多能量,以供肝脏自身需要。生成的酮体不能在肝脏氧化利用,而经血液运输到其他组织(心、肾、骨骼肌等)氧化利用,作为这些组织的良好的供能原料。

肝脏不仅可以氧化分解脂肪酸,还可以合成脂肪酸、脂肪、胆固醇、磷脂以及血浆脂蛋白等。其合成能力是脂肪组织的 9～10 倍,合成后主要通过极低密度脂蛋白(VLDL)运输到全身供机体利用。肝脏合成的胆固醇占全身合成胆固醇总量的 80% 以上,是血浆胆固醇的主要来源,在血液中胆固醇是通过低密度脂蛋白(LDL)形式运输,而肝细胞利用胆固醇转变成胆汁酸盐是体内胆固醇代谢的重要途径。此外,肝脏还合成并分泌卵磷脂-胆固醇酰基转移酶(LCAT),促使胆固醇酯化。当肝脏严重损伤时,不仅胆固醇合成减少,血浆胆固醇酯的降低往往出现更早和更明显。

肝脏还是合成磷脂的重要器官。肝内磷脂的合成与甘油三酯的合成及转运有密切关系。磷脂合成障碍将会导致甘油三酯在肝内堆积,形成脂肪肝。其原因一方面由于磷脂合成障碍,导致前 β-脂蛋白合成障碍,使肝内脂肪不能顺利运出;另一方面是肝内脂肪合成增加。卵磷脂与脂肪生物合成有密切关系。卵磷脂合成过程的中间产物——甘油二酯有两条去路:即合成磷脂和合成脂肪,当磷脂合成障碍时,甘油二酯生成甘油三酯明显增多。

4. 肝脏在维生素代谢中的作用

肝脏在维生素的储存、吸收、运输、改造和利用等方面具有重要作用。肝脏是体内储存维生素 A、K、B_2、PP、B_6、B_{12} 等的主要场所,其中,肝脏中维生素 A 的含量占体内总量的 95%。因此,维生素 A 缺乏形成夜盲症时,利用动物肝脏治疗夜盲症有较好的疗效。

肝脏所分泌的胆汁酸盐可协助脂溶性维生素的吸收。所以肝胆系统疾患,可伴有维生素的吸收障碍。例如严重肝病时,维生素 B_1 的磷酸化作用受影响,从而引起有关代谢的紊乱,由于维生素 K 及 A 的吸收、储存与代谢障碍而表现出血倾向及夜盲症。

肝脏直接参与多种维生素的代谢转化。如将 β-胡萝卜素(维生素 A 原)转变为维生素 A_1,将维生素 D_3 转变为 25-羟维生素 D_3,将维生素 B_2 转变为 FMN、FAD,尼克酰胺(维生素 PP)转变为 NAD^+、$NADP^+$,泛酸合成辅酶 A,维生素 B_6 合成磷酸吡哆醛,维生素 B_1 合成 TPP 等,对机体内的物质代谢起着重要作用。严重肝病者会影响维生素 K 的利用,易出现出血的倾向。

5. 肝脏在激素代谢中的作用

激素发挥作用后降解或者失去活性的过程,称为激素的灭活(inactivation)。肝脏在激素代谢中的主要作用是参与激素的灭活和排泄,如雌激素、醛固酮等可在肝内与葡萄糖醛酸或活性硫酸等结合而灭活。垂体后叶分泌的抗利尿激素亦可在肝内被水解而灭活。如果肝功能受损,由于对激素的灭活能力降低,使体内雌激素、醛固酮、抗利尿激素等水平升高,则可出现男性乳房发育、肝掌、蜘蛛痣及水钠潴留等现象。

肝细胞膜有某些水溶性激素(如胰岛素、去甲肾上腺素)的受体。此类激素与受体结合而发挥调节作用,同时自身则通过肝细胞内吞作用进入细胞内。而游离态的脂溶性激素则通过扩散作用进入肝细胞。

许多蛋白质及多肽类激素(如胰岛素和甲状腺素)的灭活也主要在肝脏内。甲状腺素灭活包括脱碘、去氨基等,其产物与葡萄糖醛酸结合而丢失活性。胰岛素灭活时,则包括胰岛素分子二硫键断裂,形成 A、B 链,再在胰岛素酶作用下水解。故严重肝病时,此激素的灭活减弱,于是血中胰岛素含量增高。

二、肝脏的生物转化作用

机体通过化学反应使非营养物质的极性增加,有利于随胆汁或尿液排出体外或改变其毒性、生物活性或药理作用的转变过程,称为生物转化(biotransformation)。其过程主要在肝脏发生。在肝细胞微粒体、胞液、线粒体等亚细胞部位存在丰富的生物转化酶类,能够有效地处理体内的非营养物质。机体内既不作为构建组织细胞的成分,又不作为能源物质,我们称之为非营养物质。人体的非营养物质按照来源不同我们可以分为内源性和外源性两大类。内源性的非营养物质包括:激素、神经递质、胺类等;外源性的非营养物质包括:食品添加剂(色素、防腐剂)、药物、毒物等。此外还有肠道下段细菌作用于未消化的蛋白质等产生的腐败产物氨、吲哚、硫化氢等。这些非营养物质水溶性较差,难以自行排出,需要先进行生物转化后增加其水溶性,机体才能将其排出体外。肝脏是大多数生物转换的场所,人体的其他器官,如肺、肾、胃肠道、皮肤和胎盘也具有一定的生物转化功能。

(一)生物转化反应的主要类型

生物转化的反应复杂多样,包含多种反应类型。肝脏内生物转化主要有氧化、还原、水解和结合4种反应类型。根据反应过程中是否有其他化合物参与可将生物转化归纳为两相反应:第一相反应:氧化、还原、水解反应;第二相反应:结合反应。

1. 第一相反应

(1)氧化反应(oxidation):氧化反应是生物转化第一相反应中最主要的反应类型,主要在肝细胞微粒体、线粒体及胞液中进行,参与催化的酶系包括加单氧酶系、胺氧化酶系和脱氢酶系。

(2)还原反应(reduction):主要在肝微粒体中进行,主要由硝基还原酶类和偶氮还原酶类催化。

(3)水解反应(hydrolysis):主要在肝细胞的胞液和微粒体中进行。水解酶种类较多,如酯酶、酰胺酶、糖苷酶等。

有些物质经过第一相反应,使其某些基团转化或分解,理化性质改变,即可顺利排出体外。有些物质即使经过第一相反应后,极性改变不大,必须与某些极性更强的物质结合,即第二相反应,才能最终排出。

2. 第二相反应

结合反应(conjugation)是体内最重要的生物转化方式,可在肝细胞的微粒体、胞液和线粒体内进行。主要的结合反应类型有:葡萄糖醛酸结合反应(最重要、最普遍的结合反应);硫酸结合反应;乙酰基结合反应和甲基结合反应等。凡是有羟基、羧基或氨基的药物、毒物或激素等均可发生结合反应。

(二)生物转化的意义

生物转化可对体内的大部分非营养物质进行代谢转化,使其生物学活性降低或丧失,或使有毒物质的毒性减低或消除。通过生物转化作用可增加这些非营养物质的水溶性和极性,从而易于从尿液中或胆汁中排出。生物转化无疑对机体起着明显的保护作用,是生命体适应环境、赖以生存的有效措施。一般情况下,非营养物质经过生物转化作用后,其毒性均有所降低,甚至消失,因此曾将生物转化称为生理解毒(physiological detoxification)。

但有些物质经生物转化后毒性反而增强,所以不能将生物转化作用一概地称为"解毒作用"。

(三)生物转化的特点

1. 连续性

一种物质往往需要几种生物转化反应连续进行才能达到转化的目的,如乙酰水杨酸往往先水解成水杨酸后再经结合反应才能排出体外。

2. 多样性

同一种或同一类物质可以通过多种反应进行生物转化,如乙酰水杨酸可以通过水解反应进行生物转化,又可以与葡萄糖醛酸或甘氨酸结合。

3. 解毒和致毒性

一般情况下非营养物质经过生物转化后其毒性均降低,甚至消失,所以曾将生物转化作用称为生理解毒。但少数物质经生物转化后毒性反而增强,或由原本无毒性的物质变为有毒性的物质。如香烟中的苯并芘在体外无致癌作用,进入人体后经过生物转化转变为了7,8-二羟-9,10-环氧-7,8,9,10-四氢苯并芘,后者可以与 DNA 结合,诱发 DNA 突变而致癌,因此不能单纯地认为生物转化是解毒过程。

(四)影响生物转化的因素

1. 年龄对生物转化作用的影响

不同年龄人群生物转化能力有明显的差别。新生儿生物转化酶发育不全,生物转化能力较成人低,易发氯霉素中毒。老年人因肝血流量和肾的廓清速率下降,使得生物转化能力下降,对一些药物的效应较敏感,而副作用也大。故临床用药时,对婴幼儿及老年人的剂量必须严加控制。

2. 性别对生物转化作用的影响

一般来说,女性比男性对药物的感受性大。如女性体内醇脱氢酶活性常常高于男性,因此女性对乙醇的代谢处理能力比男性强。晚期妊娠妇女体内许多生物转化酶的活性都有所下降,故生物转化能力普遍降低。动物实验提示,不同性别动物的肝微粒体药物转化酶活性不同。

3. 药物或毒物对生物转化的诱导作用

某些药物引起药物代谢酶的合成增加,或伴随肝细胞内滑面内质网(微粒体)增生,从而表现为药物代谢酶活性增加,此现象称为药物代谢酶的诱导。又由于肝微粒体混合功能氧化酶特异性较差,故可利用诱导作用增强药物代谢而解除毒性。临床治疗过程中可利用药物的诱导作用增强对某些药物的代谢,达到解毒目的,如服用地高辛时用一点苯巴比妥可以减少地高辛的中毒。

4. 肝脏疾病对生物转化作用的影响

肝功能损伤将严重影响肝脏的生物转化作用。肝微粒体中的混合功能氧化酶在生物转化,特别是在药物代谢过程中有着十分重要的作用。当肝脏受损时,肝微粒体加单氧酶系、UDP-葡萄糖羧酸转移酶活性都显著降低,此时肝血流量也减少。这都会使病人对许多药物及毒物的摄取、转化作用明显减弱,容易发生在体内蓄积,造成中毒,因此对肝病患者用药需要特别谨慎。

5. 营养状态对生物转化作用的影响

摄入蛋白质可以增加肝脏重量和肝细胞酶整体的活性,提高肝脏生物转化的效率。饥饿时肝脏内的谷胱甘肽 S-转移酶(GST)参加的生物转化反应降低,作用受到明显影响。

6. 食物对生物转化作用的影响

不同食物对生物转化酶活性的影响也不同,如烧烤食物、萝卜等含有微粒体加单氧酶系诱导物,可以诱导生物转化酶系的合成;食物中含有黄酮类成分可抑制加单氧酶系活性;葡萄、柚汁可抑制细胞色素 P450 的活性。

(袁 捷)

第四节　肝脏对药物损害的易感性

肝脏是药物在人体内代谢的最主要的场所。大多数药物都是通过肝脏进行代谢,同时众多药物对肝脏具有直接或间接的毒性作用,从而引起肝脏损害。中华医学会消化分会肝胆疾病协作组组织对全国多地方、多家医院,2000—2005 年住院患者进行急性药物性肝损伤调查分析,发现我国药物性肝损伤发生率在逐年升高,其中 94.8% 的急性肝损伤由药物导致。影响药物性肝损伤的因素较多,更好地了解其易感因素,并有效避免,能减少其发生率。现将肝脏对药物损害的易患性从以下几个方面加以综述。

一、遗传因素

研究表明,同一种药物在不同的人群中引起的肝脏损伤发生率不同,其中遗传因素起着关键作用。遗传基因上的差异使个体间药物代谢酶的表达活性有明显的差异,从而影响药物在肝脏的代谢,最终影响药物对肝脏的损伤程度。

1. 细胞色素 P450 酶系

细胞色素 P450 酶系(cytochrome P450,CYP450)是药物在肝脏代谢第一相反应中最重要的代谢酶,它是一组结构和功能相关的超家族同工酶。其中参与药物代谢的 CYP450,主要为 CYP1、CYP2、CYP3 家族,在这 3 个家族中 CYP1A2、CYP2A6、CYP2C9、CYP2C19、CYP2D6、CYP2E1、CYP3A4 亚族是肝脏代谢的重要参与者。CYP450 家族的基因具有遗传多态性,而这些基因的突变体在不同种族中的分布及功能上存在差异。某些突变体能导致其酶活性降低或丧失,而引起代谢功能的差异。根据代谢药物能力的不同,个体可分为超快代谢者、快代谢者、中等代谢者、慢代谢者。慢代谢者服药后血药浓度处于较高水平,增加了药物的不良反应,易引起肝脏损伤。

CYP1A2 与药物代谢密切相关,在不同的个体中相差较大,存在明显的种群差异。主要参与咖啡因、氨茶碱、非那西丁、他克林类固醇激素及其他许多药物的代谢。Murayama 等研究发现 CYP1A2 的突变会降低酶的活性,影响药物的代谢。

CYP2C9 和 CYP2C19 两者基因序列相似度极高,可达 91%,两者代谢底物的催化活性相似。CYP2C9 主要参与催化甲苯磺丁脲、S-华法林、苯妥英钠等药物。CYP2C9 在不同的人群中突变体的分布频率有较大差异,白种人中主要存在 CYP2C9 * 2 和 CYP2C9 * 3,非洲和亚洲人中很少见此突变,日本人中仅见 CYP2C9 * 4,CYP2C9 * 5 和 CYP2C9 * 6 可在少数非裔美国人中可检测到。当主要由 CYP2C9 参与药物代谢时,CYP2C9 的突变体不同会影响药物的代谢的快慢,快代谢者和慢代谢者的代谢速度差异较大,血药浓度及持续水平相差较大,使用不当可能引起肝脏损伤,如苯妥英钠在血液中的治疗浓度与毒性作用浓度很接近,而携带 CYP2C9 突变基因的个体口服苯妥英钠 12 h 后的平均血药浓度可提高约 30%,从而可能有毒性作用的危险。CYP2C19 参与催化华法林、美芬妥英、地西泮、奥美拉唑等。研究发现,慢代谢者主要为 CYP2C19 突变基因翻译生成的蛋白酶功能缺失或降低。如 CYP2C19 基因型同样存在种族差异,黄种人中慢代谢者分布频率高于白种人及黑种人。

CYP2D6 主要参与去甲替林、苯乙双胍、可待因等药物的代谢。它的等位基因很多,不同的突变体,酶活性差别很大。由此酶参与的药物代谢在不同地区、不同种族、不同代谢类型的人群中差别很大。故不同个体给予相同标准剂量的药物,产生的疗效与不良反应差别很大。慢代谢者在亚洲人中较少见,但亚洲人群中常见的突变体 CYP2D6 * 10 能导致酶活性降低,对药物代谢产生明显影响。白种人中 7%~10% 为慢代谢者,5% 超代谢者,由 CYP2D6 参与的药物代谢速度个体也有明显差别。CYP2D6 的基因多态性是药物对不同个体引起的肝脏损害的重要因素。

CYP2E1 主要参与前致癌物、前毒物的激活和代谢,也参与少部分药物的代谢,如参与氯唑沙宗、对乙酰氨基酚、异烟肼等。它是一种具有增毒倾向的代谢酶,其表达及活性直接影响药物的代谢及毒性作用,许多药物在肝内由 CYP2E1 代谢产生毒性物质,毒性代谢物能造成细胞质膜与细胞器的脂质过氧化,最终导致肝细胞坏死。有研究显示野生型 CYP2E1 可产生更多的肝毒性较高的代谢产物,增加药物性肝损伤风险。陈怡等研究发现在中国人群中,携带野生型基因型的患者发生肝毒性的危险性较高。王涛等研究发现 CYP2E1 基因多态性与抗结核药物的肝损伤显著关联。Santos 等研究巴西人群中 CYP2E1 基因也同样发现携带野生型基因的患者更易发生肝毒性。而 Tang 等研究未发现 CYP2E1 基因多态性与药物引起的肝毒性有明显相关。

CYP3A4 是肝脏中含量最丰富的 CYP 酶,约占肝脏中 CYP 酶总量的 25%。它参与红霉素、辛伐他汀、环孢菌素等药物的代谢。CYP3A4 有较多等位基因。突变使 CYP3A4 酶活性的降低,减缓药物的代谢。有研究显示 CYP3A4 的活性具有性别差异。如 2003 年 Wolbold 等研究显示肝 CYP3A4 mRNA 及蛋白表达量,女性均比男性高 2 倍左右。

2. N-乙酰基转移酶-2

N-乙酰基转移酶-2(N-acetyltransferase 2,NAT2)是参与第二相反应的重要代谢酶,它在芳香胺、杂环胺类化合物的活化灭活和肼类等多种药物的代谢中起着重要的作用。NAT2 基因的突变会影响 NAT2 的活性,从而影响代谢速度。不同种族不同地区 NAT2 基因型有着显著的差别,其酶参与的代谢速度有着明显差别。有研究报道我国人群 NAT2 慢乙酰化基因表型频率为 18.6%,白种人为 57.5%,我国 NAT2 慢乙酰化基因表型频率显著低于白种人。NAT2 的基因多态性影响药物在肝脏的代谢从而影响药物的血液浓度而改变其疗效和不良反应。如在抗结核治疗过程中服用异烟肼,异烟肼经 NAT2 作用代谢成乙酰化异烟肼和较强毒性的乙酰肼和异烟酸,引起肝脏细胞损伤,慢型乙酰化代谢者 NAT2 的活性较快型乙酰化代谢者低,易导致代谢产物蓄积中毒,引起肝脏损害。有研究显示我国和日本人群中的 NAT2 基因慢型乙酰化代谢者药物引起肝损伤发生的危险性分别是快型乙酰化代谢者的 2.7 倍和 28 倍。

3. 谷胱甘肽巯基转移酶

谷胱甘肽巯基转移酶(glutathione S-transferase,GST)也是第二相反应的重要代谢酶。它能催化谷胱甘肽与药物的毒性代谢产物结合,清除代谢产生的自由基等,减轻药物对肝细胞的毒性作用。GST 有多种同工酶,其中 GSTM1 和 GSTT1 基因与药物引起肝损伤密切相关。当 GSTM1 和 GSTT1 基因发生基纯合子缺失突变时,可使该基因的蛋白不能表达,使 GST 的活性丧失,导致毒性代谢产物不能与之结合,从而增加肝细胞毒性作用,引起肝细胞变性坏死。有研究发现 GSTM1 和 GSTT1 基因位点多态性与多种药物引起的肝损伤密切相关。Leiro 等对 1998—2006 年西班牙 1 200 例肺结核患者回顾性研究,发现 GSTT1 纯合子缺失基因型是抗结核药物引起肝损伤危险因素,而 GSTM1 与肝损伤的无明显关系。朱东林等研究未发现 GSTM1 和 GSTT1 基因多态性与抗结核药物引起的肝损伤的关联。郭梅等研究及向阳等研究却发现 GSTM1 缺失基因型是抗结核药物引起的肝损伤的易感因素,而 GSTT1 基因突变则与之无关。GST 基因的多态性对药物引起肝损伤的易患性可能与不同人群、地区、种族有关,可进行进一步研究证实。

二、年龄

年龄在一些药物引起的肝损伤中起着重要的作用。一些药物随着年龄的增加,引起肝脏损伤的风险也升高。英国的一项大型结核病研究表明随着年龄的增加,异烟肼引起肝脏毒性的发病率也增加,相同剂量的异烟肼,肝脏毒性发生率 25～34 岁为 0.44%,50 岁以上患者为 2.083%。我国许多研究也同样表明老年人药物引起的肝脏损害发病率显著高于青中年人。随着年龄增长,血浆蛋白含量趋于降低,特别是白蛋白浓度较低,而长期或大量服用与蛋白结合率高的药物,易发生中毒反应。肝脏功能的降低和血流量的减少,药物代谢酶活性也均降低,致使药物的代谢降低,药物易蓄积对肝脏产生毒性作用。另外,老年人的基础状况较差,可能同时存在几种疾病,多种药物同时使用,相互作用,竞争或抑制药物代谢酶,影响代谢,增加药物的肝毒性。年龄在药物引起的肝损伤方面起着不可忽视的作用。

三、性别

有研究表明,性别在药物引起肝损伤中起着影响作用。Larrey 等研究发现女性的发病率较男性高,即女性为易感因素。Sgro 等的研究显示,在 49 岁前男性和女性药物性肝损伤的发病率相同,但 49 岁之后女性发病率为男性 2 倍。也有学者持反对意见,Lucena 等研究西班牙 603 例患者,发现药物性肝损伤发病率男性占 51%,女性占 49 %,男女发病率相近,与男性患者相比,女性以肝细胞型肝损伤多见,女性预后较差,重症肝炎、爆发性肝衰竭的比例较男性组高。同样 Shapiro 等研究也支持这一发现。我国的研究既有显示男性发病率较高,也有显示女性较高,而我国多数研究偏向男女比例无显著差异。2007 年由中华医学会消化分会肝胆疾病协作组牵头的全国 13 个地区、16 家医院参加的多中心回顾性调查研究显示,男女之比为1.01∶1,结果相近。男女的疾病谱有差异,如酒精性肝硬化男性多于女性,而自身免疫性疾病女性多于男性。可能由于疾病谱的偏差,用药种类的不同,统计用药引起的肝损伤性别因素可能存在误差。性别对药物引起肝损伤的影响有待进一步研究。

四、基础疾病

研究表明,某些疾病会增大药物引起的肝损伤的发病率。其原因与疾病本身引起肝细胞及肝功能的改变有关。慢性乙型肝炎患者药物代谢酶(如P450酶、葡萄糖醛酸转移酶等)的活性降低,谷胱甘肽、白蛋白水平也较正常人低,肝血流减慢,药物代谢水平及排泄水平均降低,药物更易蓄积。慢性乙型肝炎患者部分肝细胞变性、坏死产生炎症反应,药物或代谢过程中产生的自由基能与炎症细胞因子一起,进一步对肝细胞造成损害,加重肝细胞坏死。同时,慢性乙型肝炎患者服用的药物与某些药物产生相互作用,影响代谢。慢性肝脏疾病(如乙肝病毒及丙肝病毒感染)会增加某些药物如异烟肼、利福平等引起的肝损伤的发生率。较多研究发现乙型肝炎病毒感染者服用抗结核药导致的肝损伤发生率高于非感染者。乙肝病毒携带者在服用药物过程中更需注意检查肝功能。

感染艾滋病毒也同样被认为是药物引起肝损伤的易感因素。Tostmann等研究发现艾滋病毒的感染增加了抗结核药物引起肝损伤的风险。李建研究显示在结核治疗过程中药物引起的肝损伤发生率,艾滋病毒阳性患者为12.3%,艾滋病毒阴性者为4.9%,两者相比,艾滋病毒阳性者肝损伤发生率显著增高。汪亚玲等研究同样支持上述结论。可能原因除抗结核药物本身对肝脏的毒性外,艾滋病患者CD4+T细胞计数的下降可能会有多种机会性感染,治疗机会性感染及对症治疗的药物同样存在肝毒性的影响,如抗真菌药物、抗生素、抗寄生虫药物、解热镇痛药物等,而且药物之间的相互作用可能会增加肝细胞毒性。

五、饮酒

有研究发现饮酒能增加某些药物引起的肝损伤的风险。乙醇是体内多种代谢酶的诱导剂,长期饮酒者体内的乙醇含量较高,能使多种代谢酶活性增高,使机体代谢产生毒性产物的能力增强,从而使药物诱导肝损伤的危险增大。同时长期饮酒本身会引起肝细胞损伤,服用某些药物时,更易导致肝损伤。饮酒还能消耗体内的谷胱甘肽,使药物代谢产生的毒性物质及氧自由基不能及时清除,导致肝细胞损伤。饮酒能增加对乙酰氨基酚肝毒性。刘焰等研究表明饮酒能增加抗结核药物引起肝损伤的风险。于俊等同样认为长期饮酒是导致药物性肝损伤的高危因素。

六、营养状况

营养不良也增加了药物引起的肝损伤的风险。中毒性肝损伤与药物的浓度和肝脏清除力有关。血浆白蛋白量降低,使药物与血浆蛋白的结合降低,药物从血浆中清除速度减慢,游离药物浓度增加,增加了药效的同时也增加了药物对肝脏的毒性作用。Sharms等研究表明营养不良患者抗结核药物导致肝功能损害的发病率显著增高,用药前低蛋白血症出现药物性肝功能损害是非低蛋白血症的2.3倍。谭守勇等研究也同样支持这一观点。营养不良患者增加了药物引起肝损伤的危险性,用药时应注意患者的肝功能。

七、结语

在疾病的治疗过程中,药物引起肝损伤受多方面因素的影响,基因在其中起着重要作用,高龄、基础疾病较多、长期饮酒、营养状况较差是药物性肝损伤的高危因素。现在有些因素的影响作用还未完全明确,需进一步研究证实。随着越来越多的影响因素被发现证实,这些影响因素对指导临床用药具有重大意义。了解药物性肝损伤的高危因素能使医师尽量避免对高危人群使用对肝脏损伤较大的药物,也能提高医师对患者发生药物性肝损伤的警惕性。从而降低药物性肝损伤的发生率,使临床用药更加安全。

（袁　捷）

参考文献

［1］Goldsmith N A，Woodburne R T. The surgical anatomy pertaining to liver resection. Surg Cynecol Obstet 1957；105；310-318.

［2］Healey J E，Schroy P C. Anatomy of the biliary ducts within the human liver；analysis of the prevailing pattern of branchings and the major variations of the biliary ducts［J］. A M A Archives of Surgery，1953，66(5)；599-616.

［3］Hjortsjo C H. The topography of the intrahepatic duct systems［J］. Acta Anatomica，1951，11(4)；599-615.

［4］Cho A，Okazumi S，Miyazawa Y，et al. Proposal for a reclassification of liver based anatomy on portal ramifications［J］. American Journal of Surgery，2005，189(2)；195-199.

［5］冯新富,陈晓理.变异肝静脉的临床意义［J］.华西医学,2003,18(2)；270-271.

［6］张培林.神经解剖学［M］.北京：人民卫生出版社,1987.

［7］Natsis K，Paraskevas G，Papaziogas B，et al. "Pes anserinus" of the right phrenic nerve innervating the serous membrane of the liver：A case report（anatomical study)［J］. Morphologie，2004，88(283)；203-205.

［8］Akiyoshi H，Terada T. Mast cell，myofibroblast and nerve terminal complexes in carbon tetrachloride-induced cirrhotic rat livers［J］. Journal of Hepatology，1998，29(1)；112-119.

［9］Gardemann A，Püschel G P，Jungermann K. Nervous control of liver metabolism and hemodynamics［J］.Eur J Biochem,1992,207；399-411.

［10］Akiyoshi H，Gonda T，Terada T. A comparative histochemical and immunohistochemical study of aminergic，cholinergic and peptidergic innervation in rat，hamster，Guinea pig，dog and human livers［J］. Liver，2008，18(5)；352-359.

［11］劳永华,吴效明,岑人经,等.肝脏血供的血流动力学模型研究［J］.生物医学工程学杂志,2004,21(zl)；131-132.

［12］Hirata K，Nathanson M H. Bile duct epithelia regulate biliary bicarbonate excretion in normal rat liver［J］. Gastroenterology，2001，121(2)；396-406.

［13］吴丽,徐世荣,吴云鹏.胆汁分泌及其对胆管结石形成的影响［J］.国外医学(生物医学工程分册),2005,28(4)；201-204.

［14］王崇光.肝硬化患者凝血四项指标检测的临床意义［J］.中国医药导报,2007,4(27)；107.

［15］中华医学会消化病学分会肝胆疾病协作组.全国多中心急性药物性肝损伤住院病例调研分析［J］.中华消化杂志,2007,27(7)；39-442.

[16] 蔡雪梅,胡大春.CYP2C19 遗传多态性与药物代谢及疗效的研究进展[J].当代医学,2012,18(16)：21-23.

[17] Charlier C, Broly F, Lhermitte M, et al. Polymorphisms in the CYP 2D6 gene：Association with plasma concentrations of fluoxetine and paroxetine[J]. Therapeutic Drug Monitoring, 2003, 25(6)：38-742.

[18] Santos N P C, Callegari-Jacques S M, Ribeiro dos Santos A K C, et al. *N*-acetyl transferase 2 and cytochrome P450 2E1 genes and isoniazid-induced hepatotoxicity in Brazilian patients[J]. The International Journal of Tuberculosis and Lung Disease, 2013, 17(4)：499-504.

[19] Murayama N, Soyama A, Saito Y, et al. Si$_x$ novel nonsynonymous CYP1A2 gene polymorphisms：Catalytic activities of the naturally occurring variant enzymes[J]. The Journal of Pharmacology and Experimental Therapeutics, 2004, 308(1)：300-306.

[20] Schwarz U I. Clinical relevance of genetic polymorphisms in the human CYP2C9 gene[J]. European Journal of Clinical Investigation, 2003, 33：23-30.

[21] van der Weide J, Steijns L S W, van Weelden M J M, et al. The effect of genetic polymorphism of cytochrome P450 CYP2C9 on phenytoin dose requirement[J]. Pharmacogenetics, 2001, 11(4)：287-291.

[22] Kitada M.Genetic polymorphism of cytochrome P450 enzymes in Asian population：focus on CYP2D6[J].Int J Clin Pharmacol Res,2003,23(1):31-35.

[23] 陈怡,郭梅,李世明,等.细胞色素 P450 2E1 基因多态性与抗结核药物致肝损伤的关系[J].中华传染病杂志,2010,28(12):748-752.

[24] 王涛,王巍,王仲元,等.细胞色素 P450-2E1 基因多态性与抗结核药物性肝损伤的相关性[J].中华结核和呼吸杂志,2009, 32(8)：585-587.

[25] Tang S W, Lv X Z, Zhang Y, et al. CYP2E1, GSTM1andGSTT1genetic polymorphisms and susceptibility to antituberculosis drug-induced hepatotoxicity：A nested case-control study[J]. Journal of Clinical Pharmacy and Therapeutics, 2012, 37(5)：588-593.

[26] Wolbold R, Klein K, Burk O, et al. Sex is a major determinant of CYP3A4 expression in human liver[J]. Hepatology, 2003, 38(4)：978-988.

[27] 刘亮,杨琳,张艳超,等.汉族人群药物代谢酶基因多态性位点基因型分布频率的研究[J].中华医学杂志,2009, 89(38)：2675-2681.

[28] 邹宇美,骆子义,张红梅,等.NAT2 基因多态性与抗结核药物性肝炎的相关性[J].中华肝脏病杂志,2010, 18(6)：467-469.

[29] Huang Y S. Recent progress in genetic variation and risk of antituberculosis drug-induced liver injury[J]. Journal of the Chinese Medical Association, 2014, 77(4)：169-173.

[30] Leiro V, Fernández-Villar A, Valverde D, et al. Influence of glutathione S-transferase M1 and T1 homozygous null mutations on the risk of antituberculosis drug-induced hepatotoxicity in a Caucasian population[J]. Liver International, 2008, 28(6)：835-839.

[31] 朱冬林,席云,吴雪琼.GSTM1 和 GSTT1 基因多态性与抗结核药物性肝损伤的关系[J].中国抗生素杂志,2011, 36(11)：864-868.

[32] 郭梅,孙永红,李世明,等.谷胱甘肽 S-转移酶 M1 及 T1 基因突变对抗结核药致肝损伤的影响[J].中华结核和呼吸杂志,2009, 32(4)：266-269.

[33] Fountain F F, Tolley E, Chrisman C R, et al. Isoniazid hepatotoxieity associated with treatment of latent tuberculosis infection：a 7-year evaluation from a public health tuberculosis clinic[J]. Chest,

2005,128:116-123.

[34] 林佳瑶,张玉.2007—2011 年我国药物性肝损伤临床文献分析[J].中华全科医师杂志,2013,12(5):361-365.

[35] Sgro C,Clinard F,Ouazir K,et al.Incidence of drug-induced hepatic injuries:a French population-based study[J].Hepatology,2002,36:451-455.

[36] Lucena M I, Andrade R J, Kaplowitz N, et al. Phenotypic Characterization of idiosyncratic drug-induced liver injury:the influence of age and sex[J].Hepatology,2009,49:2001-2009.

[37] Shapiro M A, Lewis J H. Causality assessment of drug-induced hepatotoxicity:Promises and pitfalls [J]. Clinics in Liver Disease, 2007, 11(3):477-505

[38] 花海波.抗结核化疗对 HBsAg 阳性肺结核患者肝功能的影响[J].浙江中西医结合杂志,2013,23(12):1029-1030.

[39] Tostmann A, Boeree M J, Aarnoutse R E, et al. Antituberculosis drug-induced hepatotoxicity:Concise up-to-date review[J]. Journal of Gastroenterology and Hepatology, 2008, 23(2):192-202.

[40] 李健.HIV/TB 患者治疗过程中抗结核药物性肝损伤的临床分析[J].胃肠病学和肝病学杂志,2008,17(8):627-628.

[41] 汪亚玲,祁燕伟,白劲松,等.AIDS/HIV 药物性肝损伤的临床分析[J].昆明医学院学报,2009,30(3):129-132.

[42] 于俊,许金华.高危人群抗结核药物性肝损伤分析[J].现代医药卫生,2010,26(22):3396-3397.

[43] Sharma S K, Balamurugan A, Saha P K, et al. Evaluation of clinical and immunogenetic risk factors for the development of hepatotoxicity during antituberculosis treatment[J]. American Journal of Respiratory and Critical Care Medicine, 2002, 166(7):916-919.

[44] 谭守勇,覃红娟,黎燕琼.营养不良是抗结核药物性肝功能损伤的危险因素[J].中国防痨杂志,2014,36(1):64-66.

第三章 药物性肝损伤的机制和病理特点

第一节 药物性肝损伤的机制

一、概述

药物性肝损伤（DILI）是指由各类处方或非处方的化学药物、生物制剂、传统中药（TCM）、天然药（NM）、保健品（HP）、膳食补充剂（DS）及其代谢产物乃至辅料等所诱发的肝损伤。DILI 是最常见和最严重的药物不良反应（ADR）之一，重者可致急性肝衰竭（ALF）甚至死亡。迄今仍缺乏简便、客观、特异的诊断指标和特效治疗手段。因此，药物性肝损伤的诊断与防治已成为一个不容忽视的严重公共卫生问题。

LiverTox 和 HepaTox 网站分别记录了近 700 种和 400 余种常见药物的肝损伤信息，为临床医生慎重处方具有潜在肝毒性的药物及评估其风险和收益提供了重要依据。Kaplowitz 于 2005 年针对 DILI 的发病机制提出了特异性"上游"事件和非特异性"下游"事件的假说，为 DILI 发病机制的进一步研究提供了明确的框架和方向。"上游"事件是指与特异性药物相关的肝脏最初受到的打击；"下游"事件是指肝细胞内不同损伤与保护途径之间的失衡。Russman 于 2010 年重新对 Kaplowitz 的假说进行了更详细的阐述，并在此基础上指出遗传和环境因素的重要作用，提出 DILI 发病机制的三大主要步骤：①药物或者其代谢产物的作用：直接损伤引起肝细胞应激反应（内在途径）、激活免疫反应（外在途径）、直接损伤线粒体功能。②线粒体膜通透性改变（Mitochondrial permeability transition，MPT）。③MPT 最终导致肝脏细胞的凋亡和坏死。明确 DILI 的发病机制对预防 DILI 的发生和明确治疗靶点具有重要的意义。但目前的研究结果提示，DILI 的发生机制复杂，涉及药物代谢、线粒体功能损伤、免疫反应、信号转导、遗传和环境等多个方面。因此，DILI 的发生是多重因素综合作用的结果。

二、钙平衡破坏和细胞膜损伤

钙蛋白酶（calpain）是一种钙激活蛋白酶，广泛分布于人体各脏器组织中。已知钙蛋白酶参与细胞骨架和细胞膜的构型重建以及不同信号转导途径等重要生理过程。病理状态下钙离子浓度的异常增高可激活钙蛋白酶，对多种细胞骨架和蛋白水解酶产生降解作用，从而改变结构蛋白质和酶的功能，导致组织损伤。目前，钙蛋白酶及其抑制剂的生物学特性、生理功能和病理生理机制已受到广泛重视。

(一) 钙蛋白酶组成及生理功能

哺乳动物钙蛋白酶家族是由 15 种同工酶组成,按被激活所需钙离子浓度可分为两类,即钙蛋白酶 I 和钙蛋白酶 II。两类钙蛋白酶的分子量相近,均由一个 80 kD 的催化亚基和一个 28 kD 的调节亚基组成,但表达活性所需的 Ca^{2+} 浓度不同。钙蛋白酶 I 激活所需的 Ca^{2+} 浓度为 $1\sim20$ nmol·L^{-1},而钙蛋白酶 II 为 $250\sim750$ nmol·L^{-1}。此外,根据两种钙蛋白酶表达方式和组织分布不同,又可分别称为普遍存在微钙蛋白酶(μ-钙蛋白酶)和组织特异性毫钙蛋白酶(m-钙蛋白酶)。氨基酸组成及肽图分析发现,两种酶的小亚基相同,大亚基则是两个相关基因的产物,且存在一定的免疫交叉反应。已知钙蛋白酶的调节亚基是由位于 19 号染色体的单基因编码,而催化亚基(80 kD 亚基)是不同的基因产物,编码 μ-钙蛋白酶 80 kD 亚基的基因位于人 11 号染色体,m-钙蛋白酶 80 kD 亚基的基因则在 1 号染色体。相关研究表明,钙蛋白酶 I 和 II 的催化特性基本一致,激活时的切割位点是由多个因素决定,包括切割位点两端的氨基酸残基、离切割位点较远的氨基酸残基和底物的结构特性。在生理状态下,钙蛋白酶大多以酶原形式存于胞质内。当细胞内 Ca^{2+} 浓度超过一定阈值,钙蛋白酶活化,并使其底物发生选择性降解。钙蛋白酶依 Ca^{2+} 浓度从低向高的变化可表现出 3 种不同特性:①与亚细胞器及质膜结合;当 Ca^{2+} 浓度为 $0.5\sim2$ μmol·L^{-1}时,钙蛋白酶主要结合于细胞膜上,以利于钙蛋白酶对膜蛋白和膜骨架蛋白的水解作用;②Ca^{2+} 浓度进一步升高可导致钙蛋白酶与其抑制蛋白(calpastatin)结合,防止钙蛋白酶被随机激活;③高浓度 Ca^{2+} 将导致钙蛋白酶构象变化而表现蛋白水解酶活性。另知该酶的催化亚基是由 4 个功能区组成,其中第 2 个功能区是蛋白酶活性区,第 4 个功能区是钙结合区。当细胞质内 Ca^{2+} 浓度升高时,Ca^{2+} 与钙结合区的特异性钙调蛋白样位点结合,使 μ-钙蛋白酶的 80 kD 亚基降解为 76 kD,而 m-钙蛋白酶的 80 kD 亚基在 N 末端剪切掉 20 个氨基酸。同时,两酶的调节亚基均由无活性的 28 kD 转变为有活性的 21 kD,导致钙蛋白酶的构象改变及活化,产生活性异二聚体。钙蛋白酶水解蛋白机制可能是使底物蛋白结构稳定性下降,增加底物蛋白对各种细胞内蛋白酶作用的敏感性。已知钙蛋白酶底物范围广泛,包括部分细胞骨架蛋白,膜受体(如内皮生长因子受体与 G-蛋白),钙调素相关蛋白与信息传导通路相关酶类(如 PKC)以及与能量代谢相关酶。转录因子如 c-Fos 与 c-Jun 也是钙蛋白酶的底物。

(二) 钙蛋白酶介入的病理机制

在实验性脑外伤、脑缺血、脊髓损伤等神经元退行性变过程中,细胞内钙离子内稳态破坏后可引起钙离子内流增加,导致钙超载,并进一步激活钙蛋白酶,钙蛋白酶激活后作用于其底物,产生不可逆降解。上述降解过程由细胞内磷酸化和脱磷酸化的可逆反应方式调节。肌营养不良是钙蛋白酶相关疾病。晶状体钙蛋白酶的激活是白内障形成的重要机制之一。另有研究表明,钙蛋白酶可影响神经纤维缠绕,钙蛋白酶在阿尔茨海默病患者神经元死亡中也具有重要意义。

(三) 钙蛋白酶在肝损伤中的作用

21 世纪以来,钙蛋白酶及钙蛋白酶抑制蛋白在肝损伤中所起作用已成为一个研究热点。

钙蛋白酶导致肝细胞损伤主要有以下两种机制:①肝细胞内钙蛋白酶-钙蛋白酶抑制

蛋白平衡失调,钙蛋白酶在肝细胞内活性异常升高导致细胞及组织损伤;②钙蛋白酶从坏死细胞释放到细胞间质,被细胞间质中高浓度钙离子激活并损伤邻近的正常细胞。上述两种机制无论在细胞及组织损伤中扮演的角色还是意义均有所不同。已知激活钙蛋白酶导致肝细胞死亡的信号传导通路主要有以下两条,IL-1β 和 TNF-α 传导通路。IL-1β 可通过下调 cAMP,活化 PKC,从而激活 NF-κB,使细胞内钙离子浓度上调,激活钙蛋白酶,降解 talin 蛋白,导致细胞死亡。TNF-α 则作用于 TNF-R1 与 TNF-R2,活化细胞内磷脂酶,使细胞内磷脂转化为花生四烯酸和溶血磷脂酰胆碱,上调 PKC 活性,损伤线粒体功能。同时,亦可使细胞内 Ca^{2+} 浓度上调,激活钙蛋白酶,降解 talin 蛋白,导致细胞死亡。

(四)钙蛋白酶与化学性肝损伤

化学性肝损伤发生机制主要有代谢活化、氧自由基损伤与干扰代谢等假说,但以上各假说均不能独自说明肝脏化学性损伤发生机制。近年来,钙蛋白酶在肝细胞损伤中的作用引起关注。损伤初期,肝组织暴露于阈浓度毒物后,肝细胞内线粒体和内质网的 Ca^{2+} 释放以及肝细胞膜通透性变化导致细胞内 Ca^{2+} 浓度升高,活化的钙蛋白酶可对细胞内的细胞骨架及其他细胞器的蛋白成分直接水解。此外,钙蛋白酶还参与细胞凋亡的信号传导通路,损伤细胞膜。以往研究表明,四氯化碳、对乙酰氨基酚及硫代乙酰胺所致化学性肝损伤,即便化学毒物自动物体内清除后,损伤仍继续进展。

目前,针对这一现象的解释是水解蛋白酶类,尤其是钙蛋白酶,可从坏死细胞中释放到细胞间质并损伤周围正常细胞,即坏死肝细胞将钙蛋白酶释放到高钙离子浓度的细胞间质。活化的钙蛋白酶损伤邻近正常肝细胞膜蛋白,包括受体、载体和细胞骨架蛋白,导致细胞内成分漏出及坏死。当坏死细胞达到一定比例,导致不可逆肝细胞损伤。

上述假说已在四氯化碳和对乙酰氨基酚导致的大鼠化学性肝损伤实验动物模型得到初步证实。动物给毒后 1 h 给予钙蛋白酶特异性阻断剂 CBZ(cbz-Val-Phe-methylester)可阻断肝损伤的进展,并使受试动物死亡率降低 75%。免疫组化研究显示,钙蛋白酶在组织坏死区域迅速增加并与肝损伤严重程度相关,给予 CBZ 的大鼠,细胞间质的钙蛋白酶浓度可明显降低,且肝损伤减轻。

给予细胞膜非透过性钙蛋白酶特异性抑制剂 E64(trans-epoxysucci-nyl-L-leucylamido-4-guanidinobutane)也可在上述动物模型中减轻肝损伤,提示钙蛋白酶细胞损伤作用在细胞质。为证实细胞间质的钙蛋白酶所作用的底物是否来自邻近细胞,钙蛋白酶特异性代谢底物 a-fodrin 被用于肝损伤定位。在四氯化碳化学性肝损伤动物模型肝脏可广泛出现 a-fodrin 的分解片段,而给予 CBZ 的动物未见 a-fodrin 的分解片段。

(五)钙蛋白酶与肝缺血/再灌注损伤

肝缺血/再灌注损伤主要见于肝脏移植。供体肝脏的保存及手术过程中肝缺血/再灌注损伤是移植术后肝功不良的重要因素之一。一般认为,肝缺血/再灌注时 Ca^{2+} 大量进入肝细胞并激活钙蛋白酶导致细胞膜出现"空泡"结构与细胞骨架结构损伤,造成肝细胞发生不可逆性损伤。

已知在缺血/再灌注过程中,血液中血小板活化因子、内皮因子、过氧化物等大量增加,引起细胞外 Ca^{2+} 大量流入细胞内,细胞内的 Ca^{2+} 升高又进一步引起 Ca^{2+} 依赖性酶系统活化,如磷酸酯质酶 C、钙调节蛋白依赖性激酶和钙蛋白酶等,上述各酶是导致细胞凋亡的重要因素。

钙蛋白酶激活后可引起细胞膜上的酶如 talin、a-actinin 分解，同时引起线粒体膜电位的改变及细胞膜"空泡"出现，最终导致细胞凋亡。"空泡"的崩解可引起细胞不可逆损害。由于细胞内 Ca^{2+} 大量增加，引起细胞内 ATP 减少和降解，同时使 Na^+-K^+-ATP 酶活性减低，导致细胞内 Na^+ 浓度增高，从而激活细胞膜上 Na^+-Ca^{2+} 交换蛋白，造成细胞内 Ca^{2+} 浓度增高的恶性循环。此外，ATP 大量降解还可使细胞内线粒体严重水肿。肝脏缺血/再灌注可引起 IL-Iβ 和 TNF-α 大量产生。IL-1β 升高可使 cAMP 降解，造成细胞内 Ca^{2+} 浓度增加和钙蛋白酶活化，同时，也可使 talin 降解，导致细胞凋亡。TNF-α 则通过活化磷脂酶损伤肝细胞。

（六）钙蛋白酶与免疫性肝损伤

在 LPS 导致免疫性肝损伤动物模型，钙蛋白酶可通过 NF-κB 增强中性粒细胞膜通透性，促进中性粒细胞迁移并上调 iNOS 的表达。iNOS 上调后促进 NO 合成是导致肝细胞损伤的直接原因。对钙蛋白酶在肝损伤发生中的作用的研究将有助于阐明肝脏损伤发生的机制，并为预防及治疗肝脏损伤提供新的靶点。

三、胆汁淤积和胆小管损伤

胆汁合成和分泌是一个复杂的过程，胆汁主要成分的分泌牵涉到一系列的 ATP-依赖性输出泵，例如小管中的胆盐转运体能够运送胆盐，其他转运体能够把其他的胆汁成分由肝细胞质运送到小管管腔。近年研究发现，药物影响胆汁分泌主要在以下环节：胞膜运载胆盐的受体、细胞膜的流动性、Na^+-K^+-ATP 酶活性、离子交换、细胞骨架和细胞质膜的完整性改变等。此外，蛋白同化激素可影响微粒体药酶的羟化作用，使胆汁酸合成过程中的羟化作用发生障碍，从而引起毛细胆管的胆汁淤积。一些药物与这些小管转运体分子结合导致小管系统管腔内的胆汁形成或流动障碍。继发的损伤能够引起胆盐的去垢作用，这种作用能够在胆汁淤积区域损伤细胞膜，并且损伤胆管上皮细胞或肝细胞。导致胆汁淤积的另一个机制涉及位于胆小管周围的肌动蛋白纤维的断裂阻止了正常的搏动收缩，和肌动蛋白纤维结合的药物能产生这种类型的损伤，导致胆汁不能正常通过小管系统流入胆管。雌激素和避孕药物则可改变肝细胞内胆固醇的代谢而造成胆汁淤积。对某些药物性肝病患者进行肝活检发现，其肝细胞内有一种促胆汁淤积因子的淋巴因子，提示免疫因素可能在药源性胆汁淤积的发病中起主要作用。药物性胆汁淤积的发生率较高，引起胆汁淤积的常见药物有蛋白合成激素、雌激素、氯丙嗪、红霉素、环孢霉素以及完全性肠道外营养等。氯丙嗪所引起的胆汁淤积主要是氢氧化中间代谢产物造成肝细胞膜的 Na^+-K^+-ATP 酶的活性受损，以及毛细胆管周围的肌动蛋白纤维受损引起胆汁酸排泄受到抑制的结果。红霉素则主要通过抑制肝细胞膜的 Na^+-K^+-ATP 酶活性和毛细胆管膜的 Mg^{2+}-ATP 酶活性引起胆汁淤积。

部分药物及其代谢产物具有直接的肝毒性，药物性胆汁淤积（drug-induced cholestasis, DRIC）是由肝细胞排泄到胆汁中的药物或其代谢产物的直接毒性所致。另有部分患者的 DRIC 则与体质、遗传和免疫等特异质性机制相关。胆道炎症反应也参与部分患者胆汁淤积的形成。此外，对于土三七、骨髓移植放化疗药物等引起的肝窦阻塞综合征/肝小静脉闭塞症,最突出的病变是肝窦和肝小静脉内皮损伤引起的一系列原发和继发性病变,其中毛细胆管和小胆管等必然会受到机械挤压及缺血、缺氧等影响而合并相应程度的胆汁淤积。与其他类型 DILI 发病危险因素相似的是,DRIC 的发病危险因素也可从宿主遗传性和非遗传性因素、药物因素及环境因素三大方面加以考虑。相对而言,药物代谢通路中关键的酶、转运载体、受体和相关信号分子是否受抑,以及此类酶或转运载体的基因多态性所致的个体差异,这些因素与 DRIC 的关联最受重视,特别是 ABC 家族跨膜转运蛋白的功能状态和基因多态性。此外,HLA 基因多态性与 DRIC 的相关性也颇受关注。

其一,药物代谢通路受抑或功能异常药物经肝脏的代谢过程可分为 4 个阶段,其中以第 4 个阶段(药物或其代谢产物由肝细胞向胆道排泄过程)的异常最易引发 DRIC,因而最受关注。第 1 个阶段是药物向肝细胞内的转运过程,可称之为"0 相代谢"。离子型药物需借助 OATP、OAT、OCT 或 Na^+ 依赖性牛磺酸盐协同转运多肽(NTCP)等溶质转运载体(SLC)运送至肝细胞内。此外,NTCP/SLCl0A1 和 OATP 等还参与肝脏对结合胆酸的摄取。其功能异常可能会影响胆汁酸的"肠肝循环"。因此,这些分子的异常或功能受抑可能与某些药物引起的胆汁淤积相关。第 2 个阶段是使非极性(脂溶性)药物极性化(增加水溶性)的过程,通常称为"Ⅰ相代谢"。在肝细胞中通过对非极性药物进行氧化、还原或水解反应,暴露药物中的—OH、—COOH、—NH_2 和—SH 等极性基团,或向药物分子中引入这些极性基团,使药物水溶性增加,以利于Ⅱ相结合反应的进行。Ⅰ相药物代谢主要有细胞色素 P450 酶、单胺氧化酶、乙醛脱氢酶等。有研究提示,细胞色素 P450 酶受抑可能是某些药物引起胆汁淤积的机制之一。第 3 个阶段是使极性化药物与内源性极性化合物结合并生成水溶性化合物的过程,通常称为"Ⅱ相代谢"。此相代谢通常为结合反应,所生成的代谢产物水溶性高、易于排泄。相关的酶主要有尿苷二磷酸葡萄糖醛酸转移酶(UGT)、硫酸转移酶(SUET)、N-乙酰基转移酶、谷胱甘肽-S-转移酶、硫代嘌呤-S-甲基转移酶、环氧化水解酶、超氧化物歧化酶等。UGT 是催化葡萄糖醛酸化的关键酶,对缓解胆汁淤积和减轻胆汁酸对肝脏的损伤十分重要;若药物影响 UGT 活性,则可能导致胆汁淤积。SULT2A1 基因是治疗胆汁淤积的靶基因之一。第 4 个阶段是使水溶性药物代谢产物自肝细胞向胆道外排的过程,可称之为"Ⅲ相代谢"。药物代谢产物最终需通过肝细胞膜中的多种跨膜转运蛋白转运至肝细胞外。有的排入胆管腔,随胆汁外排;有的自肝细胞转运至血液中,经肾脏排泄;有的同时通过两种途径外排。承担药物代谢产物外排功能的主要是肝细胞表面 ABC 超家族的跨膜转运蛋白,即 MDR 和 MRP。其中,MDRl(ABCBI)、MDR3(ABCB4)、MRP2(ABCC2)和 BSEP(ABCB11)将药物代谢产物由肝细胞向胆管转运。ABC 超家族药物转运蛋白基因在生物学上是 DILI 易感的可能候选者,尤其是某些 ABC 转运蛋白如 BSEP 等除了能够运输药物,还能运输胆汁酸,这使得药物和胆汁酸在运出肝细胞时可能发生竞争,导致胆汁酸蓄积并引起胆汁淤积。Notenboom 等采用 NTCP 转导的 HEK293 细胞株和来自 BSEP 过表达的 HEK293 细胞膜囊泡,评估人类 NTCP(SLCl0A1)与 BSEP 转运鹅脱氧胆酸、脱氧胆酸、其余非结合胆酸以及这三类胆酸的甘氨酸轭合物和牛磺酸轭合物的米氏动力学,结果显示,BSEP 抑制剂、环孢素 A 或格列苯脲可使细胞内的胆汁酸浓度升高 1.7 倍以上。BSEP 受抑后,可导致肝内有毒胆汁酸浓度升高,引起胆汁淤积,继而还可引起肝细胞损伤。此外,MRP4 受抑也可能与 DRIC 相关,其机制尚待阐明。某些遗传性胆汁淤积已被证明是由于 MDR3/ABCB4 和 BSEP/ABCB11 基因的特定突变所致。有部分证据显示胆汁淤积性损伤与 ABCB11 的 13 外显子基因多态性之间存在关联,曾有报道指出该基因多态性与妊娠期胆汁淤积相关;但这种多态性相当普遍,可能并非胆汁淤积性疾病的主要危险因素,因此其与个别致病药物之间的相关性需要进一步观察。MRP2/ABCC2 在多种葡糖苷酸轭合物的胆汁排泄中起主要作用。在关于双氯芬酸 DILI 的研究中,ABCC2(C-24 T)上游的多态性在肝毒性病例中更为常见。韩国一项研究显示,在一系列药物引起的 DILI 中,ABCC2 基因 - 1 774 位点多态性是胆汁淤积型或混合型 DILI 的危险因素。MDR1/BCB1 的某些基因型可能与奈韦拉平所致非洲患者的 DILI 有一定相关性。此外,溶质载体有机阴离子转运蛋白家族成员 3A1(OATP3A1,又称 OATP-D、SLC03AI、SLC21A11)是一种胆汁外排转运蛋白,其水平在胆汁淤积时可代偿性升高。这与其同系物 OATP1B1 和 OATP1B3 具有摄取胆汁酸的功能完全不同。OATP3A1 在 DRIC 发病机制中的作用值得关注。

其二,HLA 基因多态性与 DRIC 全基因组关联研究提示某些 DRIC 与 HIA 基因多态性相关。氟氯西林相关的胆汁淤积性肝炎患者中,HLA-B * 5701 携带率比普通人群高 3 倍,而 HLA-B * 5701 可使患者发生氟氯西林肝损伤的风险至少增加 80 倍。噻氯匹定诱发的重度胆汁淤积型 DILI 多发生于 HLA-I 型单倍型日本患者,其中包括 HLA-A * 33:03 等位基因。

四、与细胞色素 P450 途径相关机制

药物在肝内主要依靠药物代谢酶代谢,其中细胞色素 P450 家族成员是生物体内主要的 I 相药物代谢酶。目前研究发现,人类至少有 57 个 CYP 基因和 47 个 CYP 假基因,其中主要有 10 个基因蛋白酶的产物参与药物代谢,在这 10 个基因编码的药物代谢酶中,约 34% 的药物经 CYP3A4 代谢,19% 经 CYP2D6 代谢,16% 经 CYP2C9 代谢,8% 经 CYP1A2 代谢,其他少量药物由 CYP2C19 等代谢。

CYP 具有遗传多态性,因此不同个体对药物的耐受性及敏感性也有很大差异,不同种族人群则表现出对药物代谢的不同表现类型,通常分为快代谢型和慢代谢型。CYP 对药物及环境化合物的代谢往往具有双向性,即主要代谢途径对药物/环境化合物原型灭活或脱毒,而次要代谢途径则可能对原型化合物进行致毒、致癌活化等。由于遗传多态性的存在,部分个体在代谢过程中会积蓄更多的有毒或致癌的物质,进一步造成肝损伤,或原本不具抗原性的药物,在肝内转化后形成具有抗原性的代谢产物,引起免疫性肝损伤。关于药物代谢酶基因多态性诱导的药物性肝损伤发生机制,研究较为系统且明确的是 II 相代谢酶尿苷二磷酸葡萄糖醛酸结合酶的基因多态性与抗结核药致肝损伤的相关性。而关于 CYP 基因多态性与药物性肝损伤发生的相关性研究则较为分散,国内尚缺乏系统归纳分析两者相关性的论著。随着科学研究的进展,一旦明确某药引起的药物性肝损与其代谢酶的基因多态性相关,那么临床用药时,可通过测定患者主要药酶 CYP 的基因型,初步判断用药个体的表型,从而科学指导确定个体的用药量或确定合适的联合用药方案,以减少药物性肝损伤的发生率。

(一) CYP3A4 及其介导药物性肝损伤

人体内的 CYP3A 亚家族有 4 种亚型,分别为 CYP3A3,CYP3A4,CYP3A5 及

CYP3A7。CYP3A4 与药物代谢最为密切,据统计大约 38 个类别共 150 多种药物是 CYP3A4 的底物,包括对乙酰氨基酚、曲格列酮、环孢素、利多卡因和奎尼丁等大部分药物的代谢。目前,至少已鉴定出 21 种 CYP3A4 的突变体(从 CYP3A4 * 1B 到 CYP3A4 * 22)。CYP3A4 的多态性有种族差异,在白种人群中的 CYP3A4 基因突变率普遍比亚洲人群中高。中国人中最主要的突变体是 CYP3A4 * 4,突变频率约为 3.43%。CYP3A4 * 4 是第 4 外显子 13 871 位点发生 A>G 的碱基改变,导致第 118 位异亮氨酸变为缬氨酸。该突变使 CYP3A4 酶活性降低,造成其基因携带型个体慢代谢的发生。此外,CYP3A4 * 20 突变体由于在 1 461 与 1 462 位碱基中插入了其他碱基,导致了酶活性的彻底丧失。

由于 CYP3A4 等位基因突变率较低,且其酶活性改变有限,因此,CYP3A4 多态性虽有一定的临床意义,但并非是导致药物临床差异的主要原因。如经 CYP3A4 代谢的红霉素去甲基化或硝苯地平的药代动力学在 CYP3A4 不同基因型的人群中并无显著变化。但另有研究显示,CYP3A4 的多态性可引起体内物质的代谢差异从而产生临床差异,如非洲人群中 CYP3A4 * 1B 高频率突变使得对睾酮的代谢异常而产生更高的前列腺癌风险。至于 CYP3A4 基因多态性是否导致药物性肝损伤,虽然目前尚无直接证据,但有研究提示,某些药物产生的肝损伤可能与其相关。如作为 2 型糖尿病的治疗药物曲格列酮,在体内主要经 CYP2C8,CYP3A4 和 CYP2C19 代谢,临床已有多例因服用曲格列酮后导致严重肝损伤的病例报道,其原因可能与 CYP 代谢酶存在多态性而引起血药浓度的异常升高有关。

(二) CYP2D6 及其介导的药物性肝损伤

CYP2D 亚家族是第一个发现存在药物氧化代谢遗传多态性的 CYP 酶,包括 CYP2D6,CYP2D7P 和 CYP2D8P 3 个亚型,其中 CYP2D7P 和 CYP2D8P 是假基因,仅 CYP2D6 可以在肝和其他组织(如肠、肾和人脑)中表达。CYP2D6 是迄今发现最具有遗传多态性特征的代谢酶,该基因位于第 22 号染色体,由 497 个氨基酸组成,可以催化代谢抗抑郁药、抗精神病药、阿片类药物、β 受体阻断剂、抗心律失常药等类药物,如右美沙芬、可待因、普萘洛尔和美托洛尔等。CYP2D6 的遗传多态性导致其酶活性不同从而使人群表现出不同的代谢类型,如中国、日本和朝鲜等东方人表现为快代谢型,而白种人群中则表现为慢代谢型。慢代谢型的白种人其基因型绝大多数为 CYP2D6 * 4。CYP2D6 * 4 是由于 1 846 G>A 等的碱基改变导致剪切缺陷及酶活性丧失。

哌克昔林是抗心绞痛药物,其剂量依赖性表明药物累积可能引起脂肪性肝炎,而 CYP2D6 * 4 的缺陷可使哌克昔林堆积在肝细胞中引起肝毒性和酒精肝。Seybold 等报道了一例 28 岁妇女因服用低剂量的番泻叶而导致肝炎,进一步研究发现是由于 CYP2D6 突变引起致肝毒性物质的蓄积所致。此外,CYP2D6 多态性也可致苯丙胺衍生物、哌嗪类和抗抑郁类等药物代谢差异而产生肝毒性。研究发现,曲唑酮的肝毒性是由经 CYP3A3 * 4 代谢产生的有毒代谢物间氯苯哌嗪蓄积所致。由于间氯苯哌嗪须经 CYP2D6 进一步代谢清除,因 CYP2D6 存在基因多态性,使慢代谢型患者中间氯苯哌嗪蓄积,从而导致了曲唑酮的肝毒性。在表现为 CYP2D6 快代谢型的中国人群中,则相对不易引起代谢物的蓄积,使此类不良反应相比慢代谢型的白种人群减少。

(三) CYP2C9 及其介导的药物性肝损伤

CYP2C 亚家族是哺乳动物肝细胞微粒体 CYP 中最大的亚家族,其成员主要包括

CYP2C19，CYP2C9 和 CYP2C8 等。CYP2C9 是 CYP2C 亚家族中最主要的成员，占肝微粒体 CYP 总量的 20%，约 16% 的临床常用药物经 CYP2C9 催化代谢，如甲苯磺丁脲、苯妥英、华法林、托拉塞米、阿米替林、氟西汀、磺胺甲噁唑、睾酮和氯沙坦等。其中甲苯磺丁脲是目前最常用的 CYP2C9 探针药物之一，用于检测人体内 CYP2C9 酶活性。

CYP2C9 亦具有遗传多态性，大量研究表明，CYP2C9 基因突变主要发生在 CYP2C9 * 1，CYP2C9 * 2，CYP2C9 * 3。CYP2C9 * 3 突变体是突变率最高的一种，由于 cDNA 7 号外显子的 1 075 位 A>C，导致多肽链第 359 位氨基酸异亮氨酸变为亮氨酸。CYP2C9 * 3 及 CYP2C9 * 13 位点同时突变，可使得 CYP2C9 对药物的代谢速度降低几十倍，大大改变药物在体内的清除率，从而引起药物积蓄。

有研究指出，一些药物介导的易感人群的药物性肝损伤与其代谢酶 CYP2C9 的基因表型有关，如来氟米特介导的严重肝毒性与 CYP2C9 * 3/CYP2C9 * 3 基因型相关。然而，Aithal 等研究了 CYP2C9 * 2，CYP2C9 * 3 基因型与双氯芬酸致肝损伤的相关性，结果显示在 24 位肝损病人中，CYP2C9 * 2，CYP2C9 * 3 基因型的概率与在 100 位正常人群中此基因型的概率无显著性差异。

（四）CYP1A2 及其介导的药物性肝损伤

CYP1A2 基因位于第 15 号染色体上，全长约 7.8 kb，包括 7 个外显子和 6 个内含子。其主要存在于肝中，在肠道、脑和肺等组织中也有少量分布。CYP1A2 在药物代谢、前致癌物激活过程中起重要的作用，现已发现众多药物由 CYP1A2 催化代谢，包括抗抑郁药、抗精神病药、甲基黄嘌呤等类药物，如非那西丁、咖啡因、丙咪嗪、氯氮平、他克林、普萘洛尔和美西律等。

由于 CYP1A2 存在基因多态性，其基因表达和酶活性均存在较大个体差异，个体间差异通常为 5～15 倍，最高可达 60 倍。目前，CYP1A2 至少已经发现了 14 个单核苷酸多态性，其中具有功能意义的最主要的单核苷酸多态性为 CYP1A2 * 1 C 和 CYP1A2 * 1 F，该位点的突变分别使得 CYP1A2 酶活性降低或升高。

近来有研究表明，在风湿性关节炎患者中，CYP1A2 * 1 F(-163C>A) 等位基因与来氟米特介导的肝等脏器毒性有关。基因型为 CYP1A2 * 1F-163C/C 的患者比基因型为 C/A 或 A/A 的患者发生来氟米特介导的毒性的风险高 9.7 倍。此外，过量服用何首乌等中药易导致药物性肝损伤，而何首乌中的大黄素主要是由 CYP1A2 代谢。

（五）CYP2C19 及其介导的药物性肝损伤

CYP2C19 由 490 个氨基酸组成，目前研究发现，CYP2C19 参与了约 10% 的常用药物代谢，如地西泮、普萘洛尔、奥美拉唑、华法林和伏立康唑等。De Morais 等发现，CYP2C19 慢代谢型者主要为 CYP2C19 * 2 突变，即 CYP2C19 cDNA 外显子 5 中第 681 位发生碱基突变(G>A)，从而产生了一个异常的拼接位点，使外显子 5 端前 40 bp 的碱基发生缺失，使蛋白的合成过早终止，从而生成了一个被切断的缺乏血红素结合位点的无功能酶蛋白。

研究发现，慢代谢者(CYP2C19 * 2 及 CYP2C19 * 3，使用苯巴比妥和非巴氨脂、苯巴氨脂的混合物时容易引起药物性肝损伤。此外，在慢代谢型患者中，伏立康唑可能会因为蓄积而产生浓度依赖性损伤，如药物性肝损伤等。伏立康唑体内药代动力学的个体间差异主要由 CYP2C19 的多态性引起，慢代谢型体内的曲线下面积比快代谢型高 2～6 倍。Walsh

等研究了 28 例小儿患者静脉给予伏立康唑发现,快代谢型和慢代谢型的杂合子组对伏立康唑的清除率比快代谢型纯合子组低 46%,提示慢代谢型患者可能会因为蓄积而产生损伤。然而,另一项研究分析了 CYP2C19 多态性与血清伏立康唑中浓度的关系,却未发现两者相关。

综合以上药物性肝损伤在 CYP 遗传因素方面的机制研究结果发现,部分药物导致的肝损伤发生机制与 CYP 基因多态性相关,也有部分研究显示其机制与 CYP 基因多态性无关或关系不确定。但是,更多药物性肝损伤未受重视,并缺少相关研究揭示其发生机制是否与某个特定 CYP 的多态性相关。由于药物引起的肝损伤可能是由于多种风险基因及其他错综复杂的综合因素所致,因此,开展其是否与某些特定 CYP 基因多态位点相关的研究比较困难,但深入研究意义较大。随着基因分型检测技术的发展,尤其是从实验室研究到临床检测应用的改变,CYP 基因多态性研究势必为临床个体化用药及降低药物不良反应作出重要贡献。

五、自身免疫激活

特异质性 DILI 与药物剂量无关,而与个体特异质相关。特异质性 DILI 发病机制可能由遗传-环境-药物暴露交叉导致,它是受到一连串偶然的"多点攻击"所致。目前认为特异质性 DILI 多由药物代谢相关的酶缺损、活性低及免疫应答异常所致。特异质性 DILI 可分为免疫特异质及代谢特异质两种。

(一)免疫特异质肝损伤机制

亦可称为药物介导的过敏性肝炎,其本质是人体对药物的过敏反应,仅发生在少数人群,或有家族聚集现象。临床表现为发热、皮疹及瘙痒等,肝穿刺病理检查可见嗜酸细胞浸润、肉芽肿形成。这说明 DILI 发病机制中有免疫激活参与。免疫特异质的发生机制一般认为与以下几方面有关。

1. 先天性免疫

DILI 作为一种肝细胞损伤的过程,同时也是炎症反应过程,其中必有先天性免疫系统的参与。人类肝脏先天性免疫系统主要由巨噬细胞、中性粒细胞、自然杀伤细胞/自然杀伤 T 细胞(NK/NKT 细胞)构成。近年来越来越多的研究证实先天性免疫在 DILI 发病中起了重要的作用,但其具体机制目前仍不明确。当发生 DILI 时,患者的血液及受损肝细胞周围可见大量巨噬细胞浸润,其骨髓亦可见前体巨噬细胞增殖。巨噬细胞可能经过各种黏附因子和蛋白的作用,募集到受损肝细胞周围,吞噬已受损的肝细胞并释放多种细胞因子,但其在 DILI 发病机制中的确切作用尚未明确。高迁移率族蛋白-1(high mobility group protein box, HMGB-1)是一种损伤相关分子模式(damage associated molecular pattern, DAMP),DAMP 可诱导中性粒细胞浸润。HMGB-1 还可与 Toll 样受体结合并促进细胞因子释放,如肿瘤坏死因子- α(TNF-α),干扰素- γ(IFN-γ)及白细胞介素-1(IL-1)等,可活化 Kupffer 细胞,诱导 DILI 加重。此外,NK/NKT 细胞在 DILI 发病机制中的作用也是争议热点,有研究者认为 NK/NKT 细胞通过分泌细胞因子如 IFN-γ、IL-4 减轻毒性药物对肝脏的损伤。但 Martin-Mushy 等发现 NK/NKT 细胞移除的小鼠模型肝脏中保护性细胞因子的表达水平变化差异并无统计学意义。也有研究者认为这些细胞因子具有双重作用,如在 IL-12 和 IL-18 的辅助下,加剧了 DILI 的严重程度。总而言之,先天性免疫在 DILI 发病机制中的作用尚需进一步的研究。

2. 获得性免疫

获得性免疫反应指经药物诱导产生肝毒性反应,并在潜伏期(7～28 d)内再次暴露于同一药物,可诱发肝毒性症状,伴有一些临床表现(如发热、皮疹、嗜酸性粒细胞增多等)并且血液内一些特异性抗体浓度增加。人们曾对此提出两种获得性免疫损伤理论:半抗原理论和 P-i 理论。

半抗原理论是指在生物学转化过程中,药物可与肝蛋白质或修饰蛋白质(如 CYP 酶类)共价结合,形成复合物。其可在受药物损伤的肝细胞死亡或破坏后释放出来,并在主要组织相容性复合体(major histo-compatibility complex,MHC)Ⅱ类分子协助下经抗原递呈细胞作用被 $CD4^+$ T 淋巴细胞识别,并在相关因子局部辅助下激活 $CD8^+$ T 细胞,通过 FasL 或穿孔素介导产生细胞毒性反应而导致肝细胞凋亡。氟烷类麻醉药属于这类损伤机制的典型药物之一。然而仅半抗原形成不足以激活免疫反应,必须伴随其他危险事件,即危险信号假说,如感染和炎症等。此外,有时药物的应用可导致体内潜伏的病毒活化,免疫系统因为病毒的活化而被激活。

P-i 理论是指在缺乏药物代谢、共价连接及抗原处理时某些药物能充当配体的作用,直接连接人类白细胞抗原(human leucocyte antigen,HLA)或 T 淋巴细胞受体,并依赖于 MHC 的经典模式促使 T 淋巴细胞活化,经典药物有磺胺甲基异恶唑、拉莫三嗪、卡马西平等。此外,某些药物如环孢素可通过抑制 T 淋巴细胞活化,抑制肝细胞表达 NOS,使 NO 合成减少,导致肝细胞缺血缺氧而损伤肝细胞。

3. 宿主免疫的基因变异

HLA 的基因多态性与 DILI 相关。一项关于全基因组关联分析证实了这一观点,即 DILI 与人类 6 号染色体上的 HLA-DRB1 * 1501 位点密切相关,而它增加肝损伤易感性的确切机制尚不明确。HLA 基因突变可作为氟氯西林型肝中毒的危险因素。氟氯西林在欧洲被广泛使用,在初始治疗的 45 d 内仅有少于 1% 的患者发生胆汁淤积型肝炎。而激活的氟氯西林的孕烷 X 受体启动子区域多态性导致的肝毒性可升高 3 倍以上。HLA 的重要性还体现在鲁米考昔(环氧化酶 2 抑制剂)及希美加群(第一代凝血酶抑制剂)相关的肝损伤中。研究证实了鲁米考昔的肝毒性与 HLA-DRB1 * 1501 密切相关。希美加群可选择性抑制 HLA-DRB1 * 07 多肽结合,在 DILI 发病机制的免疫失调过程中起重要作用。此外,最近一项关于 75 例西班牙因阿莫西林-克拉维酸所致的肝中毒(AC-DILI)案例的基因分型也证明了其与 HLA 的特殊表型相关。以上研究证实了宿主免疫的基因变异可能在 DILI 的发病过程中起着关键性的作用。

(二) 代谢特异质肝损伤机制

细胞色素家族与机体的代谢特异质肝损伤相关,而 CYP450 酶基因突变最为重要。由于细胞色素家族的基因多态性,可导致药物代谢能力低下以至于药物原型或其代谢产物在体内蓄积而发病。通常大多数药物经过肝脏的生物转化作用后形成无活性的产物,但亦有极少数经过 CYP 酶系催化后会进一步活化形成毒性较强的中间产物。研究发现 CYP2E 野生型在运用异烟肼治疗后 DILI 的发病风险增加了 3.4 倍。其原因可能是野生型

CYP2E1 药物治疗后 ROS 生成增多所致。有些患者的 GSTM1-GSTT1 双重缺失亦与 DILI 密切相关。另外,Stapelbroek 等发现编码 MRP-2 和 MRP-3 的基因发生突变不仅能导致 DILI 的发生,还能加速基础肝病的进展。

六、细胞凋亡激活

肝细胞死亡是不同药物引起 DILI 的共同"终点"事件。因此研究肝细胞死亡的信号传导通路并寻求阻断该通路的方法理所当然成为当前研究的重点和热点。肝细胞死亡主要有凋亡、坏死和自噬 3 种形式,它们是各种药物所致 DILI 的最终事件。细胞自噬是机体的一种保护性反应,可通过巨吞噬的方式清除受损的线粒体和细胞,防止损伤后 AIF 和核酸内切酶-G 等释放到细胞外,诱导其他肝细胞凋亡。细胞凋亡是细胞死亡的一种形式,以有机体核裂解和细胞的破裂为特征。在细胞凋亡过程中,完整的细胞器和细胞膜分裂成小的膜结合的小体。细胞 DNA 在核酸内切酶的作用下分裂成 120～180 个碱基对的片段。

传统理论认为,肝细胞凋亡通过死亡受体(脂肪酸合成酶 Fas 和肿瘤坏死因子受体-1)和死亡配位体[Fas-配位体(FasL),肿瘤坏死因子]之间的相互作用使半胱氨酸天冬氨酸蛋白酶-8(Caspase-8)激活或造成线粒体内膜的损伤而释放细胞色素-C,细胞色素-C 可与凋亡酶激活因子-1 结合并激活,继而使半胱氨酸天冬氨酸蛋白酶-9 激活,被激活的半胱氨酸天冬氨酸蛋白酶-9 能激活其他的半胱氨酸天冬氨酸蛋白酶如半胱氨酸天冬氨酸蛋白酶-3 等,从而诱导细胞凋亡。

当然,这些路径不是完全孤立的,像称为 Bid 的蛋白质可被半胱氨酸天冬氨酸蛋白酶-8 活化,引起线粒体释放细胞色素-C。一定的化学药物能够通过直接激活促细胞凋亡途径触发肝细胞凋亡,或者是通过免疫介导等其他上面所讨论的途径诱导肿瘤坏死因子-α 释放或激活 Fas 途径而激发细胞凋亡。损伤线粒体的化学药物也能够通过细胞色素-C 的释放激发细胞凋亡。胆汁淤积也能够通过促细胞凋亡的胆汁酸如甘氨鹅去氧胆酸的活动激发细胞凋亡。Fas 缺乏但肿瘤坏死因子受体-1 不缺乏的小鼠肝细胞对甘氨鹅去氧胆酸介导的细胞凋亡有抵抗力,Fas-FasL 缺乏的小鼠也对甘氨鹅去氧胆酸诱导的细胞凋亡具有敏感性。同样,Fas-FasL 缺乏小鼠胆道结扎后,与正常的小鼠相比,细胞凋亡减少,半胱氨酸天冬氨酸蛋白酶-8(Caspase-8)激活减少并且肝损伤减少,因此,疏水胆汁酸看起来是通过非 Fas 受体机制起作用。有人提出一种机制,涉及疏水胆汁酸诱导、微管依赖、含 Fas 的细胞质小囊泡向细胞膜运输增加,在细胞膜上发生自发齐聚,死亡结构域被激活。这种毒物诱导的死亡受体的运输类型代表了肝细胞损伤的一种新形式。其他的途径可能包括通过蛋白激酶-C 激活和线粒体损伤触发细胞凋亡。除此之外,经 CYP450 系统生物活化后产生的活化分子能够引起氧化应激,这种氧化应激作为一种刺激能诱导 Fas-FasL 合成并增加肝细胞凋亡的敏感性。

线粒体是细胞凋亡的调控中心,线粒体损伤和氧化应激导致线粒体膜通透性改变,是细胞凋亡或坏死必要的中间环节,常见的比较明确的细胞凋亡途径在 DILI 中都可见,如 Fas-FasL 途径、Caspase 途径等。Fas-FasL 途径是与免疫反应相关的细胞凋亡过程,Caspase 途径是重要的线粒体损伤细胞凋亡途径,肝细胞中 Fas-FasL 途径 Caspase-8 启动不能达到较高的水平,需要线粒体途径放大。此外,肝细胞坏死产生的炎性反应和细胞因子也能促进 Fas-FasL 途径的活化,这几种途径之间相互加强,最终形成瀑布样级联反应,导致肝细胞大量死亡。

Anup Ramachandran et al 发现 DILI 早期存在一种介导肝细胞由凋亡向坏死转变的大分子物质——受体相互作用蛋白(receptor interacting protein kinase 3,RIP-3),通过活化 JNK、直接损伤,导致线粒体裂解,释放 AIF 和核酸内切酶-G,最终致细胞坏死。坏死的细胞通过细胞间隙连接蛋白将上述诱导细胞凋亡坏死物质向周围细胞传递,进而引起周围细胞坏死。阻断坏死信号转导和传递可以减少肝细胞的死亡,是治疗 DILI 的重要途径。

七、线粒体损伤

DILI 在临床上可分为肝细胞损伤型、胆汁淤积型和混合型。线粒体功能损伤是急性肝细胞损伤型 DILI 的主要原因,造成线粒体功能损伤的主要原因可能也来自 3 个方面:药物或其代谢产物的直接损伤;细胞损伤后通过胞内应激原的级联放大效应和促凋亡蛋白共同作用;药物-蛋白复合物形成,激活免疫反应,死亡信号诱导复合体形成活化细胞死亡途径。药物或其代谢产物的直接损伤和氧化应激是造成线粒体损伤的主要机制。

线粒体是机体进行能量代谢的主要场所,在许多重要的生理过程中发挥重要作用,同时也是氧化应激损伤的重要靶细胞器。以对乙酰氨基酚(APAP)为例,多余的 NAPQI 与胞内蛋白质结合形成复合物是线粒体氧化应激最重要的原因,同时也是肝细胞死亡最重要的起始事件。线粒体蛋白是 NAPQI 最重要的靶蛋白,结合后可抑制受损线粒体的修复,导致线粒体氧化应激,形成过硝酸盐并降低胞内 ATP 水平等,上述因素最终会导致 MPT 和肝细胞死亡。有研究指出,在损伤早期,线粒体上 Bax 转位导致凋亡诱导因子和核酸内切酶 G 等膜间蛋白质释放到胞质中,细胞核转位介导核 DNA 断裂。内质网(endoplasmic reticulum,ER)是蛋白质折叠和修饰的主要位点,持续损伤会导致 ER 功能受损,激活内质网氧化应激反应(endoplasmic reticulum stress,ERS),CCAAT 启动子绑定蛋白的同源蛋白(CCAAT-enhancer-binding proteinhomologous protein,CHOP)作为 ER 导致细胞凋亡的一个重要组成部分,CHOP 能够促进核移位,激活促坏死基因,同时抑制抗坏死基因的表达,介导肝细胞的死亡。Dotan Uzi et al 通过研究发现在 APAP 导致的肝损伤(acetaminopheninduced liver injury,AILI)中,CHOP 表达升高,通过缩减细胞的再生周期等多种机制加重肝脏损伤,促进了 AILI 的进展。但氧化应激导致细胞死亡的准确机制尚未明确,还需更深入的研究。

应该指出,氧化应激导致的损伤并非 DILI 特异性,在其他肝病中也是重要的发病机制之一,而且,氧化应激本身也是机体的适应性反应,当然,过度"应激"也会导致相应的损伤发生。因此,抑制细胞的过度氧化应激,可能对肝病的治疗具有普适性。

值得注意的是,药物对线粒体的损伤是多途径、多机制共同作用的结果。此外,西班牙一项对于 185 例 DILI 患者的研究发现,线粒体超氧化物酶歧化酶-2 及谷胱甘肽过氧化物酶-1 基因与胆汁淤积或混合型 DILI 患者易感性密切相关,表明线粒体基因多态性亦与 DILI 发病相关,但尚需更多的研究加以证实。

八、环境因素和遗传因素

DILI 的影响因素众多,种族、年龄、性别、药物种类、剂量、给药途径、联合用药、遗传因素、饮食习惯、营养不良、肝脏基础病变等都可能影响患者对 DILI 的易感性。有研究发现年龄和性别与 DILI 发生并无明显的关联，而不同年龄段机体状况和所用药物差异可能是导致 DILI 类型差别的原因所在。DILI 存在个体差异性，对药物毒性的敏感性存在差异，因此基因差异是决定特异性 DILI 发生的重要因素。全基因组关联分析（GWAS）研究显示，氟氯西林肝毒性的高敏感性与 HLA 存在明显的关联，所以 HLA 基因多态性成为当前 DILI 研究的热点。越来越多的研究证明 HLA 基因变异是 DILI 发生的一个最重要的危险因素：HLA-B＊5701 与氟氯西林的肝毒性敏感性增高有关，HLA-DRB1＊0701 与希美加曲有关。其他与 DILI 有关的易感基因还有 HLA-DRB1＊15（阿莫西林-克拉维酸）、HLA-DQA1＊0102（罗来昔布）、HLAA＊3303（噻氯吡啶）、HLA-DQA1＊201（拉帕替尼）、CYP2E1 野生型（异烟肼）、GSTM1 基因缺失（抗结核药物）、GSTM1-GSTT1 双重缺失（阿莫西林-克拉维酸）、MTHFR C677T（低剂量甲氨蝶呤）等。GWAS 主要是用于筛选与疾病发生相关的单核苷酸多态性（SNPs）。异烟肼是最常用的抗结核药物，如前所述，其毒性与 N-乙酰转移酶2（NAT2）的慢乙酰化有关。Garcia-Closas Met al 首先在欧洲人 NAT2 基因上发现一种与 NAT2 的催化活性有关的新型单核苷酸多态性（SNP）位点 rs1495741。随后 Hsin-Tien Ho et al 在中国台湾地区人群中再次证实了该 SNPs 对 INH 血药浓度的时间变化、清除率、代谢率以及代谢产物的产生都存在明显影响。近来研究表明 GWAS 能够有效的识别与 DILI 有关的基因变异因素，如能用于临床，就能够鉴别关于某种药物的敏感群体。

九、其他

除了肝细胞，肝脏中的其他细胞也可成为药物的作用靶点。如枯否细胞，一旦激活后便加重肝脏损伤；星状细胞、巨噬细胞等也能放大药物的肝毒性作用，并导致纤维化反应和肉芽肿形成；化疗药物能够损伤静脉窦的内皮细胞，引起静脉闭塞；激素治疗可诱导肝细胞去分化，导致腺瘤甚至癌肿形成。

综上所述，药物造成的肝损伤发病机制涉及细胞器损伤、细胞凋亡、细胞坏死、离子平衡破坏及一系列免疫反应激活过程，各种机制之间不是独立存在的，相互之间有着密切的联系。其中仍有许多不明之处，阐明遗传多态性与药物代谢过程之间的关系并建立检测基因变异的手段，对认识药物性肝损伤具有非常重要的意义，仍需借助多学科对药物性肝损伤发病机制进行更深入的研究。

（姜宗丹）

第二节　天然药物相关肝损伤的病理特点

天然药物性肝损伤的病理表现复杂多样，尽管某些药物可引起一定的病理特征，但通常不能依据组织学的变化来明确起因为何种成分。抑或是复方制剂配方复杂，化学成分多样,药和药之间还有相互作用,难以追究致病物质到底是哪一种。通常一般组织学表现也只可能提示是否为药物性肝损伤以及判定肝组织结构损伤的严重程度。

药物性肝损伤相当复杂,不能单纯地在实验动物中进行模拟,而是与人体机体特异质反应或(和)免疫反应。这多是由于药物在体内进行生物转化的过程当中产生的对肝脏有毒的代谢产物而引发的对肝组织的损伤。这种损害常无规律可循,需要通过临床个案报道资料的累计和整理而逐步总结出其特征。

一、急性肝损伤

某些天然药物可以导致急性的肝细胞毒性的损伤和胆汁淤积性的损伤。细胞毒性损害包括肝细胞坏死、脂肪变性和其他类型的肝细胞变性。胆汁淤积性损伤主要表现为胆汁潴留,可不伴肝细胞损伤或较少伴有肝细胞损伤。有些具有肝毒性的天然药物既可引起肝细胞毒性损伤,又可导致胆汁淤积性损伤。尽管不同的肝毒性药物可引起不同程度的肝细胞水样变性、脂肪变性和坏死,但在药物肝损伤中,急性肝细胞损害的形态与其他肝病中的肝细胞损伤有许多类似之处。

(一) 坏死和细胞死亡

细胞死亡目前划分为细胞坏死和细胞凋亡。细胞坏死是指细胞膜受损,膜的通透性发生改变、胞质肿胀,最后引起胞膜破裂。细胞完整性被破坏是细胞坏死的主要形态特征。细胞凋亡的主要形态特征为细胞核染色质边聚、胞质浓缩和嗜酸性变,细胞核裂解,最后形成明显的细胞收缩小体,即凋亡小体。细胞凋亡与细胞坏死的形成机制不同,前者为细胞自发性程序性死亡,后者则是由于外界的直接损伤而造成的细胞死亡。

坏死可划分为很多的组织类型。在药物性肝损伤中,带状坏死和非带状坏死为比较重要的组织类型。非带状坏死一般在变性的肝细胞中形成多发性小灶状或点状坏死,当病变严重时可形成融合性坏死。非带状局限性坏死多是细胞凋亡引起,融合性非带状坏死可能是严重凋亡的结果。而带状坏死则不同,其是典型的坏死形成的病理改变。在药物性肝损伤中,两种不同的细胞死亡类型可以在肝损伤区域中同时出现。

观察肝脏病理变化时多采用肝小叶作为肝的基本组织结构,并将肝小叶划分为小叶周边区、中间区和中央区。一般以肝腺泡为基本功能单位来观察其生理变化,并将肝腺泡划分为Ⅰ、Ⅱ、Ⅲ区。实际上肝腺泡Ⅰ区相当于肝小叶周边区,Ⅱ区相当于肝小叶中间区,Ⅲ区相当于肝小叶中央区,如此一一对应。药物性肝损伤可以引起Ⅰ、Ⅱ或Ⅲ区坏死。一般来说,中毒性肝炎形成坏死是带状坏死,而药物性肝炎普遍形成非带状坏死。

1. 带状坏死

有些药物导致的肝损伤在不同种属中有不同的病理改变。中毒性肝炎的坏死呈带状分布与毒素的作用机制有关。在天然药物性肝损伤中,带状坏死的类型较为少见。

2. 非带状坏死

在特异性体质中产生的坏死通常是非带状的,这种坏死大多数由药物引起。病变由全小叶性弥漫性变性、多发性点状坏死和灶性坏死构成,通常能在区域内看到散在分布的凋亡小体。病变严重时,弥漫性病变可导致大块或亚大块坏死。全小叶型损伤往往伴有散在的炎性反应,形态上类似病毒性肝炎时的病理形态改变。

通常非带状坏死不是肝细胞毒素产生的病理形态特征,而半乳糖胺是一例外。半乳糖胺是一种己糖胺,D-半乳糖胺与 D-葡糖胺是 4-差向异构体,常用的化学系统名是 2-amino-2-deoxy-D-galactose。在动物源性天然药物中,它是广泛存在的。它具有很强的肝毒性,可诱发中毒性肝炎,但其却以弥漫性坏死和嗜酸性小体为主要病理改变。形态上类似病毒性肝炎,导致许多完整的肝小叶被完全破坏的大块性非带状坏死,应该与严重的带状坏死相鉴别。即使是最严重的Ⅲ区坏死,在小叶的边缘也会残留一条残存的肝细胞带,因而小叶的轮廓是比较明显的。大块非带状肝坏死通常看不到肝小叶轮廓的存在,只能看到大量的细胞残骸和炎性反应,其中可见到一些散在的尚可辨别的肝细胞。

这两种不同类型的坏死,明显反映了不同的发病机制。一种肝细胞毒素或一种药物通常形成一种相对恒定的肝坏死形态。事实上,引起带状坏死的肝细胞毒素很少诱发真正的大块坏死。相较而言,天然药物也有多种使用途径,也有出现不同病理损害的可能,这与体内的血药浓度有关。

鉴别大块非带状坏死和严重的带状坏死,可以帮助我们判断是药物性肝炎还是中毒性肝炎。两种不同的坏死反映了不同的细胞死亡机制,点状或其他非带状坏死主要由凋亡细胞形成,而带状坏死则不是。对于患者来说大块非带状坏死和重度带状坏死时,残留的肝细胞都很少,这使得患者难以生存。一般我们直接把大块非带状坏死和重度带状坏死统称为大块坏死。

如果患者能够存活,大块非带状坏死和重度带状坏死的预后则完全不同。重度带状坏死患者一旦存活,其肝脏病变区域通常不会产生明显的瘢痕,也不会导致肝小叶结构紊乱或肝硬化。而大块非带状坏死与这种类型则有明显区别,患者存活后往往在肝脏上留下坏死后结节性瘢痕,甚至肝硬化结节。

(二)变性

一般来说能引起肝细胞坏死的物质,也能引起肝细胞的变性。通常在肝细胞坏死出现之前,肝细胞变性多已较为明显。变性的肝细胞可以是细胞受损后尚未死亡的肝细胞,可出现在坏死肝细胞周围。变性肝细胞提示了细胞已经经历了一种亚坏死性的损伤。本章所指的变性为气球样变和嗜酸性变两种类型,最后形成凋亡小体。肝细胞变性可以由亚坏死剂量肝毒素或低毒性肝毒素引起。一般认为凋亡小体是病毒性肝炎的特征性改变。许多天然药物损伤肝细胞也可形成凋亡小体。这些凋亡小体可以有也可以没有细胞核的残骸,但胞质嗜酸性明显增强,并浓聚为圆形或不规则圆形的无细胞小体。

马洛里小体是一种典型的细胞内玻璃样变性。过去认为马洛里小体是酒精性肝病的特征性病变,现已知道在其他疾病时在肝细胞也可发生马洛里小体。与其说马洛里小体是酒精性肝病的特征性病理改变,还不如说马洛里小体是中毒性肝病的一种特征性改变,某些肝脏疾病和有些药物都能诱发马洛里小体。

(三)脂肪变性

急性脂肪肝是指由于某些药物摄入体内后引起急性肝细胞脂肪变性,病变往往为弥漫性,病情发展极其迅速,甚至会进展为肝功能衰竭。在此同时,也可并发其他脏器功能不全和代谢紊乱的征象。药物源性急性脂肪肝主要是由于药物抑制了脂肪酸线粒体氧化反应,干扰了肝内蛋白质的合成,使肝脏分泌甘油三酯受阻,从而引起肝内脂肪的沉积。急性脂肪肝组织学检查大多可见肝内有大量脂肪小滴蓄积(微泡性脂肪肝),也有很少一部分可见脂肪大滴(巨泡性脂肪肝),以小叶中心最为显著,有时可伴有坏死、炎症以及胆汁淤积。

(四) 淤胆性损伤

许多药物并不损伤肝实质细胞,而仅引起胆汁淤积。淤胆性损伤的主要组织学改变是毛细胆管内的胆栓形成而不伴有明显的肝实质细胞损害,部分为毛细胆管内胆栓形成并伴有肝实质细胞的损害。药物导致的淤胆性损害有数种类型。毛细胆管型胆汁淤积又称过敏性胆汁淤积或淤胆性肝炎。其总是伴有比较轻的胆实质细胞损伤,这些实质细胞损伤包括嗜酸性小体形成,伴有汇管区炎症的灶性肝细胞坏死。这种胆汁淤积还可伴有小叶间胆管细胞的损伤,小叶间胆管细胞损伤出现时常预示随后可能发展为小叶间胆管消失,将出现慢性胆汁淤积。另一种淤胆性损伤是一种单纯的胆汁淤积,其特征为胆汁淤积时肝细胞无异常,汇管区无炎性反应。除了上述两种淤胆外,还有几种比较少见的淤胆,天然药物引起的淤胆大多为毛细胆管型淤胆,其病理改变与原发性胆汁性肝硬化相似。目前已报道的胆汁淤积或混合型肝损伤的中草药和中成药有:苍耳子、贯众、红茴香、铜绿、金果榄、复方丹参注射液等。虽然何首乌的常见病理改变为肝细胞损伤,但国内亦有报道表现为胆汁淤积型肝损伤。

(五) 炎性反应

肝细胞毒素导致的肝细胞损伤,常常可诱发炎性反应。通常有中性粒细胞浸润,特别是在有凝固性坏死时以中性粒细胞浸润为主的表现更为明显。某些药物导致的肝细胞坏死也可以伴随相对较轻的炎性反应。一般来说,同样程度的肝组织坏死,药物引起的炎性反应比病毒性肝炎时要轻。在引起肝实质细胞损伤时也往往诱发大量的单核细胞浸润,有时还可见到嗜酸性粒细胞。炎性反应可以在该组织内呈弥漫性分布,也可仅聚积于坏死灶的周围。有时炎性细胞可以主要集中在汇管区,而使病变类似于病毒性肝炎的改变;有时也可以在血窦内呈明显的念珠状排列,类似于传染性单核细胞增多症。还有些药物可导致结节性肉芽肿形成,这种病变可以伴有也可以不伴有肝细胞损害,有 60 种以上的药物可以导致肝内肉芽肿形成。

炎性反应的不同特征是肝损伤不同发生机制的表现,如在肉芽肿中,有大量嗜酸性粒细胞浸润,提示病变与过敏有关。如果在肝血窦内有大量嗜酸性粒细胞出现,则提示患者可能为嗜酸性粒细胞增生症。但目前大多天然药物引起的炎症反应的病理形态尚不清楚。如临床上出现过每天服用黄药子 15 g,连续 6 d 高热,并确诊为药物性肝炎的病例。而川楝子则被报道其导致的肝脏炎性反应与给药剂量呈线性相关。天然药物的成分极其复杂,在临床上常有过敏反应病例出现,这也是其引起肝功能损伤的一大原因。

二、亚急性肝损伤

《药物性肝损伤临床诊疗指南》中只将其分为急性和慢性,我们这里讨论的天然药物所致亚急性肝损伤指的是天然药物诱导亚急性重型肝炎。

天然药物诱导亚急性重型肝炎有同样特征,主要是广泛肝组织的坏死和肝实质的塌陷,残余存活或再生的区域,广泛的肝组织纤维化共同造成了肝架构扭曲,甚至大结节性肝硬化。病变部位常见于门静脉之间、门静脉-中央静脉和中央静脉之间的交通。

亚急性重型肝炎综合征的特点是呈进行性恶化的肝病,伴深度黄疸和肝硬化表现。其发展比急性肝损伤慢,又比慢性肝炎进展快。所以,其病理表现也常常介于两者之间。但无论从它的诊断标准还是治疗上来讲都更接近急性病变,这就不难理解文献研究中一般多将药物肝损伤区分为急性和慢性,或将亚急性直接并入急性中讨论,而未将亚急性单独列出。关于天然药物亚急性肝损伤的病理特点及应用还有待更多的研究去发现。

随着天然药物及其相关成分制品在临床的广泛应用,有关其毒副作用和不良反应的报道病例日益增多。

（一）肝细胞变性

肝细胞变性表现为两种形式,一种是气球样肿胀,胞浆呈羽毛样病变;另一种为炎症细胞浸润,包括中性粒细胞和嗜酸性粒细胞,其中以中性粒细胞为主。中央静脉周围出现炎症细胞,是药物急性或亚急性肝损伤普遍的病理表现。但也可出现嗜酸性粒细胞大量浸润在肝小叶内Ⅲ区,嗜酸性粒细胞并非均匀分布,汇管区嗜酸性粒细胞浸润相对少于中央静脉。临床上常用的复方制剂如羚羊清肺丸、麝香保心丸、仙灵骨葆胶囊、养血生发胶囊等,在长期服用的过程可能会出现上述问题。在组织病理学中表现为大量嗜酸性粒细胞浸润的患者中,少部分才会出现发热皮疹等过敏现象。单个肝细胞发生嗜酸性变进一步凝固成凋亡小体,呈单个圆形匀质的嗜伊红小体。它数量多,分布广,但不均匀。在服用白鲜皮、北豆根等天然药物的患者中发现其肝小叶内有少量浆细胞的浸润。

（二）肝细胞坏死

在亚急性肝损伤的病理切片中,有部分病例表现为典型的肝小叶中央静脉周围融合性坏死。坏死区内可见含铁血黄素沉着,对应的可疑药物为氟喹诺酮类、利福平等。各临床分型均可出现融合性坏死,也可存在桥接坏死。肝细胞周围出现较多活跃的 kupffer 细胞。多数可存在肝小叶点灶状坏死,汇管区可见少量嗜酸性粒细胞浸润,其中有病例出现融合性的肝细胞坏死,例如与养血生发胶囊相关病例。

（三）胆汁淤积

急性或亚急性肝损伤病例可出现肝细胞胆汁淤积或毛细胆管胆汁淤积。胆汁淤积型及混合型药物肝细胞损伤均显示为胆管淤积。胆汁淤积在肝细胞胞质内显现棕黄色胆汁颗粒,伴毛细胆管扩张和胆栓形成,出现"淤胆花结"图像,病变以小叶中央区明显。

三、慢性肝损伤

一般而言,天然药物是比较安全的,但随着临床的广泛应用,天然药物及其制成品所引起的不良反应有逐年增多之势,中毒致死的病例也有报道。由于肝脏是药物代谢的主要场所,因此易受药物的损伤,已经发现越来越多的天然药物有潜在的肝毒性。药物性肝损伤(DILI)是指由各类处方或非处方的化学药物、生物制剂、传统中药(traditional Chinese medicine,TCM)、天然药、保健品、膳食补充剂及其代谢产物乃至辅料等所诱发的肝损伤。其中,慢性 DILI 指病程>180 d,临床上有慢性肝炎、肝纤维化、肝硬化、自身免疫性肝炎、肝内胆汁淤积、胆管消失综合征和肝脏肿瘤等改变及相应的临床表现。在天然药物中有很多中草药会导致 DILI,与西药导致的肝损伤相比,中草药导致的肝损伤更易出现融合性坏死、界面炎、纤维间隔形成和汇管区淋巴细胞、浆细胞浸润,即自身免疫反应和慢性肝炎改变更趋于严重。宋秉智等对 55 种中药肝毒性文献资料进行分析,发现中药四气、五味、归经与肝毒性有一定相关性:寒性、热性药肝毒性的发生率明显高于平性及无药性记载的药物;苦味、辛味两类药物肝毒性的发生率明显高于其他药物;归肝、脾、肾经三类药物的肝毒性明显偏高。中药发挥药效或产生毒性的物质基础是其所含的化学成分,一般认为含生物碱类、苷类、毒蛋白类、萜类及内酯类、蒽醌衍生物类及重金属类中药,其药物性肝损伤的发生率比较集中。

(一) 慢性肝炎

慢性肝炎即肝脏的慢性坏死性炎症,曾用诊断名称有慢性侵袭性肝炎、慢性活动性肝炎,目前倾向于通称慢性肝炎,并对其炎症活动度分级和纤维化程度分期进行评分。按引起慢性肝炎的病原和病因,可以将慢性肝炎划分为:①由嗜肝病毒引起的,主要为乙型肝炎和丙型肝炎;②自身免疫引起的,分为自身免疫性肝炎 I 型和 II 型;③由遗传与代谢因素引起的,如肝豆状核变性、α-抗胰蛋白酶缺乏症;④由药物诱导引起的慢性肝损伤,即慢性药物性肝炎。

(二) 脂肪变性

绝大多数慢性肝细胞脂肪变性是巨泡型的。肝细胞脂肪变性可由乙醇、糖皮质激素和许多抗肿瘤药物引起。最容易引起肝细胞脂肪变性的抗肿瘤药物为甲氨蝶呤和天冬酰胺酶。其中,天冬酰胺酶是一种天然存在的成分。它用于治疗白血病,广泛分布于某些品种(百合和芦笋)中。天冬酰胺酶引起的肝细胞脂肪变性是以肝细胞内巨泡和微泡混合性为特征的药物性磷脂沉积症。其组织学特征为在光镜下可见肿大的肝细胞,胞质呈泡沫状或颗粒状,电镜下可见大量板层小体形成。这种病变在几种先天性磷脂代谢障碍性疾病中也可见到,此型肝细胞脂肪变性还可伴有局部肝细胞坏死。

(三) 磷脂沉积症

药物性磷脂沉积症在 1969 年由日本学者首先报道,当时见于使用一种冠状动脉扩张剂 DEAH 的患者,以后相继报道了 100 多例。其组织学特征为在光镜下可见肿大的肝细胞,胞质呈泡沫状或颗粒状;电镜下见大量板层小体形成。这种病变在几种先天性磷脂代谢障碍性疾病中也可见到,但在天然药物中较为罕见。

(四) 假酒精性肝病

某些磷脂沉积症中可有与酒精性肝病极为相似的组织学变化,其组织学变化可包括马洛里小体形成、肝细胞脂肪变性,甚至肝硬化。这种磷脂沉积症伴有假性酒精性肝病的混合性病变可见于服用哌克昔林和胺碘酮的患者,在天然药物中也较为少见。

上述病变与酒精性肝病非常相似,由上述的任何一种药物引起的肝病综合征,临床常以消瘦、疲乏、肝肿大和腹水为特征。其生化改变主要为氨基转移酶的中度升高(正常上限的 2～5 倍);形态学改变为马洛里小体形成,肝细胞脂肪变性相对较轻,肝小叶内以中性粒细胞浸润为主,汇管区以单核细胞浸润为主。肝细胞内含有磷脂的泡沫细胞或颗粒细胞,光学显微镜下无法明确其性质,需要使用电镜才能明确诊断。

虽然磷脂沉积症经常与假酒精性肝病伴随出现,但两者也可以独立出现。有很多两亲(指一个分子中一部分亲水,另一部分疏水)复合物能诱发磷脂沉积症,但不伴随出现马洛里小体。也有几种药物能引起马洛里小体,但不诱发磷脂沉积症。在这些病变中最可能导致肝硬化的病变还不完全清楚,可能与酒精性肝病相似,磷脂沉积在肝硬化发病中的作用尚不清楚。

(五) 纤维化

慢性肝实质细胞损伤最终均可导致肝纤维化。由药物或化学物导致的肝纤维化的程度和类型因不同的药物、毒物、给药方式和实验中所采用的动物种属而有所差异。酒精性肝病引起的肝纤维化,开始时只有几根纤细的纤维存在,后来可形成非常粗大的纤维,形成所谓 Chicken-wire 样纤维化。甲氨蝶呤损伤性纤维化可以是汇管区周围性的,也可以是肝腺泡内的。伴有再生结节形成的纤维化可以明显地破坏肝小叶结构,而形成肝硬化。有时甚至在没有明显肝硬化的情况下,纤维化也会导致门静脉高压,即非肝硬化性门静脉高压。

(六) 肝硬化

中毒性肝炎可以导致大结节性或小结节性肝硬化、充血性肝硬化和胆汁淤积性肝硬化。此外,尚可引起非肝硬化性门静脉高压。肝硬化可以由长期接触肝毒性物质引起,也可以在亚急性肝细胞坏死的基础上发展而成。一般来说,在动物实验中,一次性给予大剂量的肝毒性物质,即使导致了肝脏严重的带状坏死,只要动物不死亡,肝组织也会发生完全性修复。当然,偶然也会在一次肝脏严重带状坏死后继发大结节性肝硬化。其中,一些毒素根据不同的给药途径或在不同种属的动物中可分别导致大结节性或小结节性肝硬化。药物、毒物、辐射或肝静脉栓塞均能导致充血性肝硬化。其中,使用砷剂治疗白血病和银屑病也可引起胆汁淤积,最后也可导致肝硬化。

(七) 非肝硬化性门静脉高压

非肝硬化性门静脉高压也称为"肝门硬化"(hepatoportal sclerosis),这种病由门静脉纤维化伴有门静脉硬化,门静脉肝内分支纤维化或栓塞,或窦周间隙内胶原沉积所致。严重中毒,包括无机砷、维生素 A 中毒以及骨髓移植前处理和癌症化疗,均有可能导致非硬化性门静脉高压。骨髓移植和癌症化疗既可引起门静脉高压,又可引起结节性硬化。

(八) 慢性胆汁淤积和胆汁淤积性肝硬化

假性胆道消失综合征可由氯丙嗪、有机砷、丙氯拉嗪或其他药物引起,组织形态上类似胆道消失综合征。假性胆道消失综合征已被列为急性胆汁淤积综合征,甚至在停药以后,如甲苯磺丁脲诱导的胆道消失综合征样病变。

假性原发性胆汁淤积症是由氯丙嗪、有机砷或其他药物引起的假性原发性胆汁淤积综合征。药物诱发的假性原发性胆汁淤积症的组织学改变与"真性"原发性胆汁淤积症不同。在药物诱发的假性原发性胆汁淤积症中,胆栓只出现于早期病例中;而在"真性"原发性胆汁淤积症中,胆栓则只出现于晚期病例中。其次,在药物诱发的假性原发性胆汁淤积症中,汇管区炎症不如"真性"原发性胆汁淤积症明显,胆小管的毁损也轻得多。"胆管消失综合征"一词用于伴有小叶间胆管消失的药物性慢性胆汁淤积。

慢性胆汁淤积也可出现在治疗转移性肝癌时,用氟尿嘧啶作肝动脉内注射引起,这种情况下可诱发与硬化性胆管炎极为相似的病变。在各级分支胆管黏膜中,黏膜上皮细胞可有水肿、坏死和炎症,并有明显的胆管周围纤维化。但总体血管病变自门静脉或肝动脉的肝内血管系也可由很多药物引起损伤。最典型的是肝静脉闭塞性疾病,组织学可见肝静脉终末支或肝静脉主干纤维性闭塞,病变可为急性或慢性。最初报道与吡咯双烷生物碱植物泡制的药茶或民间疗法有关。以后陆续发现与甲硫哒嗪衍生物(硫唑嘌呤、硫嘌呤和巯鸟嘌呤等)、环磷酰胺、丝裂霉素、白消安、氮芥和阿霉素等免疫抑制剂和抗癌药相关。

(九)血管病变

药物可以导致很多重要的血管病变,其中导致肝脏输出血管阻塞最重要的两种病变是肝静脉血栓形成和肝静脉闭塞性疾病,此外尚有的血管病变是肝紫斑病、肝血窦扩张、窦周纤维化和汇管区硬化等。

1. 肝静脉血栓形成疾病

典型的肝静脉血栓形成可表现为 Budd-Chiari 综合征。肝组织显示明显的充血和小叶中央区(Ⅲ区)坏死,继而发生肝小叶中央区纤维化,其病理改变与心源性肝硬化相类似。但目前主流的研究方向多在于天然药物的抗凝作用,许多中草药也以活血化瘀功效著称,关于天然药物导致严重肝静脉血栓的病例未见特别报道。

2. 肝静脉闭塞性疾病

长期以来,人们已知吡咯双烷类生物碱可以引起肝静脉系统的损伤和阻塞。该病开始时,坏死发生在中央静脉周围的肝细胞,继而发生小静脉管径内纤维组织进行性减少,进而可导致肝淤血、Budd-Chiari 综合征,并最终发生充血性肝硬化。该种病变可长期不进展,至可以完全恢复。

目前研究发现泽兰、野百合、千里光、狗舌草等天然药物含有吡咯里西啶类生物碱可致肝损伤,其肝毒性和肝脏细胞色素 P450 能将不饱和生物碱转化为不稳定的毒性代谢产物,从而抑制有丝分裂,引起肝细胞代谢及功能紊乱,导致肝脏静脉闭塞,临床上称之为肝窦阻塞综合征。另有研究发现土三七含有羟基双稠吡咯啶类生物碱,可以使肝细胞 RNA 聚合酶的活性下降,使得 RNA 和 DNA 合成减少,从而破坏细胞有丝分裂,导致多核巨细胞形成,引起肝小静脉内膜炎,最终管腔发生狭窄甚至闭塞,临床上称之为肝小静脉闭塞症,其后期可导致肝纤维化甚至发展为肝硬化。

3. 肝紫斑病

肝紫斑病的组织学以充满血液的大小不等的腔隙构成,这些腔隙内通常缺乏内皮细胞,只是在少数病例中尚可以见到。以往的观点认为,肝紫斑病仅发生在消耗性疾病,如晚期癌肿和进展期结核等患者。在天然药物中,毛果天芥菜碱和鬼笔毒环肽能在实验动物中复制出肝紫斑病,因毛果天芥菜碱和鬼笔毒环肽具有损伤血窦内皮细胞膜的特性。肝紫斑病发病是因窦状隙支持膜减弱所致,窦状隙内皮细胞膜坏死也是导致该病的重要早期病因。偶然也可见到紫斑发生出血性破裂,引起腹腔内出血。此外,肝内出血灶的扩张也可以压迫正常肝组织,严重时可导致黄疸甚至肝功能衰竭。

4. 肝血窦扩张

肝血窦明显扩张一般见于肝紫斑病,有时即使在远离病灶的区域内也能看到。在一些与紫斑有关的疾病中(如晚期癌症患者和口服避孕药者),可能在紫斑没有出现时已经有明显的肝血窦扩张存在。在甾体类激素诱发的黄疸中,如伴有血管的扩张,则可为阐明黄疸的病因提供一条很有价值的线索。明显的 Ⅰ 区肝血窦扩张是典型的口服避孕药导致肝损的组织学改变。事实上,Ⅰ 区的肝血窦扩张,有时可能还可伴有 Ⅲ 区的肝血窦扩张,只有口服避孕药会引起,迄今尚未见到由其他原因引起上述病变的报道。

(十) 肝肿瘤和细胞增生

1. 肝细胞腺瘤

肝细胞腺瘤几乎仅发生于育龄期妇女,在20世纪30年代以前极少发生,大量的肝细胞腺瘤病例的出现与类固醇避孕药的广泛应用相关。进一步研究表明,类固醇避孕药作为肝细胞腺瘤发生的假说得到了证实。现已查明,90%以上的肝细胞腺瘤是由口服类固醇避孕药引起的,其余的可能为代谢性同化类固醇类药物引起。

很长时间以来,对肝的良性肿瘤命名较为紊乱。腺瘤是指良性肿瘤,由较大的轻度空泡变性的肝细胞组成,肿瘤组织内没有纤维间隔和汇管区。而灶性结节性肝细胞增生是指含有中心"瘢痕"和没有汇管区的一种病变,也被称作假性肝硬化或局灶性肝硬化。然而,这两种组织学形态也会发生混淆,在肝细胞腺瘤中可以出现星状纤维化,而导致类似灶性结节性肝细胞增生形态改变。

少数药物被证实或怀疑会引起人类肿瘤。肝细胞腺瘤可表现为无症状性肝肿大,伴腹痛或破裂后伴腹痛。腹痛可以是病灶扩大所引起,也很可能是肿瘤内出血,且可能是破裂和出血性腹膜炎的先兆。

2. 肝细胞癌

肝细胞癌可分为两种组织学类型,即肝细胞性肝癌和胆管细胞性肝癌。与化学致癌剂有关的多为肝细胞性肝癌。有大量证据表明,众多的化学性和植物性毒素可以在动物实验中诱发肝细胞性肝癌。在某些地区,人类肝细胞性肝癌也是由于食用了黄曲霉毒素 B_1 污染的食品而引起的。实际上,由肝癌基因诱发的绝大多数实验性胆管细胞性肝癌,形态上类似肝细胞性肝癌,而实际上应归于胆管细胞癌。

有几种临床用药被疑为能致肝细胞性肝癌。在长期口服同化类固醇类避孕药的患者中有肝细胞性肝癌发生,但目前尚缺乏因果联系的证据。过去在实验动物中曾提出纤维板层癌与类固醇类药物有关,现已被否定。

3. 肝血管内皮肉瘤

该病在自然人群中很少发生,只发生于接触氯乙烯的人群中。氯乙烯在实验动物中也能诱发血管肿瘤。现在已经明确,氯乙烯是诱发肝血管内皮肉瘤最常见的已知原因,注射氧化钍诱发的肝血管内皮肉瘤占药物性血管肉瘤的绝大多数,此外,还可见于长期接触无机砷、二烷基亚硝胺、甲基肼和苏铁素的情况下。与肝血管内皮肉瘤发生相关的还有口服类固醇避孕药、己烯雌酚等,与天然药物的相关性不大。

4. 囊肿

人类的肝囊肿通常是良性的,但偶然也有囊肿恶性变发生。值得注意的是,黄曲霉毒素 B_1 在大鼠中诱发的肝囊肿开始是良性的,但后来会向恶性转化。人类肝囊肿恶变与黄曲霉毒素的关系尚有待于进一步证实。

5. 肝细胞结节性再生性增生

这种病变与30种以上的临床疾病有关。相关药物包括皮质类固醇、抗惊厥药、抗癌剂、避孕药和合成代谢类固醇激素。西班牙毒油综合征和骨髓移植患者中也可发生肝细胞结节性再生性增生。肝细胞结节性再生性增生患者有多发性结节形成,增生结节与周围肝细胞无明显分界,也无纤维间隔将其分隔。病理解剖发现,肝脏看上去像肝硬化肝脏。肝细胞结节性再生性增生可导致门静脉高压。

(十一) 肝组织形态改变

1. 适应性改变

长期服用某些药物可使肝细胞出现毛玻璃样变性。药物引发肝细胞毛玻璃样改变的报道首先见于服用氯苯那和巴比妥类药物的病例。而后的报道有硫唑嘌呤、糖皮质激素、间苯二酚、某些镇痛剂和苯妥英类。在酒精成瘾性患者中使用氰酰胺作戒断治疗时,有相当部分的患者会发生肝细胞毛玻璃样变性。

肝细胞毛玻璃样变性常见于乙型肝炎病毒携带者的肝细胞,但两者可用抗 HBsAg 的免疫组织化学方法鉴别。在电子显微镜下,毛玻璃样变性的肝细胞滑面内质网呈弥漫性显著性肥大。伴随微粒体活性增加的有烟酰胺腺嘌呤二核苷酸和还原型烟酰胺腺嘌呤二核苷酸(NADH)-细胞色素还原酶,血清学 GGT 活性增强提示了 CYP 反射诱导系统发生了变化。但早期毒性反应与 CYP 系统的诱导并无明显相关。

氰酰胺可诱导明显的类似于毛玻璃样肝细胞的形态学改变,但这种改变与其他药物诱导的肝细胞毛玻璃样变性在预后、病变程度和超微结构改变方面均明显不同。氰酰胺诱导的早期变化发生在 I 区,病变与其他药物诱发的毛玻璃样改变相似。随着病变的进展,毛玻璃样外观可形成大的包涵体,外周围有透亮空晕(halo-like space),包涵体内含 β 糖原颗粒、变性的溶酶体和小脂滴。该小体与 Lafora 小体极为相似。由其他药物诱发的肝细胞玻璃样变性不会导致严重后果,但氰酰胺相关的肝细胞毛玻璃样变性则会导致肝硬化。氰酰胺相关的肝细胞毛玻璃样变性的早期报道将该病变归因于用于戒酒的双硫仑(disulfiram),现在的研究已经阐明该病变是同时使用的氰酰胺引起的。

广泛存在于多种天然药物中的吡咯里西啶生物碱,其慢性毒性导致肝的纤维化坏死。还有其他一些毒素如苷类、毒蛋白类等,其长期、低剂量的作用导致肝组织适应性地反复坏死增生,逐渐失去原有的功能。除了纤维化,还有脂肪病变,主要呈现为巨泡性或微泡性脂肪变性,严重者可向肝硬化发展。

2. 色素沉积

有几种色素沉积可在接触外源性化学物质后发生。最不重要的色素是脂褐素,它可以在正常肝脏,特别是在 III 区肝细胞中出现。在老年人和服用非那西丁、波希鼠李皮(sagrada)、抗惊厥药的患者中会明显增加,但这种色素增加在临床上并无明确的意义。静脉注射乳化脂肪后 kupffer 细胞中可出现蜡质样色素。含铁血黄素可出现在多种化学性肝损伤中。在慢性酒精中毒时,特别是在南非的班图人中,含铁血黄素可出现于肝细胞、库普林细胞中。如果发现在 kupffer 细胞中出现大量的脂褐素、蜡质样色素和吞噬的坏死细胞碎片,则说明最近该部位组织发生过坏死。

引起溶血的物质会导致含铁血黄素在 kupffer 细胞中沉积。在原发性胆汁淤积症和由氯丙嗪等药物诱发的假性原发性胆汁淤积症时总会伴发肝内铜沉积。肝细胞内铜沉积还可见于其他原因引起的长期黄疸及接触硫酸铜的职业病患者。除肝细胞外,铜沉积还可见于 kupffer 细胞和肉芽肿内。在肝内胆汁淤积中,最明显的是 III 区毛细胞胆管胆汁淤积,其次是肝细胞和 kupffer 细胞胆色素沉积。

3. 网状内皮细胞中的异生物源性残体

有几种色素性和非色素性异生物源性残体可见于肉芽肿性或肉芽肿样病变中。一般来说,钛沉积于汇管区的网状内皮细胞中,外观像纤细的黑色小颗粒。黑色素(无烟煤)在 kupffer 细胞中的沉积见于煤矿工人的肝脏,这种黑色素的沉积不会产生严重危害。

(张 军)

参考文献

[1] Björnsson E S, Bergmann O M, Björnsson H K, et al. Incidence, presentation, and outcomes in patients with drug-induced liver injury in the general population of Iceland[J]. Gastroenterology, 2013, 144(7): 1419-1425.

[2] Chalasani N P, Hayashi P H, Bonkovsky H L, et al. ACG Clinical Guideline: The diagnosis and management of idiosyncratic drug-induced liver injury[J]. The American Journal of Gastroenterology, 2014, 109(7): 950-966.

[3] Li L, Jiang W, Wang J Y. Clinical analysis of 275 cases of acute drug-induced liver disease[J]. Frontiers of Medicine in China, 2007, 1(1): 58-61.

[4] Hoofnagle J H, Serrano J, Knoben J E, et al. LiverTox: A website on drug-induced liver injury[J]. Hepatology, 2013, 57(3): 873-874.

[5] 茅益民. HepaTox:促进中国药物性肝损伤临床和转化研究的专业网络平台[J]. 肝脏, 2014, 19(8): 575-576.

[6] Kuehn B M. Dietary supplement linked to cases of acute hepatitis[J]. JAMA, 2013, 310(17): 1784.

[7] Kaplowitz N. Idiosyncratic drug hepatotoxicity[J]. Nature Reviews Drug Discovery, 2005, 4(6): 489-499.

[8] Russmann S, Jetter A, Kullak-UblickG A. Pharmacogenetics of drug-induced liver injury[J]. Hepatology, 2010, 52(2): 748-761.

[9] Sorimachi H, Suzuki K. The structure of calpain[J]. Journal of Biochemistry, 2001, 129(5): 653-664.

[10] Launay S, Hermine O, Fontenay M, et al. Vital functions for lethal caspases[J]. Oncogene, 2005, 24(33): 5137-5148.

[11] Reverter D, Strobl S, Fernandez-Catalan C, et al. Structural basis for possible calcium-induced activation mechanisms of calpains[J]. Biological Chemistry, 2001, 382(5): 753-766.

[12] Mandic A, Hansson J, Linder S, et al. Cisplatin induces endoplasmic reticulum stress and nucleus-independent apoptotic signaling[J]. Journal of Biological Chemistry, 2003, 278(11): 9100-9106.

[13] Huang Y H, Wang K K W. The calpain family and human disease[J]. Trends in Molecular Medicine, 2001, 7(8): 355-362.

[14] Limaye P B, Apte U M, Shankar K, et al. Calpain released from dying hepatocytes mediates progression of acute liver injury induced by model hepatotoxicants[J]. Toxicology and Applied Pharmacology, 2003, 191(3): 211-226.

[15] Apte U M, Limaye P B, Ramaiah S K, et al. Upregulated promitogenic signaling via cytokines and growth factors: Potential mechanism of robust liver tissue repair in calorie-restricted rats upon toxic challenge[J]. Toxicological Sciences, 2002, 69(2): 448-459.

[16] Bessems J G M, Vermeulen N P E. Paracetamol (acetaminophen)-induced toxicity: Molecular and

biochemical mechanisms，analogues and protective approaches[J]. Critical Reviews in Toxicology，2001，31(1)：55-138.

[17] Ray S K，Matzelle D D，Wilford G G，et al. Inhibition of calpain-mediated apoptosis by E-64 d-reduced immediate early gene (IEG) expression and reactive astrogliosis in the lesion and penumbra following spinal cord injury in rats[J]. Brain Research，2001，916(1/2)：115-126.

[18] 李基业，Weglinski Kupiec.钙蛋白酶与肝移植缺血再灌注损伤关系的实验研究[J].中华肝胆外科杂志，2002，8(5)：287-289.

[19] Wang M，Sakon M，Umeshita K，et al. Prednisolone suppresses ischemia-reperfusion injury of the rat liver by reducing cytokine production and calpain mu activation[J]. Journal of Hepatology，2001，34(2)：278-283.

[20] Asakura H，Asamura R，Ontachi Y，et al. Selective inducible nitric oxide synthase inhibition attenuates organ dysfunction and elevated endothelin levels in LPS-induced DIC model rats[J]. Journal of Thrombosis and Haemostasis，2005，3(5)：1050-1055.

[21] Trauner M，Meier P J，Boyer J L. Molecular pathogenesis of cholestasis[J]. The New England Journal of Medicine，1998，339(17)：1217-1227.

[22] Božina N，Bradamante V，Lovrić M. Genetic polymorphism of metabolic enzymes P450 (CYP) as a susceptibility factor for drug response，toxicity，and cancer risk[J]. Archives of Industrial Hygiene and Toxicology，2009，60(2)：217-242.

[23] Fu L Q.Wu D Z.Cytochrome P450 and genetic polymorphism[J].Chin Pharmacol Bull(中国药理学通报)，2001，17(1)：21-25.

[24] Zhou S F. Drugs behave as substrates，inhibitors and inducers of human cytochrome P450 3A4[J]. Current Drug Metabolism，2008，9(4)：310-322.

[25] Chowbay B，Cumaraswamy S，Cheung Y B，et al. Genetic polymorphisms in MDR1 and CYP3A4 genes in Asians and the influence of MDR1 haplotypes on cyclosporin disposition in heart transplant recipients[J]. Pharmacogenetics，2003，13(2)：89-95.

[26] García-Martín E，Martínez C，Pizarro R M，et al. CYP3A4 variant alleles in white individuals with low CYP3A4 enzyme activity[J]. Clinical Pharmacology and Therapeutics，2002，71(3)：196-204.

[27] Westlindjohnsson A，Hermann R，Huennemeyer A，et al. Identification and characterization of CYP3A4*20，a novel rare CYP3A4 allele without functional activity[J]. Clinical Pharmacology & Therapeutics，2006，79(4)：339-349.

[28] Lamba J K，Lin Y S，Thummel K，et al. Common allelic variants of cytochrome P4503A4 and their prevalence in different populations[J]. Pharmacogenetics，2002，12(2)：121-132.

[29] Zeigler-Johnson C M，Walker A H，Mancke B，et al. Ethnic differences in the frequency of prostate cancer susceptibility alleles at SRD5A2 and CYP3A4[J]. Human Heredity，2002，54(1)：13-21.

[30] Ikeda T. Drug-induced idiosyncratic hepatotoxicity：Prevention strategy developed after the troglitazone case[J]. Drug Metabolism and Pharmacokinetics，2011，26(1)：60-70.

[31] Zhou S F，Liu J P，Chowbay B. Polymorphism of human cytochrome P450 enzymes and its clinical impact[J]. Drug Metabolism Reviews，2009，41(2)：89-295.

[32] Shimada T，Tsumura F，Yamazaki H，et al. Characterization of (　)-bufuralol hydroxylation activities in liver microsomes of Japanese and Caucasian subjects genotyped for CYP2D6[J]. Pharmacogenetics，2001，11(2)：143-156.

[33] Morgan M Y，Reshef R，Shah R R，et al. Impaired oxidation of debrisoquine in patients with

perhexiline liver injury[J]. Gut, 1984, 25(10): 1057-1064.

[34] Seybold U, Landauer N, Hillebrand S, et al. Senna-induced hepatitis in a poor metabolizer[J]. Annals of Internal Medicine, 2004, 141(8): 650-651.

[35] Maurer H H, Kraemer T, Springer D, et al. Chemistry, pharmacology, toxicology, and hepatic metabolism of designer drugs of the amphetamine (ecstasy), piperazine, and pyrrolidinophenone types [J]. Therapeutic Drug Monitoring, 2004, 26(2): 127-131.

[36] King B P, Khan T I, Aithal G P, et al. Upstream and coding region CYP2C9 polymorphisms: Correlation with warfarin dose and metabolism[J]. Pharmacogenetics, 2004, 14(12): 813-822.

[37] Kirchheiner J, Brockmoller J. Clinical consequences of cytochrome P450 2C9 polymorphisms[J]. Clinical Pharmacology & Therapeutics, 2005, 77(1): 1-16.

[38] Anelli M G, Scioscia C, Grattagliano I, et al. Old and new antirheumatic drugs and the risk of hepatotoxicity[J]. Therapeutic Drug Monitoring, 2012, 34(6): 622-628.

[39] Aithal G P, Day C P, Leathart J B, et al. Relationship of polymorphism in CYP2C9 to genetic susceptibility to diclofenac-induced hepatitis[J]. Pharmacogenetics, 2000, 10(6): 511-518.

[40] Rasmussen B B, Brix T H, Kyvik K O, et al. The interindividual differences in the 3-demthylation of caffeine alias CYP1A2 is determined by both genetic and environmental factors[J]. Pharmacogenetics, 2002, 12(6): 473-478.

[41] Chernyak Y I, Itskovich V B, Kolesnikov S I. Effects of CYP1A2 gene polymorphisms on antipyrine CYP1A2-dependent metabolism[J]. Bulletin of Experimental Biology and Medicine, 2011, 151(4): 445-448.

[42] Mueller S O, Stopper H, Dekant W. Biotransformation of the anthraquinones emodin and chrysophanol by cytochrome P450 enzymes. Bioactivation to genotoxic metabolites [J]. Drug Metabolism and Disposition: the Biological Fate of Chemicals, 1998, 26(6): 540-546.

[43] Gardiner S J, Begg E J. Pharmacogenetics, drug-metabolizing enzymes, and clinical practice[J]. Pharmacological Reviews, 2006, 58(3): 521-590.

[44] de Morais S M, Wilkinson G R, Blaisdell J, et al. The major genetic defect responsible for the polymorphism of S-mephenytoin metabolism in humans[J]. The Journal of Biological Chemistry, 1994, 269(22): 15419-15422.

[45] Walsh T J, Karlsson M O, Driscoll T, et al. Pharmacokinetics and safety of intravenous voriconazole in children after single-or multiple-dose administration[J]. Antimicrobial Agents and Chemotherapy, 2004, 48(6): 2166-2172.

[46] Levin M D, den Hollander J G, van der Holt B, et al. Hepatotoxicity of oral and intravenous voriconazole in relation to cytochrome P450 polymorphisms [J]. Journal of Antimicrobial Chemotherapy, 2007, 60(5): 1104-1107.

[47] Szabo G, Mandrekar P, Dolganiuc A. Innate immune response and hepatic inflammation[J]. Seminars in Liver Disease, 2007, 27(4): 339-350.

[48] Fisher J E, McKenzie T J, Lillegard J B, et al. Role of Kupffer cells and toll-like receptor 4 in acetaminophen-induced acute liver failure[J]. The Journal of Surgical Research, 2013, 180(1): 147-155.

[49] Kubes P, Mehal W Z. Sterile inflammation in the liver[J]. Gastroenterology, 2012, 143(5): 1158-1172.

[50] Liu Z X, Govindarajan S, Okamoto S, et al. NK cells cause liver injury and facilitate the induction of

T cell-mediated immunity to a viral liver infection[J]. The Journal of Immunology, 2000, 164(12): 6480-6486.

[51] Martin-Murphy B V, Kominsky D J, Orlicky D J, et al. Increased susceptibility of natural killer T-cell-deficient mice to acetaminophen-induced liver injury[J]. Hepatology (Baltimore, Md), 2013, 57 (4): 1575-1584.

[52] 禄保平,杨晓娜,许家艳.保肝解毒颗粒对四环素所致急性肝损伤小鼠 IL-18 及细胞凋亡的影响[J]. 河南中医学院学报,2006,21(1): 26-28.

[53] Andrade R J, Lucena M I, Alonso A, et al. HLA class II genotype influences the type of liver injury in drug-induced idiosyncratic liver disease[J]. Hepatology, 2004, 39(6): 1603-1612.

[54] Schnyder B, Burkhart C, Schnyder-Frutig K, et al. Recognition of sulfamethoxazole and its reactive metabolites by drug-specific CD4+T cells from allergic individuals[J]. Journal of Immunology, 2000, 164(12): 6647-6654.

[55] Chen H W, Chien C T, Yu S L, et al. Cyclosporine A regulate oxidative stress-induced apoptosis in cardiomyocytes: Mechanisms via ROS generation, iNOS and Hsp70 [J]. British Journal of Pharmacology, 2002, 137(6): 771-781.

[56] Stephens C, López-Nevot M Á, Ruiz-Cabello F, et al. HLA alleles influence the clinical signature of amoxicillin-clavulanate hepatotoxicity[J]. PLoS One, 2013, 8(7): e68111.

[57] Vuilleumier N, Rossier M F, Chiappe A, et al. CYP2E1 genotype and isoniazid-induced hepatotoxicity in patients treated for latent tuberculosis [J]. European Journal of Clinical Pharmacology, 2006, 62(6): 423-429.

[58] Tang N, Deng R, Wang Y, et al.*GSTM*1 and *GSTT*1 null polymorphisms and susceptibility to anti-tuberculosis drug-induced liver injury: A meta-analysis [Review article[J]. The International Journal of Tuberculosis and Lung Disease, 2013, 17(1): 17-25.

[59] Stapelbroek J M, van Erpecum K J, Klomp L W J, et al. Liver disease associated with canalicular transport defects: Current and future therapies[J]. Journal of Hepatology, 2010, 52(2): 258-271.

[60] Bissell D. Drug-induced liver injury: Mechanisms and test systems[J]. Hepatology, 2001, 33(4): 1009-1013.

[61] Faubion W A, Guicciardi M E, Miyoshi H, et al. Toxic bile salts induce rodent hepatocyte apoptosis via direct activation of Fas[J]. The Journal of Clinical Investigation, 1999, 103(1): 137-145.

[62] Sodeman T, Bronk S F, Roberts P J, et al. Bile salts mediate hepatocyte apoptosis by increasing cell surface trafficking of Fas[J]. American Journal of Physiology-Gastrointestinal and Liver Physiology, 2000, 278(6): G992-G999.

[63] Jaeschke H, Cover C, Bajt M L. Role of caspases in acetaminophen-induced liver injury[J]. Life Sciences, 2006, 78(15): 1670-1676.

[64] Kon K, Kim J S, Jaeschke H, et al. Mitochondrial permeability transition in acetaminophen-induced necrosis and apoptosis of cultured mouse hepatocytes[J]. Hepatology (Baltimore, Md), 2004, 40(5): 1170-1179.

[65] Jaeschke H, Lemasters J J. Apoptosis versus oncotic necrosis in hepatic ischemia/reperfusion injury [J]. Gastroenterology, 2003, 125(4): 1246-1257.

[66] Bajt M L, Farhood A, Lemasters J J, et al. Mitochondrial bax translocation accelerates DNA fragmentation and cell necrosis in a murine model of acetaminophen hepatotoxicity[J]. The Journal of Pharmacology and Experimental Therapeutics, 2008, 324(1): 8-14.

［67］Uzi D, Barda L, Scaiewicz V, et al. CHOP is a criticalregulator of acetaminophen-induced hepatotoxicity［J］. Journal of Hepatology, 2013, 59(3)：495-503.

［68］Patin E, Harmant C, Kidd K K, et al. Sub-Saharan African coding sequence variation and haplotype diversity at the NAT2 gene［J］. Human Mutation, 2006, 27(7)：720.

［69］Lin H J, Han C Y, Lin B K, et al. Slow acetylator mutations in the human polymorphic N-acetyltransferase gene in 786 Asians, blacks, Hispanics, and whites：Application to metabolic epidemiology［J］. Am J Hum Genet, 1993, 52(4)：827-834.

［70］Kim S H, Kim S H, Bahn J W, et al. Genetic polymorphisms of drug-metabolizing enzymes and anti-TB drug-induced hepatitis［J］. Pharmacogenomics, 2009, 10(11)：1767-1779.

［71］Chen M J, Borlak J, Tong W D. High lipophilicity and high daily dose of oral medications are associated with significant risk for drug-induced liver injury［J］. Hepatology, 2013, 58(1)：388-396.

［72］Russmann S, Jetter A, Kullak-Ublick G A. Pharmacogenetics of drug-induced liver injury［J］. Hepatology, 2010, 52(2)：748-761.

［73］Daly A K, Donaldson P T, Bhatnagar P, et al. HLA-B * 5701 genotype is a major determinant of drug-induced liver injury due to flucloxacillin［J］. Nature Genetics, 2009, 41(7)：816-819.

［74］Kindmark A, Jawaid A, Harbron C G, et al. Genome-wide pharmacogenetic investigation of a hepatic adverse event without clinical signs of immunopathology suggests an underlying immune pathogenesis［J］. The Pharmacogenomics Journal, 2008, 8(3)：186-195.

［75］Tang N, Deng R, Wang Y, et al.GSTM1 and GSTT1 null polymorphisms and susceptibility to anti-tuberculosis drug-induced liver injury：A meta-analysis［Review article［J］. The International Journal of Tuberculosis and Lung Disease, 2013, 17(1)：17-25.

［76］Dávila-Fajardo C L, Swen J J, Cabeza Barrera J, et al. Genetic risk factors for drug-induced liver injury in rheumatoid arthritis patients using low-dose methotrexate［J］. Pharmacogenomics, 2013, 14(1)：63-73.

［77］Pande J N, Singh S P, Khilnani G C, et al. Risk factors for hepatotoxicity from antituberculosis drugs：A case-control study［J］. Thorax, 1996, 51(2)：132-136.

［78］García-Closas M, Hein D W, Silverman D, et al. A single nucleotide polymorphism tags variation in the arylamine N-acetyltransferase 2 phenotype in populations of European background［J］. Pharmacogenetics and Genomics, 2011, 21(4)：231-236.

［79］Ho H T, Wang T H, Hsiong C H, et al. The NAT2 tag SNP rs1495741 correlates with the susceptibility of antituberculosis drug-induced hepatotoxicity［J］. Pharmacogenetics and Genomics, 2013, 23(4)：200-207.

［80］DeLeve L D, Shulman H M, McDonald G B. Toxic injury to hepatic sinusoids：Sinusoidal obstruction syndrome (veno-occlusive disease)［J］. Seminars in Liver Disease, 2002, 22(1)：27-42.

［81］吴秀珍.苍耳子慢性中毒导致心肌损害、肝功能损害 14 例［J］.医学理论与实践,1996：312.

［82］李维昌,杨军,李惠文,等.黄药子致药物性肝病 1 例［J］.临床合理用药杂志,2009, 2(15)：79.

［83］田慧,张丹参,王倩,等.植物类中药的肝肾毒性研究现状［C］//中国毒理学会全国毒理学大会.2013.

［84］黎波.源自病例数据库中草药肝损伤临床及病理研究［D］.北京中医药大学,2012.

［85］刘宇翰,周雨燕,孙慧敏,等.白鲜皮导致药物性肝损伤的病理学及血清酶学改变［J］.中国当代医药,2017,24(26)：7-11.

［86］刘国.超剂量服用北豆根致不良反应 1 例［J］.泰山医学院学报,2001,22(2)：100.

［87］刘平.中草药的肝损伤问题［J］.中华肝脏病杂志,2004,12(4)：243.

［88］Fontana R J，Watkins P B，Bonkovsky H L，et al. Drug-Induced Liver Injury Network（DILIN）prospective study：Rationale，design and conduct［J］. Drug Safety，2009，32(1)：55-68.

［89］Chalasani N P，Hayashi P H，Bonkovsky H L，et al. ACG Clinical Guideline：The diagnosis and management of idiosyncratic drug-induced liver injury［J］. The American Journal of Gastroenterology，2014，109(7)：950-966.

［90］Fontana R，Hayashi P. Clinical features，diagnosis，and natural history of drug-induced liver injury［J］. Seminars in Liver Disease，2014，34(2)：134-144.

［91］郑俊福,刘晖,丁惠国.中草药致药物性肝损伤的临床特点与病理分析［J］.中华临床医师杂志（电子版）,2011,5(3)：720-725.

［92］柳芳芳,段学章,臧红,等.中药和西药致急性药物性肝损伤临床和肝组织病理学特征对比分析［J］.实用肝脏病杂志,2013,16(4)：317-319.

［93］宋秉智,施怀生.肝毒性中药及其与药性和有效成分的关系:对55种中药肝毒性文献资料的分析报告［J］.山西中医学院学报,2001,2(1)：18-19.

［94］丁涛.中草药不良反应及防治［M］.北京：中国中医药出版社,1992.

［95］王希海.中草药引起中毒性肝病的病理变化［J］.临床肝胆病杂志,1997(3)：126-129.

［96］王廷兆.中药药源性肝病［J］.山东中医药大学学报,1998(1).

［97］石振东.中草药相关肝损伤的发病机制、临床特点和防治策略［J］.中国现代医药杂志,2017,19(10)：101-104.

［98］陈鹰翔,常铠麟,赵思伟,等.中药导致药物性肝损伤的作用机制的研究进展［J］.黑龙江科技信息,2013(2)：31-32.

［99］黄道林,向娟,刘晓东,等.药源性肝损伤中药的研究进展［J］.海峡药学,2012,24(10)：13-15.

第四章 药物性肝损伤的临床类型

第一节 急性肝损伤

药物性肝损伤(DILI)是最常见和最严重的药物不良反应(ADR)之一,重者可致急性肝衰竭(ALF)甚至死亡。药物性肝损伤据其临床类型又可分为急性肝损伤,慢性肝损伤及亚临床型肝损伤。急性药物性肝损伤是指第一次发病,肝功能异常持续半年以内的肝损伤。

一、发病机制

急性药物性肝损伤主要有两种发病机制:①药物所产生的代谢物(初级化合物)对肝脏的直接毒性作用,即可预见性 DILI,其特点为剂量依赖性,个体发生率高,以急性损伤为主,由于肝动脉远端区域的代谢最丰富,而抗氧化和解毒能力最弱,所以具有损伤作用的自由基首先侵犯肝动脉远端区域,形成带状肝细胞坏死;②特异质性肝损伤,即不可预见性 DILI,这是 DILI 的主要机制,属于超敏反应,大多无剂量依赖特点,个体发生率较低,可致肝细胞损伤和(或)胆汁淤积。与可预见性 DILI 的区别为,肝实质内细胞坏死常均匀分布于各肝小叶,而非带状区域性分布。由于是超敏反应,药物或代谢产物可以是自由基,通过脂质过氧化的过程直接损害肝脏;也可以与体内蛋白质共价结合,形成全抗原(药物或代谢产物为半抗原),激发抗体依赖的细胞毒性反应和 T 细胞超敏反应。产生代谢性特异质反应的原因可以为先天性,也可以为获得性,获得性特异质反应常与药物生物转化通路有关,伴有肝毒性代谢产物的合成增加及解毒过程减缓。特异质反应一般都有长短不一的潜伏期,但再次用药后潜伏期缩短至数日甚至更短。

二、易感因素

明确危险因素可以预防和早期发现药物性肝损伤。

1. 宿主因素

包括遗传学因素和非遗传学因素。遗传学因素主要是指药物代谢酶、药物转运蛋白和人类白细胞抗原系统(HLA)等的基因多态性与 DILI 相关。不同种族的患者对 DILI 的易感性可能存在差异。

老年人、酗酒、肝炎病毒感染或合并其他急慢性肝病、营养不良和遗传易感性因素等是常见的危险因素。

(1) 老年人:普遍认为,高龄是药物性肝损伤的重要危险因素之一,可能与营养不良、药物代谢功能减退有关。

（2）酗酒：大量饮酒无疑会导致或加重肝损伤，饮酒量越大，发生药物性肝损的风险越高，其发生频率可增高 2～4 倍。

（3）合并肝炎：乙型和丙型病毒性肝炎是我国最常见的慢性肝病。中国人乙型肝炎病毒（HBV）感染率较高，HBV 感染相关严重肝病的发病率也较高，这也可能是发生药物性肝损伤最重要的危险因素。

（4）营养不良：营养不良或低蛋白血症易导致药物性肝损伤。

（5）遗传易感性因素：①乙酰化状态：慢乙酰化个体易发生药物性肝损伤，发生率明显高于快乙酰化型，且易发生严重药物性肝损伤；②基因多态性：N-乙酰转移酶、细胞色素 P450 和谷胱甘肽 s-转移酶基因多态性可能与肝损伤有关。

2. 药物因素

药物的化学性质、剂量、疗程，以及药物相互作用常可影响 DILI 的潜伏期、临床表型、病程和结局。一种药物可改变其他药物的吸收、分布、代谢、排泄和药理作用。药物相互作用是临床上 DILI 风险增加不容忽视的因素，如当抗结核药物与唑类抗真菌药、甲氨蝶呤、抗痉挛药、氟烷或对乙酰氨基酚（APAP）等药物同时使用时，DILI 的发生率将增加。天然药物种植和炮制等过程中的污染是增加天然药物肝损伤发生风险的重要因素。

三、临床类型及临床表现

（一）基于受损靶细胞类型的分型

肝细胞损伤型、胆汁淤积型、混合型，是基于受损靶细胞类型的分类。由国际医学科学组织委员会（CIMOS）以血清 ALT（肝细胞损伤标志）和 ALP（胆管损伤标志）高于各自 ULN 倍数的比值（R 值）将药物性肝损伤分为肝细胞损伤型、胆汁淤积型及混合型。

根据用药后血清酶升高的特点，可将急性药物性肝损伤分为 3 种类型：①肝细胞损伤型：该类型最多见，且发生肝衰竭的概率最高。患者主要表现为 ALT 显著升高，通常先于总胆红素和 ALP 升高，临床诊断标准为：血清 ALT≥2 倍 ULN，且 ALP 正常或 ALT/ALP 升高倍数比值≥5。临床表现不典型，可伴有过敏症状。如合并胆红素升高，则预后相对较差（病死率超过 10％）或需要肝移植。②胆汁淤积型：该类型的预后相对较好，很少发生肝硬化。患者主要表现为血清 ALP 水平升高，且先于 ALT 升高，或者 ALP 升高幅度较 ALT 升高更明显，临床诊断标准：血清 ALP≥2 倍 ULN，血清 ALT 正常；或血清 ALT/ALP 升高倍数比值≤2。③混合型：患者主要表现为血清 ALT 和 ALP 水平同时升高，且 ALT≥2 倍 ULN，ALT/ALP 升高倍数比值为 2～5。

（二）基于发病机制的分型

固有型和特异质型是基于发病机制的分型。固有型 DILI 具有可预测性，与药物剂量密切相关，潜伏期短，个体差异不显著。固有型 DILI 已相对少见，除非收益明显大于风险的药物，才能批准上市。特异质型 DILI 具有不可预测性，现临床上较为常见，个体差异显著，与药物剂量常无相关性，动物实验难以复制，临床表现多样化。多种药物可引起特异质型 DILI。

特异质型 DILI 又可分为免疫特异质性 DILI 和遗传特异质性 DILI。免疫特异质性

DILI 有两种表现,一是超敏性,通常起病较快(用药后 7~42 d),临床表现为发热、皮疹、嗜酸性粒细胞增多等,再次用药可快速导致肝损伤;另一种是药物诱发的自身免疫性损伤,发生缓慢,体内可能出现多种自身抗体,可表现为 AIH 或类似原发性胆汁性胆管炎(PBC)和原发性硬化性胆管炎(PSC)等自身免疫性肝病,多无发热、皮疹、嗜酸性粒细胞增多等表现。遗传特异质性 DILI 通常无免疫反应特征,起病缓慢(最晚可达 1 年左右),再次用药未必快速导致肝损伤。

(三)临床表现

急性药物性肝损伤多发生在用药后 7~90 d 内,分别在 7~14 d 和 60 d 左右出现高峰期,临床表现各异且无特异性,可以有肝炎样表现甚至肝衰竭,其表现形式有以下几种。

1. 急性肝炎或肝细胞损伤

患者肝细胞损伤加重,出现急性肝炎的临床表现,轻者表现为上腹部不适、恶心和厌食等消化道症状,重者除消化道症状(如腹胀、肝区疼痛、食欲缺乏和呕吐)外还伴有全身症状,如发热、乏力等,如有胆红素增高,则表现为皮肤、巩膜黄染、尿色加深等。可出现肝区压痛、肝脏增大等体征。实验室检查 ALT 增高 2 倍以上,可有胆红素增高。

2. 急性胆汁淤积表现

轻者主要有腹胀、食欲缺乏和恶心等症状,重者的临床表现和实验室检查与肝内淤胆及肝外胆道阻塞的表现相似,主要有发热、黄疸、上腹部疼痛、皮肤瘙痒、尿色深黄,甚至出现脂肪泻。可出现右上腹压痛及肝脾肿大等体征。血清 ALT 轻度增高,结合胆红素明显增高。

3. 急性和亚急性肝功能衰竭

部分患者病情进展迅速,出现肝功能衰竭,因多器官受累,病死率较高。主要表现为:①黄疸:皮肤和黏膜深度黄染,尿色深黄,并进行性加重;②腹水:患者的白蛋白持续下降,出现低蛋白血症,继而出现腹水;③出血:凝血功能障碍,可出现黏膜、皮下和消化道出血,重者可合并颅内出血和弥散性血管内凝血,实验室检查发现凝血酶原时间延长、血小板减少和凝血因子降低,其中凝血酶原时间可作为监测肝功能变化的指标;④肝性脑病:早期表现为性格改变,如情绪激动、谵妄和嗜睡等,以后可出现扑翼样震颤、阵发性抽搐,继而进入昏迷,神经系统检查可发现病理反射阳性;⑤肾功能不全:患者的血清肌酐水平持续升高,出现少尿或无尿。

四、病理特点

(一)肝细胞损伤型

肝细胞损伤型包括肝细胞的炎症坏死、脂肪变性及肉芽肿性病变,以前者最多见。急性小叶性肝炎是最常见的药物性肝损伤类型,可由多种药物引起。病变特点为小叶性炎症坏死,具有不同于其他急性肝炎之处,特定名为"小叶性肝炎"。有 4 个特点:①小叶内及汇管区的炎症主要为混合性炎细胞浸润,其中包括单个核细胞及嗜中性粒细胞,伴或不伴少数嗜酸性粒细胞;②肝细胞坏死可呈点灶状坏死、融合坏死、桥接坏死或多小叶坏死(大块坏死);③汇管区炎症常波及汇管区小分支,使汇管区呈分支状扩大,汇管区边缘轻度细胆管反应性增生,伴细胆管性界面炎;④肝细胞再生修复现象多较明显,可见两种肝细胞再生方式,轻-中度损伤时多由成熟肝细胞分裂补充,重度损伤(50%以上肝实质消失)时出现祖细胞活化,导致细胆管增生并向肝细胞分化。

1. 轻度小叶性肝炎

小叶内可见多数点灶状坏死,伴散在的凋亡小体,中央静脉周围带尤较明显,伴轻度混合性炎细胞(单个核细胞及嗜中性粒细胞或嗜酸性粒细胞)浸润,窦内单个核细胞增多,常呈串珠样,也可见少数嗜酸性粒细胞及微小肉芽肿。发病30 d后肝细胞再生常已较明显。

2. 中度小叶性肝炎

小叶中央静脉周围带融合性坏死,局部肝细胞坏死、消失,炎症反应轻,边界较齐,伴或不伴少数桥接坏死带,局部常可见蜡质样细胞(Kupffer细胞吞噬坏死肝细胞残骸后形成)沉积。如在发病30~60 d后肝活检,坏死带多已塌陷,常伴明显肝细胞再生,局部仅残留少数蜡质样细胞。网织染色常有助于识别原损伤范围,局部常可见塌陷的网架、肝板不整或断离,同时也可根据网架间肝板是否增宽来了解再生情况。

3. 重度小叶性肝炎

小叶内见多小叶坏死,伴或不伴桥接坏死,坏死广泛者可致急性肝衰竭或亚急性肝衰竭。坏死带内肝细胞广泛坏死消失,汇管区及肝窦间质细胞保留,炎症轻,早期坏死带内窦扩张,其后网架塌陷,其中的汇管区周围可见细胆管反应性增生,并逐渐向肝细胞分化,年轻患者180 d后可形成多数再生结节;由于这些新生的细胆管细胞可合成甲胎蛋白(AFP),患者常伴血清AFP升高,曾被临床误诊为肝细胞癌。若再生不良或反复发病,炎症不断加重,可发展为慢性肝炎和肝纤维化。

4. 其他少见类型

包括大泡性脂肪变、微泡性脂肪变及脂肪性肝炎等。

(二) 胆管损伤型(胆汁淤积型和混合型)

药物性胆管损伤包括:①毛细胆管损伤;②各级小胆管上皮损伤;③小叶间胆管消失,呈原发性胆汁性胆管炎样病变;④隔胆管以上大胆管损伤,呈原发性硬化性胆管炎样病变。因胆管损伤常同时伴肝细胞损伤,临床分为"胆汁淤积型"和"混合型"。其中不伴肝细胞损伤者称单纯性胆汁淤积,对伴肝细胞损伤的混合型,再以肝细胞损伤轻重分成两个亚型,肝细胞损伤轻者称淤胆性肝炎,重者称混合性肝炎。后两者还常可见小胆管损伤,如小胆管损伤严重则单独命名。

1. 单纯性胆汁淤积

小叶中心带单纯毛细胆管淤胆,管腔扩张含胆栓。肝板结构保留,汇管区炎症不明显。停药后可完全恢复。

2. 淤胆性肝炎

特点为小叶中心带淤胆,肝细胞损伤轻。表现为:中央静脉周围毛细胆管胆栓;局部肝细胞肿大,含胆色素颗粒,有的呈双核或多核,有的因胆盐作用呈羽毛样变性;肝窦Kupffer细胞肿大,含胆色素或脱落于窦内的胆栓。汇管区炎症明显,有的伴小胆管损伤,可见胆管上皮细胞不整、变性、核浓缩或坏死脱落。

3. 混合性肝炎

特点为小叶中心带淤胆(同淤胆性肝炎),伴明显的肝细胞损伤,汇管区炎症明显。亦可同时伴小胆管损伤,可见小胆管上皮变性、消失或胆管周围纤维增生(PSC样损伤)。

4. 细胆管胆汁淤积

表现为小叶周围带的细胆管管腔扩张,腔内充满浓缩胆汁,似脓毒症所见,药物单独引起的细胆管淤胆者较少见,有时伴于淤胆性肝炎。

5. 其他急性胆管损伤

急性小胆管损伤,可不伴或伴极轻度肝细胞损伤,多可恢复,亦可导致急性小胆管消失,如50%以上汇管区未观察到小动脉伴行小胆管,称胆管消失综合征。随小胆管的消失,汇管区周围带肝细胞可出现CK7阳性反应(提示早期胆盐淤积),可佐证小胆管消失。

(徐亦君)

第二节　慢性肝损伤

本文采用的慢性肝损伤定义为:肝损伤发生在病程大于180 d,血清ALT、AST、ALP及TBil仍持续异常,或存在门静脉高压或慢性肝损伤的影像学和组织学证据,在临床上,急性肝损伤占绝大多数,大部分药物性肝损伤是一个急性过程,在停药后肝功能可很快恢复,但部分患者病程大于180 d后,血清ALT、AST、ALP及TBil水平仍持续异常,或存在门静脉高压或慢性肝损伤的影像学和组织学证据,即发生了慢性肝硬化。统计发现,6%~20%的急性肝损伤可发展为慢性肝损伤,有研究显示,急性药物性肝损伤发病90 d后约42%的患者仍存在肝脏生化指标异常,随访1年约17%的患者仍存在肝生化指标异常。胆汁淤积性药物性肝损伤相对易于进展为慢性。急性药物性肝损伤慢性化后将给患者的身体健康和生活质量带来较大的影响,但临床研究上对慢性药物性肝损伤的认识还存在不足。

慢性药物性肝损伤在临床上可表现为慢性肝炎、肝纤维化、代偿性和失代偿性肝硬化、AIH样药物性肝损伤、慢性肝内胆汁淤积和胆管消失综合征等,少数患者可出现肝脏肿瘤,土三七等天然药物还可诱发SOS/VOD。SOS/VOD可呈急性,并有腹水、黄疸、肝肿大等表现。

一、慢性肝炎

慢性肝炎是由不同原因引起的常见肝脏慢性炎性疾病,病程至少在180 d以上。根据临床表现、生化和免疫检验结果,特别是病理形态特点,慢性肝炎主要分为慢性持续性肝炎和慢性活动性肝炎两型。一般认为临床所见两者发病率之比约为(2~4):1。引起慢性肝炎的原因很多,主要有以下5种。①病毒感染:乙型及丙型病毒性肝炎,可演变成慢性肝炎;②药物:由于药物毒性作用或过敏反应,可引起慢性肝炎,如长期服用双醋酚汀、甲基多巴或异烟肼等;③慢性炎症性肠病(如Crohn病、溃疡性结肠炎)、慢性肠道感染(如痢疾)、结缔组织病等可导致慢性肝炎,也有原发性自身免疫引起的;④酒精中毒:慢性酒精中毒可引起慢性酒精性肝炎;⑤其他:如金属代谢障碍(如血色病、肝豆状核变性),原发性胆汁性胆管炎、α1-抗胰蛋白酶缺乏和原因不明的坏死后性肝硬化,均可有慢性肝炎的临床和病理特征。

1. 慢性持续性肝炎

慢性持续性肝炎(简称慢持肝)或慢性迁延性肝炎是急性肝炎的缓慢消散或迁延痊愈的肝病,病程在 180 d 以上,血清酶活力轻度异常,病变常是非进行性的,可持续数月、数年甚至更长,多数病人终会痊愈,极少数可演变为慢性活动性肝炎。

患者的症状体征及肝功能改变均不严重,常见症状为乏力,食欲缺乏,肝区轻微疼痛,偶尔出现黄疸,肝脏轻度肿大,质地可中等硬,轻微压痛。少数病人可有脾肿大。ALT 升高或反复升高,其他肝功能试验及蛋白代谢大致正常。其主要病理变化特点为汇管区的细胞浸润,浸润细胞以淋巴细胞、组织细胞为主,中性粒细胞很少。肝实质内可见少量肝细胞变性或点状坏死。但肝小叶完整,没有肝细胞再生结节形成,因而不发展成肝硬变,一般预后良好。

患者一般可参加适当的工作和活动,肝功能异常的应注意休息。可进富含蛋白质和维生素的饮食,但不宜过多,以免肥胖而导致脂肪肝。切忌饮酒。目前尚无确实有效的药物,对肝功能异常或症状明显者,可口服 B 族维生素及维生素 C。

2. 慢性活动性肝炎

此型肝炎病变较重,肝功能持续异常。镜下,肝细胞变性坏死更为广泛而严重。肝细胞坏死呈灶状或条带状,并具有以下两种特征:①小叶周边的肝细胞界板受到破坏,界板肝细胞呈灶状坏死、崩解,伴有炎性细胞浸润,称为碎片状坏死。②小叶中央静脉与门管区之间或两个中央静脉之间出现肝细胞坏死带,称桥接坏死。坏死区可出现肝细胞不规则再生。小叶周边部坏死区纤维组织增生呈星芒状向小叶内伸展,并与小叶内肝细胞坏死处网状纤维支架塌陷而胶原化的纤维条索相连接,形成纤维间隔而分割小叶结构。肉眼可见在肿大的肝表面,上述纤维化明显区呈不平滑颗粒状,质地较硬。

慢性活动性肝炎临床症状较重,病程演变以病情反复加剧为其特征。乏力、厌食、腹胀、肝区痛等症状明显,中等度黄疸,肝肿大,脾脏常可触及,肝病面容,有蜘蛛痣及肝掌,及有肝外系统表现,如关节炎、脉管炎、皮疹。ALT 持续或反复升高,蛋白代谢异常,A/G 倒置,白细胞及血小板减少,并可有贫血。其病理特征为汇管区的慢性炎性细胞浸润及其向周围肝实质内侵入发展,破坏肝小叶界板,肝细胞变性坏死和小叶内间隔形成,随后逐渐出现肝细胞再生结节,病变逐渐向肝硬变转化。一般认为慢性活动性肝炎容易导致肝硬变。

慢性肝炎临床上可有相应的症状、体征和肝生化检查异常,也可以无明显临床症状,仅有肝组织的坏死和炎症。病程呈波动性或持续进行性,如不进行适当的治疗,部分患者可进展为肝硬化。

二、脂肪性肝病

正常肝脏含脂肪不超过 5%,肝内如有过量脂肪沉积称为脂肪肝,主要是输入肝脏的脂肪和脂肪酸过多,以及肝脏中脂蛋白合成障碍,或是某些药物和化学毒物的作用,影响肝内脂肪代谢和输出肝外,以致大量脂肪堆积,形成脂肪肝。肉眼所见脂肪肝为均匀肿大,呈不同程度浅黄色,色膜紧张,边缘略钝。镜下所见肝细胞浆内有大小不等脂滴。肝脂肪变严重者,可影响肝脏功能,发生坏死与纤维性变而造成肝硬变。

脂肪肝常分为酒精性脂肪肝和非酒精性脂肪肝,酒精性脂肪肝常由大量饮酒导致,甚至短时间内大量饮酒也可导致急性酒精性脂肪肝,非酒精性脂肪肝主要分为肥胖型脂肪肝、药物性脂肪肝、快速减肥性脂肪肝和糖尿病性脂肪肝。

药物性脂肪肝是最主要的药物不良反应之一,是指在治疗过程中,应用治疗剂量的药物,有药物本身及其代谢产物而引起不同程度的直接或间接的肝脏损伤、药物性脂肪肝是药物性肝损伤的基本临床病理类型。近几年随着药物应用种类增加,药物性肝损伤的发病率逐渐增高,药物性脂肪肝的发病率也明显上升。多种药物可以导致脂肪肝,临床上有时很难区分是药物导致的脂肪变或脂肪性肝炎还是药物使潜在的非酒精性脂肪性肝病恶化。

药物引起的肝细胞脂肪变性在病理上分为两种,微泡性脂肪肝和大泡性脂肪肝,但有时在同一患者中,这两种类型脂肪变可同时存在,或两者之间相互演变。

1. 微泡性脂肪肝

表现为肝细胞内充满微细的脂质空泡,胞核位于细胞中央,细胞呈现“泡沫样”外观。用油红染色清晰地显示,小的红色脂滴充满于肝细胞质内,常伴轻度毛细胆管型胆汁淤积。这种微泡性脂肪肝的病理变化类似于 Reye 综合征、妊娠期急性脂肪肝及一些常见的由线粒体脂肪酸 β 氧化受损所致的疾病。病因不同可有全小叶、腺泡中央区、腺泡中部和门脉旁肝细胞受累,也可存在其他类型的肝损伤,如坏死、胆汁淤积、肝纤维化等。微泡性脂肪肝可伴或不伴有肝细胞坏死,即使不伴有肝细胞坏死,如果微泡性脂肪变性十分广泛,病变也可迅速进展,引起急性肝功能衰竭、肝性脑病及显著的低血糖。

2. 大泡性脂肪肝

表现为肝细胞肿大,胞浆内含有单个大的脂滴,大的脂滴常将肝细胞核挤至细胞周边。在不伴随坏死、炎症、纤维化或肝硬化时,单纯性大泡性脂肪肝是一种良性的病变。有些病例可表现为大泡性和微泡性混合型,肝细胞常肿大,可见马洛里小体,小叶炎细胞浸润以及不同程度的中央静脉周围性和细胞周围性甚至汇管区纤维化或发展至肝硬化,组织学表现与酒精性肝炎极其相似。

药物性肝病临床表现呈多样化,与药物的种类、剂量、接触时间、吸收途径以及机体状态和遗传因素等均密切相关。不同的药物引起的肝损伤不尽相同,同一药物在不同个体中的表现也有差异。有些药物仅一次大剂量使用,就可能会迅速发展为急性脂肪肝、脂肪性肝炎,甚至进展为肝硬化、肝功能衰竭。另一些药物长期、小剂量使用往往仅产生无症状性慢性脂肪肝,多在体检时才被发现。药物性脂肪肝肝损伤的临床表现与一般肝损伤无明显差异,表现为不同程度的乏力、纳差、恶心、呕吐及右上腹痛等消化道症状,可伴有肝脾肿大、黄疸,严重时可有腹水、肝性脑病等表现。

三、肝磷脂沉积症

磷脂质沉积症是一种脂质储存障碍性疾病,脂质过多蓄积于溶酶体中,形成细胞内膜包裹、板层样或类晶体的酸性磷酸酶阳性的胞浆内包涵体。动物实验中多种脏器的细胞内可发现药物性包涵体。细胞溶酶体内包涵体的广泛性蓄积成为磷脂质沉积症。目前已知

50多种含阳离子的有亲水和疏水两性药物可引起磷脂质沉积症,包括抗抑郁药、抗心绞痛药,抗疟药和降低胆固醇的药物。诱导产生磷脂质沉积症的许多药物通常具有相同的结构特点,一个亲水性阳离子侧链,一个疏水区域。疏水区通常有一个芳香环。此类药物可能通过静电和疏水力与脂质极相结合。形成难以被溶酶体酶降解的药物与脂质的复合物,并在胞浆内蓄积形成溶酶体内包涵体,也有报道这些带阳离子含亲水和疏水集团的两性药物可以抑制溶酶体中磷脂酶的活性,但作用机制迄今不明,胞浆内包涵体可蓄积在许多细胞、组织和器官,如淋巴细胞、肝脏、胰腺等。

药物诱发细胞胞浆内包涵体可在许多细胞,组织和器官内蓄积,如淋巴系统的淋巴结和黏膜相关淋巴组织;内分泌系统的肾上腺;泌尿系统的肾脏;生殖系统的睾丸、附睾和卵巢;神经系统的大脑、小脑和脊髓;骨骼肌、心肌和眼等。肺是药物诱发磷脂质沉积症最易发的部位。常规HE染色下,磷脂质沉积症表现为多脏器巨噬细胞散在或聚集分布,胞浆丰富呈空泡状、核圆形位于中央或被丰富的泡沫挤向一边。泡沫细胞经油红染色呈阳性。塑料包埋半薄切片,甲苯胺蓝染色可显示磷脂质沉积症的特点,胞浆内含有黑色圆形大小不一的包涵体。典型的空泡在电子显微镜下为膜包裹的、嗜锇类晶体或板层样包涵体。

磷脂沉积症主要为不含甘油成分的神经磷脂的增多、蓄积,又称为尼曼-皮克病,或称为神经磷脂沉积症。常有神经磷脂酶缺乏,使神经磷脂不能被水解而沉积于组织内所致。另外还可伴有其他脂质蓄积。本病主要累及肝、脾、骨髓及淋巴结等器官,在儿童期也可侵犯神经系统。主要病变为肝肿大,镜下可见在肝窦内和汇管区有大量Kupffer细胞和巨噬细胞聚集。细胞体积肿大,胞浆呈泡沫状,核小居中,成为Pick细胞。肝细胞内也可见有脂肪,为中性脂肪及胆固醇。电镜下见Pick细胞内充满多数年轮样层状排列的球形包涵体,其预后不佳。

大量的两性药物可诱导实验动物的肝细胞内包涵体形成,构成全身磷脂质沉积症的一部分,肝脏受累程度决定于药物的沉积部位、剂量、治疗期限和两性药物的效能。少量药物和人的肝脏磷脂质沉积症和肝脏损伤有关。

四、慢性胆汁淤积

胆汁淤积(cholestasis)是指肝内外各种原因造成胆汁形成、分泌和排泄障碍,胆汁不能正常流入十二指肠而进入血液的病理状态,临床可表现为瘙痒、乏力、尿色加深和黄疸等,早期常无症状,仅表现为血清碱性磷酸酶(ALP)和γ-谷氨酰转肽酶(GGT)水平升高,病情进展后可出现高胆红素血症,严重者可导致肝衰竭甚至死亡。各种原因使肝脏病变导致以胆汁淤积为主要表现的肝胆疾病统称胆汁淤积性肝病,胆汁淤积本身也会进一步加重肝脏的损害。胆汁淤积性肝病按发生部位可分为肝内胆汁淤积和肝外胆汁淤积。如胆汁淤积持续超过180 d,则称为慢性胆汁淤积。

2010年多国药物性肝损伤研究协作组织在Hepatology上发表DILI研究共识,对慢性DILI的定义为无论肝损类型,实验室或影像学指标持续存在6个月以上的肝损伤,美国药物性肝损伤网(Drug-Induced Liver Injury Network,DILIN)沿用了此定义。2011年,随着对慢性DILI的更多认识,研究发现急性药物性肝损伤后3个月时仍有约42%的患者存在肝功能异常,随访1年时仅有17%的患者仍存在持续的肝功能异常。因此建议将停药后肝细胞型/混合型持续肝损伤超过 3 个月和胆汁淤积型超过 6 个月定义为持续性 DILI;肝损伤持续存在超过 1 年时,任何肝损类型均定义为慢性 DILI。可见目前各国专家对慢性 DILI 的定义存在争议,结合以上各国专家对慢性 DILI 的认识,考虑可能将停药后肝细胞型持续肝损伤超过 6 个月和胆汁淤积型/混合型超过 12 个月定义为慢性 DILI 更为合理。

根据发生部位可分为肝内和肝外胆汁淤积两大类。肝细胞功能障碍或毛细胆管、细胆管($<15\ \mu m$,亦称闰管或 Hefiag 管)及小叶间胆管($15\sim100\ \mu m$)病变或阻塞所致胆汁淤积称肝内胆汁淤积;间隔胆管($>100\ \mu m$)、区域胆管($300\sim400\ \mu m$)、节段胆管($400\sim800\ \mu m$)、左右肝管、胆总管至壶腹部的病变或阻塞所致胆汁淤积称肝外胆汁淤积。大多数胆汁淤积性疾病是肝内胆汁淤积,而 PSC 可累及小和大肝内胆管和/或肝外管,因此部分患者可同时有肝内和肝外部分病变。

1. 肝内胆汁淤积

根据细胞学损害的部位可分为肝细胞性和胆管细胞性:①肝细胞性胆汁淤积主要病因有败血症和毒血症、病毒性肝炎、酒精或非酒精性脂肪性肝炎、药物或胃肠外营养、遗传性疾病[如良性复发性肝内胆汁淤积(benign recurrent intrahepatic cholestasis,BRIC)、进行性家族性肝内胆汁淤积(progressive familial intrahepaticcholestasis,PFIC)、妊娠肝内胆汁淤积(intrahepaticcholestasis of pregnancy,ICP)]、红细胞生成性原卟啉病、恶性浸润性疾病(如造血系统的霍奇金病及转移性肿瘤)、慢性浸润性疾病(如淀粉样变性、肉芽肿性肝炎和肉芽肿病)、管壁发育异常(如先天性肝纤维化)、血管性疾病(如布加综合征和静脉闭塞性疾病)、肝硬化(各种原因)。②胆管细胞性胆汁淤积主要疾病和病因有 PBC/PSC 及合并自身免疫性肝炎重叠综合征、特发性成人肝内胆管缺失症、管壁发育异常(如胆汁性错构瘤和 Caroli 病)、囊性纤维化、药物性胆管病、移植物抗宿主病和继发性硬化性胆管炎,后者包括各种胆石病、缺血性胆管病(遗传性出血性毛细血管扩张症,结节性多动脉炎和其他类型的脉管炎)、艾滋病和其他类型的免疫抑制相关的感染性胆管炎等。肝细胞和胆管细胞均有损害的称混合性胆汁淤积。

2. 肝外胆汁淤积

主要疾病和病因有 PSC、胆管结石、先天性肝内胆管闭锁、胆总管/Oddi 括约肌狭窄、胆管寄生虫病、胆总管囊肿、肿瘤性疾病(胆总管癌、肝细胞癌侵及胆管、壶腹部癌、胆总管旁淋巴结转移压迫)、胰腺疾病(胰腺癌、胰腺囊肿和慢性胰腺炎)等。

目前有关胆汁淤积性肝病的诊断标准和具体的指标尚未统一,以 ALP 和 GGT 作为诊断指标尚有一些争议。2009 年欧洲肝病学会(EASL)胆汁淤积性肝病处理临床实践指南专家诊断工作组建议"ALP 超过正常上限 1.5 倍,且 GGT 超过正常上限 3 倍"诊断胆汁淤积性肝病。但需注意存在一些特殊胆汁淤积性肝病,如进行性家族性胆汁淤积症(PFIC)Ⅰ和Ⅱ型及良性复发性肝内胆汁淤积(BRIC)等,其中 GGT 可不高。

胆汁淤积性肝病诊断分 3 个步骤:①确定胆汁淤积是否存在,可通过血清学方法确定;②影像学和内镜确定是阻塞性还是非阻塞性;③综合分析得出诊断,包括病因、肝组织病理学、ERCP 和经皮肝穿刺胆管造影。

在 DILI 患者中 30% 存在胆汁淤积。例如,氯丙嗪和磺胺类等药物可引起慢性胆汁淤积,临床有长期黄疸的表现,肝、脾肿大,肝功能异常,血清 ALP 和胆固醇明显增高,结合性胆红素增高等。利福平和新生霉素干扰胆红素向胆小管排泌或由血中摄取,而引起淤胆型肝炎。

药物相关性胆汁淤积的形成机制主要体现在以下两方面:①抑制肝细胞转运蛋白的表达和(或)功能;②毛细胆管或胆管细胞水平的损伤反应。已报道有几百种药物和化合物可导致药物性胆汁淤积,其实验室检查为 ALP 大于正常上限 2 倍或 ALT/ALP(两者均大于正常值)小于 2。慢性药物性胆汁淤积的病理特征包括门静脉周围胆盐淤积、铜沉积以及 Mallory 小体出现,在撤离药物后通常可恢复,严重情况下药物可诱导胆管消失综合征(VBDS)发生。VBDS 在急性期的病理表现主要为肝细胞损伤和胆管炎,在慢性期表现为小叶间胆管减少,当减少超过 50% 时称胆管缺失。部分患者胆管减少可继发胆汁性肝硬化、持续黄疸以及肝功能衰竭,此时应考虑肝移植。

由于肝胆生物转化酶和转运蛋白表达和功能的个体变异,使不同人对药物相关胆汁淤积的易感性不同。Lang 等的研究显示,ABCB 11 变体 P.A444V 在药物性胆汁淤积患者中(76%)比 DILI 患者(50%)和健康对照者(59%)更常见。

3. 临床表现和实验室检查

除引起胆汁淤积原发疾病相关临床症状外,肝脏胆汁淤积本身可引起相关临床症状,以及因胆汁淤积而致的继发性改变。患者早期可无不适症状,亦可有乏力、纳差、恶心、上腹不适等非特异症状,胆汁淤积相关的临床表现主要有黄疸、皮肤瘙痒、疲劳、脂肪泻、黄色瘤和骨质疏松等。胆汁淤积引起的黄疸以直接胆红素升高为主,肝细胞损害引起的黄疸因为同时有摄取、结合、排泄的障碍,因此直接和间接胆红素均可升高,但一般直接胆红素升高比间接胆红素升高的幅度大。血清 ALP 和 GGT 升高是胆汁淤积最具有特征性早期表现,两者升高提示出现胆汁淤积。肝脏中 ALP 和 GGT 均表达于肝细胞血窦侧和毛细胆管侧及胆管细胞微绒毛上,经胆汁排入胆道系统。当胆汁排泄不畅,毛细胆管内压增高,可诱发 ALP 产生增多,加之胆汁酸凭借其表面活性作用,将 ALP 从脂质膜上溶析下来,使血清 ALP 明显增高。

ALP 活性增高除见于肝内外胆汁淤积相关疾病外,妊娠、儿童生长期、骨骼疾病及部分肿瘤时也可出现 ALP 升高。GGT 增高比其他血清酶出现得更早,持续时间更长,在肝脏酶中敏感性最高,但其特异性却比较低。血清 GGT 对胆汁淤积诊断灵敏性和特异性可能不低于甚至优于 ALP。在排除酗酒等其他肝损伤因素的情况下,若 ALP 和 GGT 同时升高,可确认存在肝细胞和胆管细胞损伤。若 GGT 升高而 ALP 不升高,几乎也可判定存在肝毛细胆管和胆管上皮细胞损伤。若 GGT 不高而 ALP 升高,则应考虑骨病等可能。在 ALP 升高病例,如果不合并有 GGT 升高,常可排除肝源性疾病。需要注意的是在一些特殊胆汁淤积性肝病如 PFIC Ⅰ和Ⅱ型及 BRIC 等,GGT 可不增高。

胆汁酸在肝内合成及分泌,其在血清中的含量升高是胆汁淤积敏感和早期特异性指标。正常人肝脏合成的胆汁酸有胆酸(cholic acid, CA)、鹅去氧胆酸(chenodeoxychofic acid, CDCA)和代谢中产生的脱氧胆酸(deoxychofic acid, DCA),还有少量石胆酸(fithochofic acid, LCA)和微量熊去氧胆酸(ursodeoxychofic acid, UDCA),合称总胆汁酸(total bile acid, TBA)。血清胆汁酸的定量测定可作为检测胆汁淤积的一种灵敏、特异的方法。发生胆汁淤积时,胆汁分泌下降,并迅速改变胆汁酸储存量的分布,使得血清和尿液中的胆汁酸浓度显著升高。血清胆汁酸对于诊断胆汁分泌受损较血清胆红素敏感,但是对于大多数的胆汁淤积不如 ALP 敏感,而且许多肝病如肝硬化、急慢性肝炎均可有胆汁酸升高。正常胆汁酸值在空腹时为 1.0~6.0 μmol/L,餐后 2 小时为 6.0~9.0 μmol/L。胆汁淤积时胆汁酸值超过 10 μmol/L。胆汁酸值在 10~20 μmol/L 为轻度增高,20~40 μmol/L 为中度增高,40 μmol/L 以上为重度增高[13]。此外,甘胆酸(一种甘氨酸结合型胆汁酸)检测已经进入临床应用,动态观察有益于临床发现胆汁淤积,特别对于 ICP 的判断具有重要临床意义,但由于目前检测方法学缺乏标准化致其临床价值受限。胆汁酸及甘胆酸虽然均是反映胆汁淤积的敏感指标,但检测方法学缺乏标准化加上干扰因素多特异性欠佳等因素是目前国内外相关指南中未将其列入并细化判断标准的重要原因。ALT 和 AST 在胆汁淤积时一般不升高,仅当胆汁淤积引起肝细胞损害时才会出现 ALT 和 AST 升高。可伴有血清胆固醇和磷脂、三酰甘油均升高,血清脂蛋白也有异常。检测血清中自身抗体如抗核抗体(ANA)、抗平滑肌抗体(ASMA)、抗肝肾微粒体抗体(LKM)、抗肝细胞胞浆抗原 1 型抗体(LC-1)、抗线粒体抗体(AMA)、抗 Sp100 抗体、抗可溶性肝抗原抗体(SLA/LP)等可帮助进一步明确胆汁淤积的病因。

4. 影像学和内镜检查

腹部超声检查通常是用来了解肝内外胆管是否阻塞扩张的第一步。腹部 CT 对于胆道梗阻性病变有着一定的价值。磁共振胰胆管造影(magnetic resonance cholangiopancreatography, MRCP)是显示胆道系统安全而又准确的检查,对胆道系统梗阻诊断准确性接近经内镜逆行胰胆管造影(endoscopic retrograde cholangio-pancreatography, ERCP)。超声内镜(endoscopic ultrasonography, EUS)在检测胆道结石及引起肝外胆道梗阻的病变方面与 MRCP 相当。诊断及治疗肝外胆道梗阻的金标准是 ERCP,但其为创伤性检查。即使是有经验的操作者,仍有较高的并发症如手术相关胰腺炎、出血和胆管炎等。因此,在考虑肝外胆道梗阻且尚不确定是否需要内镜干预时,应该首先行 MRCP 或 EUS,以避免不必要的 ERCP。如经过上述检查尚不能做出明确诊断时需要进行肝活检病理学检查以进一步明确诊断。

5. 病理学

胆汁淤积时大体标本呈黄绿色,穿刺标本呈散在绿色斑点或通体深绿色。根据胆汁淤积的部位,组织病理学分为肝内胆汁淤积和肝外阻塞性胆汁淤积两类。肝内胆汁淤积的基本病理变化是胆汁从肝小叶第三区肝细胞开始,表现为肝细胞内胆汁淤积,肝细胞呈羽毛状变性,伴毛细胆管扩张和胆栓形成。严重时以扩张含胆栓的毛细胆管为中心,肝细胞呈腺泡样排列,形成胆汁花环,这是肝内胆汁淤积的特征性病理变化。可见肝窦内增生肥大的 Kupffer 细胞吞噬胆汁,门管区小叶间胆管胆汁淤积伴胆栓形成。电镜观察显示毛细胆管微绒毛水肿、变短,直至消失。肝外阻塞性胆汁淤积组织病理学特征为门管区周边肝内胆汁湖伴胆汁肉芽肿形成,长期肝外阻塞可引起肝内继发性胆汁淤积。胆汁淤积的后期可引起门管区纤维化,甚至胆汁性肝硬化。

6. 肉芽肿性肝炎

肉芽肿性肝炎是肝组织对抗原刺激的慢性渗出性和增生性的炎性反应,其发生与传染病、全身性疾病或药物相关。肉芽肿的形成与巨噬细胞活化以及趋化因子对单核细胞和 T

淋巴细胞的募集、分化、增生和集聚密切相关,组织学特点为由巨噬细胞、上皮样细胞、淋巴细胞和成纤维细胞组成的结节状炎性浸润(肉芽肿)。在结节病、PBC或药物相关肉芽肿性肝病患者的肝脏中,肉芽肿易在门管区形成,其炎性反应可导致小叶间胆管损伤和缺失,继而出现胆汁淤积的临床表现和相关酶升高。

五、胆管硬化

硬化性胆管炎(sclerosing choIangitis, SC)是一类以慢性胆管炎症和闭塞性纤维化为病变特征的胆汁淤积性疾病,血液生化主要表现为碱性磷酸酶、谷氨酰转肽酶(GGT)和胆红素升高,影像学特征为胆管狭窄与扩张相间而呈"串珠状"。临床上常将硬化性胆管炎分为原发性硬化性胆管炎(primary sclerosing cholangitis, PSC)和继发性硬化性胆管炎(secondary sclerosing cholangitis, SSC)。

PSC是一种以特发性肝内外胆管炎症和纤维化导致多灶性胆管狭窄为特征、慢性胆汁淤积病变为主要临床表现的自身免疫性肝病。PSC的发病机制尚不清楚,目前认为PSC是遗传易感者发生的一种免疫异常疾病,宿主及外界因素可能也参与疾病发生,在做出PSC的诊断之前,需排除其他继发性病因。而SSC是主要由缺血、微生物感染、免疫紊乱或机械损伤(结石或手术创伤)等多种原因所引起的慢性胆管炎症和纤维化。其中,药物导致的SSC虽然是一种少见类型,目前关于这方面的报道和研究已经越来越多。目前已有的研究发现有不少药物可导致SSC,其中大多为个案报道。

氯胺酮是一种非竞争性的N-甲基-D-门冬氨酸(NMDA)受体拮抗剂,主要经肝微粒体酶代谢,在20世纪70年代首先作为麻醉剂在临床上被应用。然而其致迷幻作用和易吸入给药的特点使其成为一种越来越普遍的"娱乐"药物。2011年的一例个案报道中,1名长期吸入氯胺酮的女性后期出现上腹不适、肝功能异常,ERCP显示肝内胆管呈典型的枯树枝样改变,在排除了包括PBC、PSC、RPC、IgG4-SSC等多种病因后,研究者得出初步结论:长期使用氯胺酮可导致严重的胆道异常,可能发生胆管硬化。在另一篇研究中也报道了3例慢性氯胺酮滥用导致梗阻性黄疸和胆道异常的临床案例,其中有1名男子的情况甚至恶化到需至重症监护室行血透、插管、广谱抗生素应用,积极治疗后情况虽有好转,出院后仍多次再发腹痛,肝功能异常。除此之外,2013年的1篇研究也报道,1名长期服用氯胺酮的21岁男子,出现反复发作的腹痛、发烧和肝功能异常(主要是胆汁淤积性肝损伤),另外,肝活检也充分显示了硬化性胆管炎的证据。氯胺酮长期应用导致胆汁淤积及胆道异常的具体机制尚不完全清楚,目前的研究主要倾向于以下两个通路:因氯胺酮可作为钙离子拮抗剂扩张大脑动脉,研究者推测这种影响可能也延伸到胆道平滑肌,从而引起胆道扩张。另外,还有一种说法与迷走神经背核(DMV)有关。已知DMV中有投射到胆囊的传出纤维,且胆囊运动能力随着DMV中谷氨酸的含量的增加而增强。在动物研究中,在动物的DMV中注射NMDA可增加胆囊运动,而这一效应在氯胺酮应用后被消除,提示慢性氯胺酮使用可导致胆囊运动障碍。尽管已有以上初步研究,关于氯胺酮导致胆道异常的具体机制还有待进一步探索研究。另一种麻醉用药——七氟烷也被越来越多地报道在药物性肝损中存在不容忽视的作用。相继有报道发现长期使用七氟烷后可诱发使用者的腹部症状、肝功能异常及继发性胆管硬化,同时有对应相关的临床表现、血液学检查结果、影像学表现、肝穿刺活检等各个方面的证据支持。

除了麻醉剂外,止痛药塞来昔布也被报道与继发性胆管硬化存在相关性。近年来的个案报道显示:1名34岁的女子在服用塞来昔布3个月后出现急性上腹痛、总胆红素升高,排除其他病因后,肝活检提示了其胆管硬化。

另外,过去经动脉注射氟脲苷(引起缺血性胆管病)和腔内灌注杀头节药(用于治疗肝包囊虫病)也可引起硬化性胆管炎。亦有报道发现阿莫西林克拉维酸钾可引起SSC。

六、肝脏肿瘤

相较于药物使用所导致的胆汁淤积、胆道异常等作用,其导致肝脏肿瘤比较少见,但仍有一些研究发现两者间存在着某些联系。其中研究最多的是口服避孕类固醇与肝腺瘤的相关性。80%的肝腺瘤病人有使用口服避孕类固醇的历史,应用雌激素治疗的剂量和治疗时间之间有着密切关系。停用口服避孕类固醇后大部分患者的腺瘤明显消退。雌激素和局灶性结节性增生之间的关系比较复杂,其病因学还不清楚,类似情况还见于雌激素与海绵状血管瘤的关系。性类固醇,特别是雌激素对这两种肝脏良性肿瘤有营养支持作用,特别是与血管化有关,但是对此观点目前还存有争议。斯氟芬(ACI)是一种原卟啉氧化酶(PROTOX)抑制剂,能促进原卟啉IX(PPIX)的蓄积,有研究发现,卟啉症是人类肝脏肿瘤的一个危险因素,可在啮齿动物肝脏内诱发肿瘤。另外,有实验研究发现致癌物二乙基亚硝胺(N-亚硝基二乙胺)DEN通过肝炎——肝硬化——肝癌的发展轴导致肝癌。单次注射N-亚硝基二乙胺(DEN),然后重复给药四氯化碳(CCl_4),在DEN和CCl_4治疗后,100%的小鼠在5个月大时发生肝肿瘤,同时研究人员还观察到小鼠中肝肿瘤的发生率也显著增加。

七、血管病变

药物可以导致很多重要的血管病变,其中导致肝脏输出血管阻塞最重要的两种病变是肝静脉血栓形成和肝静脉闭塞性疾病,此外尚有的血管病变是肝紫斑病、肝血窦扩张、窦周纤维化和汇管区硬化等。

1. 肝静脉血栓形成

典型的肝静脉血栓形成可表现为Budd-Chiari综合征。肝组织显示明显的充血和小叶中央区(Ⅲ区)坏死,继而发生肝小叶中央区纤维化,其病理改变与心源性肝硬化相类似。但目前主流的研究方向多在于天然药物的抗凝作用,许多中草药也以活血化瘀功效著称,关于天然药物导致严重肝静脉血栓的病例未见特别报道。

2. 肝静脉闭塞性疾病

已知吡咯双烷类生物碱可以引起肝静脉系统的损伤和阻塞,该病开始时,坏死发生在中央静脉周围的肝细胞,继而发生小静脉管径内纤维组织进行性减少,进而可导致肝淤血、Budd-Chiari综合征,并最终发生充血性肝硬化。该种病变可长期不进展,甚至可以完全恢复。

目前研究发现泽兰、野百合、千里光、狗舌草等天然药物含有吡咯里西啶类生物碱,其肝毒性和肝脏细胞色素P450有关。P450能将不饱和生物碱转化为不稳定的毒性代谢产物,从而抑制有丝分裂,引起肝细胞代谢及功能紊乱,导致肝脏静脉闭塞,临床上称之为肝窦阻塞综合征。另有研究发现土三七含有羟基双稠吡咯啶类生物碱,可以使肝细胞 RNA 聚合酶的活性下降,使得 RNA 和 DNA 合成减少,从而破坏细胞有丝分裂,导致多核巨细胞形成,引起肝小静脉内膜炎,最终管腔发生狭窄甚至闭塞,临床上称之为肝小静脉闭塞症,其后期可导致肝纤维化甚至发展为肝硬化。

3. 肝紫斑病

肝紫斑病的组织学以充满血液的大小不等的腔隙构成,这些腔隙内通常缺乏内皮细胞,只是在少数病例中尚可以见到。以往的观点认为,肝紫斑病仅发生在消耗性疾病,如晚期癌肿和进展期结核等患者。在天然药物中,毛果天芥菜碱和鬼笔毒环肽能在实验动物中复制出肝紫斑病,因毛果天芥菜碱和鬼笔毒环肽具有损伤血窦内皮细胞膜的特性。肝紫斑病发病是因窦状隙支持膜减弱所致,窦状隙内皮细胞膜坏死也是导致该病的重要早期病因。偶然也可见到紫斑发生出血性破裂,引起腹腔内出血。此外,肝内出血灶的扩张也可以压迫正常肝组织,严重时可导致黄疸甚至肝功能衰竭。

4. 肝血窦扩张

明显的肝血窦扩张一般见于肝紫斑病,有时即使在远离病灶的区域内也能看到。在一些与紫斑有关的疾病中,如晚期癌症患者和口服避孕药者,可能在紫斑没有出现时已经有明显的肝血窦扩张存在。在甾体类激素诱发的黄疸中,如伴有血管的扩张,则可为阐明黄疸的病因提供一条很有价值的线索。明显的 I 区肝血窦扩张是典型的口服避孕药导致肝损的组织学改变。事实上,I 区的肝血窦扩张,有时可能还可伴有 III 区的肝血窦扩张,只有口服避孕药会引起,迄今尚未见到由其他原因引起上述病变的报道。

八、特发性门静脉高压

特发性门静脉高压症(idiopathic portal hypertension,IPH)又称特发性非肝硬化门静脉高压症(idiopathic non-cirrhotic portal hypertension,INCPH)、班替氏综合征(banti's syndrome)、班替氏病(banti's disease)、良性肝内门脉高压(benign intrahepatic portal hypertension)、肝门静脉硬化症(hepato-portal sclerosis)、非硬化性门静脉纤维化(non-cirrhotic portal fibrosis,NCPF)、肝外门静脉阻塞(extrahepatic portal vein obstruction,EHPVO),是一组由于肝内门静脉主干或分支非特异性炎症引起血管闭塞性纤维化及硬化,以门脉高压为特征而无肝硬化或肝静脉梗阻或内脏静脉血栓形成的异质性疾病。之所以有这么多的名称,反映了该疾病由不同的分期或者多个病理过程组成,而表现出相似的临床症状。诊断 IPH 需除外肝硬化、血液疾病、肝胆系统寄生虫病、肝静脉及门静脉阻塞以及先天性肝纤维化等。

IPH 临床少见,病因不明,是导致门脉高压的第二大原因,我国报道很少。主要表现为门脉高压、显著脾肿大伴脾功能亢进及贫血,肝功能基本正常。IPH 影像学检查中通常肝硬化的形态学改变并不明显,主要表现为门脉高压,如门脾静脉扩张、侧支循环开放、腹水等。病理改变主要表现为肝细胞板排列正常,无假小叶形成,汇管区扩大,门静脉周围纤维化,有不同程度的门脉周围细胞浸润,可见血栓形成,中央静脉及小叶间静脉扩张,肝窦扩张,窦周纤维化,肝内门静脉终末支破坏,以及肝实质萎缩,但无肝硬化改变。血流动力学改变为肝内窦前性门脉高压,即肝门静脉压力显著升高而肝静脉楔压基本正常,脾静脉及门静脉血流量增加。治疗基本与肝硬化所致门脉高压相同,预后主要取决于上消化道静脉曲张的严重程度及其处理。以日本(34.1%)和印度(25%)发病率较高,西方国家很低,在我国也少见,发病年龄为30~35岁,约占因门脉高压而来就诊患者的1/3,男女之比为1:3。与其他原因所致的肝硬化门脉高压的临床表现相似,容易误诊、漏诊。

1. NCPF/IPH 的病理学基础

目前 IPH 的病因及发病机制尚不清楚,基于现有的研究资料,IPH 的发生可能的致病因素病因可分为 5 类:①免疫性疾病(即与常见变异型免疫缺陷综合征、结缔组织病、Crohn's 病等);②慢性感染;③暴露于药物或毒素(如硫唑嘌呤、6-巯基嘌呤、砷、铜中毒及长期接触氯乙烯原料);④遗传易感性(即家族聚集性与 Adams Oliver 综合征和特纳病);⑤血栓形成的条件(如先天性骨髓增殖性肿瘤抗磷脂综合征)。但也有不少学者发现没有毒物接触史的 IPH 患者,故可能还有其他原因通过共同机制导致 IPH。IPH 的诊断标准如下:①有明确的门脉高压征象;②有肝硬化、晚期纤维化或其他慢性肝病病史;③影像学无肝静脉或门静脉无血栓形成的表现。

IPH 患者临床症状主要表现是肝硬化门静脉高压的症状,如食管胃底静脉曲张、食管静脉曲张破裂出血或脾大。在不同诱因下同时可能伴有腹水和(或)肝衰竭症状,并有门静脉血栓形成。一般来说,IPH 的治疗主要在于对肝硬化门静脉高压导致并发症的预防。有学者总结 IPH 肝脏改变的特点包括汇管区纤维化(硬化)、门静脉小支狭窄(闭塞)、门静脉分支扩张、门静脉血栓形成、肝实质内纤维化、肝细胞萎缩及肝结节状再生等,均无肝硬化改变。提醒不要将被膜下浅层的少数结节误诊为肝硬化,要注意观察深层改变,其次,不要将肝结节性增生误认为肝硬化。

年轻患者的门静脉主干发生血栓导致 EHPVO,而此后反复出现的血栓进一步堵塞中门静脉小静脉分支导致 NCPF。Schouten 等认为脾血流量增加和肝内胆管扩张发挥了重要作用,脾脏内皮细胞中诱导型 NOS(iNOS)和内皮型 NOS(eNOS)的合成增加导致脾窦扩张和脾静脉血流增加,Sato 和 Kitao 等提出的内皮间充质转化理论(endothelial-mesenchymal transition,EndMT)认为内皮细胞中静脉获得性肌纤维母细胞合成的标记物 CD34 表达减少,而间叶细胞合成的标记物 S100A4,a-SMA,COL1A1,和 pSmad2 和作为 EndMT 有效诱导子的 transforming growth factor-b1(TGF-b1)表达增加,随后这些细胞合成能够造成闭塞性门静脉症(obliterative portal venopathy,OPV)和窦状隙前门静脉高压(PHT)的 I 型胶原(见图 4-1)。

2. NCPF/IPH 的病因学

NCPF/IPH 的病因至今尚欠了解。多年的大量调查研究,目前公认对于 INCPH 的病因学研究主要集中在免疫系统疾病、慢性感染、接触药物或毒物、遗传性倾向、促血栓或高凝状态几个方面。有研究证实:一些毒物或药物可广泛损伤肝门脉小静脉的血管内皮,造成窦周纤维化,影响血流动力学,最终导致门脉高压。文献中报告可引起 IPH 的药物主要是嘌呤类似物,包括治疗白血病、炎症性肠病的药物 6-巯基嘌呤、硫唑嘌呤、硫鸟嘌呤等。此外,长期使用砷剂、甲氨蝶呤及吸入氯乙烯均可造成 IPH。印度环境中砷暴露的风险较高,可能是印度 IPH 相对高发的原因之一。

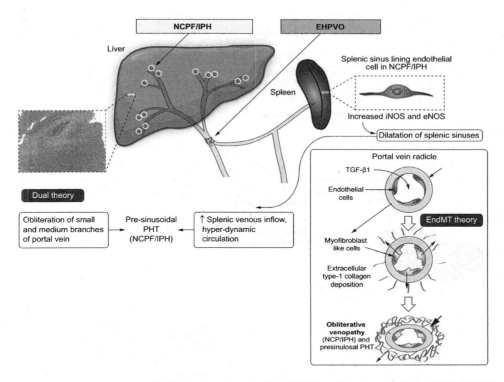

图 4-1　由 Sarin 和 Kumar 提出的 NCPF/IPH 和肝外门静脉阻塞(EHPVO)的病理学进展假说

IPH 的血流动力学改变:在 NCPF 患者的脾内(intrasplenic,ISP)和曲张的静脉内压力(intravariceal pressures,IVP)明显增高,有两个独立的压力梯度,一个介于 ISP 和肝内压力(intrahepatic pressure,IHP)之间为 8.9 mmHg,另外一个介于 IHP 和肝静脉压(wedge hepatic venous pressure,WHVP)之间为 6.2 mmHg,这表示有两个血管阻力位于两个病理解剖学位置:窦前隙和窦周,而肝静脉压力梯度(hepatic venous pressure gradient,HVPG)保持在正常范围内(见图 4-2)。

(1) 去羟肌苷

去羟肌苷(didanosine)为双脱氧腺苷(DDA)的脱氨基产物,为嘌呤核苷类似物,体外能抑制人类免疫缺陷病毒(HIV)在 T 细胞和单核细胞中的复制;体内可经细胞酶转化生成有抗病毒活性的代谢物 $5'$-三磷酸双脱氧腺苷(ddATP),后者能抑制 HIV-Ⅰ逆转录酶活性,并通过与天然底物 $5'$-三磷酸脱氧腺苷(dATP)竞争而整合进病毒 DNA,终止病毒 DNA 链的延伸,从而抑制病毒的复制。

2009 年,Kovafi 等对 2000—2007 年间被确诊为非肝硬化门静脉高压症的 15 名患者进行回顾性病例对照研究,以评估去羟肌苷与非肝硬化门静脉高压症的关联。患者大多为男性(87%),被诊断为非肝硬化门静脉高压症时的年龄中位数为 52 岁。所有患者均出现食管静脉曲张,7 例发生周期性食管静脉出血,8 例出现腹水,大部分患者肝功能出现轻度异常。经排除潜在的其他干扰因素后,调查者发现,与非肝硬化门静脉高压症的发生具有显著关联的唯一因素是长期应用去羟肌苷治疗,导致该不良反应的原因可能是去羟肌苷的线粒体毒性。2010 年 1 月 29 日,FDA 就去羟肌苷可引致非肝硬化门静脉高压症向医护人员和患

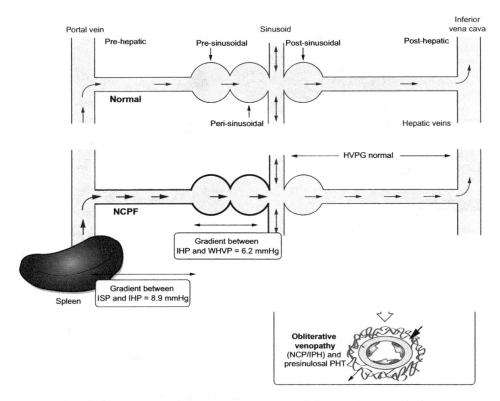

图 4-2　IPH 血流动力学改变

者发布警告信息。自从羟肌苷上市后,FDA 不良事件报告系统(AERS)已收到 42 例患者使用去羟肌苷导致非肝硬化门静脉高压症:其中男性 26 例,女性 14 例,另 2 例性别不详;年龄为 10~66 岁;用药疗程从数月至数年不等。

(2)免疫抑制药物

硫唑嘌呤是一种免疫抑制剂,通过多种途径抑制免疫细胞的生成,从而减少有害的自身抗体产生,起到免疫抑制作用,常用于神经系统自身免疫性疾病,如重症肌无力、视神经脊髓炎、自身免疫性脑炎等。硫唑嘌呤对预防疾病复发和控制疾病发展起到重要作用。研究证实肾移植后硫唑嘌呤、6-巯基嘌呤等免疫抑制剂的应用均可导致特发性门脉高压症的发生。

另外,6-巯基嘌呤是一种应用于炎症性肠病(inflammatory bowel disease,IBD)广泛而有效的免疫抑制剂。有多个文献报道了 6-巯基嘌呤治疗 IBD 后继发 IPH 的病例(在大多数病例中,被称之为 NRH),IPH 和其他一些肝脏副反应一般发生在 6-巯基嘌呤治疗后的 3个月到 3 年之间。另有学者曾报道一例 56 岁的 Crohn's 病患者采用硫唑嘌呤治疗后出现肝结节状结缔组织增生,特发性门静脉高压症和门静脉血栓的个案报道。

一项横断面研究用 6-巯基嘌呤治疗 IBD 后与 IPH 发病情况之间的关系,该项研究共纳入 1419 名 IBD 患者,其中 927 例采用了 6-巯基嘌呤进行治疗(65%),共有 4 名 IBD 型的Crohn's 患者出现 IPH(发病率 4.3/1 000),但其中 75% 的患者出现门脉高压的症状,只有一名患者无 IPH 临床症状但被诊断为 IPH,因为怀疑出现游离的血小板减少症,所有患者行腹部 B 超、肝静脉插管和肝脏活检,以明确门静脉高压的诊断。采用腹部 B 超,在所有患者中记录到间接的门脉高压的数据,瞬时肝脏弹性硬度检查表明有肝纤维化。在该项研究中,所有患者有平均长达 20 年的 IBD 病史,6-巯基嘌呤的服用时段平均 88 个月(30～120 个月)。研究人员认为 6-巯基嘌呤治疗 IBD 后特发性门静脉高压症比较少见,但对于 IPH 的发生要有早期诊断的意识,特别是那些长期采用 6-巯基嘌呤治疗的患者,血小板的减少可能是 IPH 发生的预示信号。

6-巯基嘌呤由于其副反应,会有 25% 的患者中断服药,其肝脏毒性在 0%～32% 之间,如肝小静脉闭塞病、肝脏紫癜、窦周纤维化和结节性再生性增生等,研究证实:在对硫唑嘌呤或巯嘌呤过敏的患者中,6-Thioguanine(6-TG,鸟嘌呤的嘌呤类似物)可导致肝损伤,或静脉闭塞性疾病或结节性再生性增生。

研究证实:硫唑嘌呤(AZA)越来越频繁用于 IBD 的维持治疗,其可以导致结节性再生性增生(NRH),NRH 是一种罕见的肝脏疾病,可导致严重的门静脉高压症。对用 AZA 治疗的 1 888 例 IBD 患者的研究表明:肝脏活检诊断为 NRH,15 例 NRH 患者的中位时间是52.4 个月(SE 1.6)。10 年累积 NRH 发生率为(1.28±0.45)%。AZA 使用前后有两个独立因素与 NRH 发生有关,男性(HR8.5, 95% CI 1.9～37.9)和小肠切除≥50 cm(HR 6.6,95% CI 2.2～20.0),这项研究表明小肠切除大于50 cm 的男性患者在用 AZA 治疗期间出现NRH 的风险较大.这一研究在 Vernier-Massouille 的研究中得到证实。

Blogowski 等也报道一例 40 岁 Crohn's 病的女性患者在采用硫唑嘌呤免疫抑制治疗炎症性肠病时出现 NRH,临床表现为血小板减少和肝脾肿大。胃镜检查显示上消化道曲张静脉,遗传分析表明,一种硫嘌呤代谢的关键酶——硫嘌呤甲基转移酶(thiopurine methyltransferase,TPMT)发生变异,杂合基因型(＊1/＊3A),降低 TPMT 酶活性,从而增敏了病人对于硫唑嘌呤相关的肝和骨髓的毒性反应。

另外,和肝硬化不同的是:IPH 在其早期阶段除非出现血小板减少症,一般不会出现肝功能异常,血小板减少症是 IPH 的发生的征兆,也就是说,孤立的血小板减少可能是门脉高压症发展的一个预测因素。因此,在用硫嘌呤类药物治疗的 IBD 患者中出现血小板减少症,即使肝功能正常,也要对肝脏疾病进行临床分析以警惕 IPH 的发生。一般认为:血小板计数低于 10^5/mL,临床就要高度怀疑有门脉高压的发生。

由于 IPH 的早期临床表现较为隐匿,大多数 IPH 的首发症状就是门静脉高压,早期 IPH 虽然表现出门静脉压力增高但仍低于临床门静脉压力的阈值(18.4 kPa),因此 IPH 在发病早期容易误诊,因此需要临床医生结合多项检查项目及时准确地做出判断。

(3) 砷化合物

研究发现较多的砷剂化合物有三氧化二砷(arsenic trioxide,As_2O_3)、雄黄(主要成分为硫化砷,realgar)、美拉砷醇(硫砷密胺,melarsoprol)、氧化酚砷(phenylarsine oxide,PAO)等 4 种,其中前 3 种已应用于临床治疗白血病。砷剂化合物可以诱导细胞凋亡和部分分化;As_2O_3 诱导不同类型肿瘤细胞凋亡时,调控细胞凋亡相关基因的表达不完全相同。线粒体电位(Ψm)下降是 As_2O_3 诱导细胞凋亡的关键环节,可延长倍增时间或阻抑细胞周期进程。砷化合物的抗癌作用广泛,对多种癌细胞都有增殖抑制作用,其作用机制为通过不同途径诱导细胞凋亡,且不同剂量浓度的砷剂作用机制各有不同。

慢性砷中毒可累及全身各系统,其中以神经系统损害最常见。对于肝脏损害,饮水、燃煤型灶具等是自然界中常见的环境污染导致的砷中毒。肝脏活检或动物实验的肝脏病理检查显示:砷中毒可导致肝细胞的变性、坏死、炎性反应、纤维化、肝脏继发性含铁血黄素沉积症;脾脏淤血性脾肿大,局部伴有脾脏白髓增生及肝硬化的改变。另一些观察发现,因治疗银屑病引起的砷中毒病例,肝脏病理及临床特征符合特发性门静脉高压。国外有个案报道,银屑病患者使用砷制剂治疗后出现门静脉高压,行肝脏活检发现:肝脏肝细胞损害轻微,病变以汇管区门静脉周及肝静脉周纤维化为主。另有学者检测长期口服砷酸钠的大鼠门静脉压力增高,同时伴有静脉内皮素-1浓度增加,而在细胞分离的上清液中内皮素-1浓度没有变化,而在体外研究中,脂多糖和γ干扰素在单核细胞来源的巨噬细胞和B淋巴细胞中均能诱导内皮素-1的合成,而砷制剂则不会影响这些细胞的分泌。因此砷可能通过对脾B淋巴细胞产生内皮素-1产生提高门静脉压力,进而引起IPH。

3. IPH 的治疗

目前,对IPH的诊断尚无统一标准,还是以排除性诊断为主。治疗方面,目前根据IPH的发病机制及血流动力学改变,最新的Baveno Ⅵ共识对于IPH的推荐治疗方法还是参照肝硬化门静脉高压的治疗指南,主要包括静脉曲张出血的预防和治疗、手术治疗、抗凝治疗、肝移植等方法,IPH总体预后良好,但门脉血栓形成可能提示预后不良。临床处理以防治静脉曲张出血为主,其原则大致与防治肝硬化门脉高压的静脉曲张出血相同。部分IPH患者需考虑手术分流及抗凝治疗。

九、肝纤维化和肝硬化

肝纤维化是多种原因引起的慢性肝损伤所致的病理改变,表现为肝内细胞外间质成分过度异常地沉积,并影响肝脏的功能,是慢性肝病发展到肝硬化必经之阶段。能够引起几乎各种慢性肝病的因素均可引起肝纤维化.

病因方面,大致可分为感染性、先天性代谢缺陷、化学毒物性、自身免疫性肝病等。肝脏内细胞外基质的过度沉积是肝纤维化的特征性改变。目前认为,肝星形细胞的激活是肝纤维化发生的中心环节,但肝纤维化的发生和发展机制十分复杂。

肝纤维化是各种病因所引起的慢性肝脏疾病的共同病理过程,是肝脏中细胞外基质增生与降解失衡,进而导致肝脏内纤维结缔组织异常沉积的结果。近年来肝纤维化也是国内外学者研究的热点,但其发生、发展机制尚未完全阐明。各种因素所导致的肝星状细胞激活、趋化和增殖,引起一系列促纤维化细胞因子的分泌,从而导致胶原合成增加被认为是肝纤维化过程中重要的病理过程。

诊断方面,肝组织病理学检查是明确诊断、衡量炎症与纤维化程度以及判定药物疗效的最重要依据。肝穿刺活组织检查是目前诊断肝纤维化的"金标准",但由于其取样误差、阅片者的经验不同可能导致重复性差,另外还有侵入性、价格昂贵等缺点。

肝组织病理学检查的基本要求包括:力求用粗针穿刺(最好用16G),标本长度1cm以上,至少在镜下包括6个以上汇管区。肝组织病理学检查标本应做连续切片,常规做苏木精-伊红、Masson三色染色和(或)网状纤维染色。根据纤维增生程度与部位,将肝纤维化程度分别分为1~4期。也可参照Knodell、Ishak、Scheuer、Chevallier等评分系统了解肝脏纤维化程度。

非侵入性检查包括肝纤维化的血清学指标、肝纤维化的影像学评估、肝脏瞬时弹性成像技术以及磁共振弹性成像技术。血清纤维化标志物检查有助于反映肝脏炎症和纤维化，主要有：①ECM代谢成分，包括透明质酸(hyaluronic acid，HA)、Ⅲ型前胶原肽或其代谢片段(包括P-Ⅲ-P或PCⅢ)、Ⅳ型胶原或其代谢片段(包括Ⅳ-C、Ⅳ-7S、Ⅳ-NC1)及层黏蛋白(laminin，LN)；②ECM代谢相关酶及其抑制物，如基质金属蛋白酶组织抑制因子-1(tissueinhibitor of metalloproteinase-1，TIMP-1)等；③纤维化形成的细胞因子。上述指标的综合应用对判定有无肝纤维化及区分肝纤维化与肝硬化有指导意义，但血清纤维化标志物仍然缺乏特异性和敏感性，对纤维化具体分期无直接指导意义，宜联合检测与动态观察对于肝脏瞬时弹性成像技术，肝脏瞬时弹性成像技术诊断肝纤维化专家共识意见是：FibroScan是一项相对成熟的技术，可以对显著的肝纤维化和肝硬化作出初步评估，有助于预测肝硬化的并发症及其预后。虽然FibroScan对于评估慢性肝病患者肝纤维化具有良好的结果，但是对于脂肪肝、BMI增高、早期纤维化、肋间隙狭窄患者的准确性却显著降低($P<0.05$)。因此，在临床中选择FibroScan替代肝穿刺活组织检查时需谨慎。超声剪切成像在评估肝纤维化分期方面具有与FibroScan和声辐射力脉冲成像技术同样的准确性。

另外，磁共振弹性成像技术是被推荐用于评估肝纤维化的新兴技术。在预测不同病因的肝纤维化中，磁共振弹性成像技术具有与声辐射力脉冲成像技术相同的准确性。B型超声波、电子计算机断层扫描(CT)和(或)核磁共振成像(MRI)的合理选用及相互对照验证，有助于动态观察纤维化程度。量化或半定量化标准观察肝脏弹性、肝脏体积、肝脏表面的形态、肝包膜厚度、肝实质、肝内血管和胆管、脾脏和脾静脉以及胆囊等指标的改变，对纤维化的诊断和评估病变的活动度可提供有价值的参考资料。

肝纤维化患者的临床表现无特异性，差异较大。常见的临床表现有：疲倦乏力、食欲缺乏、大便异常、肝区不适或胀或痛、面色晦暗、舌质暗红、舌下静脉曲张、脉弦细等。部分患者可无明显症状与体征，或可表现为伴同于原发病的其他临床表现。

治疗实践证实，肝纤维化与一定程度的肝硬化都是可逆的，部分药物可促进肝纤维化逆转，尤其是中医药治疗具有较好的综合疗效。抗肝纤维化治疗的近期目标在于抑制肝纤维化进一步发展；远期目标在于逆转肝纤维化，改善患者的肝脏功能与结构，延缓肝硬化及其失代偿期的发生，改善生活质量，延长患者生存期。治疗策略上应顾及肝纤维化发生和发展的各个方面，包括治疗原发病或去除致病因素、抗肝脏炎症、抑制胶原纤维形成与促进胶原降解等，这实际上是一种广义的抗肝纤维化综合疗法。其中，病因治疗是抗肝纤维化的首要对策，如有效抑制肝炎病毒复制、杀灭血吸虫、戒酒等可减轻肝脏持续损伤，从而促进纤维化肝组织的修复。

肝硬化是由肝纤维化发展而成，是所有慢性肝脏损伤的最终病理阶段。在我国，以乙型肝炎病毒和丙型肝炎病毒感染所致的肝硬化较为常见。肝硬化在病理组织学上的表现为广泛的肝细胞坏死、残存肝细胞结节性再生、结缔组织增生与纤维隔形成，导致肝小叶结构破坏和假小叶形成，肝脏逐渐变形、变硬而发展为肝硬化。Child-Pugh分级标准是一种临床上常用的，以对肝硬化患者的肝脏储备功能进行量化评估的分级标准。

根据肝脏功能储备情况可分为：代偿性肝硬化和失代偿性肝硬化。代偿性肝硬化指早期肝硬化，一般属 Child-Pugh A 级。虽可有轻度乏力、食欲减少或腹胀症状，但无明显肝功能衰竭表现。血清蛋白降低，但仍≥35 g/L，胆红素＜35 μmol/L，凝血酶原活动度多大于60%。血清 ALT 及 AST 轻度升高，AST 可高于 ALT，γ-谷氨酰转肽酶可轻度升高，可有门静脉高压症，如轻度食管静脉曲张，但无腹水、肝性脑病或上消化道出血。失代偿性肝硬化指中晚期肝硬化，一般属 Child-Pugh B、C 级。有明显肝功能异常及失代偿征象，患者可出现腹水、肝性脑病及门静脉高压症引起的食管、胃底静脉明显曲张或破裂出血。

引起肝硬化的病因很多，其中主要是病毒性肝炎所致，如乙肝（hepatitis B）、丙肝（hepatitis C）等。同时还有酒精肝、脂肪肝、胆汁淤积、药物、营养等方面的因素长期损害所致。

（张喜梅　曹伟军　王　黎　冯　皖）

第三节　亚临床性肝损伤

2015 年中华医学会颁布的《药物性肝损伤诊治指南》中指出亚临床性肝损伤是急性药物性肝损伤的一种类型。

亚临床性肝损伤是指病人无临床症状或症状轻微，仅有肝功能异常，多为部分指标轻度升高：谷丙转氨酶（ALT）/谷草转氨酶（AST）升高幅度为正常上限的 2～5 倍，碱性磷酸酶升高幅度为正常上限的 3 倍以内，病理表现为点状或局灶性坏死。

一、亚临床性药物性肝损伤的发病机制

有些药物常可造成组织和（或）生化改变，但无明显临床表现。急性或慢性的典型的药物性肝损伤较容易被临床医师所熟悉，但对无症状的亚临床型药物性肝损伤易被忽略。而亚临床型药物性肝损伤的发生率远比有症状或黄疸表现者为高。

2015 我国《药物性肝损伤诊治指南》指出：肝脏对药物的毒性存在耐受、适应与易感性 3 种情况：①耐受性：是指药物治疗期间未出现肝损伤的生物化学证据。②适应性：是指药物治疗期间出现肝损伤的生物化学证据，但继续用药生物化学指标恢复正常。③易感性：是指在药物治疗过程中甚至停药后出现 DILI，且不能呈现适应性缓解。

肝脏对药物毒性的耐受、适应与易感性是不同个体对同一药物肝毒性的不同反应。

有研究指出，亚临床性药物性肝损伤是肝脏对药物毒性的适应性反应。亚临床性肝损伤时不需停药，可减少剂量继续治疗，但要密切观察肝功能情况，若其进行性恶化可及早发现。也有文献提出，亚临床性药物性肝损伤是疾病发展的一个阶段，在药物引起的肝损伤出现临床症状之前有一定的潜伏期，其时间长短与药物种类、剂量、个体差异、给药途径、有无过敏体质等因素有关。如继续用药或停药太迟致肝损伤过重，停药后病情仍持续进展，最终死于肝衰竭。

天然药物致肝损伤的发病机制复杂，往往是多种机制先后或共同作用的结果，迄今尚

未完全阐明。目前认为,天然药物所致药物性肝损伤发病机制同 DILI,亦包括药物及其代谢产物直接或通过免疫机制损伤肝脏两个方面。据 2015 我国《药物性肝损伤诊治指南》其过程包括药物及其代谢产物导致的"上游"事件以及肝脏靶细胞损伤通路和保护通路失衡构成的"下游"事件。

药物的直接肝毒性是指摄入体内的药物和(或)其代谢产物对肝脏产生的直接损伤,往往呈剂量依赖性,通常可预测,也称固有型 DILI。药物的直接肝毒性可进一步引起免疫和炎症应答等其他肝损伤机制。

特异质性肝毒性的发生机制是近年的研究热点。药物代谢酶系(细胞色素 P450 等Ⅰ相代谢酶系和多种Ⅱ相代谢酶系)、跨膜转运蛋白及溶质转运蛋白的基因多态性可导致这些酶或转运蛋白功能异常,而 HLA 的基因多态性可导致对某些药物较易产生适应性免疫应答,这些基因多态性及其表观遗传特点可增加宿主对 DILI 的易感性。

1. 含有直接导致肝损伤的毒性成分

这类药物和(或)其代谢产物对肝脏直接损伤,发生率较高,既可以预测,又可以用动物模型的方式复制,肝损伤的发生及严重程度与药物剂量相关,肝损伤潜伏期相对较短,且同时伴有全身其他脏器的损伤,由于毒性成分清楚,这种肝损伤是可以预防的。

直接导致肝脏损伤的天然药物,其毒性物质与其含有的生物碱、苷、毒蛋白、萜、内酯以及有毒矿物药中汞、砷、铅等成分有关。如:雷公藤含雷公藤碱;苦楝皮、艾叶、决明子、绵马贯众等分别含生物碱、酚类、萜类或内酯;黄药子含薯蓣皂苷、薯蓣毒皂苷;苍耳子含毒蛋白。

2. 特异质反应性肝损伤

特异质反应根据受试者体质的不同分为代谢特异质和免疫特异质。引起特异质反应性肝损伤的中草药有麻黄、雷公藤、苍耳子、何首乌、蜈蚣、穿山甲、金不换等。金不换中有左旋延胡索乙素,左旋延胡索乙素具有某些与有肝脏毒性的吡咯双烷生物碱相似的结构。其直接的肝脏毒性尚未证明,中毒患者的临床表现类似于一种超敏反应,临床难以预测、预防,治疗效果也差。石蚕属植物(如婆婆纳等)的片剂或药茶作为利胆或杀菌剂而被广泛应用,后因发现它有控制体重的辅助作用广泛用于减肥药中,多数用药者用药 2 个月后出现自身免疫性肝炎,这些肝炎发生有免疫基础。

二、肝脏对药物所致肝损伤的适应性机制

肝脏是唯一能调节自身生长和保持自身总量的器官。正常肝脏中,肝细胞呈辐射状排列,肝细胞索中肝细胞紧密接触,在细胞表面调制物(cell surface modulator)的作用下肝细胞仅显示其特异的生物学功能,而不显示细胞增殖功能,处于静止期细胞相(G0 期)。然而,肝脏具有巨大的再生潜能,当肝脏受到各种不同的损伤时,肝细胞便再生(增殖)以替代死亡的细胞,直到恢复到损伤前的水平。在肝细胞再生的同时,肝脏的非实质细胞(胆管上皮细胞、肝窦内皮细胞、星形细胞、淋巴细胞和巨噬细胞)和细胞外基质也相应重建。健康成人保持肝细胞总量的机制:肝细胞的细胞周期长,增殖指数很低(<1∶100),肝细胞的程序死亡率(凋亡率)亦很低,每日只需补充少量的新生肝细胞足以保持肝脏的细胞总量和完整的功能。健康成人肝细胞再生的来源包括:肝祖细胞和成熟的肝细胞。一般认为,邻近汇管区的卵圆细胞系肝脏的干细胞,可分化为肝祖细胞、胆管上皮细胞和造血细胞。干细

胞是在胚胎期进入肝脏,或由骨髓和脾脏流入肝脏。成熟肝细胞的再生受到门脉血液内各因子的调节,在靠近汇管区(第Ⅰ区)的肝细胞较中央静脉周围(第Ⅲ区)的细胞有较高的增殖指数,可能与门脉血流的灌流有关。

肝损伤后肝细胞的再生:肝损伤后肝脏具有旺盛的再生能力。在动物实验中,大多用鼠类作部分肝切除(PH)或化学性损伤的模型,以观察肝再生,尤以前者更能代表。大鼠的肝脏在受到致坏死的损伤后,肝细胞几乎以同步的方式代偿丢失的细胞。切除 2/3 肝脏,在 10～14 d 内可使肝总量恢复。当增殖的肝总量达到 PH 前原来肝总量的 ±10% 时,肝再生终止。肝组织缺损存在阈值(大约为 30% 缺损),肝缺损在此阈值以下,肝再生缓慢。在另一极端情况,肝细胞切除 80%,甚或更多,将不引起有效的肝再生,伴有高病死率。

人类在 PH 后肝脏的再生:活体肝移植和劈裂式肝移植,可观察到肝脏的再生,应用磁共振成像(MRI)观察活体肝移植后肝脏的再生,7 d 后供者的肝体积增大 1 倍,受者的肝体积倍增发生于术后 7～14 d。于 60 d 后,肝脏体积恢复至原来水平。再生的细胞主要来自成熟的肝细胞,迅速从 G_0 期进入 $G_1 \rightarrow S \rightarrow G_2 \rightarrow M$ 期,也有部分来自肝祖细胞。肝脏强大的再生及修复能力,使轻度受损的肝细胞功能及组织形态短期内恢复,肝脏生化指标复常。

肝脏是宿主一线免疫防御的重要器官,单核-巨噬细胞 90% 在肝脏。肝脏内的 Kupffer 细胞和肝窦内皮细胞是单核-巨噬细胞的主要成分,使肝脏成为机体的生物过滤器,门脉血液携带的抗原物质、细菌和抗原-抗体复合物通过肝脏,被肝脏的单核-巨噬细胞吞噬、清除。

细胞的适应本身是一种平衡:当发生可逆性的损伤时,可通过调节细胞功能、基因表达、应激反应从而实现适应和存活;而发生不可逆的损伤时,对于应激、细胞因子、毒素不能正确应答而导致适应失败、细胞死亡。肝脏微环境本身包含一个对于自身与非自身抗原具有广泛耐受性的非常特别的先天免疫系统并参与诱导外周免疫耐受。如果免疫耐受被打破,则肝细胞就会成为免疫细胞的靶向。

三、病理特点

亚临床性药物性肝损伤的程度轻微,主要病理表现为肝脏肿胀,切面失去光泽,小叶结构不清,光镜下肝细胞肿胀,胞质呈伊红色颗粒状。电镜显示肝细胞的内质网明显扩张,嵴消失,水分增加,核糖体消失,糖原减少。并可见点状或局灶性坏死。多发生于Ⅲ区肝细胞。坏死细胞发生溶解,周围可有吞噬脂褐素的库弗氏细胞和淋巴细胞聚集。中草药较西药更易出现融合性坏死、纤维间隔形成和汇管区淋巴细胞、浆细胞的浸润。主要临床病理类型包括肝细胞型、胆汁淤积型和肝血管病变型。

肝细胞损伤:肝细胞损伤是药物性肝病的主要病理表现,表现为肝细胞混浊肿胀、脂肪变性和急性出血性坏死,主要由毒性中间代谢产物引起。如小柴胡汤、麻黄对一些免疫紊乱的患者可引起自身免疫性肝炎;白屈菜、婆婆纳可引起慢性肝炎;中草药金不换、牛黄解毒片、小柴胡汤及其类方提取制剂,可能先引起慢性中毒性肝炎,进一步发展为肝硬化。

肝内胆汁淤积、胆管损伤:是肝细胞分泌胆汁功能受到药物及其代谢产物的破坏,不能将胆汁排出细胞(小叶内淤胆),或由于胆小管内胆汁流速减慢以及免疫反应引起小叶间胆管进行性的破坏和减少,胆汁在小叶间聚集(小叶间淤胆)的结果。导致肝内胆汁淤积的中草药如大黄、泽泻、川楝子等。

肝血管病变:含肝毒吡咯里西啶(类)生物碱的中草药如千里光、款冬花引起的肝小静脉闭塞病,病理基础是终末肝小静脉和肝窦内皮细胞损伤、中央静脉周围肝细胞破坏,其特征为肝小叶内直径<300 μm 的小静脉(包括中央静脉和小叶下静脉)内皮损伤、内膜肿胀、内膜增生增厚和纤维化,形成非血栓性闭塞。

四、临床表现

无症状的亚临床肝损伤或可称作隐匿性肝损伤,因无明显乏力、纳差、恶心、厌油、黄疸等症状及体征,往往会被忽略。常在体检时被发现。对于上述可能引起肝损伤的中草药要引起重视,定期行肝功能检查。

2008 年,美国 FDA 医学博士 Senior 提出把急性药物性肝损伤分为 6 级(表 4-1),并被全球广泛应用。

表 4-1 美国 FDA 医学博士 Senior 提出的急性药物性肝损伤严重程度分级

分级	临 床 表 现
0级	患者对暴露药物可耐受,无肝毒性反应
1级	无明显临床症状,只有轻度的、可逆性的血清肝酶水平升高
2级	早期轻度肝损伤症状,更广泛的肝功能损伤,总胆红素升高或凝血酶原时间延长
3级	临床症状明显,肝损伤严重伴明显黄疸,需要住院治疗
4级	出现急性肝衰竭的表现
5级	伴有其他器官的损伤,如肝性脑病、肝肾综合征,导致病人死亡或需要肝移植

2009 年,美国药物性肝损伤网(Drug-Induced Liver Injury Network)的一项前瞻性研究对这项分级标准进行了数字化修订(表 4-2)。

表 4-2 美国药物性肝损伤网提出的急性药物性肝损伤严重程度分级

评分	等级	临 床 表 现
1	轻	血清转氨酶和碱性磷酸酶水平或两者兼而有之,但血清总胆红素<2.5 mg/dL,没有凝血障碍(INR<1.5)
2	中	血清转氨酶和碱性磷酸酶水平或两者兼而有之,伴有血清总胆红素水平升高(TBil≥2.5 mg/dL),或无高胆红素血症但有凝血障碍(INR≥1.5)
3	中-重	血清转氨酶和碱性磷酸酶水平或两者兼而有之,伴有血清总胆红素水平升高(TBil≥2.5 mg/dL)和或 INR≥1.5,并因药物性肝损伤需要住院或导致住院时间延长
4	严重	血清转氨酶和碱性磷酸酶水平或两者兼而有之,伴有血清总胆红素水平升高(TBil≥2.5 mg/dL),并伴有以下情况之一者:肝衰竭表现(INR≥1.5,腹水或肝性脑病因药物性肝损伤引起的其他器官功能衰竭
5	致命	因药物性肝损伤导致病人死亡或需要肝移植

2015 年,我国中华医学会肝病学分会药物性肝病学组在制定我国《药物性肝损伤诊治指南》时,结合我国肝衰竭指南对美国药物性肝损伤网急性药物性肝损伤严重程度的分级

标准进行了部分修订(表 4-3)。

表 4-3　我国《药物性肝损伤诊治指南》提出的药物性肝损伤严重程度分级

分　级	临　床　表　现
0 级(无肝损伤)	患者对暴露药物可耐受,无肝毒性反应
1 级(轻度肝损伤)	血清 ALT 和或 ALP 呈可恢复性升高,TBil<2.5×ULN(2.5 mg/dL 或 42.75 μmol/L),且 INR<1.5。多数患者可适应。可有或无乏力、虚弱、恶心厌食、右上腹痛、黄疸、瘙痒、皮疹或体重减轻等症状。
2 级(中度肝损伤)	血清 ALT 和或 ALP 升高,TBil≥2.5×UIN,或虽无 TBil 升高但 INR≥1.5。上述症状可有加重。
3 级(重度肝损伤)	血清 ALT 和或 ALP 升高,TBil≥5×ULN(5 mg/dL 或 85.5 μmol/L),伴或不伴 INR≥1.5。患者症状进一步加重,需要住院治疗,或住院时间延长
4 级(急性肝衰竭)	血清 ALT 和(或)ALP 水平升高,TBil>10×ULN(10 mg/dL 或 171 μmol/L)或每日上升≥1.0 mg/dL(17.1 μmol/L),INR≥2.0 或 PTA<40% 可同时出现腹水或肝性脑病;或与 DILI 相关的其他器官功能衰竭。
5 级	因药物性肝损伤导致病人死亡或需要肝移植才能存活。

　　比较以上 3 种药物性肝损伤严重程度分级标准,可以看出我国《药物性肝损伤诊治指南》提出的药物性肝损伤严重程度分级标准更具体,容易掌握。其中,1 级(轻度肝损伤)为亚临床性肝损伤。

五、实验室、影像学、病理检查

　　依据 2015 年我国《药物性肝损伤诊治指南》可有以下辅助检查。

　　1. 实验室检查

　　血常规:多数患者的血常规较基线并无明显改变。过敏特异质患者可能会出现嗜酸性粒细胞增高(>5%)。需注意基础疾病对患者血常规的影响。

　　肝功能:血清 ALT、ALP、GGT 和 TBil 等改变是目前判断是否有肝损伤和诊断 DILI 的主要实验室指标。血清 ALT 的上升较 AST 对诊断 DILI 意义可能更大,其敏感性较高,而特异性相对较低,一些急性 DILI 患者 ALT 可高达正常值上限 100 倍以上,但也应注意某些 DILI 患者的 ALT 只是轻度升高,通常不进展为更严重的肝损伤。对于 ALP 升高,应排除生长发育期儿童和骨病患者的非肝源性 ALP 升高。血清 GGT 对胆汁淤积型/混合型 DILI 的诊断灵敏性和特异性可能不低于 ALP。血清 TBil 升高、白蛋白水平降低和凝血功能下降均提示肝损伤较重。其中,人血白蛋白水平下降需排除肾病和营养不良等病因,凝血功能下降需排除血液系统疾病等病因。通常以凝血酶原时间国际标准化比值(INR)= 1.5 判断为凝血功能下降,也可参考凝血酶原活动度(PTA)等指标加以判断。

　　亚临床性肝损伤的实验室指标:血清 ALT 和或 ALP 呈可恢复性升高,TBil<2.5×ULN(2.5 mg/dL、d 或 42.75 μmol/L),且 INR<1.5。

　　2. 影像学检查

　　急性 DILI 患者,肝脏超声多无明显改变或仅有轻度肿大。药物性 ALF 患者可出现肝脏体积缩小。少数慢性 DILI 患者可有肝硬化、脾脏肿大和门静脉内径扩大等影像学表现，肝内外胆道通常无明显扩张。影像学对 SOS/VOD 的诊断有较大价值，CT 平扫见肝肿大，增强的门静脉期可见地图状改变（肝脏密度不均匀，呈斑片状）、肝静脉显示不清、腹水等。超声、CT 或 MRI 等常规影像学检查和必要的逆行胰胆管造影对鉴别胆汁淤积型 DILI 与胆道病变或胰胆管恶性肿瘤等有重要价值。

3. DILI 新的生物标志物

理想的 DILI 生物标志物应有助于判断亚临床 DILI，提高临床 DILI 的诊断率，区分 DILI 的严重程度，鉴别适应性和进展性 DILI，帮助判断 DILI 的预后等。目前临床常用指标为血清 ALT、ALP、TBil 以及 INR，尽管可帮助判断 DILI 严重程度及预后，但对 DILI 诊断缺乏特异性。

检测可疑中草药的体内特征代谢物及特异性生物标志物可确定致肝损伤的具体药物。

4. 病理组织学检查

不明原因的 DILI，行肝活检病理组织学检查有助于进一步明确诊断和评估病损程度。

（王维红）

参考文献

［1］Devarbhavi H，Dierkhising R，Kremers W K，et al. Single-center experience with drug-induced liver injury from India：Causes, outcome, prognosis, and predictors of mortality［J］. The American Journal of Gastroenterology，2010，105(11)：2396-2404.

［2］Zhou Y，Yang L，Liao Z，et al. Epidemiology of drug-induced liver injury in China：A systematic analysis of the Chinese literature including 21，789 patients［J］. European Journal of Gastroenterology & Hepatology，2013，25(7)：825-829.

［3］Lin J，Moore D，Hockey B，et al. Drug-induced hepatotoxicity：Incidence of abnormal liver function tests consistent with Volatile anaesthetic hepatitis in trauma patients. Liver Int，2014，34：576-582.

［4］Ghabril M，Fontana R，Rockey D，et al. Drug-induced liver injury caused by intravenously administered medications：The Drug-induced Liver Injury Network experience［J］. Journal of Clinical Gastroenterology，2013，47(6)：553-558.

［5］Andrade R J，Lucena M I，Kaplowitz N，et al. Outcome of acute idiosyncratic drug-induced liver injury：Long-term follow-up in a hepatotoxicity registry［J］. Hepatology，2006，44(6)：1581-1588.

［6］张盛，熊枝繁. 药物性肝病的研究进展［J］. 中国民康医学，2013，25(1)：87-91.

［7］中华医学会消化病学分会肝胆疾病协作组. 全国多中心急性药物性肝损伤住院病例调研分析［J］. 中华消化杂志，2007，27(7)：439-442.

［8］Tajiri K，Shimizu Y. Practical guidelines for diagnosis and early management of drug-induced liver injury［J］. World J Gastroenterol，2008，14(44)：6774-6785.

［9］Chen D F，Sun W J. The application of the anti-inflammatory and hepatoprotective drugs on drug-induced liver disease. Chin J Hepatol，2011，19：232-233.

［10］Rockey D C，Seeff L B，Rochon J，et al. Causality assessment in drug-induced liver injury using a structured expert opinion process：Comparison to the Roussel-Uclaf causality assessment method［J］. Hepatology (Baltimore, Md)，2010，51(6)：2117-2126.

［11］Reuben A，Koch D G，Lee W M，et al. Drug-induced acute liver failure：Results of a US multicenter, prospective study[J]. Hepatology (Baltimore, Md)，2010，52(6)：2065-2076.

[12] 于乐成,范晔,陈成伟.药物性肝损伤慢性化判断标准:3 或 6 个月还是 1 年[J].肝脏,2017,22(2)：97-100.

[13] 梁珊,范作鹏,聂巍,等.药物性肝损伤慢性化的临床类型及特点[J].临床肝胆病杂志,2016,32(12)：2356-2359.

[14] 于乐成,茅益民,陈成伟.药物性肝损伤诊治指南[J].临床肝胆病杂志,2015,31(11)：1752-1769.

[15] 周桂琴,黎波,王融冰,等.74 例中草药引起肝损伤临床分型及病理特点分析[J].中华中医药杂志,2014,29(7)：2380-2382.

[16] 刘成海,朱春雾.中草药相关药物性肝损伤的流行特点、主要原因与诊断评估[J].临床肝胆病杂志,2017,33(5)：829-832.

[17] 范建高,庄辉.中国脂肪肝防治指南(科普版)[M].上海:上海科学技术出版社,2015：73.

[18] 孙双双,傅青春.药物性脂肪肝[J].肝脏,2014,19(6)：464-466.

[19] 李晶莹,陆伦根.药物性脂肪肝[J].实用肝脏病杂志,2012,15(4)：284-285.

[20] 杜艳春.药物毒性与脏器磷脂质沉积症[A].中国毒理学会药物毒理与安全性评价专业委员会(Drug Toxicology and Safety Evaluation Specialty Section of the Chinese Society of Toxicology)、中国药学会药物安全评价研究专业委员会(Drug Toxicology Specialty Section of the Chinese Pharmacological Society)、中国药理学会药物毒理专业委员会(Drug Safety Evaluation Specialty Section of the Chinese Pharmaceutical Association).首届中国药物毒理学年会(2011 年)暨国际药物非临床安全性评价研究论坛论文集[C].中国毒理学会药物毒理与安全性评价专业委员会(Drug Toxicology and Safety Evaluation Specialty Section of the Chinese Society of Toxicology)、中国药学会药物安全评价研究专业委员会(Drug Toxicology Specialty Section of the Chinese Pharmacological Society)、中国药理学会药物毒理专业委员会(Drug Safety Evaluation Specialty Section of the Chinese Pharmaceutical Association)，2011：1.

[21] Heathcote E J. Diagnosis and management of cholestatic liver disease[J]. Clinical Gastroenterology and Hepatology，2007，5(7)：776-782.

[22] European Association for the Study of the Liver. EASL Clinical Practice Guidelines：Management of cholestatic liver diseases[J]. Journal of Hepatology，2009，51(2)：237-267.

[23] Bénichou C. Criteria of drug-induced liver disorders. Report of an international consensus meeting. J Hepatol，1990,11(2)：272-276.

[24] Andrade R J, Lucena M I, Kaplowitz N，et al. Outcome of acute idiosyncratic drug-induced liver injury：Long-term follow-up in a hepatotoxicity registry[J]. Hepatology，2006，44(6)：1581-1588.

[25] Björnsson E, Kalaitzakis E，Av Klinteberg V，et al. Long-term follow-up of patients with mild to moderate drug-induced liver injury[J]. Alimentary Pharmacology ＆ Therapeutics，2007，26(1)：79-85.

[26] Fontana R J, Seeff L B, Andrade R J，et al. Standardization of nomenclature and causality assessment in drug-induced liver injury：Summary of a clinical research workshop[J]. Hepatology，2010，52(2)：730-742.

[27] Aithal G P, Watkins P B, Andrade R J，et al. Case definition and phenotype standardization in drug-induced liver injury[J]. Clinical Pharmacology ＆ Therapeutics，2011，89(6)：806-815.

[28] Burt A D, Portmann B C，Ferrell L D. Preface [M]//MacSween's Pathology of the Liver. Amsterdam：Elsevier，2012：xi.

[29] Bacon B. Hereditary hemochromatosis [M]//Comprehensive Clinical Hepatology. Amsterdam：

Elsevier，2006：341-349.

[30] Lang C，Meier Y，Stieger B，et al. Mutations and polymorphisms in the bile salt export pump and the multidrug resistance protein 3 associated with drug-induced liver injury[J]. Pharmacogenetics and Genomics，2007，17(1)：47-60.

[31] Kuntz E. Hepatology principles and practice[M]. Berlin，Heidelberg：Springer Berlin Heidelberg，2006.

[32] Siddique A，Kowdley K V. Approach to a patient with elevated serum alkaline phosphatase[J]. Clinics in Liver Disease，2012，16(2)：199-229.

[33] Geller S，Petovic L M. Evaluation of cholestasis Biopsy interpretation of the liver. 2nd edition. Lippincott Williams&Wilkins，2009：404-416.

[34] 中华医学会肝病学分会,中华医学会消化病学分会,中华医学会感染病学分会.原发性硬化性胆管炎诊断和治疗专家共识(2015)[J].中华肝脏病杂志,2016,24(1)：14-22.

[35] Gudnason H O，Björnsson H K，Gardarsdottir M，et al. Secondary sclerosing cholangitis in patients with drug-induced liver injury[J]. Digestive and Liver Disease，2015，47(6)：502-507.

[36] Chu P S，Ma W K，Wong S C，et al. The destruction of the lower urinary tract by ketamine abuse：A new syndrome？[J]. BJU International，2008，102(11)：1616-1622.

[37] Seto W K，Ng M，Chan P，et al. Ketamine-induced cholangiopathy：A case report[J]. American Journal of Gastroenterology，2011，106(5)：1004-1005.

[38] Lo R S，Krishnamoorthy R，Freeman J G，et al. Cholestasis and biliary dilatation associated with chronic ketamine abuse：A case series[J]. Singapore Medical Journal，2011，52(3)：e52-e55.

[39] Turkish A，Luo J J，Lefkowitch J H. Ketamine abuse, biliary tract disease, and secondary sclerosing cholangitis[J]. Hepatology，2013，58(2)：825-827.

[40] Kamel I R，Wendling W W，Chen D，et al. N-methyl-D-aspartate (NMDA) antagonists — S(+)-ketamine, dextrorphan, and dextromethorphan — act as calcium antagonists on bovine cerebral arteries. J Neurosurg Anesthesiol，2008，20：241-8.

[41] Liu C Y，Xie D P，Liu J Z. Microinjection of glutamate into dorsal motor nucleus of the vagus excites gallbladder motility through NMDA receptor-nitric oxide-cGMP pathway[J]. Neurogastroenterology and Motility，2004，16(3)：347-353.

[42] Lin J，Moore D，Hockey B，et al. Drug-induced hepatotoxicity：Incidence of abnormal liver function tests consistent with volatile anaesthetic hepatitis in trauma patients[J]. Liver International，2014，34(4)：576-582.

[43] Nayudu S K，Badipatla S，Niazi M，et al. Cholestatic hepatitis with small duct injury associated with celecoxib[J]. Case Reports in Medicine，2013，2013：1-3.

[44] Men S，Hekimoğlu B，Yücesoy C，et al. Percutaneous treatment of hepatic hydatid cysts：An alternative to surgery[J]. American Journal of Roentgenology，1999，172(1)：83-89.

[45] Chitturi S，Farrell G C. Drug-induced cholestasis. Semin Gastrointest Dis.，2001，12(2)：113-124.

[46] Ishak K G. Hepatic lesions caused by anabolic and contraceptive steroids[J]. Seminars in Liver Disease，1981，1(2)：116-128.

[47] Aseni P，Sansalone C V，Sammartino C，et al. Rapid disappearance of hepatic adenoma after contraceptive withdrawal[J]. Journal of Clinical Gastroenterology，2001，33(3)：234-236.

[48] Mathieu D，Zafrani E S，Anglade M C，et al. Association of focal nodular hyperplasia and hepatic hemangioma[J]. Gastroenterology，1989，97(1)：154-157.

[49] Kuwata K, Inoue K, Ichimura R, et al. Involvement of mouse constitutive androstane receptor in acifluorfen-induced liver injury and subsequent tumor development[J]. Toxicological Sciences, 2016, 151(2): 271-285.

[50] Ding Y F, Wu Z H, Wei Y J, et al. Hepatic inflammation-fibrosis-cancer axis in the rat hepatocellular carcinoma induced by diethylnitrosamine[J]. Journal of Cancer Research and Clinical Oncology, 2017, 143(5): 821-834.

[51] Khanna R, Sarin S K. Non-cirrhotic portal hypertension-diagnosis and management[J]. Journal of Hepatology, 2014, 60(2): 421-441.

[52] Schouten J N, Verheij J, Seijo S. Idiopathic non-cirrhotic portal hypertension: A review[J]. Orphanet Journal of Rare Diseases, 2015, 10(1): 1-8.

[53] 刘霞,王泰龄,项灿宏,等.特发性门静脉高压的肝脏病理学分析[J].中华肝脏病杂志,2007,15(5): 374-377.

[54] Vispo E, Cevik M, Rockstroh J K, et al. Genetic determinants of idiopathic noncirrhotic portal hypertension in HIV-infected patients[J]. Clinical Infectious Diseases, 2013, 56(8): 1117-1122.

[55] Shepherd P, Harrison D J. Idiopathic portal hypertension associated with cytotoxic drugs[J]. J Clin Pathol, 1990, 43(3): 206-210.

[56] 吴小艳.去羟肌苷可致非肝硬化门静脉高压症[J].药物不良反应杂志,2010,12(1): 70.

[57] Kovari H, Ledergerber B, Peter U, et al. Association of noncirrhotic portal hypertension in HIV-infected persons and antiretroviral therapy with didanosine: A nested case-control study[J]. Clinical Infectious Diseases, 2009, 49(4): 626-635.

[58] FDA. FDA Drug Safety Communication: Serious liver disorder associated with the use of Videx/Videx EC(didanosine)[EB/OL]. 2009-1-29. http//www. fda. gov/Drugs/DrugSafety/Post market Drug Safety Information for Patients and Providers /uem 199169.htm.

[59] Roland S, Delwaide J, Com et G, et al.Clinical case of the month. Hepatoportal sclerosis in a patient treated with azathioprine [J].Rev Med Liege,1998,53(8):450-453.

[60] Vernier-Massouille G, Cosnes J, Lemann M, et al. Nodular regenerative hyperplasia in patients withinflammatory bowel disease treated with azathioprine[J]. Gut, 2007, 56(10): 1404-1409.

[61] Navaneethan U, Shen B. Hepatopancreatobiliary manifestations and complications associated withinflammatory bowel disease[J]. Inflammatory Bowel Diseases, 2010, 16(9): 1598-1619.

[62] Heimgartner B, Dawson H, de Gottardi A, et al. Successful treatment of small intestinal bleeding in a Crohn's patient with noncirrhotic portal hypertension by transjugular portosystemic shunt placement and infliximab treatment[J]. Case Reports in Gastroenterology, 2016, 10(3): 589-595.

[63] Suárez Ferrer C, Llop Herrera E, Calvo Moya M, et al. Idiopathic portal hypertension regarding thiopurine treatment in patients with inflammatory bowel disease [J]. Revista Española De Enfermedades Digestivas, 2015, 108: (2):79-83.

[64] Calabrese E, Hanauer S B. Assessment of non-cirrhotic portal hypertension associated with thiopurine therapy in inflammatory bowel disease[J]. Journal of Crohn's and Colitis, 2011, 5(1): 48-53.

[65] Daniel F, Cadranel J F, Seksik P, et al. Azathioprine induced nodular regenerative hyperplasia in IBD patients[J]. Gastroentérologie Clinique et Biologique, 2005, 29(5): 600-603.

[66] Seksik P, Mary J Y, Beaugerie L, et al. Incidence of nodular regenerative hyperplasia in inflammatory bowel disease patients treated with azathioprine[J]. Inflammatory Bowel Diseases, 2011, 17(2): 565-572.

［67］Vernier-Massouille G，Cosnes J，Lemann M，et al. Nodular regenerative hyperplasia in patients with inflammatory bowel disease treated with azathioprine［J］. Gut，2007，56(10)：1404-1409.

［68］Błogowski W，Marlicz W，Smereczyński A，et al. Nodular regenerative liver hyperplasia as a complication of azathioprine-containing immunosuppressive treatment for Crohn's disease［J］. Immunopharmacology and Immunotoxicology，2011，33(2)：398-402.

［69］Seijo S，Reverter E，Miquel R，et al. Role of hepatic veincatheterisation and transient elastography in the diagnosis of idiopathic portal hypertension［J］. Digestive and Liver Disease，2012，44(10)：855-860.

［70］Goel A，Christudoss P，George R，et al. Arsenicosis，possibly from contaminated groundwater，associated with noncirrhotic intrahepatic portal hypertension［J］. Indian Journal of Gastroenterology，2016，35(3)：207-215.

［71］Guha Mazumdar D N，Das Gupta J. Arsenic and non-cirrhotic portal hypertension［J］. Journal of Hepatology，1991，13(3)：376.

［72］Yamaguchi E，Yamanoi A，Ono T，et al. Experimental investigation of the role of endothelin-1 in idiopathic portal hypertension［J］. Journal of Gastroenterology and Hepatology，2007，22(7)：1134-1140.

［73］刘海博，张博静，吕勇，等.特发性非肝硬化门静脉高压症的研究进展［J］.临床肝胆病杂志，2017，33(2)：348-353.

［74］王麟，王民，赵文姗，等.2015 年欧洲肝病学会与拉丁美洲肝病学会无创检查评估肝脏疾病严重程度及预后临床指南要点［J］.中华肝脏病杂志，2015，23(7)：488-492.

［75］张静雯，时永全，韩英.肝硬化的治疗进展［J］.临床肝胆病杂志，2015，31(3)：465-468.

［76］Patidar K R，Bajaj J S. Covert and overt hepatic encephalopathy：Diagnosis and management［J］. Clinical Gastroenterology and Hepatology，2015，13(12)：2048-2061.

［77］中华医学会消化病学分会，中华医学会肝病学分会.中国肝性脑病诊治共识意见(2013 年，重庆)［J］.中华消化杂志，2013，33(9)：581-592.

［78］Ferenci P，Lockwood A，Mullen K，et al. Hepatic encephalopathy：Definition，nomenclature，diagnosis，and quantification：Final report of the working party at the 11th World Congresses of Gastroenterology，Vienna，1998［J］. Hepatology (Baltimore，Md)，2002，35(3)：716-721.

［79］范婷婷，谢渭芬.肝纤维化和肝硬化治疗进展［J］.国际消化病杂志，2010，30(6)：349-351.

［80］中华医学会外科学分会脾及门静脉高压外科学组.肝硬化门静脉高压症食管、胃底静脉曲张破裂出血诊治专家共识(2019 版)［J］.中国实用外科杂志，2019，39(12)：1241-1247.

［81］张红，韩静，张晓岚.《2015 年日本胃肠病学会肝硬化循证医学临床实践指南》摘译［J］.临床肝胆病杂志，2016，32(9)：1659-1663. 、

［82］Bureau C，Thabut D，Oberti F，et al. Transjugular intrahepatic portosystemic shunts with covered stents increase transplant-free survival of patients with cirrhosis and recurrent ascites［J］. Gastroenterology，2017，152(1)：157-163.

［83］夏海珊，陈少茹，钟月春，等.肝纤维化的发病机制和药物治疗现况［J］.中国医药导报，2014，11(18)：162-165.

［84］姚光弼.药物与肝脏//王宝恩主编.肝脏病学进展［M］.上海：上海科学技术文献出版社，1991：363-388.

［85］孙宏训.肝脏病学［M］.南京：江苏科学技术出版社，1990：41.

［86］陈小嫦，陈其奎，洪华，等.药物性肝病 273 例临床分析［J］.实用医学杂志，2003，19(4)：385.

[87] 周世明,贾杰.494 例药物性肝病的临床调查与分析.中国临床医学,2004,11(4):494.

[88] 中华医学会消化病学分会肝胆疾病协作组.全国多中心急性药物性肝损伤住院病例调研分析[J].中华消化杂志,2007,27(7):439-442.

[89] 苏尊玮,廖宗琳.中药与西药所致药物性肝损伤的临床对比分析[J].实用肝脏病杂志,2009,12(2):137-138.

[90] 钱英,王秀娟.肝病中药治疗合理用药与常用中药肝损伤[M].北京:人民卫生出版社,2008:170.

[91] 蔡皓东,孙凤霞.含吡咯里西啶类生物碱植物与肝小静脉闭塞病[J].药物不良反应杂志,2007,9(4):229-234.

[92] 郭隽,帅怡,彭双清,等.金属硫蛋白在细菌脂多糖引发肝脏损伤中的作用[J].毒理学杂志,2007,21(3):172-175.

[93] Savvidou S, Goulis J, Giavazis I, et al. Herb-induced hepatitis by Teucrium polium L.: Report of two cases and review of the literature[J]. European Journal of Gastroenterology & Hepatology, 2007, 19(6):507-511.

[94] Vanderperren B, Rizzo M, Angenot L, et al. Acute liver failure with renal impairment related to the abuse of senna anthraquinone glycosides[J]. The Annals of Pharmacotherapy, 2005, 39(7/8):1353-1357.

[95] 陈成伟.药物性肝病的发病机制及诊治[J].肝脏,2007,12(4):297-302.

[96] 刘平,袁继丽,倪力强.重视中药的肝损伤问题[J].中国新药与临床杂志,2007,26(5):388-392.

[97] 王希东.药物性肝损伤的药理分析[J].中国临床实用医学,2010,4(4):151-152.

[98] Kaplowitz N. Drug induced liver disease: implications for drug developmentand regulation [J]. Drug Saf, 2001, 24(7):483.

第五章 常用天然药物制剂与肝损伤

第一节 呼吸系统疾病用药

一、穿琥宁注射液

(一) 概述

穿琥宁注射液由爵床科植物穿心莲叶茎提取物制成,主要成分是穿心莲内酯与琥珀酸酐反应生成脱水穿心莲内酯琥珀酸半酯后,再生成单钾盐而制成的微黄色灭菌水溶液或冻干粉剂,其抗炎作用在十三种穿心莲内酯注射液中最强。具有清热解毒、抗菌消炎、镇惊等作用,主要用于治疗病毒性呼吸道感染如病毒性肺炎、病毒性急性上呼吸道感染、急性支气管炎、流行性乙型脑膜炎、婴幼儿肺炎所引起的高烧、神志不清、四肢抽搐等症,被誉为天然抗生素。其药品说明书提示不良反应包括肝功能损害。

(二) 肝损伤相关研究

1. 临床报道

其肝功能损害临床多表现为恶心、呕吐、皮肤瘙痒,或伴有腹痛腹泻、转氨酶升高,一般停药后症状可消失,转氨酶恢复正常。过敏性休克是最为常见不良反应,均发生于首次用药 2～40 min 内,主要表现呼吸急促、口唇发绀、大汗淋漓、四肢厥冷、面色苍白、血压下降,甚至呼吸、心搏骤停等。过敏性皮疹临床表现为皮疹,伴烦躁和皮肤瘙痒,或伴发热反应,皮疹类型有丘疹、斑丘疹、荨麻疹等。其他表现有血小板减少、哮喘、呼吸困难、静脉炎等。

2. 机制研究

过敏反应是最常见的不良反应,肝功能损害、发热、胃肠道反应、血细胞减少等可能均与过敏有关。穿琥宁注射液虽然为穿心莲中有效成分制成的水溶液,但其制备过程较复杂,提取过程中可能存留蛋白质、淀粉、鞣质、色素等大分子杂质,进入体内后,可能成为抗原或半抗原,刺激机体产生相应抗体,从而引起过敏反应。穿琥宁本身具有抗原特性,可引起Ⅲ型或Ⅳ型免疫变态反应,再加上用药浓度以及配伍用药等因素的影响,造成了不良反应的发生。个体体质差别也导致了过敏反应的临床表现不尽相同。

3. 临证处理

临床应注意询问患者过敏史,选用较为合适的剂量。过敏反应大多发生于首次用药 30 min 以内,故用药初期尤应密切观察,有相关药物过敏史的,应该慎重或不予给此药。儿童、老年人及过敏体质患者必须酌减剂量,不可超剂量给药。穿琥宁注射液作为一种中药提取物,成分较为复杂,可能会与某些药物发生反应生成新的有毒物质或致敏物质导致不良反应,尽量避免与其他药物配伍,与喹诺酮类药物及维生素 B_6 配伍可产生沉淀,不宜配伍。确实需要合用时,一定要在可配伍范围中选取合适的药物,并且将滴速控制在 40 滴/min 以内为宜。一旦出现不良反应及时停药,并采取适当措施给予救治,并叮嘱患者在用药后数天留意自身的体征,以防发生血小板减少。备好急救药品,如肾上腺素、地塞米松、异丙嗪等。

二、黑锡丹

(一)概述

黑锡丹方出《太平惠民和剂局方》,组成沉香(镑)、附子(炮,去皮,脐)、葫芦巴(酒浸,炒)、阳起石(研细水飞)、茴香(舶上者,炒)、破故纸(酒浸,炒)、肉豆蔻(面裹,煨)、金铃子(蒸,去皮,核)、木香,各一两;肉桂(去皮)半两,黑锡(去滓称)、硫黄(透明者结砂子),各二两。上药于黑盏或新铁铫内,如常法结黑锡、硫黄砂子,地上出火毒,研令极细,馀药并杵罗为细末,酒糊圆如梧桐子大,每服三四十粒,空心姜盐汤或枣汤下,妇人艾醋汤下。

黑锡丹具有温肾阳,散阴寒,镇逆气,定虚喘的作用。主治真阳不足,肾不纳气,浊阴上泛,上盛下虚,痰壅胸中,上气喘促,四肢厥逆,冷汗不止,舌淡苔白,脉沉微;奔豚,气从小腹上冲胸,胸胁脘腹胀痛,或疝腹痛,肠鸣滑泄,或男子阳痿精冷,女子血海虚寒,月经不调,带下清稀,不孕。方中黑锡即青铅,味甘,气寒,专入肾经,能够镇摄浮阳,降逆平喘,硫黄温补命门,暖肾消寒,均为君药;附子、肉桂温肾助阳,引火归原,使虚阳复归肾中,阳起石、破故纸、葫芦巴温命门,除冷气,能接纳下归之虚阳,并为臣药;茴香、沉香、肉豆蔻,温中调气,降逆除痰,兼能暖肾,为佐药;然而,又恐诸药温燥太过,故用一味苦寒之川楝子,既能监制诸药,又有疏利肝气之用。铅在黑锡丹中主要作用是甘寒镇水,与大热纯阳的硫磺配伍,一阴一阳,具有扶阳镇逆、相得益彰之功,是中医学治疗哮喘、癫痫的有效验方。

(二)肝损伤相关研究

1. 临床报道

黑锡丹内含硫化铅(PbS),大量或长期小剂量服用可致铅中毒,故黑锡丹最常见的不良反应临床多表现为铅中毒。引起铅中毒的量因铅化合物的不同而异。一般口服铅的中毒量为 2～3 g,致死量为 50 g。报道有一患者口服黑锡丹治疗哮喘,每日 5 g,有时每日 10 g,因药效显著,患者连续服用 3 个月,共计 120 剂,经处方计算每钱黑锡丹含硫化铅 330 mg,3 个月共服用 39.6 g,患者服用 6.6 g 时出现中毒症状,服至 19.8 g 时,血红蛋白(Hb)下降为 70 g/L。早期铅中毒表现为头晕、头痛、烦躁、失眠、乏力、健忘、食欲减退、恶心呕吐、腹痛、腹胀、腹泻或便秘等。中毒性肝炎则表现为黄疸、肝肿大、有触痛、伴转氨酶升高等。铅中毒还可使人的记忆力衰退、思维和判断能力下降、女子月经不调等。中、重度铅中毒者可引发贫血。实验室检查尿铅、血铅严重超标,血红蛋白减少,大小便卟啉强阳性,伴肝功能异常,凝血酶原活性降低。严重时还可出现铅麻痹,甚至铅中毒性脑病。

2. 机制研究

大剂量铅能引起继发性肝损伤,主要是血清球蛋白和 ALT 增高。铅是一种对人体有亲和性的有毒矿物,其进入人体半衰期很长,大约为 1 460 天,先以磷酸氢铅的形式分布于全身,继之有 90%~95%转化为正磷酸盐沉积在骨骼、脏器、肌肤和毛发中,然后缓慢地转移至血液。铅对人体各种组织系统均有毒性危害,尤其是神经、造血系统。急性铅中毒的病理变化主要为肝与肾细胞核内包涵体形成和细胞坏死,肾小管变性,胃肠黏膜炎症,脑组织水肿、灶性坏死、血栓形成及脑血管周围出血。铅经口摄入中毒剂量的评价比较困难,因中毒剂量与个体差异、年龄、性别以及消化道吸收的程度有关。

此外,处方组成中破故纸、金铃子等也是较易导致肝损伤的药物。

3. 临证处理

黑锡丹为温降镇纳救急之剂,非久病缓治之方,故不宜久服。内服宜慎,严格掌握剂量,孕妇慎用。要严密观察毒副反应,如有全身不适、乏力嗜睡、头痛头晕、出汗、恶心呕吐、腹绞痛等症状出现,立即停服,积极采取急救措施。急性中毒时可用 10%葡萄糖酸钙 10 mL,加入 15%葡萄糖注射液 10~20 mL,缓慢静脉注射,每日 2~4 次,持续 2~3 d,或乳酸钙 1 g 口服,每日 3 次,持续 2~3 d。促进血液循环中的铅沉淀于骨内,可降低血铅浓度,缓解急性症状,对腹部绞痛也有治疗效果。继续应用驱铅药 $CaNa_2EDTA$,每日 1 次,连用 3 d,间隔 4 d 为 1 个疗程。

出现中毒性肝炎症状一般以保肝治疗为主:①葡萄糖、胰岛素、氯化钾联合疗法(简称 G、I、K 疗法):组合比例为普通胰岛素 10~16 U,10%氯化钾 10 mL,加入 10%葡萄糖注射液 500 mL,静脉滴注。每日 1 次,7~10 d 为 1 个疗程,必要时,延长疗程,此法对降低转氨酶,改善食欲,有一定的疗效。②能量合剂疗法:能量合剂(三磷酸腺苷 20 mg,辅酶 A50U、普通胰岛素 4U),加入 5%~10%葡萄糖注射液 250~500 mL 中,静脉滴注,每日 1 次。

三、千柏鼻炎片

(一) 概述

千柏鼻炎片由千里光、卷柏、羌活、决明子、麻黄、川芎和白芷 7 味中药组成。具有清热解毒、活血化瘀、宣肺通窍的功效,主要用于风热犯肺、内郁化火、凝滞气血所致的鼻塞、流涕或嗅觉迟钝,临床多用于治疗急慢性鼻炎、急慢性鼻窦炎及上述症状者。千里光是千柏鼻炎片中的主要药材,占 76%。千里光主要成分是萜类、生物碱类、有机酸类、黄酮和挥发油等,其中绿原酸和对羟基肉桂酸是千里光中主要的有机酸成分。已有研究表明绿原酸具有抗菌、抗病毒、拮抗自由基损伤和抗氧化作用。千柏鼻炎片可能通过抑制 IgE,阻止组胺释放达到缓解炎症因子释放、组织水肿等症状。其药品说明书提示不良反应包括肝功能损伤。

(二) 肝损伤相关研究

1. 临床报道

1884 年即有千里光对家畜具有肝毒性的记载,从 1920 以来,国外有多篇文献正式报道了千里光属引起严重肝损伤并伴有大量死亡的临床案例,中毒原因多为以该类植物的叶当茶长期饮用,也有因该类植物污染食物或面粉引起,少数为药用。流行病学调查,南非、印度、苏联、阿富汗、伊朗、牙买加等地的大量肝病的发生与服用含吡咯里西啶类生物碱(PAs)

的草药有关。为了保证临床用药安全可靠,西方一些发达国家制定了严格的质量标准,对含PAs的草药提出了禁止使用或销售的规定。临床有报道15岁男子因腰部持续胀痛,阵发性加重,出现茶色尿,入院治疗,查肝脾无肿大,双肾区叩痛,无皮肤巩膜黄染,初步诊断左肾小结石、泌尿道感染,次日查肝功能ALT 420U/L,AST 1921U/L,显示肝功能受损,患者入院前近两月以4片/次,3次/d剂量服用千柏鼻炎片,考虑千柏鼻炎片含有千里光,长期大剂量服用可致肝损伤,采取立即停药、消炎、碱化尿液等支持疗法后,腰痛减轻,尿色变浅,复查肝功能ALT 669 U/L,AST 2 817 U/L。积极护肝治疗、补液、利尿治疗,复查ALT 274 U/L,AST 209 U/L,肝功能迅速好转。据统计,我国已经获得国家食品药品监督管理局批准的用千里光组方的中成药共有27种,其中感冒安片、感冒消炎片、千柏鼻炎胶囊、千柏鼻炎片、千紫红胶囊、消炎灵片等已经被批准为非处方药,目前对该属中草药在药品管理上尚未做特殊规定,也未制定出中草药中含PAs的限量标准。

千里光是千柏鼻炎片的主要成分,千里光中PAs是导致肝损伤的主要因素,损伤以肝小静脉闭塞(VOD)为特征,即肝小叶中央静脉和小叶下静脉狭窄或闭塞而产生的肝内窦后型门脉高压症。临床主要表现以顽固性腹水、黄疸、肝肿大为主,可伴有恶心、呕吐、厌食、剧烈的上腹痛等;实验室检查可见转氨酶和胆红素升高,可以伴有人血白蛋白降低、碱性磷酸酶升高和凝血酶原时间延长等。若患者在出现肝损伤初期不继续摄入PAs而且肝脏没有太严重的损伤,也有可能痊愈。病程较长者可出现发热、黄疸、肝纤维化,甚至肝硬化的表现,如肝质地变硬、下肢水肿、脾肿大等。

2.机制研究

千柏鼻炎片是复方制剂,方中成分复杂,众多成分之间相互影响,因此其毒性不能简单地与PAs或千里光画等号,有报道研究显示千里光单味药、总生物碱提取部分、含千里光的复方千柏鼻炎片,当剂量过高时,均可造成一定的肝脏毒性,目前考虑其肝毒性与千里光中PAs密切相关。研究显示千里光中具有毒性的PAs,诸如千里光碱、千里光菲林碱、千里光碱N-氧化物,会对肝脏造成严重的损害。PAs通过肝脏中的混合功能氧化酶的作用生成吡咯代谢物,吡咯代谢物是较强的烷化剂,它先作用于肝脏实质细胞,在肝细胞内迅速浸入肝细胞浆中的蛋白质,在多糖蛋白的解毒作用和溶酶体的作用下,阻止线粒体及细胞核DNA的合成,导致肝细胞死亡。同时,由于肝血管的损害,红细胞的渗出和阻塞,胶原纤维地渗入,侧支循环的形成,引起静脉阻塞性疾病或肝硬化。肝损伤也可表现为具有模糊症候群的亚急性疾病和持续性肝大,肝脏病变又可引起高氨血症,从而影响中枢神经系统出现神经性疾病,更严重者可使脑组织发生海绵状变性。

3.临证处理

严格控制剂量和疗程,注意中病即止,不宜长期服用,本身有肝功能异常患者慎用。临床需长期、大剂量使用时注意监测肝功能。早期肝功能损害较轻,予以保肝降酶治疗,症状可消除。肝脏损伤严重致肝硬化者采取对症治疗,顽固性腹水或肝小静脉闭塞病者考虑肝移植。

(倪菲菲)

第二节　循环系统疾病用药

一、地奥心血康

(一)概述

地奥心血康为薯蓣科植物黄山药、穿龙薯蓣的根茎提取物制成的纯中药固体制剂,为浅黄色或浅棕黄色粉末,具有活血化瘀、行气止痛、扩张冠脉血管、改善心肌缺血的功效。本药依据传统医学的"活血化瘀、宜痹通阳、芳香温通、补益调气"为治疗原则,对瘀血内阻之胸痹、眩晕、气短、心悸、胸闷或痛等症有明显疗效。大量临床运用和研究充分证明,地奥心血康对冠心病心绞痛、心肌梗死、无症状性心绞痛有显著疗效,不仅能有效降低心绞痛发作频率、持续时间及发作程度,而且对缺血心肌有明显保护作用,同时还具有良好的降血压和降血脂作用,有利于冠心病的预防及治疗。经药效学实验证明,地奥心血康治疗冠心病的有效部分是 8 种甾体皂甙,其含量在 90% 以上。

(二)肝损伤相关研究

1.临床报道

雷招宝通过《CHKD 期刊全文数据库》(1990—2009 年)、《万方数据医药信息系统》(1998—2009 年)和维普资讯《中文期刊全文数据库》(1989—2009 年),以"地奥心血康""薯蓣皂苷""不良反应""致""引起"等为检索词进行检索,共获得有关文献 47 篇,分析有价值的病例报告文献 20 篇计 25 例,其中 2 例致肝损伤均为中老年人(55 岁和 63 岁),分别在服药 2 月和 6 月后出现肝毒性反应,出现乏力、食欲缺乏、腹胀、厌油、恶心、皮肤瘙痒、尿黄(如浓茶)、肝区疼痛等急性黄疸型肝炎的症状,B 超示肝脏弥漫性病变,CT 示肝内血管较少,肝小叶损伤及黄疸指数、胆红素与转氨酶升高。

2.机制研究

在地奥心血康的长期毒性实验中,大鼠灌胃低、中、高剂量 4 个月后,经病理组织学检查,部分大鼠可见肝、肾组织有轻度细胞浊肿及炎症浸润,但各组间差异无显著意义。由此可见地奥心血康的肝损伤存在个体差异,对老年病人,因肝总血量减少,药物清除率降低,$t_{1/2}$ 延长而蓄积,增加了对肝脏的毒性。其主要成分和其主要代谢产物为黄山药总苷,其中薯蓣皂苷为主要成分,此成分与黄独(黄药子)的主要成分薯蓣皂苷和薯蓣毒皂苷对肝脏的毒性反应相同,在肝内达到一定浓度时干扰细胞代谢的结果,其作用机制有待动力学、药理学和毒理学的进一步研究和证实。

3.临证处理

年老体弱者、较大剂量、长期服用地奥心血康易引起蓄积中毒,造成肝损伤,因此年老体弱者长期用药应定期监测肝功能,并减少用药剂量,以保证用药安全。与其他药物联用时注意相互之间的作用影响,联合使用清热利湿、退黄、健脾的中药。出现中毒反应,立即停药,症状较轻者可进行洗胃、导泻、活性炭吸附措施,静滴葡萄糖、生理盐水,补充能量合剂。肝损伤严重者采取保肝降酶药物治疗。

二、参麦注射液

(一) 概述

参麦注射液是由红参和麦冬两味药材制备而成的中药复方制剂,其成分源于明朝秦景明的《症因脉治》生脉散。其有效成分为人参皂苷、麦冬皂苷、麦冬黄酮、微量人参多糖及麦冬多糖。

参麦注射液具有益气固脱、养阴生津、回阳救逆的功效,方中人参具有大补元气、固脱生津及安神之功效;麦冬能养阴生津、清心除烦,两药合用,相得益彰,是目前最常用的中药制剂。主要适用于各种休克,可改善心、肝、脑等重要脏器的血供及微循环,临床上广泛应用于治疗肺心病、心肌病、心肌梗死、心力衰竭、不稳定型心绞痛、冠心病、糖尿病、慢性阻塞性肺病、过敏性休克等多种疾病。对各种癌症病例,与化疗药物合用时,有一定的增效作用,并能减少化疗药物所引起的毒副反应。药品说明书提示其消化系统不良反应包括肝生化指标异常等。

(二) 肝损伤相关研究

1. 临床报道

参麦注射液所致不良反应以皮肤及其附件损伤最为常见,表现为过敏反应。过敏反应是外来性抗原物质与体内抗体间所发生的一种非正常免疫反应,临床主要表现为患者用药后出现皮疹、瘙痒、血压降低等过敏性休克,同时伴有或不伴有头痛、发热、感冒症状等。肝损伤表现为恶心、乏力、黄疸、肝肿大等,伴转氨酶升高。有报道显示使用参麦注射液导致2例黄疸病例均为心源性肝硬化,在用药2～3周出现黄疸及肝功能改变,停药后黄疸自然消退,肝功能恢复正常。

2. 机制研究

其过敏反应发生机制可能与部分患者特异性过敏体质有关。另外,参麦注射液为纯中药制剂,成分较为复杂,在提取过程中往往有酶、蛋白质等大分子物质难以提纯,这些物质作为抗原直接入血,易引起变态反应。导致肝损的机理还有待进一步研究。

3. 临证处理

新生儿、婴幼儿、孕妇、哺乳期妇女禁用。对老年人、儿童、肝肾功能异常、过敏体质等特殊人群,应加强监测,用药过程中密切观察患者的临床表现,一旦出现症状,迅速处理,从而减少不良反应的发生及减轻后果,确保临床用药安全。参麦注射液临床上的应用广泛,效果良好,但使用时必须坚持合理原则,不能盲目大剂量、长疗程使用。出现皮疹、瘙痒等过敏反应时,及时停药,行脱敏治疗,症状可迅速消失,恢复正常。出现过敏性休克,须停药,立即采取吸氧,建立静脉通路,补充血容量等抢救措施。肝功能异常者给予保肝、降酶、退黄等对症治疗。

三、葛根素注射液

(一) 概述

葛根素注射液是由从豆科植物野葛以及甘葛藤的干燥根中提取的有效成分而制成的注射液,它的化学名为 4,7-二羟基- 8-β-D 葡萄糖基异黄酮。葛根始载于《神农本草经》,但未言其毒性,《名医别录》言:"无毒",《开宝本草》也载其"无毒",《本草新编》载:"葛根耗人元气,原在无形。天下有形之损,其损小。无形之损,其损大,不可不知也……大凡气之重者可防,味浓者可辨。葛根之味则淡也,气则微也,宜乎世不用信之,然药实闻诸异人之言,故告世共知之,诚以淡之中而有危,微微之内而有死法,杀人于气味之外耳"。可见人们对于葛根的毒性已有认识。

葛根素注射液具有舒张冠状动脉及脑血管平滑肌、降低血管阻力及心肌耗氧量、改善心肌收缩力及微循环的功能,也可抗血小板聚集。临床上主要用于缺血性心脑血管疾病、视网膜血管病、眼底疾病、突发性耳聋等疾病。

(二) 肝损伤相关研究

1. 临床报道

自 1993 年被批准为国家四类新药以来,其临床应用日益广泛,但毒性反应报道也日益增多,主要表现肝、肾损害及过敏性反应。临床有报道 2 例因静脉滴注葛根素注射液致丙氨酸转氨酶(ALT)增高病例,两位男性中年患者均因胸闷、胸痛入院治疗,入院查肝功能未见异常,给予葛根素注射液 400 mg 静脉滴注,每日 1 次,分别在第 8 天和第 7 天之后出现肝区不适、厌食、厌油腻等症状,复查肝功能 ALT 增高,立即停用葛根注射液,对症治疗,后复查肝功能 ALT 恢复正常,未再升高。2003 年 1 月 1 日,国家药品不良反应监测中心对葛根素注射剂可引起急性血管内溶血等相关安全性问题进行了通报。根据对葛根素注射剂的不良反应监测结果,2004 年 11 月,国家食品药品监督管理局发布了"关于修订葛根素注射剂说明书的通知",通知中不良反应项增加"偶见急性血管内溶血:寒战、发热、黄疸、腰痛、尿色加深等",禁忌项增加"对本药过敏或过敏体质者禁用"。之后陆续收到葛根素注射剂引起的严重不良反应报告,2005 年 12 月,为加强对葛根素注射剂的管理,国家食品药品监督管理局再次发布了"关于加强葛根素注射剂管理的通知"加强对葛根素注射剂的不良反应监测。

葛根素注射液导致肝、肾功能损害时伴有四肢乏力、肝区不适、食欲减退、厌油腻、头晕、皮肤和巩膜黄染、溶血性黄疸等,实验室检查肝、肾功能异常,血钾过高。此外,过敏反应表现为皮疹、发热、全身颤抖,同时可伴有抽搐、胸闷、呕吐等症状;发热;急性血管内溶血表现为腰腿关节及全身痛、寒颤发热、头晕乏力、面色苍白、心悸气短、小便浓茶色或酱油色、恶心呕吐及黄疸,严重者神志不清、休克、尿量减少或无尿等。不良反应与用药天数及用药总量明显相关。

2. 机制研究

目前葛根素注射液引起毒性反应的机理尚不明确,可能与其在临床应用疗程长,易使药物蓄积而产生毒性相关。给大鼠按 300 mg/kg 剂量口服葛根素,从尿液中可检出原形药物葛根素和 4 种代谢产物,许多黄酮类化合物在体内通过环的开裂代谢为酚性化合物,主要是原形化合物,说明肝脏对 C-糖苷难以进行代谢,这有利于这类化合物以原形药物的形式发挥作用,但也会造成药物在肝脏内蓄积,可能是葛根素注射液对肝脏造成损害的一个重要原因。

3. 临证处理

选用此药时,应注意询问患者过敏史,选用合适的剂量和疗程。使用过程中密切观察患者的病情变化,如有肌痛、贫血、茶色尿等症状出现,应警惕急性溶血的发生,停药并采取适当措施予以急救,以免延误抢救时机。过敏体质者禁用,年老体弱者慎用,使用时除注意血常规、肝肾功能等方面的检查,还应该注意配伍用药。用药前注意生产厂家、批号、有效期,使用前注意观察药物颜色、透明度,选择合适的溶媒,治疗过程中尽量使用同一厂家、同一批号的药物。症状较轻者一般停药后体温即可恢复正常。出现皮疹、寒颤、水肿等过敏反应时行脱敏治疗,症状可迅速消失,恢复正常。肝功能异常者给予保肝药物治疗,或给予地塞米松等药物治疗可改善症状。吐泻严重者可积极补液治疗,促使毒素排出。中药疗法:绿豆 120 g,生甘草 60 g,水煎服。如出现过敏性休克和溶血性贫血等紧急情况,因立即停药并采取相应急救措施。

(倪菲菲)

第三节　消化系统疾病用药

一、牛黄解毒丸(片)

(一) 概述

牛黄解毒丸处方最早出自明代薛铠所著的《保婴撮要》,是由人工牛黄、雄黄、石膏、大黄、黄芩、桔梗、冰片和甘草等 8 味药物组成的成方。丸剂由以上 8 味,除人工牛黄、冰片外,雄黄水飞成极细粉,其余石膏等 5 味粉碎成细粉,将冰片、人工牛黄研细,与上述粉末配研,加炼蜜制成蜜丸即得;片剂由以上 8 味,雄黄水飞成极细粉,大黄粉碎成细粉,人工牛黄、冰片研细,其余黄芩等 4 味加水煎取滤液,浓缩成稠膏或干燥成干浸膏,加入大黄、雄黄粉末,制粒,干燥,再加入人工牛黄、冰片粉末,压片即得。

牛黄解毒丸(片)功能清热、解毒、降火、通便,能够治疗上焦火旺、胃肠湿热等引起的头目眩晕、口舌生疮、目赤红肿、小便短赤、大便秘结、咽喉肿痛、眼红牙疼、热毒疮疖等症,故临床主要用于咽喉炎、舌炎、急性胰腺炎、便秘等疾病的治疗。其药品说明书提示有肝生化指标异常、消化道出血的个案报道。

(二) 肝损伤相关研究

1. 临床报道

检索中国知网全文数据库(2000—2019)发现,共报道牛黄解毒丸(片)所致肝损伤的病例 19 例,临床表现有全身不适、乏力、食欲减退,随后出现恶心、腹胀、黄疸,部分伴有发热、皮肤瘙痒、腹水、肝脾肿大。肝损伤主要表现为肝功能异常、肝硬化、肝小静脉闭塞症。实验室检查可见 ALT、AST 升高,部分有 ALP、GGT、胆红素轻度升高,影像学检查部分病例见肝硬化、腹水。19 例中 2 例患者行肝穿刺活检,组织病理结果提示肝硬化(活动期),肝静脉阻塞性病变(VOD),提示药物性肝损伤;14 例病例存在超量、长期用药;3 例病因不详。5 例经停用牛黄解毒丸(片)、支持治疗,应用保肝药物治疗后好转,2 例肝小静脉闭塞症,7 例慢性砷中毒、肝硬化治疗时间较长,5 例不详。

2. 机制研究

牛黄解毒丸(片)不良反应的发生可能主要由含砷的中药雄黄引起。雄黄的主要成分是四硫化四砷(As_4S_4,过去认为是 As_2S_2),若牛黄解毒丸(片)炮制、制备和储存不当可能导致雄黄中 As_4S_4 氧化为剧毒的 As_2O_3 或导致游离砷含量增加,而砷及其化合物对人体很多系统具有急性和慢性毒性,砷的毒性作用在肾脏内部可以导致急性肾衰竭和慢性肾炎,在肾脏外部可以导致中枢脊髓和周围神经炎、肝损伤、胃肠炎及皮疹等。目前对雄黄导致的砷中毒研究比较透彻,而牛黄解毒丸(片)组方中的黄芩、冰片、桔梗、大黄、甘草是否也会在不良反应的发生、发展过程中起到协同作用,还有待进一步研究。研究表明,牛黄解毒丸(片)经口给药 6 周可能会致肝、肺及肾细胞 DNA 损伤,在体内、外实验条件下,牛黄解毒丸(片)无明显遗传毒性作用,但随着给药剂量及给药时间的延长,牛黄解毒丸(片)可能具有一定蓄积性的遗传毒性。

3. 临证处理

应严格按照说明书用药,孕妇、哺乳期妇女、婴幼儿禁用,药品说明书提示本品含雄黄,不可超剂量或长期服用,有连续服用半年以上出现砷中毒的报告,因此应选用合适的剂量和疗程,不宜与含有雄黄的其他药品同时服用,长期服用者应定期监测肝功能,发现异常应及时停药,并给予保肝降酶及对症支持治疗,直至症状消失,肝功能恢复正常。对于存在砷中毒者,同时予排砷治疗。牛黄解毒丸(片)引起的肝损伤,大部分患者经停药、保肝治疗后临床痊愈或缓解。

二、增生平片

(一) 概述

增生平片是由中国医学科学院肿瘤研究所经多年试验研制成功的,用于阻断食管上皮重度异型增生癌变,从而预防食管癌发生的纯中药制剂。由山豆根,白鲜皮,拳参,夏枯草,北败酱草,黄药子诸药组成。

增生平片功能清热解毒、化瘀散结,方中以山豆根为主药,辅以白鲜皮、拳参、夏枯草、北败酱草、黄药子共为佐使药,诸药合用,共成清热解毒、化瘀散结之剂,且各药均具有一定的抗癌作用,并用于癌症的防治。临床上主要用于食管和贲门上皮增生等,也有报道用于口腔白斑、慢性萎缩性胃炎的治疗。

(二) 肝损伤相关研究

1. 临床报道

检索中国知网全文数据库(1999—2019)发现,共检索到增生平片所致肝损伤的病例 5 例,临床表现主要有纳差、恶心、乏力、腹胀、全身皮肤黏膜、巩膜黄染、尿色加深等,实验室检查可见胆红素、转氨酶升高,影像学检查可见肝内胆管轻度扩张。4 例患者经停用增生平片,对症支持治疗及保肝治疗后好转出院,1 例不详。研究发现,黄药子及其制剂引起肝损伤的潜伏期及病情的轻重与黄药子的剂量相关,日剂量越大、潜伏期越短,累积剂量越大、病情越重。

2. 机制研究

增生平片导致肝功能损伤可能是和配方中含有黄药子有关。黄药子所含的黄独皂苷

的 LD_{50} 为 1.438 g/kg。临床用黄药子治疗甲状腺疾病，有引起中毒性肝炎报道。黄药子引起肝损伤的潜伏期及病情的轻重与药物的剂量相关，多数患者在服药总量达 500～1 500 g 后发病。研究表明，黄药子药材主要肝损伤毒性成分为乙酸乙酯萃取物，从该萃取物分离并鉴定出的化合物中部分在小鼠肝损伤实验中出现肝毒性损伤程度不同，与剂量有一定关系。目前研究最多的是含量最高的黄独素 B 为代表的二萜类成分的作用机制。用黄独素 B 干预小鼠，给予剂量为 0、16、32 和 64 mg/(kg·d)，连续 12 d，出现 ALT、AST、ALP 升高，肝细胞肿胀，MDA 升高，GSH-PX、GST、CAT、Mn-SOD、Cu Zn-SOD 均降低，同时 Cu Zn-SOD、CAT 基因表达也降低，提示黄独素 B 可导致小鼠的氧化应激肝损伤。对黄独素 B 在小鼠中肝毒性的时间和剂量诱导曲线进行研究显示，200 mg/kg 的黄独素 B 可以诱导小鼠肝脏坏死，而对黄独素 B 的呋喃基团进行氢化后小鼠没有发生肝损伤，说明呋喃基团是黄独素 B 诱导肝损伤的靶点之一。另外，黄独素 B 的顺式反应性代谢产物也可以诱导肝毒性损伤，可能与肝 GSH 和细胞色素 P450 3A 酶有关。进一步对黄药子二萜类化合物毒性的细胞和分子机制研究发现，在体外用黄独素 D 处理正常的人肝细胞系 L-02 细胞，发现黄独素 D 以浓度和时间依赖性方式抑制 L-02 细胞活力，诱导细胞凋亡或坏死，增加 Caspase3 的活性，且黄独素 D 诱导 L-02 细胞凋亡是与 Caspase 3 相关的，说明黄独素 D 对正常的人肝细胞系 L-02 细胞生长影响机制之一是诱导细胞凋亡。

3. 临证处理

黄药子及其制剂引起肝损伤的潜伏期及病情的轻重与黄药子的剂量相关，因此应用增生平片时，应严格掌握适应证及剂量，密切监测肝肾功能，发现异常应及时停药，并给予保肝降酶、解毒及对症支持治疗，直至症状消失，肝功能恢复正常。增生平片引起的肝损伤预后良好，肝功能异常多为可逆性，经停药、保肝治疗后好转。

（赵青春）

第四节　泌尿系统疾病用药

一、雷公藤多苷片

(一) 概述

雷公藤多苷片(tripterygium wilfordii glycosides)亦称雷公藤多贰片，其主要成分雷公藤多苷是从卫矛科植物雷公藤(*Tripterygium Wilfordii Hook.F.*)的根中提取、分离到的一种有效组分。雷公藤多苷片的药理作用由二萜内酯、生物碱、三萜等成分协同产生，不仅具有祛风解毒、除湿消肿、舒筋通络功效，同时还具有抗炎及抑制细胞免疫和体液免疫等作用，临床上用于治疗风湿热瘀、毒邪阻滞所致的类风湿性关节炎、肾病综合征、白塞氏三联症和自身免疫性肝炎等多种自身免疫性疾病，具有较好的疗效。

雷公藤多苷片(雷公藤多贰片)早在 1984 年就投入临床使用，是目前应用最广泛的雷公藤制剂。随着临床应用范围的扩大,以及对中药不良反应重视程度的提高,近年来,有关雷公藤多苷片致不良反应(ADR)的报道较多,涉及人体多个系统,尤其是肝损伤。2012 年 4 月 1 日国家食品药品监督管理局发布了第 46 期《药品不良反应信息通报》,提示关注雷公藤制剂的用药安全:2004 年至 2011 年 9 月,国家药品不良反应监测中心病例报告数据库中,有关雷公藤制剂所致病例报告情况如下:涉及雷公藤多苷片的病例报告 633 例,其中严重者 53 例(占 8.4%),主要表现为药物性肝炎、肾功能不全、粒细胞减少、白细胞减少、血小板减少、闭经、精子数量减少、心律失常等。

(二)肝损伤相关研究

1.临床报道

检索中国知网全文数据库(1999—2019),共检索到雷公藤多苷片所致肝损伤的病例 313 例,肝胆系统损伤发生比例较高,发生率为 10.14%,表现为:肝实质细胞的损伤和坏死,主要为药物性肝炎或急性、亚急性肝损伤,可有胆汁淤积,临床表现类似于急性病毒性肝炎,有乏力、纳差、恶心、呕吐等症状,实验室检查可见 ALT、AST 升高,总胆红素、直接胆红素升高,其中部分患者发生黄疸且胆汁淤积较明显。雷公藤多苷片所致肝损伤临床表现多样,其症状的表型和严重程度与用药剂量、个体差异、用药时间等因素有关。肝损伤多发生在用药 2 周后到用药后第 4 周。大都为轻中度转氨酶升高,影像学检查肝脏病变多为脂肪性病变,肝硬化等慢性病变少见。281 例病例中,经过治疗 267 例好转或痊愈,14 例不详。常用药物为益肝灵、白芍总苷、阿拓莫兰、异甘草酸镁、优思弗、复方甘草酸苷、胆宁片、多烯磷脂酸胆碱等。多数患者经 7~40 d 左右时间保肝、抗炎干预后,肝功能恢复正常,症状缓解或消失,预后良好。

2.机制研究

雷公藤多苷作为从植物雷公藤中提取的有效成分,是复杂的多组分体系,其在体内可能产生多组分、多靶点、多作用的效应,因此其多组分是造成研究其肝毒性机制及找寻其毒性靶点的难点之一,雷公藤多苷的主要成分有二萜类(雷公藤甲素、雷公藤内酯酮等)、三萜类(雷公藤红素、雷公藤内酯甲等)以及生物碱类(雷公藤晋碱、雷公藤次碱等)成分,研究认为雷公藤甲素可能是雷公藤多苷的主要毒性成分之一。目前在所有关于对雷公藤多苷引起肝毒性的机制研究中,多数研究认为其毒性机制与其抑制细胞色素 P450 酶(CYP450)亚族 CYP3A4 相关,从而降低了肝脏对其代谢能力,引起毒性。研究发现雷公藤多苷对体外大鼠和人肝微粒体 CYP3A 均存在抑制作用,且对人肝微粒体 CYP3A 的抑制作用明显大于大鼠。由此,不仅证实了雷公藤多苷对大鼠肝脏细胞色素酶系具有抑制作用,其对人肝微粒体也具有相同的抑制作用。另外发现雷公藤在对大鼠造成肝脏损伤时可显著影响 CYP450 的表达。雷公藤多苷的肝毒性还与影响其脂质代谢相关,利用基因芯片的技术对肝脏内的基因表达进行研究发现,与代谢相关的 CYP1、CYP2、CYP3 和 CYP4 的表达均下降,提示雷公藤多苷的肝毒性可能与影响代谢酶的表达相关;另一方面,PPAR 信号通路相关的 12 个基因发生显著改变,其中有 6 个基因与脂肪酸代谢相关,提示雷公藤多苷的肝毒性也可能与 PPAR 信号通路及影响脂质代谢有关。对雷公藤多苷模型组大鼠的血清成分进行代谢组学研究发现,从 20 个差异性较大的代谢物中最后筛选出 7 种物质,其代谢水平的变化提示雷公藤多苷的肝毒性可引起氨基酸代谢、糖代谢、磷脂代谢和激素代谢等途径发生改变。另外,有研究认为免疫抑制可能是雷公藤多苷肝毒性的另一作用机制,发现雷公藤多苷干预大鼠 NK 细胞活性从给药第 4 周开始显著下降,而肝组织中 CD68 的表达及肿瘤坏死因子-α(TNF-α)含量升高,T、B 淋巴细胞的增殖转化受到明显抑制,提示上述变化可能是雷公藤多苷导致肝损伤的机制之一。

3. 临证处理

鉴于雷公藤多苷片有效成分同时又是毒性成分且治疗窗较窄,连续服用可出现肝、肾、血液系统和生殖系统等损伤,建议在患者服用该类药物时,必须在医师的指导下使用,用药初期从最小剂量开始。严格控制用药剂量和疗程,一般连续用药不宜超过 3 个月。用药期间应定期随诊并注意检查血、尿常规,加强心电图和肝肾功能监测。儿童、育龄期有孕育要求者、孕妇和哺乳期妇女禁用;心、肝、肾功能不全者禁用;严重贫血、白细胞和血小板降低者禁用;胃、十二指肠溃疡活动期及严重心律失常者禁用。选择用药时,应进行充分的风险(效益)评估。一旦发现异常,立即停药,并避免再使用引起肝损伤的药物,同时进行保肝抗感染治疗及对症支持治疗,直至症状消失,肝功能恢复正常。雷公藤多苷片引起的肝损伤,大部分患者经停药、保肝治疗后临床痊愈。

二、癃闭舒胶囊

(一)概述

癃闭舒胶囊是由补骨脂、益母草、金钱草、海金沙、琥珀、山慈菇组成的成方,具有益肾活血、清热通淋之功效。临床用于肾气不足,湿热瘀阻所致的癃闭,症见腰膝酸软、尿频、尿急、尿痛、尿线细、伴小腹拘急疼痛;前列腺增生症见上述证候者。方中补骨脂补肾助阳;益母草清热解毒、利水消肿、活血调经;金钱草利水通淋;海金沙清利湿热、通淋止痛;琥珀利尿、活血;山慈菇清热解毒。诸药合用,达益肾活血、清热通淋之功。

(二)肝损伤相关研究

1. 临床报道

检索中国知网全文数据库(1999—2019)发现,共检索到癃闭舒胶囊所致肝损伤的病例 25 例。癃闭舒胶囊出现的肝损伤可见腹胀、乏力、消瘦、尿黄、全身皮肤黏膜黄染,实验室检查可见转氨酶、胆红素升高,也有无症状仅在查肝功能时发现肝损。个别严重者还可以出现肝大、腹腔积液等严重肝损伤体征,甚至出现神志不清、呼吸困难、瞳孔缩小及心肌麻痹等,直至危及生命。有单用癃闭舒胶囊导致肝损伤的报道,也有联合用药所致。25 例患者中,24 例经停药、保肝、降酶、退黄治疗后好转,1 例患者和辛伐他汀联合用药后出现黄疸,诊断为淤胆型肝炎、急性重型肝炎,予保肝、降酶、抗感染治疗后未好转,出现多脏器功能衰竭,家属拒绝抢救后死亡。

2. 机制研究

癃闭舒胶囊出现肝损伤机制尚不明确,可能与所含山慈菇及补骨脂有关。文献记载山慈菇有小毒,我国药典规定,山慈菇的基原为兰科植物杜鹃兰、独蒜兰或云南独蒜兰干燥的假鳞茎。易被混淆的中草药有:①草贝母,别名山慈菇,为百合科植物丽江山慈菇的鳞茎,含秋水仙碱成分;②光慈姑,别名山慈菇,为百合科植物老鸦瓣及伊犁郁金香的鳞茎,含秋水仙碱成分;③黄药子,别名山慈菇,为薯蓣科植物黄独的块茎,有明确的肝功能损伤作用。

山慈菇是目前已知的可以诱发药物性肝损伤的药物,文献报道某类山慈菇可能有不同程度肝损伤作用,主要引起肝实质损伤,损伤程度与服用剂量及累积给药时间呈正相关。补骨脂主要成分中的香豆素,对动物和人都有一定的毒性,主要是对肝脏毒性最大。

3. 临证处理

应用时应从小剂量开始,密切监测肝功能,可合用保肝药,避免超剂量和疗程过长,避免频繁用药或多种药物混合应用,对肝肾功能不全者慎用或减量运用并监测,避免促进或诱发 DILI 的因素,如空腹、营养不良、饮酒、多种肝脏代谢药物同用等,一旦发现异常应及时停药,并给予保肝、降酶及对症支持治疗,直至症状消失,肝功能恢复正常。

(赵青春)

第五节　血液系统疾病用药

一、复方黄黛片

(一) 概述

复方黄黛片由青黛、雄黄(水飞)、太子参、丹参组成。为薄膜衣片,除去薄膜后显灰绿色至褐绿色;味淡、苦。功能主治:清热解毒,益气生血,用于初治的急性早幼粒细胞白血病。

(二) 肝损伤相关研究

1. 临床报道

复方黄黛片说明书中提到,少数病人出现肝功能异常,但治疗结束后,绝大多数患者可以恢复正常。成玉斌分析了 75 例应用复方黄黛片治疗急性早幼粒细胞白血病的患者各时期的生化指标和超声检查,结果发现复方黄黛片在诱导缓解期可能对肝脏有一定影响。复方黄黛片于诱导缓解治疗过程中,部分患者出现可逆性轻度肝功异常,表现为 ALT、AST 增高。应用复方黄黛片 1～3 周后,28.0% 患者 ALT 增高至 44.9～374.8 U/L,较入院时 17.3% 的比例有所增高($P<0.05$),但增高 2 倍以上者无明显差异;治疗前 9.3% 患者 AST:42.3～98.9 U/L,治疗过程中有 14.7% 患者 AST 增高至 41.7～188.9 U/L,与治疗前相比无统计学差异。尽管增高 2 倍以上者存在统计学差异,但治疗前仅 1.3%(1/75)AST 增高 2 倍以上,而治疗过程中有 9.3%(7/75)。治疗前肝功能异常者,可在保肝的同时服用复方黄黛片,大部分患者肝功能损伤逐渐减轻,个别患者肝功损伤加重,但随治疗时间延长,急性早幼粒细胞白血病病情好转逐渐恢复正常。并且乙肝和丙肝病毒检测呈阳者,治疗前后 ALT、AST 异常率无明显差异。肝功异常者服葡醛内酯或减量应用复方黄黛片,随急性早幼粒细胞白血病病情好转,可逐渐恢复正常,不影响治疗,完全缓解时 75 例患者肝功能均正常,未发现肾功能损伤、间接和直接胆红素增高者。对长期采用复方黄黛片与化疗交替进行序贯治疗的患者研究发现,ALT、AST、ALB、GLB、DBIL、TBIL、BUN 等均处在正常范围内。行 B 超检查肝脾异常的发生率亦无明显升高,与治疗前相比无明显差异。

2. 机制研究

复方黄黛片的肝损伤机制尚不明确,考虑可能与其主要成分青黛、雄黄有关,具体机制详见青黛、雄黄章节。

3. 临证处理

用药前应仔细询问患者有无药物性肝损伤病史,选用合适的剂量和疗程,长期服用者应监测肝功能。对于既往有肝病,或肝肾功能异常者,应加强监测,用药过程中密切观察患者的临床表现。出现肝功能异常者,给予保肝降酶及对症支持治疗。

二、亚砷酸氯化钠注射液

(一)概述

由亚砷酸(主要成分:三氧化二砷)、氯化钠组成,为无色澄明液体。本品为抗肿瘤药物,主要用于急性早幼粒细胞白血病、原发性肝癌晚期。

(二)肝损伤相关研究

1. 临床报道

亚砷酸氯化钠注射液说明书中提到的不良反应包括:①食欲减退、腹胀或腹部不适、恶心、呕吐及腹泻等;②皮肤干燥、红斑或色素沉着;③肝功能改变(AST、ALT、γ-GT 及血清胆红素升高等);④其他:关节或肌肉酸痛、水肿、轻度心电图异常、尿素氮增高、头痛等,极少见精神及神经症状等;⑤由于本品在肝癌患者中的半衰期延长,因此临床应用中应关注砷蓄积及相关不良反应。

2. 机制研究

砷是一种常见的环境毒物,可造成人体多器官、多系统损伤,其中肝脏为砷的主要靶器官之一。亚砷酸注射液说明书中提到,Beagle 犬连续 90 d 静脉注射亚砷酸 0.1、0.3 或 3.0 mg/(kg·d),低、中剂量组动物在给药末期出现心率下降,高剂量组动物红细胞和血红蛋白均显著降低。停药后组织病理学检查可见高剂量组动物部分出现肝细胞变性或坏死;肾小球萎缩;肾小球囊内出现嗜酸性细胞和炎性细胞浸润及坏死细胞;睾丸中大部分曲细精管细胞层次减少,精子生成受抑制。王甜等用 0、5、10、15、20、25 μmol/L 亚砷酸钠(NaAsO$_2$)分别处理 L-02 肝细胞 48 h,结果显示,与对照组相比,随着 NaAsO$_2$ 浓度增加,染砷组 L-02 肝细胞增殖活性逐渐降低,细胞凋亡率逐渐升高,p14ARF mRNA 及蛋白水平逐渐降低,MDM2 mRNA 及蛋白水平逐渐升高,p53 mRNA 水平变化不明显,p53 蛋白水平逐渐升高。结论 NaAsO$_2$ 所致 L-02 肝细胞损伤可能与 p14ARF 表达下调及 p53、MDM2 表达的上调有关。陈雄等构建砷中毒肝细胞模型,用不同剂量的 NaAsO$_2$(0、2.5、5、10、20 μmol/L)处理人 L-02 肝细胞 24 h,MTT 法检测 L-02 细胞的活性;蛋白免疫印迹法检测自噬相关分子 p62、LC-3 I、LC-3 II蛋白的表达,以探讨砷所致的肝细胞微观病理改变。结果显示:与对照组相比,LC-3 II/LC-3 I 的比值随 NaAsO$_2$ 浓度的升高而增加,p62 蛋白的水平随 NaAsO$_2$ 浓度的升高而降低;电镜下见核膜褶皱、核固缩、核碎裂、核溶解等细胞凋亡现象,并出现了大量吞噬破损细胞器的自噬小体和自噬溶酶体、胞质内溶酶体增多等自噬激活现象以及内质网扩张和线粒体空泡化。电镜结果显示在 20 μmol/L NaAsO$_2$ 作用下,雷帕霉素能明显减少砷所引起的亚细胞结构改变,包括核固缩、核碎裂、核溶解、内质网扩张和线粒体空泡化现象明显减少,而自噬小体增多。因此,在本研究浓度范围内,$NaAsO_2$作用 L-02 细胞 24 h 后可以诱导细胞发生自噬和凋亡并呈剂量-反应关系,而这种自噬对细胞可能具有保护作用。雷帕霉素可能通过提高细胞自噬水平继而降低 $NaAsO_2$ 对肝细胞的凋亡作用,该研究结果可进一步为砷中毒肝损伤的发病机制提供依据。

3. 临证处理

非白血病所致的严重肝(肾)功能损害、孕妇及长期接触砷或有砷中毒者禁用。在本品的使用过程中,避免使用含硒药品及食用含硒食品。使用过程中如出现肝、肾功能异常,应及时对症治疗,密切观察病情,必要时停药。如出现其他不良反应时,可对症治疗,严重时可停药观察。遇未按规定用法、用量用药而发生急性中毒者,可用二巯基丙磺酸钠类药物解救。

(张露)

第六节　内分泌系统疾病用药

一、抑亢丸

(一) 概述

甲亢的治疗目前尚缺乏理想药物,西药的治疗疗程长,复发率高,且部分患者存在药物过敏,有引起白细胞减少等弊端。抑亢丸主要由羚羊角、白芍、桑葚、天竺黄、香附、延胡索、玄参、黄精、黄药子、女贞子等中药组成,方中羚羊角、生地、白芍、黄精平肝清热,滋养心肝肺肾之阴;黄药子、天竺黄、白蒺藜降火息风,化痰散结消瘿;延胡索活络行郁;香附疏肝达郁;石决明、珍珠母潜镇肝阳。纵观全方,既以治肝为主,又顾护心脾肺肾;既滋阴潜阳,又理气降火消瘿,具有"育阴潜阳、豁痰散结、降逆和中"之功效,可治疗瘿病(甲状腺功能亢进)之心悸乏力、烦躁易怒、消瘦善饥、瘿肿目突、手抖舌颤等症。但因其中黄药子具有肝毒性,对肝脏的损伤逐渐凸显,因肝脏毒性导致医者喜其效而畏其毒,不敢轻易采用,临床使用受限。

(二) 肝损伤相关研究

1. 临床报道

检索 1980—2013 年现代医学期刊数据库和中国中医药数据库中有关黄药子及其相关制剂导致药物性肝损伤的文献报道,共 46 篇不良反应文献,共计 78 例临床个案。发现引起肝损伤的主要临床表现为全身症状和急性肝损伤,患者均表现有乏力、纳差、腹胀且伴有厌油等消化道症状以及尿黄、皮肤巩膜黄染等体征,部分患者有头晕、恶心、呕吐症状,少数出现肝性脑病。所有患者经实验室检查,甲、乙、丙、丁、戊型病毒性肝炎病毒检验均为阴性,但血清总胆红素、天冬氨酸氨基转移酶、丙氨酸氨基转移酶均有不同程度的升高。

2. 机制研究

目前对于抑亢丸导致的肝损伤以个案报道为主,机制尚不明确,推测可能与其主要药材黄药子有关(黄药子导致肝损伤的机制详见本书"黄药子"部分)。

3. 临证处理

必须加强对含黄药子等药物复方制剂导致药物性肝损伤的监测,合理、安全、有效地使用,以减少药物性肝损伤的发生。经入院诊断为药物性肝损伤,及时停用复方制剂并给予保肝、降酶、解毒等对症治疗后,多数患者肝功能异常在 14～28 d 内得到恢复或好转,具有可逆性,少数重症患者发生肝衰竭,应予重点监护和积极治疗。

二、首乌制剂

(一)概述

何首乌的药用始载于宋代《开宝本草》,具有补肝肾、益精血、乌须发、强筋骨等功效,自古广泛应用于临床,中医药古籍极少记载其毒性。但近年逐渐增多的何首乌及其制剂(养血生发胶囊、活力苏口服液、七宝美髯丸、斑秃丸、安神补脑糖浆、当归芦荟胶囊等)肝毒性的报道,使公众开始质疑何首乌的安全性,并对中药安全低毒的传统认知发起了挑战。

(二)肝损伤相关研究

1. 临床报道

何首乌制剂导致的药物性肝损伤多发生于应用后第 1 个月,大部分不超过 3 个月,以急性肝细胞损伤型为主,表现为食欲减退、乏力、恶心、腹胀、厌油、黄疸等,部分患者伴有发热、皮肤瘙痒、肝脾肿大等,病理特征以肝细胞水样变性、点灶状坏死、炎细胞浸润、界面炎、纤维组织增生、大量嗜酸性粒细胞浸润等多见。另外,约 50% 患者会出现含吞噬色素颗粒 Kupffer 细胞,大剂量导致肝损伤的病理特征亦可见 Kupffer 细胞增生活跃并含吞噬色素颗粒,而其他中药或西药导致的药物性肝损的病理特征文献报道中极少见含吞噬色素颗粒 Kupffer 细胞,这是否为何首乌引起肝损的特殊病理特征,有待进一步研究。

2. 机制研究

目前对何首乌制剂导致的药物性肝损伤缺乏大样本研究,个案报道较多,其机制尚不明确,可能与制剂中主要药材何首乌相关,何首乌的主要化学成分有羟基蒽醌类化合物(主要为大黄素、大黄酚、大黄酸等葡萄糖苷)、二苯乙烯苷类化合物、磷脂成分等,何首乌的主要毒性成分为蒽醌类,大鼠口服或注射何首乌提取物蒽醌类衍生物 3～9 个月可导致肝细胞退行性变。因此可能的原因包括:①剂量:《中国药典》(2015 年版)规定生首乌剂量每日 3～6 g,制首乌每日 6～12 g,临床报道导致肝损伤的制首乌最大剂量为 100 g/d。实验研究表明,大鼠灌服 3 个月相当于成人 20、50、100、200 倍剂量的制首乌后,大剂量组大鼠肝功能明显异常,肝细胞肿胀,血窦炎性细胞浸润。有较多患者在常规剂量下也出现肝损伤,这可能与长期用药或特异体质有关。②炮制:研究证明,何首乌经炮制后能降低生首乌的肝毒性,但至今制首乌的炮制工艺标准尚未确立,实际临床应用的炮制品质量也参差不齐。目前制首乌肝毒性的临床报道均为回顾性研究,临床医师在诊断何首乌导致药物性肝损伤的过程中,极少会向患者获取其服用的制首乌样品,更难明确导致肝损伤制首乌的炮制质量,从而容易导致制首乌肝毒性研究的偏倚发生。③配伍:目前何首乌配伍集中于减毒研究,已证明配伍茯苓能减少何首乌毒性,却较少见导致肝毒性增加的何首乌配伍研究的报道,仅有何首乌与莱菔子配伍可增加何首乌肝毒性的临床报道。在首乌制剂中,何首乌常与当归、枸杞子、地黄、菟丝子、丹参等中药配伍,这些配伍是否导致何首乌肝毒性的增加有待进一步研究。④特异体质：常规剂量的制首乌能导致肝损伤，提示何首乌肝毒性可能不存在显著的"量-毒"关系，而可能与特异体质有关。有研究表明，何首乌肝毒性与遗传性肝脏代谢酶缺陷、遗传多态性、免疫损伤有关。

3.临证处理

何首乌制剂导致的药物性肝损伤肝功能恢复较快，ALT下降50%的时间多在7 d以内，预后一般较好，但也可导致肝硬化、肝衰竭，甚至死亡。因此，在何首乌制剂的临床应用中，临床医师应注意何首乌的剂量、炮制质量、配伍以及特异体质等问题，在用药3个月内注意监测肝功能变化，出现肝功能异常立即停药并予以保肝治疗，避免肝硬化、肝衰竭等不良预后的发生。

（陆玥琳）

第七节　风湿及骨关节病用药

一、雷公藤片

（一）概述

主要成分为雷公藤提取物，本品为薄膜衣片，除去包衣后显黄棕色；气微香，味微苦。主要作用：祛风解毒、除湿消肿、舒筋活络；有抗炎及抑制细胞免疫和体液免疫等作用。功能主治：风湿热瘀、毒邪阻滞所致的类风湿性关节炎、肾病综合征、白塞氏三联症、麻风反应、自身免疫性肝炎等。其药品说明书提示不良反应有黄疸、转氨酶升高；严重者可出现急性中毒性肝损伤等。

（二）肝损伤相关研究

1.临床报道

雷公藤引起肝损伤的临床表现类似于急性病毒性肝炎，其症状严重程度与服药剂量、个体素质、胃肠道耐受有一定关系。夏凯等对其所在医院5年间急性药物性肝损伤住院病例进行调查研究，发现雷公藤片是导致肝损伤的主要中成药，其导致的肝细胞型肝损伤60例，占所有临床分型的84.5%，混合型7例，占9.8%，胆汁淤积型3例，占4.2%，临床表现以无症状、黄疸多见，可出现腹胀、恶心、厌油等消化道症状，较少出现发热、皮疹、瘙痒等全身表现。女性患者比例明显高于男性。体重与ALT恢复速度呈正相关，即体重越重ALT恢复速度越快，年龄、性别与肝损伤类型、预后、肝功能严重指数之间均无关。

2.机制研究

目前雷公藤引起肝损伤的报道多以临床观察为主，目前认为其机制与自由基脂质过氧化反应等有密切关系。具体内容参考相关章节。

3.临证处理

严格按照说明书规定剂量用药，不可超量使用。连续用药一般不宜超过3个月。用药期间应注意定期随诊并检查血、尿常规及心电图和肝肾功能，一旦确诊有肝损伤，在病情允许的情况下停止服用并给予相应处理。对无黄疸、单纯转氨酶升高患者停药后,经还原型谷胱甘肽、复方甘草酸苷等药物治疗,多数患者 ALT、AST 可见明显下降,大多数患者 4 周内肝功能恢复正常,患者血清胆红素下降时间相对晚于转氨酶。

二、壮骨关节丸

(一) 概述

壮骨关节丸的药物成分有狗脊、淫羊藿、独活、骨碎补、续断、补骨脂、桑寄生、鸡血藤、熟地黄、木香、乳香、没药;为黑色的水丸;气芳香,味微苦。功能主治:补益肝肾、养血活血、舒筋活络、理气止痛。用于肝肾不足、血瘀气滞、脉络痹阻所致的骨性关节炎、腰肌劳损,症见关节肿胀、疼痛、麻木、活动受限。其方中补骨脂、淫羊藿、乳香、没药等单味药材具有一定肝毒性,临床应用应注意:①肝功能不良或特异体质者慎用,定期检查肝功能或遵医嘱。②30 d 为一疗程,长期服用者每疗程之间应间隔 10~20 d。

(二) 肝损伤相关研究

1. 临床报道

1993 年,刘丽萍首次发表了壮骨关节丸引起药物性肝内胆汁淤积型肝炎的病例报道。近年来,屡有壮骨关节丸致肝损伤的临床报道,国家药品不良反应监测中心分别于 2001 年和 2008 年对壮骨关节丸引起肝损伤等不良反应情况进行了通报。在壮骨关节丸所致肝损伤的病例报道中,女性构成比高于男性,50~60 岁人群的构成比较高。该药所致的肝损伤潜伏期为 10~180 d,肝损伤发生时间平均在用药 35 d 左右。临床表现为全身乏力、皮肤瘙痒、食欲下降、厌油、尿色深如浓茶、巩膜黄染,少有消化道症状和发热。患者一般无心肺异常,体检多见肝区压痛、叩击痛,肝脾肿大。壮骨关节丸可以引起患者的肝脏生化指标异常,如谷丙转氨酶、总胆红素和直接胆红素比例显著上升。部分患者肝脏穿刺病理检查可见肝细胞内胆汁淤积,结合上述临床表现和生化指标的异常,一般认为胆汁淤积型肝损伤是壮骨关节丸所致肝损伤的主要病理类型。

2. 机制研究

周昆等以 Beagle 犬为模型,按照故障排除法将壮骨关节丸全方拆分研究,认为引起胆汁淤积的主要药材为乳香和没药,补骨脂对肝功能有一定影响。壮骨关节丸致肝损伤的机制较为复杂,主要与诱导免疫损伤及影响肝脏代谢有关。研究发现当机体免疫处于免疫活化状态时,壮骨关节丸募集 T 淋巴细胞向肝脏聚集,导致细胞因子过表达和过度炎症反应,从而诱发药物特异质肝损伤。高源等发现壮骨关节丸及其组成药味淫羊藿、补骨脂可导致免疫特异质肝损伤,其在诱导肝损伤方面具有协同作用。周昆等在大鼠中研究了壮骨关节丸对肝微粒体细胞色素 P450(CYP450)酶的影响,发现壮骨关节丸可以抑制大鼠肝脏 CYP2E1 活性,但对 CYP1A2、CYP3A 及 CYP2C19 无显著影响,提示壮骨关节丸致肝损伤的机制还可能与抑制肝微粒体 CYP450,减缓药物代谢速度而导致毒性物质积累有关。

3. 临证处理

及时停用药物,尽量避免再次使用同类药物;根据肝损的临床类型选用适当的药物治疗,补充足够的热量、水分和维生素,或酌情应用甘草酸制剂、还原型谷胱甘肽、水飞蓟宾等药物保肝治疗,出现黄疸可予以退黄对症处理。

三、骨康胶囊

(一) 概述

骨康胶囊的药物成分有酢浆草、补骨脂、续断、三七、芭蕉根。为胶囊剂,内容物为黄棕色粉末;气微,味微苦。功能主治:滋补肝肾、强筋壮骨、通络止痛。用于骨折、股性关节炎、骨质疏松症属肝肾不足、经络瘀阻者。其药品说明书提示不良反应有恶心、呕吐、肝生化指标异常和有重度肝损伤病例报道。有肝病史或肝生化指标异常者禁用。临床使用应严格按药品说明书用法用量服用,勿超剂量、长期连续用药。

(二) 肝损伤相关研究

1. 临床报道

检索万方数据库查阅文献,提示骨康胶囊可以引起药物性肝损,临床表现:恶心、纳差等非特异性临床症状。实验室检查:依据入院时查肝功能指标计算 R 值,肝细胞损伤型、胆汁淤积型及混合型均有,但服药时间越长胆汁淤积型及混合型所占比重也越大。患者病情的严重程度及预后和服用药物的时间相关,若能及时发现、诊断、停药大部分患者可恢复,少数患者最终并发肝衰竭死亡。

2. 机制研究

目前骨康胶囊引起肝功能损伤机制尚不明确,依推测可能与补骨脂相关。补骨脂为豆科植物的干燥成熟果实,传统医学认为补骨脂具有补肾助阳、固精缩尿、暖脾止泻、纳气平喘等功效,主治肾虚冷泄、遗尿尿频、阳痿、遗精、虚寒喘咳、腰膝冷痛等病症。关于补骨脂导致的肝功能损伤国内外均有文献报道,邓平香等观察口服不同剂量的单味补骨脂水提液及补骨脂复方水提液对实验大鼠肝脏的影响。研究发现高剂量水提液组大鼠组织学观察可见部分区域的肝细胞出现混浊肿胀和脂肪变性,个别区域可见部分肝细胞坏死。谭沛等予大鼠连续灌胃给予补骨脂生药粉 30 d,试验发现大剂量补骨脂组大鼠肝重、肝系数显著高于对照组,血清中 AST、ALT、ALP 值与对照组比较有升高趋势,大鼠肝组织中 SOD 活力水平明显高于对照组,提示补骨脂对大鼠肝脏有一定毒性。张秀娟等选用昆明种小鼠,连续使用补骨脂灌胃 28 d,发现补骨脂能引起小鼠肝细胞肿胀、坏死,血清 ALT、AST、TNF-a、IL-6 活性增加,提示补骨脂连续服用可以对小鼠肝脏具有明显的损伤。

3. 临证处理

用药期间应定期监测肝生化指标,出现异常或出现全身乏力、食欲缺乏、厌油、恶心、上腹胀痛、尿黄、目黄、皮肤黄染等可能与肝损伤有关的临床表现时,应立即停药,尽量避免再次使用同类药物。根据肝损伤的临床类型选用适当的药物治疗,补充足够的热量、水分和维生素,或酌情应用甘草酸制剂、还原型谷胱甘肽、水飞蓟宾等药物保肝治疗;出现黄疸可予以退黄对症处理;若出现肝衰竭,可予以促肝细胞生长素、血浆置换等对症处理,必要时可考虑肝移植。

四、金乌骨通胶囊

(一) 概述

金乌骨通胶囊的药物成分有金毛狗脊、乌梢蛇、葛根、淫羊藿、木瓜、威灵、补骨脂;为胶囊剂,内容物为黄棕色至棕色颗粒或粉末;气香,味苦。功能主治:滋补肝肾、祛风除湿、活血通络。用于肝肾不足、风寒湿痹、骨质疏松、骨质增生引起的腰腿酸痛、肢体麻木等症。

(二)肝损伤相关研究

1. 临床报道

程虹报道1例服用金乌骨通胶囊导致肝功能损伤,目前机制尚不明确,推测可能与其中的淫羊藿、补骨脂(见第168页)相关。高焱运用金乌骨通胶囊治疗类风湿关节炎59例,结果出现转氨酶升高3例(5.1%)。本品淫羊藿、补骨脂的药物配伍,也有导致肝损伤的报道,具体机制参考壮骨关节丸部分。

2. 机制研究

处方中补骨脂主要化学成分包括香豆素类、黄酮类和苯并呋喃类等,有研究认为生补骨脂与盐补骨脂的化学成分无明显差异。近年来,相继有补骨脂肝毒性的临床和实验研究报道,表明补骨脂及其水提物都有一定的肝毒性,因此考虑患者肝损伤主要由补骨脂引起。其机制可能是补骨脂水提物对胆汁酸转运体的影响是降低其将胆汁酸排出肝细胞的能力,有引起肝细胞中胆汁酸浓度升高的可能。细胞内胆汁酸浓度的升高可导致细胞损伤,这也正与患者肝细胞损伤型 DILI 相符。

3. 临证处理

及时停用药物,尽量避免再次使用同类药物;根据肝损的临床类型选用适当的药物治疗,补充足够的热量、水分和维生素,或酌情应用甘草酸制剂、还原型谷胱甘肽、水飞蓟宾等药物保肝治疗,出现黄疸可予以退黄对症处理。

(汪志兵)

第八节 神经系统疾病用药

活力苏口服液

(一)概述

活力苏口服液由制何首乌、淫羊藿、黄精(制)、枸杞子、黄芪、丹参组成;为棕黄色至棕色的液体;味甜、微涩。功能主治:益气补血、滋养肝肾,用于年老体弱、精神萎靡、失眠健忘、眼花耳聋、脱发或头发早白属气血不足、肝肾亏虚者。

(二)肝损伤相关研究

1. 临床报道

张文芳报道了1例因口服活力苏口服液出现肝损的病例。患者,女,36岁,口服活力苏口服液10支后,出现腹胀、尿黄、乏力纳差、轻度厌油,查胆红素、谷丙转氨酶及谷草转氨酶升高。赵建学等报道了活力苏口服液与优甲乐同服致严重肝损伤者2例,2例患者均有服用优甲乐史,且于发病前均增加了服用剂量,但作者经过检索,优甲乐引起肝损伤未见报道,说明书中也未见优甲乐与其他药物合用出现肝损伤的提醒,由此推测,服用活力苏和优甲乐后出现严重肝损伤的原因,以活力苏引起的可能性较大。董清等报道活力苏口服液致重度肝损伤 2 例,为肝细胞损伤型且需住院治疗,给予护肝、降酶、退黄治疗,27～37 d 后患者肝功能恢复至正常。

2. 机制研究

目前活力苏口服液引起肝损伤的报道多以临床观察为主,其机制尚不清楚。报道中多推测与何首乌有关(见后文)。

卫培峰等研究发现,何首乌不同炮制品均有显著抑制大鼠肝组织 CYP2E1 mRNA 的表达的作用。制首乌引起肝损伤机制可能有以下两个方面,其一,制首乌中可能含有或通过体内代谢生成某种对肝脏有损害的成分,而此类成分有可能是通过 CYP2E1 代谢而降低或消除了毒性。制首乌可抑制机体 CYP2E1 mRNA 表达而导致 CYP2E1 活性降低,因此此类毒性成分在体内浓度升高或停留时间过长而导致了肝脏损伤。其二可能由于制首乌导致 CYP2E1 活性降低,导致某些原来可经 CYP2E1 代谢的体内代谢废物蓄积过量而导致肝脏损伤。

目前多数学者认为,蒽醌类成分可能为何首乌中引起肝损伤不良反应的主要毒性成分。蒽醌类成分具类似肾上腺皮质激素样作用,在一定浓度范围内能抑制肝细胞的生长,对肝脏具有毒性作用,其产生肝毒性与大黄素甲醚、大黄素、大黄酸、大黄酚等蒽醌类成分有关。有报道观察何首乌不同组分单次给药对小鼠肝毒性"量-时-毒"关系的影响,何首乌水提物组分在 5.5～30.75 g/kg、醇提物组分在 8.5～24.5 g/kg 对肝组织产生明显损伤,随着剂量的增大,丙氨酸氨基转移酶、天门冬氨酸氨基转移酶升高显著,表明何首乌肝毒性与给药剂量呈正相关;且醇提物组分较水提物组分毒性出现时间早,维持时间长,毒性症状发生率高,表明醇提物组分是其主要的毒性物质基础。

3. 临证处理

严格按照说明书,选用合适的剂量和疗程,长期服用者应定期监测肝功能,发现异常应及时停药,并给予保肝、降酶及对症支持治疗,直至症状消失和转氨酶、胆红素恢复正常。

(张　露)

第九节　抗肿瘤用药

一、康莱特注射液

(一) 概述

康莱特注射液主要成分为注射用薏苡仁油,辅料为注射用大豆磷脂、注射用甘油。为水包油型白色乳状液体。功能主治:益气养阴、消癥散结。适用于不宜手术的气阴两虚、脾虚湿困型原发性非小细胞肺癌及原发性肝癌。配合放、化疗有一定的增效作用。对中晚期肿瘤患者具有一定的抗恶病质和止痛作用。其不良反应有肝转氨酶可逆性升高,肝功能严重异常者慎用。

(二) 肝损伤相关研究

1. 临床报道

李春燕等报道 1 例在使用康莱特注射液时,出现了胆红素增高,停药后回降的现象,再次用药时胆红素再次升高。目前康莱特注射液引起肝损伤的报道多以临床观察为主,其在临床上多和化疗药物联合使用,肝损伤的发生可能与合并用药相互作用有关。

2. 机制研究

康莱特注射液导致肝损伤的机制尚不清楚。主要表现为转氨酶改变和胆红素排泄障碍,考虑为康莱特注射液主要成分薏苡仁甘油三酯对肝脏有损伤作用;另外,油脂类成分也可能通过脂类代谢障碍加重肝脏负荷引起的肝功能异常。

3. 临证处理

加强用药监护。用药过程中,应密切观察用药反应,如发现异常,立即停药,对患者采用积极救治措施,对于肝功能不良的患者要密切监测患者心功能、生化指标的变化,必要时停药并予以对症治疗。

二、鸦胆子油

(一) 概述

鸦胆子油(yadanziyou oleum bruceae)本品为苦木科植物鸦胆子[*Brucea javanica*(*L.*)*Merr.*]的干燥成熟果实经石油醚提取后所得到的脂肪油。本品为黄色的澄清液体;气特异,味苦。功能主治:用于胃癌、食管癌、原发性肝癌、大肠癌、胰腺癌、肺癌、宫颈癌、膀胱癌、前列腺癌及其他实体瘤转移癌(如转移性肝癌、肺癌脑转移等)。常用剂型有鸦胆子油口服乳液、鸦胆子油软胶囊和鸦胆子油乳注射液等。

(二) 肝损伤相关研究

1. 临床报道

梁晶报道了 9 患者于给予鸦胆子注射液治疗后的 1～2 周相继出现不适反应,其中疲力 3 例(33.33%),纳差 4 例(44.44%),恶心、腹胀 2 例(22.22%),黄疸 3 例(33.33%),皮肤瘙痒 1 例(11.11%),肝区叩击痛 5 例(55.56%)。实验室检查的异常主要表现为丙氨酸转氨酶(ALT)、天冬氨酸转氨酶(AST)的升高,以及胆红素代谢障碍的 TBIL 的升高。

2. 机制研究

鸦胆子油致肝损伤机制尚不清楚,推测其引起肝功能损伤是由于药物或其代谢产物的特异质反应和过敏反应,即通过免疫介导机制损伤肝脏。

3. 临证处理

加强用药监护。用药过程中,应密切观察用药反应,特别是开始 30 min,严格按药典规定的剂量用药,避免高浓度大剂量一次给药。对有肝肾功能不全、营养不良、药物过敏或过敏性体质患者,在药物的使用和剂量上应慎重考虑,用药过程中应每 15 d 复查血常规和肝功能;老年人药物耐受性降低,肝脏代偿能力下降,应从小剂量开始逐渐增加至合适剂量,发现异常,立即停药,对患者采用积极救治措施。

(汪志兵)

第十节　外科疾病用药

六神丸

（一）概述

六神丸的使用已有 300 多年的历史，由珍珠粉、麝香、雄黄、蟾酥等 6 味药物组成，为黑色有光泽的小水丸，味辛辣。由于其疗效显著，在临床被广泛使用。六神丸具有清凉解毒、消炎止痛之功，用于治疗烂喉丹痧、咽喉肿痛、喉风喉痛、单双乳蛾、小儿热疖、痈疡疔疮、乳痈发背、无名肿毒等证。近年来临床上也被用于治疗流行性感冒、支气管哮喘、冠心病心绞痛、心力衰竭、爆发型乙脑呼吸衰竭、急性肾炎、流行性出血热、溃疡性结肠炎、白血病、消化道肿瘤等。六神丸外用也可治疗多种疾病如流行性腮腺炎、荨麻疹、牙痛、口腔溃疡等。

（二）肝损伤相关研究

1.临床报道

陶向东报道了 1 例六神丸致药物性肝炎，患者因咽喉部疼痛自行服用六神丸 2 d，出现乏力、恶心、小便黄如浓茶样，查体全身黏膜及巩膜黄染，肝区压痛叩击痛阳性，入院后予护肝、控制感染及糖皮质激素治疗 3 d 后症状缓解，皮肤及巩膜黄染消失，后予小剂量六神丸口服，症状再次出现反复，故再次采用上述治疗，1 周后诸症消失，肝功能检查恢复正常。

2.机制研究

六神丸中含有的雄黄、蟾酥等有毒药物可能导致肝损伤。雄黄所含的砷类化合物主要在肝脏中代谢，通过氧化还原和甲基化作用转化为多种甲基化代谢产物，易在肝脏中产生蓄积，阻碍肝细胞的分裂和增值，造成肝脏的损伤。蟾酥具有较强的毒性并有一定的局部刺激作用。动物实验显示长期使用蟾酥会导致谷丙转氨酶（ALT）、谷草转氨酶（AST）指标的上升、肝细胞肿胀、肝脏淤血，对肝脏有一定损伤。

3.临证处理

应严格按照说明书服用，新生儿、孕妇禁用，老人、素体脾胃虚弱者慎用。本品含蟾酥、雄黄，不宜过量、久服。发现肝功能异常后应立即停药，卧床休息，饮食应清淡，维持水、电解质平衡，适当补充维生素。及时予保肝、护胃、退黄、抗感染治疗，如复方甘草酸苷、还原型谷胱甘肽钠、异甘草酸镁、熊去氧胆酸等。必要时予以糖皮质激素治疗，密切监视血常规、肝功能指标，预防继发性感染、出血、肝性脑病、肝肾综合征等并发症。

（王　一）

第十一节　皮肤疾病用药

一、白癜风胶囊

（一）概述

白癜风胶囊的药物组成有补骨脂、黄芪、白蒺藜、红花、乌梢蛇、当归、川芎、香附、白鲜皮、紫草、丹参、龙胆、干姜、山药、桃仁。胶囊内容物为棕黄色粉末；味辛、微苦。功能主治：益气行滞、活血解毒、利湿消斑、祛风止痒。用于治疗白癜风。

（二）肝损伤相关研究

1. 临床报道

研究报道其导致肝损伤，临床表现无特异性，临床分型以肝细胞损伤型和急性较多，肝细胞损伤型以 ALT、AST 升高为主，胆汁淤积型以 ALP、TBIL 升高为主，中医分型方面，以初期的肝脾不和证和湿热壅滞证较多。DILI 的肝损伤程度主要以轻中度为主。

2. 机制研究

具体的机制尚不清楚，可能与中药中某些成分的直接肝毒性及其介导的免疫机制有关（参见"补骨脂""白鲜皮"部分）。

3. 临证处理

注意询问用药史，对补骨脂、白鲜皮等药物有肝损伤病史的患者宜慎用。用药期间注意肝功能的监测，发现肝功能异常要及时停用药物，尽量避免再次使用。应充分权衡停药引起原发病进展和继续用药导致肝损伤加重的风险，并根据 DILI 的临床类型选用适当的药物治疗。

二、消银片（胶囊、颗粒）

（一）概述

消银片（胶囊、颗粒）由地黄、牡丹皮、赤芍、当归、苦参、金银花、玄参、牛蒡子、蝉蜕、白鲜皮、防风、大青叶、红花等药物组成；为糖衣片、胶囊剂、颗粒，除去包衣后显棕褐色片状或棕褐色的颗粒；味苦。功能主治：清热凉血、养血润肤、祛风止痒。用于血热风燥型白疕和血虚风燥型白疕，症见皮疹为点滴状、基底鲜红色、表面覆有银白色鳞屑，或皮疹表面覆有较厚的银白色鳞屑、较干燥、基底淡红色、瘙痒较甚。

（二）肝损伤相关研究

1. 临床报道

曹淑芬通过对收治的 62 例药物引起肝损伤调查分析，克银丸和消银片占 12 例。吴玉荣等报道 1 例，因银屑病开始口服消银片，6 片/次，3 次/d，服用 20 d 后出现乏力、食欲缺乏、尿黄，实验室检测：ALT 766U/L，AST 625.9U/L，TBil 99.3μmol/L，DBil 48.7μmol/L，

ALB 39.9g/L,入院后,停用消银片,给予甘草酸二铵(甘利欣)30mL/d,谷胱甘肽 1 g/d 稀释后静脉滴注保肝治疗,21 d 后复查肝功能:ALT 38U/L,AST 30U/L,TBil 20 μmol/L。住院 27 d,痊愈出院。高婧运用消银颗粒治疗寻常型银屑病 80 例患者,有 3 例出现肝功能异常。郭英君等也报道了消银片引起的肝功能损伤病例。

2. 机制研究

目前缺少对消银片导致肝损伤的机制研究,推测其主要原因与所含的药物白鲜皮等成分有关(参见本书"白鲜皮"部分)。

3. 临证处理

及时停用药物,尽量避免再次使用同类药物;根据 DILI 的临床类型选用治疗药物,服用过程中每月进行一次肝功能监测。用适当的药物治疗;严格控制剂量及疗期,避免超剂量长期服用。

三、白蚀丸

(一)概述

白蚀丸由补骨脂(盐炙)、制何首乌、灵芝、丹参、红花、海螵蛸、苍术(泡)、蒺藜、龙胆、牡丹皮、降香、紫草、黄药子、甘草等药物组成;为黑色的包衣浓缩水丸,除去包衣后显棕褐色;味苦。功能主治:补益肝肾、活血祛瘀、养血祛风,用于治疗白癜风。其不良反应有食欲缺乏、恶心、厌油、肝区疼痛及尿黄、目黄、皮肤黄染等表现,转氨酶升高等肝生化指标异常,有肝衰竭的个案报告。

(二)肝损伤相关研究

1. 临床报道

周克明报道1例白蚀丸引起急性黄疸型药物性肝炎。国家食品药品监督管理局药物不良反应通报(第 9 期):1988—2005 年 6 月,国家药品不良反应监测中心病例报告数据库中,有关白蚀丸的病例报告共 8 例,其中严重病例报告有肝损伤 7 例。1978—2005 年 6 月,国内文献报道中有关白蚀丸的病例报告共 3 例,均为肝损伤。

2. 机制研究

现代药理研究证明,白蚀丸含有薯蓣皂苷、皂苷、鞣质等成分,久服能积蓄中毒。引起肝脏损伤。黄药子对肝细胞有直接毒性作用,服用后能引起黄疸、肝肿大、肝功能异常等中毒性肝炎的表现,严重者出现肝性脑病,甚至死亡,且损伤的程度与给药的剂量大小和时间长短密切相关。补骨脂、何首乌也是报道导致药物性肝损伤的常见药物(参见本书"苷类""鞣质""补骨脂"等部分)。

3. 临证处理

严格控制剂量和疗程,避免超剂量、长期服用。老年人及肝生化指标异常、有肝病史者慎用。已知有本品或组方药物肝损伤家族史的患者慎用,应避免与其他有肝毒性的药物联合使用,肝肾功能不全者禁用。服药前应做肝生化指标检查。服药期间应定期监测肝生化指标,如发现肝生化指标异常或出现全身乏力、食欲缺乏、厌油、恶心、尿黄、目黄、皮肤黄染等可能与肝损伤有关的临床表现时,或原有肝生化检查异常、肝损伤临床症状加重时,应立即停药,避免再次使用同类药物。根据 DILI 的临床类型选用适当的药物治疗。

四、银屑灵

(一) 概述

银屑灵由白鲜皮、苦参、土茯苓、金银花、蝉蜕、生地黄、当归、连翘、黄柏、防风、赤芍、甘草等药物组成;为黑褐色稠厚的半流体;味甜、微苦。功能主治:祛风燥湿、清热解毒、活血化瘀。用于治疗银屑病。

(二) 肝损伤相关研究

1. 临床报道

据报道统计一般临床表现有食欲缺乏、恶心、厌油、肝区疼痛及尿黄、目黄、皮肤黄染等,转氨酶升高等肝生化指标异常。肝穿刺活检显示主要病理改变包括肝细胞坏死、汇管区扩大、肝细胞水样变性、汇管区或窦周混合炎细胞浸润、肝细胞脂肪变性、凋亡小体、中性粒细胞及嗜酸性粒细胞浸润、胆汁淤积、胆管增生、可见吞噬色素颗粒的 Kupffer 细胞等。

2. 机制研究

目前未见银屑灵导致肝损伤的机制研究的报道,推测其主要原因与所含的药物白鲜皮、苦参等成分有关(参见本书"白鲜皮"等部分)。

3. 临证处理

服药前应做肝生化指标检查。服药期间应定期监测肝生化指标,如发现肝生化指标异常或出现全身乏力、食欲缺乏、厌油、恶心、尿黄、目黄、皮肤黄染等可能与肝损伤有关的临床表现时,或原有肝生化检查异常、肝损伤临床症状加重时,应立即停药并就医。严格控制剂量和疗程,避免超剂量、长期服用。老年人及肝生化指标异常、有肝病史者慎用。应避免与其他有肝毒性的药物联合使用。一旦发生肝功能损伤应及时停用药物,尽量避免再次使用同类药物;根据 DILI 的临床类型选用适当的药物治疗,可予以还原型谷胱甘肽、甘草酸二铵等药物保肝治疗。

(汪志兵)

五、复方青黛丸

(一) 概述

复方青黛丸主要成分为青黛、乌梅、蒲公英、紫草、白芷、丹参、白鲜皮、建曲、贯众、土茯苓、马齿苋、绵萆薢、山楂(焦)、五味子(酒)等,有丸剂和浓缩丸等剂型。复方青黛丸为具深蓝色包衣的灰褐色水丸;气微,味微苦、酸。复方青黛丸(浓缩丸)为黑色至黑褐色的浓缩水丸;气微,味微苦、酸。复方青黛丸具有清热解毒、化瘀消斑、祛风止痒的作用。用于进行期银屑病、玫瑰糠疹、药疹等。其主要的药理作用是提高肾上腺皮质功能。动物实验证实,复方青黛丸可以改善肾阳虚模型动物血流状态及肾上腺皮质功能,使红细胞电泳时间恢复正常,增加肾上腺及胸腺的重量,显著降低肾上腺维生素 C 含量,提高垂体-肾上腺皮质系统的功能。药品说明书提示不良反应有肝脏生化指标异常、药物性肝损伤等。

(二) 肝损伤相关研究

1. 临床报道

唐鸿珊等报道了 2 例复方青黛丸引起的肝损伤,2 例患者均因银屑病服用复方青黛丸后,出现发热、乏力、纳差、尿黄如浓茶色等症状,肝功能检查显示患者血清谷丙转氨酶均升高。入院后经复方益肝灵、齐墩果酸片及维生素 C 等药物治疗后好转,推测发病原因可能是青黛的主要成分靛玉红所致。李瑞孝等报道了 1 例复方青黛丸导致的药物性肝炎,患者因患银屑病口服复方青黛丸,连续服用约 1 月后,自觉食欲缺乏、四肢乏力,小便黄染如浓茶色,入院后经实验室检查诊断为药物性肝炎,停药后保肝、降酶、极化液退黄,并采用甘利欣、苦黄注射液、人体白蛋白、氧哌嗪青霉素静滴,氟美松肌注以及支链氨基酸辅助治疗,症状逐渐改善,肝功能多项指标恢复正常。房培荣等报道了 1 例复方青黛丸致肝脏损伤,患者因银屑病口服复方青黛丸治疗,用药约 20 d 左右出现肝区持续性隐痛不适感,食欲缺乏伴恶心,经肝功能检查诊断为急性药物性肝炎,故即停用复方青黛丸改用肝得健、益肝灵、肝太乐口服以及维丙肝肌注,经 2 周的治疗后症状减轻,继续用药 10 d 后症状消失,肝功能指标恢复正常。

2. 机制研究

目前对复方青黛丸导致肝损伤的机理研究较少,主要认为是方中青黛、土茯苓、贯众等药物积蓄从而导致的慢性损伤。其中青黛含有靛玉蓝和靛玉红等成分,动物实验显示靛玉红进入循环后均通过肝脏代谢,大剂量给药后易造成模式动物出现腹泻、便血、谷丙转氨酶(ALT)升高和局灶性肝细胞坏死等反应。此外,符合复方青黛丸使用适应证(如银屑病)的患者自身的特殊病理基础也可能是导致其发生肝损伤的因素。银屑病患者脂肪蛋白质代谢障碍,加之病毒感染,使药物在肝脏正常的代谢受阻,容易产生积蓄,且药物易加剧自身免疫反应,导致自身免疫性肝炎,造成肝脏损伤。

3. 临证处理

复方青黛丸以青黛为主药,主血热之症,药性偏寒凉,故素体虚弱、脾胃虚寒的患者应谨慎使用。目前针对儿童及哺乳期妇女服用出现不良反应的报道及研究还较少,应慎用。此外,孕妇及对此药物过敏者应禁用,有肝脏基础疾病的患者应慎用。用药期间注意监测肝生化指标、血常规及患者临床表现,若出现肝脏生化指标异常、白细胞减少等,应立即停药,及时进行保肝治疗,药物多选用多烯磷脂酰胆碱注射液、还原型谷胱甘肽注射液、腺苷蛋氨酸注射液等,必要时加用糖皮质激素;胆汁淤积为主者加用熊去氧胆酸胶囊,注意复查肝功能指标。

(王一)

第十二节　妇科疾病用药

一、消核片

(一) 概述

消核片由丹参、浙贝母、海藻、昆布、玄参、漏芦、郁金、夏枯草、白花蛇舌草、半枝莲、牡蛎、芥子、金果榄、甘草等药物组成;为糖衣片,除去糖衣后显褐色;味苦。功能主治:软坚散结、行气活血、化痰通络,主治女性乳腺增生症,尤其适用于中青年妇女的乳痛症、乳腺小叶增生症。

(二) 肝损伤相关研究

1. 临床报道

检索《CHKD 期刊全文数据库》(1994—2009)、《中国生物医学文献数据库(CBM)》(1978—2009)发现,共报道消核片所致肝损伤的病例 194 例,患者早期症状主要表现为食欲减退、乏力,随后出现恶心、腹胀、厌油、黄疸等,部分患者伴有发热、皮肤瘙痒、肝脾肿大等。肝损伤主要表现为肝功能异常,出现 ALT、AST 和胆红素升高。与病毒性肝炎相比,血清 AST 升高幅度高于 ALT,胆红素的变化以直接胆红素升高为主,且多为可逆性。肝损伤出现时间在用药后数天至半年不等,多见于用药后 2～3 个月。194 例中有肝组织病理检查者 10 例,均有不同程度的肝细胞肿胀、胞质疏松、气球样变及肝细胞坏死,汇管区与坏死灶内均存在不同程度的炎细胞浸润;7 例存在肝内胆汁淤积;4 例汇管区纤维组织和胆小管增生;4 例病理诊断为亚急性重型肝炎,6 例病理诊断为药物性肝炎;大多数患者在停药后 10～120 d 内逐渐恢复正常,其中 190 例(97.9%)临床痊愈,3 例(1.5%)好转,1 例(0.5%)急性肝衰竭患者死于感染性休克。

2. 机制研究

目前消核片引起肝损伤的报道多以临床观察为主,其机制尚不清楚。方中甘草和海藻属于"十八反"范围,有学者认为二者配伍后一定情况下可引起肝毒性。颜辉等研究发现,海藻与甘草配伍对血液系统、肝功能、心肌酶、肾功能、肝药酶产生一定的影响,且与配伍比例有关。但目前的研究尚不能将消核片发生的不良反应明确归咎于海藻与甘草的配伍。也有文献报道方中的丹参、金果榄、半枝莲、白花蛇舌草等在一定情况下可能存在肝损伤。消核片导致肝损伤的机制有待药理、毒理、药代动力学等研究来进一步明确。

3. 临证处理

严格按照说明书,选用合适的剂量和疗程,长期服用者应定期监测肝功能,发现异常应及时停药,并给予保肝、降酶及对症支持治疗,直至症状消失,肝功能恢复正常。消核片引起的肝损伤,大部分患者经停药、保肝治疗后临床痊愈。

二、金刚藤糖浆(片、胶囊)

(一) 概述

金刚藤糖浆(片、胶囊)由金刚藤组成。金刚藤糖浆(片)功效清热解毒、消肿散结,用于附件炎和附件炎性包块及妇科多种炎症。金刚藤胶囊功效清热解毒、化湿消肿,用于湿热下注所致的带下量多、黄稠,经期腹痛;慢性盆腔炎、附件炎或附件炎性包块见上述证候者。

(二) 肝损伤相关研究

1. 临床报道

程丹颖收治了 1 例表现为肝脏实质性占位的重型药物性肝炎患者。患者因妇科炎症服用"金刚藤胶囊",3 次/d,每次 4 片,服药第 3 天出现乏力、纳差、目黄、尿黄,考虑"药物性肝损伤、肝硬化",给予保肝、退黄治疗,效果不佳,总胆红素最高时为 660 μmol/L,行 2 次人工肝治疗后肝功好转,总胆红素下降至 55 μmol/L。后继续口服保肝药物,并服用中药汤剂辅助治疗,仍有目黄、尿黄,监测肝功能仍异常,后收住入院,查腹部 CT 提示肝实质性占位,肝穿刺示肝组织小叶内肝细胞水肿变性及气球样变,散在点灶状坏死,可见大块融合性坏死;汇管区轻度混合炎细胞浸润,轻度汇管区周围炎症;胆管结构大致正常,提示亚急性重型肝炎,药物性肝炎可能性大。程晟报道了 1 例金刚藤胶囊及丹莪妇康煎膏致重症肝炎的病例,34 岁女性因慢性盆腔炎服用 0.5 g 金刚藤胶囊 4 粒,3 次/d;丹莪妇康煎膏10 g/次,2 次/d;患者既往无药物过敏史及慢性肝病史。服用 17 d 后患者出现皮肤巩膜黄染、恶心、呕吐、腹胀、纳差,肝功能示 ALT 828U/L, AST 768U/L, TBil 222.1 μmol/L, DBil 100.8 μmol/L, TBA 283.0 μmol/L。入院后患者黄疸持续,TBil 最高达273.4 μmol/L, PTA 45.6%, INR1.63,肝穿刺病理检查提示肝小叶片状坏死,汇管区重度碎屑状坏死及桥接坏死,诊为重症药物性肝炎。停用两种药物,给予保肝和支持治疗,以及血浆置换治疗后,肝功能恢复正常。张艳华报道了 1 例因长期应用金刚藤糖浆引起肝损伤的病例,42 岁女性患者,患有子宫附件炎 10 余年,间断服用金刚藤糖浆治疗,每次 10 mL,3 次/d。该期间患者肝功能检查结果正常。然而,近年该患者在连续服用金刚藤糖浆 2 年后出现全身乏力、恶心,实验室检查示:ALT 525U/L, AST 520U/L;甲、乙、丙、丁、戊肝炎血清学试验示阴性;肝脏活检显示符合药物性肝损伤病理改变。停药并经保肝治疗,患者肝功能恢复正常。杨建轩等对 2004 年 4 月至 2007 年 10 月于北京佑安医院进行自身抗体及分型检测的肝功能异常 3 000 例患者资料进行回顾性总结分析,结果显示,由中药(中成药)引起自身抗体阳性药物性肝损伤者共 2 例,1 例为金刚藤片导致,另 1 例为何首乌所致。

2. 机制研究

金刚藤为百合科植物西南菝葜的根茎,具有活血化瘀、解毒祛湿散结的作用。菝葜根茎中含有皂苷元、菝葜皂苷 A、B、C 等成分,经大鼠亚急性毒性试验及病理检查显示,动物肝细胞胞浆疏松,表明大剂量、长时间应用对肝脏有一定损伤。

3. 临证处理

用药前应注意询问患者有无药物性肝损伤病史,选用合适的剂量和疗程,长期服用者应定期监测肝功能。对于既往有肝病,或肝肾功能异常等特殊人群,应加强监测,用药过程中密切观察患者的临床表现。出现异常,立即停药,保肝、降酶及支持治疗,严重者可采用血浆置换治疗。

三、莉芙敏片

(一) 概述

莉芙敏片由黑升麻组成,为白色两面微凸片。用于更年期综合征,症见潮热、盗汗、失眠、烦躁、抑郁、头痛、心悸等。黑升麻来自于升麻属植物总状升麻的根,原产自美国东部和加拿大,在北美的传统医学中有悠久的使用历史和广泛的用途,在世界范围内治疗绝经综合征有 40 多年的历史。德国 Commission E 批准用黑升麻治疗月经前不适、痛经和与绝经相关的植物神经紊乱。在澳大利亚,允许黑升麻用于绝经综合征。

（二）肝损伤相关研究

1. 临床报道

莉芙敏片说明书中写明，国外罕见皮疹、瘙痒、胃肠不适、水肿，极少数情况下，肝酶（氨基转移酶）可能升高。该药于2004年9月至2005年5月在中国进行了更年期综合征的临床研究，试验组121例，服用莉芙敏片0.28 g/片，2次/d，连续用药12周，安全性结果显示，出现肝区疼痛和肝酶升高各1例。上述结果是否与该药有关，尚无法确定；这些症状大多为轻度的、一过性的或间歇性的，可缓解，未因此而导致停药。

近年来，黑升麻相关肝损伤时有报道。英国黄卡系统于1998年收到首例黑升麻肝毒性报告，至2006年5月31日共收到黑升麻可疑不良反应31例，其中22例为肝脏不良反应，22例中肝功能异常15例，各型肝炎6例，肝衰竭1例，患者通常在停药后逐渐恢复。2006年2月澳大利亚治疗产品管理局（TGA）发表公告称，在所收到黑升麻肝损伤的9例报告中，4例需要住院治疗，其中2例需要肝移植。TGA认为，虽然这些病例报告涉及多种其他成分或药品，但有不少证据表明黑升麻与严重肝炎有相关性。2006年7月欧洲药品管理局（EMEA）所属草药产品委员会（HMPC）所收到的42例肝毒性报告中（34例来自成员国，8例来自文献）有16例资料完整，经评估，其中5例无关，7例可能无关，余4例有时间相关性，包括自身免疫性肝炎2例，肝细胞损伤1例，暴发性肝衰竭1例。

2. 机制研究

关于莉芙敏片或黑升麻导致肝损伤的机制尚不明确。有学者对2例服用黑升麻后肝酶升高、胆汁淤积的患者进行肝活检，发现其肝细胞的病理损伤模式与自身免疫性肝炎类似。

3. 临证处理

根据安全性评价，2006年2月9日，TGA要求含有黑升麻的药品必须在标签里进行以下说明："黑升麻可能对一些人的肝脏有害。请在保健专家的指导下使用"。国内该药的说明书中也写明，国外有极罕见报道与黑升麻产品服用相关的肝损伤，但目前尚不能证明与此类产品的因果关系，建议肝功能不良以及有肝病史的患者慎用，若服用超过12周，请咨询医师。EMEA对患者和医务人员提出如下建议：患者在使用黑升麻后出现肝损伤的症状和体征，如疲乏、食欲减退、皮肤和眼睛黄染或上腹部疼痛伴有恶心、呕吐或深色尿，应立即停药，并向医师咨询。

（张　露）

第十三节　补　益　药

一、灵芝益寿胶囊

（一）概述

灵芝益寿胶囊为《卫生部药品标准》所收载，处方由灵芝、人参、黄芪、淫羊藿、制何首乌、桑寄生、五味子、三七、丹参等 9 味中药组成,功能主治:补气固本、滋补肝肾、活血化瘀,用于神疲倦怠、自汗气短、失眠多梦、胸闷胸痛、头晕目眩、腰膝酸软、脉细无力和结代等证。

(二)肝损伤相关研究

1. 临床报道

张秀红等 2013 年报道了 1 例灵芝益寿胶囊致药物性肝损伤,患者为滋补强身自行服用网购的灵芝益寿胶囊,2 个月后出现尿色深黄,呈浓茶样,无明显腹部不适,无恶心呕吐,无畏寒发热,未予重视,继续服用 1 个多月后,尿黄症状加重,并出现皮肤、巩膜黄染,上腹部胀满不适,伴有恶心、乏力、倦怠感、胃纳差、厌油腻,经入院检查后明确诊断为药物性肝损伤,停药后予以保肝、退黄、降酶对症处理,2 周后肝功能明显改善。马丹华等 2014 年报道了 4 例灵芝益寿胶囊致药物性肝损伤,4 例患者均因保健原因自行购买服用该药,服用时间最短的 1 个月,最长的 6 个月左右;都否认有与类似患者密切接触史,否认使用输血制品史,否认肝炎家族史,无家族性遗传病病史;原患疾病都不会累及肝脏,停服灵芝益寿胶囊后,经过保肝、退黄等治疗肝功能都恢复正常,发病表现类似急性黄疸型肝炎或胆汁淤积型肝病的表现,常有全身症状如发热、乏力、纳差、黄疸和血清转氨酶增高等。李龙昱结合文献进行了病例分析,一位老年女性通过广播宣传了解到该药,自行至药店购买灵芝益寿胶囊,服用 1 个月后出现乏力、纳差、巩膜及皮肤黄染。入院后诊断为药物性肝损,予保肝、退黄治疗 3 周后好转。临床医生在使用该药时应密切观察患者临床表现,并定期检查肝功能。

2. 机制研究

该药品说明书无记录药品不良反应项。以该组方中所含 9 味中药进行检索,其中三七、何首乌、淫羊藿、桑寄生有发现致肝功能损害的报道。其中尤以何首乌多见。何首乌的有效成分为大黄酸、大黄素等蒽醌类衍生物,及卵磷脂、芪类化合物等,其中蒽醌类衍生物对肝脏有毒性作用。何首乌诱导肝损伤的机制主要与线粒体功能相关的氧化磷化以及 TCA 循环信号通路传导异常有关,可以导致肝细胞凋亡及胆红素的代谢转运出现异常而形成黄疸。此外,何首乌提取物可能会导致代谢酶的表达差异和改变成分的体内过程,从而可能进一步引发肝损伤。

3. 临证处理

一旦出现肝损伤立即停药,以甘草酸二铵、门冬氨酸鸟氨酸、脱氧核苷酸、谷胱甘肽护肝降酶,腺苷蛋氨酸、熊去氧胆酸胶囊等退黄保肝药物治疗。可联合使用清热利湿、退黄、健脾的中药。

为保障患者用药安全,应提醒患者及临床医师在使用该药时,应密切注意观察患者表现,定期检查肝功能,如果出现乏力、纳差、皮肤黏膜黄染、巩膜黄染、皮肤瘙痒、血清转氨酶升高、总胆红素升高,应立即停药,积极治疗。与其他药物联用时注意相互之间的作用影响。

二、益肾乌发口服液

(一)概述

益肾乌发口服液收载于卫生部药品标准《中药成方制剂》(第十一册),由制何首乌、当归、补骨脂、枸杞子、沙苑子、茯苓和牛膝七味药材组成。益肾乌发口服液具有补肝肾、乌须发之功,临床用于治疗肝肾两虚引起的须发脱落、早白。方中君药为制何首乌,功善补益经血,固肾乌须,富含卵磷脂、蒽醌及二苯乙烯类化合物,其中二苯乙烯苷是何首乌特有的生物活性成分。

(二)肝损伤相关研究

1. 临床报道

刘思邈等报道1例患者因治疗白发持续服用益肾乌发口服液4个月后因皮肤、巩膜黄染1周入院,患者既往体健,否认肝病等其他病史,否认饮酒史,否认服用其他药物史,入院后临床及化验支持肝细胞性黄疸,不支持病毒性肝炎、自身免疫性肝病及消化系统肿瘤的诊断,拟诊"药物性肝损伤",令其停用上述口服液,予以相关治疗后,患者痊愈出院,2月后再次复查肝功能正常,药物性肝损伤确诊,治疗成功。

2. 机制研究

对益肾乌发口服液小鼠急性毒性进行观察和评价,研究结果发现:给小鼠灌胃一定体积的益肾乌发口服液,发现可致试验小鼠毒性症状。益肾乌发口服液小鼠急性毒性试验虽未做出 LD_{50} 和 MTD,且无一死亡,但药后有肝功能损伤、肝体比值增加,提示在超大剂量灌胃后具有一定的肝毒性,与临床报道相一致。对益肾乌发口服液致小鼠肝毒性"量-毒"关系研究显示:小鼠单次灌胃不同剂量的益肾乌发口服液可使血清 ALT、AST、TBil 水平升高,肝脏指数升高,且在一定范围内呈剂量依赖性。单次给小鼠灌胃不同剂量的益肾乌发口服液可造成急性肝损伤,并呈现一定的"量-时-毒"关系,并可导致肝细胞出现嗜酸性变、玻璃样变、脂肪变、空泡变等病理学改变。郭胜亚等运用斑马鱼模型评价益肾乌发口服液肝脏毒性,发现益肾乌发口服液不仅可使肝脏变性,还能引起肝萎缩和卵黄囊吸收延迟,且呈现浓度相关性。

3. 临证处理

临床医生应警惕使用何首乌及含该药物的相关产品时可能产生的不良反应,特别是对需长期使用的人群,更应注意动态监测肝功能,如有异常,及时停用,避免严重不良反应的发生。在药理学研究的基础上,应进一步研究益肾乌发口服液复方制剂的肝毒性损伤、肝毒性成分及其机制,更好地为研究与评价中药复方制剂的有效性与安全性提供技术支撑,以指导临床用药,为研发临床使用安全、疗效确切、质量可控的中药复方制剂奠定药理、毒理学基础并提供文献依据。

三、首乌片

(一)概述

首乌片由制何首乌、地黄、牛膝、桑葚、女贞子、墨旱莲、桑叶、黑芝麻、菟丝子、金樱子、补骨脂、豨莶草、金银花组成。具有补肝肾、强筋骨、乌须发的功效。用于肝肾两虚所致的头晕目花、耳鸣、腰酸肢麻、须发早白。其消化系统不良反应有食欲缺乏、尿黄、目黄、皮肤黄染等表现,转氨酶升高等肝生化指标异常。

(二) 肝损伤相关研究

1. 临床报道

检索1972—2009年国内外期刊公开发表的首乌片肝损伤患者16例的临床资料并进行回顾性分析,肝损伤发生时间从几天至3个月不等,其中13例在1个月以内发病,患者的临床表现主要为纳差12例、乏力11例、恶心8例、尿黄10例、厌油腻3例、腹胀2例、黄染15例。检查显示ALT、TBil升高明显,停止服用首乌片后给予保肝药物治疗,临床症状消失,肝功能检查恢复正常。7名患者在没有发现肝损伤的病因、经治疗肝功能恢复正常后又服用首乌片,再次引起肝损伤,在医生追问病情时发现有反复服用首乌片的历史而确认病因,遵医嘱停止服用首乌片后未见复发。张定棋等通过文献分析发现首乌片导致药物不良反应57例,占口服补益类中成药之首。

2. 机制研究

有学者认为首乌片致肝损伤与遗传性肝脏代谢酶缺陷有关,或用药量大,或用药时间长,或与其中含有的蒽醌类化合物有关,因为,蒽醌类在肠道转化为有肝毒性的蒽酮类成分。薄层层析结果显示,首乌片中含有大黄素和大黄素甲醚,它们属于蒽醌类成分。核磁共振分析结果表明,首乌片中的主要成分之一为2,3,5,4′-四羟基二苯乙烯-2-O-β-D-葡萄糖苷,另有少量蒽醌类成分如大黄素,还含有磷脂类、葡萄糖和果糖。首乌片中蒽醌类含量为0.14%。其他含有蒽醌类成分的植物如肉桂、番泻叶及合成的蒽醌类衍生物也发现有肝损伤的报道。

3. 临证处理

已知有本品或组方药物肝损伤个人史的患者不宜使用,肝功能不全者禁用。用药期间注意肝功能检测,出现肝功能异常及时停止服用,对症进行保肝、退黄、降酶处理。医生在发现患者不明原因的肝损伤症状时,或者建议患者服用首乌片等含首乌制剂时,应加强监测,避免不良反应发生。

四、养血生发胶囊

(一) 概述

养血生发胶囊成分为熟地黄、制何首乌、当归、川芎、白芍、菟丝子、天麻、木瓜、羌活。该药为硬胶囊,内容物为棕黄至棕褐色的颗粒和粉末;味辛、微苦,具有养血祛风、益肾填精的功效。用于血虚风盛、肾精不足所致的脱发,症见毛发松动或呈稀疏状脱落、毛发干燥或油腻、头皮瘙痒;斑秃、全秃、脂溢性脱发与病后、产后脱发见上述证候者。其不良反应消化系统有恶心、呕吐、厌食、食欲缺乏、尿黄、目黄、皮肤黄染等表现,转氨酶升高等肝生化指标异常等。

(二) 肝损伤相关研究

1. 临床报道

以CNKI、万方医学数据库为主要资料来源,以"养血生发""不良反应""副作用"为检索词,1998—2012年间共发表涉及养血生发胶囊上市后安全性研究报道36篇。文献信息显示养血生发胶囊涉及不良反应表现主要为肝损伤。从数据库中共检索到符合纳入标准的肝损伤个案文献报道 3 篇,有效病例 3 例。3 例肝损伤报道中,首次服药至发病时间范围大约为 15～60 d,再激发发病时间范围大约为 45～60 d。患者用药后主要表现为黄疸(尿黄、皮肤及巩膜黄染)、消化道反应(厌油、厌食、纳差)、全身性反应(乏力、精神差)、实验室检查指标(转氨酶、胆红素)升高,均为与肝功能异常有关的临床表现及实验室检查异常。2 例严重病例(住院治疗),尚无死亡病例报道。肝损伤多呈可逆性,经停药或对症治疗后多数好转或治愈;长时间用药、饮酒史、既往存在肝脏疾病、配伍使用其他可能引起肝损伤的药物,可能是服用养血生发胶囊后引起肝损伤的易患因素。

2. 机制研究

养血生发胶囊上市后不良反应文献报道很少,主要涉及肝损伤。经现代药理学发现,当归挥发油中含有的藁本内酯,长时间大剂量服用可能对雌鼠生殖系统产生抑制作用;白芍中主要有效成分白芍总苷(TGP),TGP 致突变致畸性研究表明当大剂量大鼠体重增重减低时,对胎仔和胎盘发育具有胚胎毒效应(主要表现为胎仔和胎盘重量明显减轻);菟丝子可以引起家畜皱胃炎、肠黏膜炎、肠道化脓和出血等中毒症状,超大剂量滥用菟丝子可发生呕吐、抽搐;现代药理实验也证明,天麻有一定毒副作用,主要是心脏毒性,中毒剂量是 40 g以上,中毒潜伏期是 1～6 h。综合分析养血生发胶囊组方药味的安全性研究资料,养血生发胶囊与何首乌的肝毒性表现类似,组方中其他药味未见有肝毒性的研究报道,提示养血生发胶囊的肝毒性可能主要源于何首乌。何首乌中含有的蒽醌类物质有可能是毒性成分。何首乌含有的蒽醌类成分主要为大黄素、大黄酚、大黄素甲醚等。山东省中医药研究院采用经典的急性毒性试验方法进行养血生发胶囊对小鼠的急性毒性研究,给药后出现肝功能损伤、肝体比值增加,病理学研究提示出现肝细胞嗜酸性变、玻璃样变、脂肪变、空泡变等改变,提示在超大剂量灌胃后具有一定的肝毒性;还开展了养血生发胶囊肝毒性发生与"量-时-毒"关系研究,提示养血生发胶囊的肝毒性存在时间和剂量依赖性。

3. 临证处理

本品可引起肝损伤,用药前应详细询问患者用药史、饮酒史,并确认肝功能无异常后方可用药。已知有本品或组方药物肝损伤个人史和家族史的患者不宜使用,肝功能不全者禁用。老人、儿童、肝功能异常患者应慎用。严格按用法用量服用,不超剂量、长期连续服用。应注意合理联合用药,避免与其他有肝毒性的药物合用。肝功能异常初期可能无临床表现,用药期间应加强肝功能监测。有使用含何首乌药物导致肝损伤病史的患者,应避免再次使用。如发现肝生化指标异常或出现全身乏力、食欲缺乏、厌油、恶心、尿黄、目黄、皮肤黄染等可能与肝损伤有关的临床表现时,或原有肝生化检查异常、肝损伤临床症状加重时,应立即停药并予保肝等对症治疗。

(孙 心)

第十四节　报道致肝损伤的常用天然药物制剂名录

药物制剂	组成成分	功　效	参考文献
白癜风胶囊	补骨脂、黄芪、白蒺藜、红花、乌梢蛇、当归、川芎、香附、白鲜皮、紫草、丹参、龙胆、干姜、山药、桃仁	经络阻隔、气血不畅所致的白癜风，症见白斑散在分布、色泽苍白、边界较明显	陈露.115 例药物性肝损伤的回顾性研究[D].湖北中医药大学,2016:1-69
白蚀丸	补骨脂(盐炙)、制何首乌、灵芝、丹参、红花、海螵蛸、苍术(泡)、蒺藜、龙胆、牡丹皮、降香、紫草、黄药子、甘草	补益肝肾、活血祛瘀、养血驱风；肝肾不足、血虚风盛所致的白癜风，症见白斑色乳白、多有对称、边界清楚、病程较久、伴有头晕目眩、腰膝酸软	孙震晓,张力.何首乌及其制剂相关肝损伤国内文献回顾与分析[J].药物不良反应杂志,2010,12(1):26-41 张秋玲,杨佳,卢奕霞.白蚀丸致肝损伤[J].药物不良反应杂志,2010,12(4):297-298
百乐眠	百合、刺五加、首乌藤、合欢花、珍珠母、石膏、酸枣仁、茯苓、远志、玄参、地黄、麦冬、五味子、灯芯草、丹参	滋阴清热、养心安神；用于肝郁阴虚型失眠症，症见入睡困难、多梦易醒、醒后不眠、头晕乏力、烦躁易怒、心悸不安等	孙震晓,张力.何首乌及其制剂相关肝损伤国内文献回顾与分析[J].药物不良反应杂志,2010,12(1):26-43
斑秃丸	地黄、熟地黄、制何首乌、当归、丹参、炒白芍、五味子、羌活、木瓜	肝肾不足、血虚风盛所致的油风，症见毛发成片脱落或至全部脱落，多伴有头晕失眠、目眩耳鸣、腰膝酸软、斑秃、全秃、普秃	
补肾益寿胶囊	红参、珍珠、灵芝、制何首乌、枸杞子、淫羊藿、丹参、甘草、黄精	补肾益气，能调节老年人免疫功能趋于正常；用于夜尿频数，失眠，耳鸣，腰酸，健忘，倦怠，胸闷气短。	
参麦注射液	红参、麦冬	益气固脱，养阴生津，生脉；用于治疗气阴两虚型之休克、冠心病、病毒性心肌炎、慢性肺心病、粒细胞减少症。能提高肿瘤病人的免疫机能，与化疗药物合用时，有一定的增效作用，并能减少化疗药物所引起的毒副反应	居靖,汪海孙,黄萍,等.参麦注射液不良反应/不良事件分析[J].安徽医药,2009,13(12):1593
穿琥宁注射液	脱水穿心莲内酯琥珀酸半酯单钾盐	用于病毒性肺炎、病毒性上呼吸道感染等	曾聪彦,丘凯悦.198 例穿琥宁注射液不良反应文献分析[J].中国药物警戒,2011,8(12):759-762

（续表）

药物制剂	组成成分	功效	参考文献
地奥心血康	薯蓣科植物黄山药	活血化瘀、行气止痛、扩张冠脉血管、改善心肌缺血；用于预防和治疗冠心病、心绞痛以及瘀血内阻之胸痹、眩晕、气短、心悸、胸闷（痛）等症	周颖,鲁云兰,车文玺.地奥心血康引起2例肝损伤[J].中国药事,1999(02):60-61
防风通圣散	防风、大黄、芒硝、荆芥、麻黄、栀子、芍药、连翘、甘草、桔梗、川芎、当归、石膏、滑石、薄荷、黄芩、白术	风热郁结气血蕴滞证；憎寒壮热无汗、口苦咽干，二便秘涩、舌苔黄腻、脉数	徐列明,林庆勋.正确认识中药的肝毒性[J].中华肝脏病杂志,2007,15(7):534-536
复方丹参注射液	每毫升相当于丹参、降香各1g	心绞痛及急性心肌梗死	
复方感冒灵颗粒	山银花、五指柑、野菊花、三叉苦、南板蓝根、岗梅、对乙酰氨基酚、马来酸氨苯那敏、咖啡因	辛凉解表、清热解毒；用于风热感冒之发热、微恶风寒、头身痛、口干而渴、鼻塞涕浊、咽喉红肿疼痛、咳嗽、痰黄黏稠	张世亮.复方感冒灵颗粒致急性肝损伤[J].药物不良反应杂志,2019,21（05）:381-382
复方青黛丸	青黛、乌梅、蒲公英、紫草、白芷、丹参、白鲜皮、建曲、贯众、土茯苓、马齿苋、绵草藓、山楂（焦）、五味子（酒）	血热所致的白疕、血风疮；症见皮疹色鲜红、筛状出血明显、鳞屑多、瘙痒明显，或皮疹为圆形、椭圆形红斑、上附糠秕状鳞屑、有母斑；银屑病进行期、玫瑰糠疹见上述证候者	杨东生,乌日娜.复方青黛丸致急性药物性肝炎1例[J].中医学报,2013(B12):110
葛根注射液	葛根素	可用于辅助治疗冠心病、心绞痛、心肌梗死、视网膜动、静脉阻塞、突发性耳聋	解晓帅,董运苗,穆殿平,等.葛根素注射液临床使用安全性的评价研究[J].中国中药杂志,2018,43（19）:3956-3961
骨康胶囊	芭蕉根、酢浆草、补骨脂、续断、三七	滋补肝肾、强筋壮骨、通络止痛；用于骨折、股性关节炎、骨质疏松症属肝肾不足、经络瘀阻者	周昆,代志,柳占彪.等.补骨脂水提物引起的大鼠肝损伤[J].天津中医药大学学报,2013,32(4):221-222
骨疏康	淫羊藿、熟地黄、骨碎补、黄芪、丹参、木耳、黄瓜子	补肾益气、活血壮骨；主治肾虚、气血不足所致的中老年骨质疏松症,伴有腰脊酸痛、足膝酸软、神疲乏力等症状者	王丽君,战寒秋.药物性肝衰竭108例临床分析[J].药物不良反应杂志,2018,20(3):169-177
黑锡丹	黑锡、硫黄、川楝子、胡芦巴、木香、附子、肉豆蔻、补骨脂、沉香、小茴香、阳起石、肉桂	升降阴阳、坠痰定喘；用于真元亏惫、上盛下虚、痰壅气喘、胸腹冷痛	齐子文.中药黑锡丹中毒1例报告[J].职业与健康,2001(07):89-90

（续表）

药物制剂	组成成分	功　效	参考文献
活力苏口服液	制何首乌、淫羊藿、黄精（制）、枸杞子、黄芪、丹参	益气补血、滋养肝肾；用于年老体弱、精神萎靡、失眠健忘、眼花耳聋、脱发或头发早白属气血不足、肝肾亏虚者	董清,屠建华.活力苏口服液致重度肝损伤2例[J].中国药物应用与监测,2019,16(3):186-189
降脂化浊胶囊	大黄、决明子、山楂、茵陈、栀子、泽泻、何首乌、莪术、柴胡共九味藏药	清热排毒、化瘀降脂；用于浊瘀互阻、高脂血症	孙震晓,张力.何首乌及其制剂相关肝损伤国内文献回顾与分析[J].药物不良反应杂志,2010,12(1):26-36
金刚藤胶囊	金刚藤	清热解毒、化湿消肿；用于湿热下注所致的带下量多、黄稠、经前腹痛、慢性盆腔炎、附件炎或附件炎性包块见上述证候者	程晟.金刚藤胶囊及丹莪妇康煎膏致重症肝炎[J].药物不良反应杂志,2009,11(1):69-70
金刚藤片		清热解毒、消肿散结；用于附件炎、附件炎性包块	杨建轩,闫惠平,檀玉芬,等.药物性肝损伤患者的自身抗体分析[J].临床荟萃,2008,23(14):992-995
金刚藤糖浆		清热解毒、消肿散结；用于附件炎和附件炎性包块及妇科多种炎症	程丹颖,赵红.表现为肝脏实质性占位的重型药物性肝炎1例[J].中国临床医生,2010,38(4):75-76
金乌骨通胶囊	金毛狗脊、乌梢蛇、葛根、淫羊藿、木瓜、威灵、补骨脂	滋补肝肾、祛风除湿、活血通络；用于肝肾不足、风寒湿痹、骨质疏松、骨质增生引起的腰腿酸痛、肢体麻木等症	高焱.金乌骨通胶囊治疗类风湿关节炎的临床观察[J].中国疗养医学,2019,28(1):96-98
精乌胶囊	制何首乌、黄精（制）、女贞子（酒蒸）、墨旱莲	补肝肾、益精血、壮筋骨；用于失眠多梦、耳鸣健忘、头发脱落及须发早白	孙震晓,张力.何首乌及其制剂相关肝损伤国内文献回顾与分析[J].药物不良反应杂志,2010,12(1):26-34
康莱特注射液	注射用薏苡仁油	益气养阴、消癥散结；适用于不宜手术的气阴两虚、脾虚湿困型原发性非小细胞肺癌及原发性肝癌；配合放、化疗有一定的增效作用,对中晚期肿瘤患者具有一定的抗恶病质和止痛作用	李春燕,赵明.康莱特注射液致胆红素升高1例[J].中国药物应用与监测,2006,3(4):62
克银丸	土茯苓、白鲜皮、北豆根、拳参	清热解毒、祛风止痒；用于皮损基底红、舌基底红、便秘、尿黄属血热风燥型的银屑病	金翠萍,杨书彦.服克银丸致严重肝损伤1例[J].中国中药杂志,2001,26(6):365

（续表）

药物制剂	组成成分	功 效	参考文献
坤宝丸	女贞子(酒炙)、覆盆子、菟丝子、枸杞子、何首乌(黑豆酒炙)、龟甲、地骨皮、南沙参、麦冬、酸枣仁(炒)、地黄、白芍、赤芍、当归、鸡血藤、珍珠母、石斛、菊花、墨旱莲、桑叶、白薇、知母、黄芩	滋补肝肾、镇静安神、养血通络;用于妇女绝经前后,肝肾阴虚引起的月经紊乱、潮热多汗、失眠健忘、心烦易怒、头晕耳鸣、咽干口渴、四肢酸楚、关节疼痛	孙震晓,张力.何首乌及其制剂相关肝损伤国内文献回顾与分析[J].药物不良反应杂志,2010,12(1):26-42
雷公藤多苷片	雷公藤多苷	祛风解毒、除湿消肿、舒筋通络;有抗炎及抑制细胞免疫和体液免疫等作用。用于风湿热瘀、毒邪阻滞所致的类风湿性关节炎、肾病综合征、白塞氏三联症、麻风反应、自身免疫性肝炎等	印成霞.55例雷公藤多甙片/雷公藤多苷片致不良反应文献分析[J].中国药物警戒,2013,10(8):478-482
雷公藤片	雷公藤提取物	具有抗炎及免疫抑制作用;用于治疗类风湿性关节炎	夏凯.基于我院近5年临床病案数据库的急性中草药肝损伤流行病学调查及预后随访[D].成都中医药大学,2016:1-69
莉芙敏片	黑升麻	用于更年期综合征,症见潮热、盗汗、失眠、烦躁、抑郁、头痛、心悸等	Elena T. Enbom, Mary D. Le, Leslie Oesterich, et al. Mechanism of hepatotoxicity due to black cohosh(Cimicifuga racemosa): Histological, immunohisto chemical and electron microscopy analysis of two liver biopsies with clinical correlation[J]. Exp Mol Pathol, 2014, 96(3):279-283
连花清瘟胶囊	连翘、金银花、炙麻黄、炒苦杏仁、石膏、板蓝根、绵马贯众、鱼腥草、广藿香、大黄、红景天、薄荷脑、甘草	清瘟解毒、宣肺泄热;用于治疗流行性感冒属热毒袭肺证;症见:发热或高热、恶寒、肌肉酸痛、鼻塞流涕、咳嗽、头痛、咽干咽痛、舌偏红、苔黄或黄腻等	陈强,曲珊珊,孟祥磊.连花清瘟胶囊致过敏反应合并肝损伤[J].药物不良反应杂志,2016,18(5):396-397
灵芝益寿胶囊	灵芝、人参、黄芪、淫羊藿、制何首乌、桑寄生、五味子、三七、丹参	补气固本、滋补肝肾、活血化瘀,主治神疲倦怠、自汗气短、失眠多梦、胸闷胸痛、头晕目眩、腰膝酸软、脉细无力和结代等症	马丹华,徐厚明.灵芝益寿胶囊致药物性肝损伤4例[J].药物流行病学杂志,2014,23(1):61-62
六神丸	珍珠粉、麝香、雄黄、蟾酥等	清凉解毒、消炎止痛;用于烂喉丹痧、咽喉肿痛、喉风喉痛、单双乳蛾、小儿热疖、痈疡疔疮、乳痈发背、无名肿毒	陈军.不可忽视的中草药引起的药物性肝损伤[J].临床肝胆病杂志,2018,34(6):1169-1171

（续表）

药物制剂	组成成分	功 效	参考文献
癃闭舒胶囊	补骨脂、益母草、金钱草、海金沙、琥珀、山慈菇	用于肾气不足、湿热瘀阻所致的癃闭；症见腰膝酸软、尿频、尿急、尿痛、尿线细、伴小腹拘急疼痛、前列腺增生	刘沈林，熊宁宁，邹建东，等.癃闭舒胶囊治疗良性前列腺增生症出现肝功能损害的报告[J].中国循证医学杂志，2005(3):229-231
芦荟祛斑胶囊	芦荟浓缩粉、豆油、植物起酥油、明胶、甘油、水	祛黄褐斑(美容)	王丽君，战寒秋.药物性肝衰竭108例临床分析[J].药物不良反应杂志，2018,20(3):169-180
牛黄解毒丸(片)	人工牛黄、雄黄、石膏、大黄、黄芩、桔梗、冰片、甘草	火热内盛、咽喉肿痛、牙龈肿痛、口舌生疮、目赤肿痛	顾冰.89例牛黄解毒片/丸不良反应文献分析[J].中国药物警戒，2016,13（6）:359-363
排毒养颜胶囊	大黄、白术、西洋参、芒硝、枳实、青阳参、小红参、肉苁蓉、荷叶	益气活血、通便排毒；用于气虚血瘀、热毒内盛所致便秘、痤疮、颜面色斑	侯凤琴，王泰龄，王贵强.排毒养颜胶囊诱发自身免疫肝炎样肝损伤[J].药物不良反应杂志，2015,17(4):315-317
七宝美髯丸	制何首乌、当归、补骨脂(盐水炙)、枸杞子、菟丝子、茯苓、牛膝	补肝肾、益精血；用于肝肾两虚、须发早白、牙齿摇动、遗精盗汗、腰酸带下、筋骨痿弱、腰腿酸软、带下清稀	孙震晓，张力.何首乌及其制剂相关肝损伤国内文献回顾与分析[J].药物不良反应杂志，2010,12(1):26-37
千柏鼻炎片	千里光、卷柏、羌活、决明子、麻黄、川芎、白芷	风热犯肺、内郁化火、凝滞气血所致的鼻塞、时轻时重,鼻痒气热、流涕黄稠,或持续鼻塞、嗅觉迟钝;急慢性鼻炎、急慢性鼻窦炎见上述证候者	熊芬，姜凯元，熊爱珍，等.含千里光中药制剂中肝毒性成分阿多尼弗林碱的含量分析[J].中国中药杂志，2020,45(1):92-97
驱白巴布期片	补骨脂、驱虫斑鸠菊、高良姜、盒果藤、白花丹	通脉、理血；用于白热斯(白癜风)	杨峥维，周元园，唐怡，等.驱白巴布期片相关肝损伤病例分析[J].药物不良反应杂志，2019,21(3):198-202
祛银丸	当归、地黄、黄芪、金银花、板蓝根、紫草等	养血润燥、凉血解毒、祛风止痒；用于阴血方虚、热毒内盛所致的皮肤出现多层银白色干燥鳞屑或脓疮、搔之脱屑、皮肤瘙痒等症,用于银屑病见于诸症者	王丽君，战寒秋.药物性肝衰竭108例临床分析[J].药物不良反应杂志，2018,20(3):169-179
仁合胰宝	黄芪、苦瓜、西洋参、葛根、蜂胶、枸杞(苯乙哌啶)。	降糖、降脂、稳糖、稳脂、预防控制并发症	
如意回春胶囊	鹿茸、熟地黄、何首乌、枸杞子、菟丝子、狗肾、羊肾、黄芪、黄精、锁阳、肉苁蓉、巴戟天等16味	补血养血、补肾、益精生髓、强筋健骨；用于头晕健忘、体虚乏力、肾虚耳鸣、腰膝酸痛	孙震晓，张力.何首乌及其制剂相关肝损伤国内文献回顾与分析[J].药物不良反应杂志，2010,12(1):26-33

（续表）

药物制剂	组成成分	功　效	参考文献
润燥止痒胶囊	何首乌、制何首乌、生地黄、桑叶、苦参、红活麻	养血滋阴、祛风止痒、润肠通便；用于血虚风燥所致的皮肤瘙痒、痤疮、便秘	孙震晓，张力.何首乌及其制剂相关肝损伤国内文献回顾与分析[J].药物不良反应杂志,2010,12(1):26-40
肾宝片	淫羊藿、葫芦巴、金樱子、熟地黄、补骨脂、蛇床子、制何首乌、肉苁蓉、枸杞子、菟丝子、五味子、覆盆子、黄芪、红参、白术、山药、茯苓、当归、川芎、小茴香、车前子、炙甘草	调和阴阳、温阳补肾、扶正固本；用于腰腿酸痛、精神不振、夜尿频多、畏寒怕冷、妇女白带清稀	
湿毒清片	地黄、当归、丹参、苦参、蝉蜕、黄芩、白鲜皮、土茯苓、甘草	养血润燥、化湿解毒、祛风止痒；用于皮肤瘙痒症属血虚湿蕴皮肤证者	黄丽，罗圣平.湿毒清片致重度肝损伤1例[J].中国药物警戒，2019，16（08）：511-512
首乌片	制何首乌、地黄、牛膝（酒制）、桑葚、女贞子（酒制）、墨旱莲、桑叶（制）、黑芝麻、菟丝子（酒蒸）、金樱子、补骨脂（盐炒）、刺膊、金银花（制）、硬脂酸镁、淀粉	补肝肾、强筋骨、乌须发；用于肝肾两虚所致的头晕目花、耳鸣、腰酸肢麻、须发早白	孙震晓，张力.何首乌及其制剂相关肝损伤国内文献回顾与分析[J].药物不良反应杂志,2010,12(1):26-44
首乌丸	制何首乌，熟地黄，牛膝（酒制），桑葚，女贞子（酒制），墨旱莲，桑叶（制），黑芝麻，菟丝子（酒蒸），金樱子，补骨脂（盐炒），豨莶草（制），金银花（制）	补肝肾、强筋骨、乌须发；用于治疗高血压、高脂血症、神经衰弱、须发早白	
首乌延寿胶囊	何首乌	补肝肾、养精血；用于肝肾两虚、精血不足而致的头晕目眩，以及耳鸣健忘、鬓发早白、腰膝酸软。	
仙灵骨葆胶囊	淫羊藿、续断、丹参、知母、补骨脂、地黄	滋补肝肾、活血通络、强筋壮骨；用于骨质疏松和骨质疏松症、骨折、骨关节炎、骨无菌性坏死等	王丽君，战寒秋.药物性肝衰竭108例临床分析[J].药物不良反应杂志,2018,20(3):169-178
消核片	丹参、浙贝母、海藻、昆布、玄参、漏芦、郁金、夏枯草、白花蛇舌草、半枝莲、牡蛎、芥子、金果榄、甘草	软坚散结、行气活血、化痰通络；用于女性乳腺增生症，尤其适用于中青年妇女的乳痛症、乳腺小叶增生症	童元元，张力，杨金生，等.消核片相关肝损伤的国内文献回顾与分析[J].药物不良反应杂志,2010,12(3):175-177
消渴丸	葛根、地黄、黄芪、天花粉、玉米须、南五味子、山药、格列本脲	气阴两虚所致的消渴病；症见多饮、多尿、多食、消瘦、体倦乏力、眠差、腰痛；2型糖尿病见上述证候者	田红，魏宏，王俊.药物性肝损伤162例临床分析[J].中国基层医药,2010,17(02):176-177

（续表）

药物制剂	组成成分	功　效	参考文献
消银片	地黄、牡丹皮、赤芍、当归、苦参、金银花、玄参、牛蒡子、蝉蜕、白鲜皮、防风、大青叶、红花	用于白疕血热、血虚风燥证；症见皮疹点滴状、基底鲜红色、表面覆有银白色鳞屑，或鳞屑较厚、瘙痒	吴玉荣，张跃萍.消银片致肝损伤[J].药物不良反应杂志,2007,9(2):143
心脑欣丸	红景天、枸杞子、沙棘鲜浆	益气养阴、活血化瘀；用于气阴不足，瘀血阻滞所引起头晕、头痛、心悸气喘、乏力、缺氧引起的红细胞增多症，见上述证候者	王丽君，战寒秋.药物性肝衰竭108例临床分析[J].药物不良反应杂志,2018,20(3):169-182
鸦胆子油	鸦胆子油	抗癌药；用于消化道肿瘤及宫颈癌，也可用于肺癌	梁晶.鸦胆子油乳致肝损伤9例临床分析[J].安徽医药,2007,11(1):93-94
杨氏壮骨胶囊	鹿衔草、熟地黄、肉苁蓉、红参、骨碎补等	风湿、类风湿性关节炎、肩周炎、脊柱炎、颈椎病、骨质增生、坐骨神经痛、神经性痛腰腿酸痛、风湿性肌肉痛、腰骨劳损、妇女产后受风引起的全身疼痛，外伤后遗症引起的头痛	王丽君，战寒秋.药物性肝衰竭108例临床分析[J].药物不良反应杂志,2018,20(3):169-175
养血生发胶囊	熟地黄、当归、羌活、木瓜、川芎、白芍、菟丝子、天麻、制何首乌	养血祛风、益肾填精；用于血虚风盛，肾精不足所致的脱发，症见毛发松动或呈稀疏状脱落、毛发干燥或油腻、头皮瘙痒；斑秃、全秃、脂溢性脱发与病后、产后脱发见上述证候者	孙震晓，张力.何首乌及其制剂相关肝损伤国内文献回顾与分析[J].药物不良反应杂志,2010,12(1):26-30
			杨乐，郭晓昕，宋海波.养血生发胶囊相关肝损伤风险分析[J].中国药物警戒,2013,10(6):362-365
抑亢丸	羚羊角、白芍、桑葚、天竺黄、香附、延胡索（醋炙）、玄参、黄精、黄药子、女贞子等14味	育阴潜阳、豁痰散结、降逆和中；用于瘿病（甲状腺功能亢进）引起的突眼、多汗心烦、心悸怔忡、口渴、多食、肌体消瘦、四肢震颤等	杨辉，李冀湘，崔向青，等.含黄药子制剂的临床应用及不良反应综述[J].临床误诊误治,2006,19(2):85-87
益脑宁片	炙黄芪、党参、麦芽、制何首乌、灵芝、女贞子、墨旱莲、槲寄生、天麻、钩藤、丹参、赤芍、地龙、山楂、琥珀	气虚血瘀、肝肾不足所致的中风、胸痹，症见半身不遂、口舌歪斜、言语謇涩、肢体麻木或胸痛、胸闷、憋气；中风后遗症、冠心病心绞痛及高血压病	申昌龙，付双楠，周坤，等.益脑宁片致急性肝损伤[J].药物不良反应杂志,2020,21(04):268-269
益肾乌发口服液	何首乌（黑豆酒炙）、当归、补骨脂、枸杞子、沙苑子、茯苓、牛膝	补肝肾，乌须发。用于肝肾两虚引起的须发脱落、早白	刘思邈，唐艳萍，弓艳霞.益肾乌发口服液致肝损伤1例[J].中国中西医结合消化杂志,2012,20(4):182-183

（续表）

药物制剂	组成成分	功　效	参考文献
银屑灵	参、甘草、白鲜皮、防风、土茯苓、蝉蜕、黄柏、生地黄、金银花、赤芍、连翘、当归	祛风燥湿、清热解毒、活血化瘀；用于银屑病	王定山.中药引起肝损伤之原因探析[J].求医问药（学术版），2012，10（11）：432-433
愈心通胶囊	红参、三七、元胡等	益气活血、通脉止痛；用于气虚血瘀证的劳累型冠心病心绞痛患者，症见胸部刺痛或绞痛、痛有定处、胸闷气短、倦怠乏力等	王丽君，战寒秋.药物性肝衰竭108例临床分析[J].药物不良反应杂志，2018,20(3)：169-181
元胡止痛滴丸	延胡索（醋制）、白芷	理气、活血、止痛；用于行经腹痛、胃痛、胁痛、头痛	赵艳艳，牛玲玲，李媛媛.元胡止痛滴丸致肝损伤[J].药物不良反应杂志，2019，21(4)：293-294
增生平片	山豆根、拳参、北败酱、夏枯草、白鲜皮、黄药子	清热解毒、化瘀散结；适用于食管和贲门上皮增生、具有呃逆、进食吞咽不利、口干、口苦、咽痛、便干舌暗、脉弦滑者热瘀内结表现者	张俊忠.增生平片致肝损伤[J].药物不良反应杂志，2007,9(3)：215
痔血胶囊	白鲜皮、苦参	清热解毒、凉血止血；用于Ⅰ、Ⅱ期内痔及混合痔所致的便血、肛门坠胀或坠痛大便干燥或秘结等症	王晓今，陈成伟，傅青春，等.痔血胶囊单药致群发性肝损伤——附30例分析[J].肝脏，2009,14：287-290
注射用血塞通	三七总皂苷	活血祛瘀、通脉活络；用于中风偏瘫、瘀血阻络及脑血管疾病后遗症、胸痹心痛、视网膜中央静脉阻塞属瘀血阻滞证者。	王冰，孙晓妍，李进峰，等.注射用血塞通致严重肝损伤[J].药物不良反应杂志，2020,22(02)：115-117
壮骨关节丸	狗脊、淫羊藿、独活、骨碎补、续断、补骨脂、桑寄生、鸡血藤、熟地黄、木香、乳香、没药	补益肝肾、养血活血、舒筋活络、理气止痛；用于肝肾不足、血瘀气滞、脉络痹阻所致的骨性关节炎、腰肌劳损，症见关节肿胀、疼痛、麻木、活动受限	熊殷，吴嘉瑞，张程亮.壮骨关节丸致肝损伤的研究进展[J].中南药学，2019，17(12)，2084-2087
复方皂矾丸	皂矾、西洋参、海马、肉桂、大枣（去核）、核桃仁	滋肾健髓，益气养阴，生血止血；用于再生障碍性贫血白细胞减少症，血小板减小症，骨髓增生异常综合征及放化疗引起的骨髓损伤、白细胞减少属肾阳不足、气血两虚证者	洪凤娟，王柳飞，韩明锦，等.肺癌化疗患者服用复方皂矾丸防治贫血的临床疗效观察[J].中国实用医药，2017，12(24)：110-111

参考文献

［1］白霞,马玉东,穆洪,等.穿琥宁对致热大鼠下丘脑组织中 PGE2 和 cAMP 含量的影响[J].中国临床药理学与治疗学,2005,10(1):75-78.

［2］刘洪,张弛,李惠华,等.穿琥宁注射液对慢性阻塞性肺疾病气道炎症与细胞因子水平的影响[J].中国中医急症,2003,12(5):433-434.

［3］曾聪彦,丘凯悦.189 例穿琥宁注射剂不良反应文献分析[J].中国药物警戒,2011,8(12):759-762.

［4］齐子文.中药黑锡丹中毒 1 例报告[J].职业与健康,2001,17(7):89-90.

［5］刘树民.中药药物性肝损伤[M].北京:中国中医药出版社,2007.

［6］陆宾,王再勇,陈莹,等.千柏鼻炎片及其有效成分治疗小鼠过敏性鼻炎[J].中国实验方剂学杂志,2013,19(12):246-249.

［7］王秀坤.千里光肝脏毒性研究[D].北京:中国中医科学院,2008.

［8］熊芬,姜凯元,熊爱珍,等.含千里光中药制剂中肝毒性成分阿多尼弗林碱的含量分析[J].中国中药杂志,2020,45(1):92-97.

［9］郑兴中,倪峰,陈红玉,等.地奥心血康的长期毒性试验[J].新药与临床,1995(6):354-355.

［10］周颖,鲁云兰,车文玺.地奥心血康引起 2 例肝损伤[J].中国药事,1999(02):60-61.

［11］雷招宝.地奥心血康胶囊不良反应分析[J].中成药,2011,33(6):1037-1039.

［12］蒋萍,蒋亚生.地奥心血康临床不良反应防治[J].时珍国医国药,2006,17(5):828-829.

［13］曹旭东,丁志山,陈建真.参麦注射液药理及临床研究进展[J].中国中医药信息杂志,2010,17(3):104-106.

［14］Yang L, Xu S J, Wu Z F, et al. Determination of ginsenoside-Rg(1) in human plasma and its application to pharmacokinetic studies following intravenous administration of 'Shenmai' injection[J]. Phytotherapy Research, 2009, 23(1):65-71.

［15］居靖,汪海孙,黄萍,等.参麦注射液不良反应/不良事件分析[J].安徽医药,2009,13(12):1593-1595.

［16］刘玉英,元东喜.参麦注射液致黄疸二例[J].辽宁中医杂志,1989(02):26.

［17］Wang R, Li Y N, Wang G J, et al. Neuroprotective effects and brain transport of ginsenoside Rg_1[J]. Chinese Journal of Natural Medicines, 2009, 7(4):315-320.

［18］沈亚非,代喆.葛根素对糖尿病大鼠肾脏氧化应激的抑制作用[J].中华实用诊断与治疗杂志,2009,23(3):227-228.

［19］Chen W C, Hayakawa S, Yamamoto T, et al. Mediation of beta-endorphin by the isoflavone puerarin to lower plasma glucose in streptozotocin-induced diabetic rats[J]. Planta Medica, 2004, 70(2):113-116.

［20］解晓帅,董运苗,穆殿平,等.葛根素注射液临床使用安全性的评价研究[J].中国中药杂志,2018,43(19):3956-3961.

［21］顾冰.89 例牛黄解毒片/丸不良反应文献分析[J].中国药物警戒,2016,13(6):359-363.

［22］董菊.牛黄解毒片的遗传毒性研究及其方药配伍减毒作用初探[D].南京:南京中医药大学,2012.

［23］王静静.长期过量服用牛黄解毒片致慢性砷中毒 1 例[J].浙江中医杂志,2019,54(4):253.

［24］童元元,张力,杨金生,等.基于文献分析的牛黄解毒片(丸)安全性影响因素及对策研究[J].中国中药杂志,2010,35(10):1342-1345.

［25］孙博平,胡罡,赵欣.牛黄解毒片致药物性肝病 1 例[J].山东医药,2005,45(20):79.

［26］左明新.牛黄解毒片致转氨酶升高 1 例[J].中国新药杂志,2004,13(10):944.

[27] 刘红虹.牛黄解毒片致肝小静脉闭塞病(VOD)例析[J].实用中医内科杂志,2007,21(1):87.

[28] 李雷,王慧芬,林芳,等.牛黄解毒片致肝小静脉闭塞症[J].药物不良反应杂志,2006,8(5):389-390.

[29] 赵胜利,钟露苗.牛黄解毒片的不良反应及其安全性综述[J].中国药物警戒,2006,3(4):193-194

[30] 邹明畅,倪鸿昌.牛黄解毒片(丸)40例不良反应分析[J].世界临床药物,2007,28(1):44-46.

[31] 王秀英,王爱荣.牛黄解毒片引起疱性药疹并肝功损害一例报告[J].中成药,1992,14(01):51.

[32] 蓝美成.牛黄解毒片(丸)不良反应58例临床分析[J].医学文选,2000(6):911-912.

[33] 姜良铎,刘涓.过量服用牛黄解毒片引起慢性砷中毒1例[J].中国药物警戒,2004,1(2):49.

[34] 张长平,崔向丽,王咏梅.药物性肝损伤200例临床分析[J].肝脏,2014(7):483-486.

[35] 郭丽珠.中成药所致肝损伤76例临床分析[A].中国中西医结合学会.全国临床药学学术研讨会论文汇编[C].中国中西医结合学会:中国中西医结合学会,2000:4.

[36] 张俊忠.增生平片致肝损伤[J].药物不良反应杂志,2007,9(3):215.

[37] 刘晓东,闻炜.与黄药子有关的严重肝损伤1例[J].中西医结合肝病杂志,1999:20.

[38] 刘丽萍,王颖,陈玉玲.50例药源性肝损伤的临床观察与分析[J].中国医院药学杂志,1996:43-44.

[39] 黄智锋,华碧春,陈小峰,等.黄药子及其制剂致肝损伤78例临床分析[J].中国实验方剂学杂志,2013,19(23):295-297.

[40] Ma Y, Niu C, Wang J, et al. Diosbulbin B-induced liver injury in mice and its mechanism[J]. Human & Experimental Toxicology, 2014, 33(7):729-736.

[41] Li W W, Lin D J, Gao H Y, et al. Metabolic activation of furan moiety makes Diosbulbin B hepatotoxic[J]. Archives of Toxicology, 2016, 90(4):863-872.

[42] Ma M, Jiang Z, Ruan J, et al. The furano norclerodane diterpenoid disobulbin-D induces apoptosis in normal human liver L-02 cells[J]. Experimentaland Toxicologic Pathology, 2012, 64(6):611-618.

[43] 国家食品药品监督管理总局.药品不良反应信息通报(第46期)关注雷公藤制剂的用药安全(2012年)[EB/OL].(2012-04-01)

[44] 印成霞.55例雷公藤多甙片/雷公藤多苷片致不良反应文献分析[J].中国药物警戒,2013,10(8):478-482.

[45] 刘秀书,邹爱英,申琳,等.雷公藤多苷片引起肝损伤1例[J].天津药学,2008,20(1):29-30.

[46] 柯坤宇.雷公藤多苷片引起肝损伤一例报告[J].实用临床医学,2009,10(7):40.

[47] 周王芬,顾正平,浦海英.雷公藤多苷片致急性肝功能损害1例[J].中国临床药学杂志,2002,11(5):301.

[48] 田雅格,苏晓慧,刘立玲,等.近20年来雷公藤肝毒性研究概述[J].中国中药杂志,2019,44(16):3399-3405.

[49] 朱春烁,关帅,宋畅.雷公藤多甙片致急性肝损伤1例[J].中国现代药物应用,2018,12(13):164-165.

[50] 李红刚,纪伟,苏建明,等.雷公藤多苷片的肝毒性及增效减毒的文献研究[J].中国中西医结合杂志,2012,32(3):415-418.

[51] 曹艳,运乃茹,邹爱英.雷公藤多苷片致不良反应的Meta分析[J].中国药房,2018,29(1):125-130.

[52] 宋迪,葛斐林,张乐,等.雷公藤制剂相关肝损伤分析[J].中国药物警戒,2019,16(5):265-269.

[53] 张玉萌,朱丽萍.雷公藤制剂致肝毒性、生殖毒性和血液系统毒性不良反应回顾性分析[J].中国药物应用与监测,2014,11(3):173-176.

[54] 杨涛,张亚蕾,朱亭亭,等.雷公藤致肝损伤的临床特点与主要机制[J].世界科学技术-中医药现代化,2018,20(11):2027-2032.

[55] 赵小梅,浦仕彪,赵庆国,等.基于谱-效相关分析的雷公藤致肝毒性物质基础的初步研究[J].中国中药杂志,2016,41(15):2915-2921.

[56] Li X X，Du F Y，Liu H X，et al. Investigation of the active components in Tripterygium wilfordii leading to its acute hepatotoxicty and nephrotoxicity[J].Journal of Ethnopharmacology，2015，162：238-243.

[57] 夏军，夏宗玲.雷公藤多苷对大鼠与人肝微粒体 CYP3A 酶活性的体外抑制作用[J].中国药房，2015，26(4)：473-476.

[58] 耿姗，冯哲，袁呈晨，等.雷公藤复方配伍对大鼠肝脏代谢酶基因表达的影响[J].中国实验方剂学杂志，2016，22(6)：140-144.

[59] Zhang Y，Jiang Z，Xue M，et al. Toxicogenomic analysis of the gene expression changes in rat liver after a 28-day oral Tripterygium wilfordii multiglycoside exposure[J]. Journal of Ethnopharmacology，2012，141(1)：170-177.

[60] 赵小梅，刘歆颖，续畅，等.基于 LC-MS 代谢组学的雷公藤多苷致肝毒性生物标志物的初步筛查[J].中国中药杂志，2015，40(19)：3851-3858.

[61] 唐宋琪，杨雪，丁若兰，等.雷公藤多苷致大鼠肝损伤的"时-毒"关系及免疫毒性机制研究[J].中药药理与临床，2012，28(5)：78-82.

[62] 李广勋.中药药理毒理与临床[M].天津：天津科技翻译出版公司，1992.

[63] 刘晓.辛伐他汀及癃闭舒胶囊引起药物性肝损伤一例[A].中国医院协会药事管理专业委员会.2013 年中国临床药学学术年会暨第九届临床药师论坛论文集[C].中国医院协会药事管理专业委员会：中国医院协会药事管理专业委员会，2013：2.

[64] 高燕.三金片和癃闭舒胶囊相关的肝损伤[J].药物不良反应杂志，2006，8(4)：305.

[65] 江华，蔡彬，赵威.癃闭舒胶囊致严重肝损伤 1 例[J].人民军医，2011，54(10)：893.

[66] 刘沈林，熊宁宁，邹建东，等.癃闭舒胶囊治疗良性前列腺增生症出现肝功能损害的报告[J].中国循证医学杂志，2005，5(3)：229-231.

[67] 田小军.癃必舒胶囊致血氨基转移酶异常[J].药物不良反应杂志，2006，8(5)：390-391.

[68] 王雨，林志健，王笑，等.含补骨脂中成药肝损伤案例的分析与警戒思考[J].中国药物警戒，2018，15(5)：300-303.

[69] 梁雁，刘晓，张海燕，等.325 例药物性肝损伤分析[J].中国现代应用药学，2010，27(12)：1144-1148.

[70] 成玉斌，向阳，徐学新，等.复方黄黛片治疗急性早幼粒细胞白血病过程中肝肾毒性的临床研究[J].临床血液学杂志，2011，24(7)：429-431.

[71] 王甜，赵哲仪，穆银贵，等.亚砷酸钠所致 L-02 人肝细胞损伤与 p14ARF 表达下调及 MDM2、p53 表达增加有关[J].细胞与分子免疫学杂志，2020，36(6)：507-512.

[72] 陈雄，王大朋，张爱华.亚砷酸钠致肝细胞损伤的微观病理改变[A].中国毒理学会第九次全国毒理学大会论文集[C]. 2019 年.

[73] 申文江，夏廷毅，李宝生，傅小龙，陈龙华.地榆升白片在肿瘤放化疗中的临床应用[J]，中国实用内科杂志，2009，6(29)1-3.

[74] 张海谋，袁金玉.黄药子的药理和毒理研究进展[J].医药导报，2009，28(4)：490-492.

[75] 国家药典委员会.中华人民共和国药典.临床用药须知.中药饮片卷[S].北京：中国医药科技出版社，2011：873.

[76] Liu H，Chou G X，Guo Y L，et al. Norclerodane diterpenoids from rhizomes of Dioscorea bulbifera[J]. Phytochemistry，2010，71(10)：1174-1180.

[77] Zheng S Z，Guo Z，Shen T，et al. Three new apianen lactones from dioscorea bulbifera L[J]. ChemInform，2003，34(32)：946-949.

[78] 李石生，邓京振.黄独块茎的甾体类成分[J].植物资源与环境，1999(2)：61-62.

[79] Liu H, Chou G X, Wu T, et al. Steroidal sapogenins and glycosides from the rhizomes of dioscorea bulbifera[J]. Journal of Natural Products, 2009, 72(11): 1964-1968.

[80] Dong M, Feng X Z, Wu L J, et al. Two new steroidal saponins from the rhizomes of Dioscorea panthaica and their cytotoxic activity[J]. Planta Medica, 2001, 67(9): 853-857.

[81] Gao H, Wu L, Kuroyanagi M. Seven compounds from Dioscorea bulbifera L[J]. Natural Medicines, 2001, 55(5): 277.

[82] 高慧媛, 隋安丽, 陈艺虹, 等. 中药黄独的化学成分[J]. 沈阳药科大学学报, 2003, 20(3): 178-180.

[83] 黄开毅, 张冬松, 高慧媛, 等. 黄独的化学成分[J]. 沈阳药科大学学报, 2007, 24(3): 145-147.

[84] 张骥鹏, 高旺, 高慧媛. 中药黄独的研究进展[J]. 中国现代中药, 2008, 10(2): 34-37.

[85] 李国进. 黄药子在治疗亚急性甲状腺炎中的作用[J]. 天津中医药, 2003, 20(2): 9.

[86] 赵艳. 黄独有效部位抗肿瘤活性研究[J]. 齐齐哈尔医学院学报, 2009, 30(17): 2108-2109.

[87] 李建恒, 张杏红, 迟洪华. 黄药子不同方法提取物的抗肿瘤作用研究[J]. 河北职工医学院学报, 2000(2): 5-7.

[88] 索晴, 崔立然, 刘树民, 等. 黄药子及配伍当归后含药血清抗肿瘤作用的研究[J]. 中国中医药科技, 2008, 15(2): 113-114.

[89] 李万, 黄玉斌. 黄独抗炎作用的实验研究[J]. 实用医药杂志(武汉), 1996(4): 20-22.

[90] 谭兴起, 阮金兰, 陈海生, 等. 黄药子抗炎活性成分的研究[J]. 第二军医大学学报, 2003, 24(6): 677-679.

[91] 胡俊峰, 马永德, 宋跃. 黄药子水煎液体外抗细菌作用的初步研究[J]. 黑龙江医药, 2007, 20(1): 13-15.

[92] 徐以珍, 白翠贤, 周琪, 等. 黄药子乙醇浸膏管内抑制灭活病毒的研究[J]. 药学通报, 1998, 23(9): 535-537.

[93] 刘树民, 李玉洁, 张应成. 黄药子的现代临床应用及其毒性研究[J]. 中医药学报, 2002, 30(2): 68-70.

[94] 杨辉, 李冀湘, 崔向青, 等. 含黄药子制剂的临床应用及不良反应综述[J]. 临床误诊误治, 2006, 19(2): 85-87.

[95] 杨辉, 苑景春. 黄药子的临床应用和不良反应综述[J]. 北京中医, 2004, 23(2): 102-104.

[96] 唐迎雪. 黄药子古今临床应用研究[J]. 中国中药杂志, 1995: 435-438.

[97] 马丽娜. 黄药子配伍甘草合煎液与分煎液中主要化学成分变化的研究[D]. 福州: 福建中医药大学, 2011.

[98] 孙震晓, 张力. 何首乌及其制剂相关肝损伤国内文献回顾与分析[J]. 药物不良反应杂志, 2010, 12(1): 26-30.

[99] 闫向勇, 孟庆常, 燕忠生. 何首乌致肝损伤 1 例[J]. 疑难病杂志, 2009, 8(7): 399.

[100] 徐静, 汪茂荣, 何长伦等. 口服何首乌致肝损伤 40 例临床分析[J]. 东南国防医药, 2009, 11(3): 209-210.

[101] 杨兴祥, 江南, 林建梅. 何首乌致肝损伤 13 例临床分析[J]. 四川医学, 2008, 29(12): 1619-1620.

[102] Kleiner D E, Chalasani N P, Lee W M, et al. Hepatic histological findings in suspected drug-induced liver injury: Systematic evaluation and clinical associations[J]. Hepatology, 2014, 59(2): 661-670.

[103] 柳芳芳, 段学章, 臧红, 等. 中药和西药致急性药物性肝损伤临床和肝组织病理学特征对比分析[J]. 实用肝脏病杂志, 2013, 16(4): 317-319.

[104] Navarro V J, Barnhart H, Bonkovsky H L, et al. Liver injury from herbals and dietary supplements in the US Drug-Induced Liver Injury Network[J]. Hepatology, 2014, 60(4): 1399-1408.

[105] 杨晓丽, 王立为. 中药何首乌的药理作用研究进展[J]. 中医药信息, 2004, 21(6): 12-14.

[106] 胡锡琴,耿增岩,李巧兰,等.制何首乌不同剂量与大鼠肝损伤程度的实验研究[J].陕西中医,2007,28(10)：1420-1421.

[107] 刘茵,胡振斌,王秀峰.制何首乌免煎颗粒致肝损伤1例报告及文献复习[J].中西医结合肝病杂志,2013,23(3)：176-177.

[108] 曹明雪,刘淼,吴荣荣,等.制何首乌致肝损伤1例[J].中国药物警戒,2011,8(8)：510.

[109] 李卫先,张琦,王国仁,等.何首乌不同炮制品致肝损伤的研究[J].湖南中医杂志,2011,27(5)：129-130.

[110] 李林福,刘振丽,宋志前,等.何首乌炮制研究进展[J].中国药房,2007,18(30)：2377-2379.

[111] 林飞,胡锡琴,谢人明.何首乌配伍茯苓解毒机理的研究[J].中药药理与临床,2010,26(5)：79-80.

[112] 蔡新荣.莱菔子与何首乌、熟地配伍致不良反应1例[J].中国中西医结合杂志,1996,16(10)：633.

[113] 申国庆,江丽,龚春燕.何首乌致肝损伤案例追溯分析与临床监控[J].中国医院用药评价与分析,2010,10(11)：1040-1042.

[114] 夏凯.基于我院近5年临床病案数据库的急性中草药肝损伤流行病学调查及预后随访[D].成都:成都中医药大学,2016

[115] 张清民.复方风湿宁注射液对SD大鼠腹腔注射给药长期毒性试验研究[C].中华中医药学会第十六届全国风湿病学术大会论文集.2012：150-150.

[116] 关业枝,袁征,茹丽,等.复方风湿宁注射液的抗炎作用研究[J].现代药物与临床,2011,26(4)：290-293.

[117] 刘丽萍.壮骨关节丸引起药物性肝内胆汁淤积型肝炎1例[J].药学情报通讯,1993,11(1)：28.

[118] 曹淑芬,陈一丸.壮骨关节丸致肝损伤15例[J].药物流行病学杂志,1995,4(4)：213-214.

[119] 邓培媛,蔡皓东.壮骨关节丸致肝损伤30例报告[J].中国新药杂志,1996(3)：212-214.

[120] 熊殷,吴嘉瑞,张程亮.壮骨关节丸致肝损伤的研究进展[J].中南药学,2019,17(12)：2084-2087.

[121] 周昆,代志,柳占彪,等.壮骨关节丸中肝毒性药材的筛选研究[J].中国药物警戒,2009,6(11)：641-648.

[122] 唐进法,王晓艳,温强,等.免疫应激介导的壮骨关节丸致特异质肝损伤评价[J].药学学报,2017,52(7)：1033-1040.

[123] 高源.壮骨关节丸及其组成药味淫羊藿、补骨脂致免疫特异型肝损伤的比较研究[A]//中国毒理学会中药与天然药物毒理专业委员会第二次(2017年)学术交流大会论文集[C].苏州：中国毒理学会中药与天然药物毒理专业委员会,2017：195-196.

[124] 周昆,朱桃桃,张玥,等.壮骨关节丸对大鼠肝微粒体P450的影响[J].天津中医药,2014,31(11)：690-692.

[125] 伍玉南,张冬,张涛,等.基于文献回顾性研究中药药物性肝损伤[J].中西医结合肝病杂志,2017,27(1)：13-15.

[126] 李冬.80例中药致药物性肝损伤分析[J].中国保健营养(上旬刊),2013(11)：6756-6757.

[127] 汪月娥,姚光弼.中草药和相关保健食品引起药物性肝病的研究[J].中华消化杂志,2007,27(7)：435-438.

[128] Chalasani N P, Hayashi P H, Bonkovsky H L, et al. ACG Clinical Guideline：The diagnosis and management of idiosyncratic drug-induced liver injury[J]. The American Journal of Gastroenterology, 2014, 109(7)：950-966.

[129] 中华医学会肝病学分会药物性肝病学组.药物性肝损伤诊治指南[J].临床肝胆病杂志,2015,31(11)：1752-1769.

[130] 邓平香,徐敏.补骨脂单味应用和复方应用对大鼠肝脏毒性的比较[J].广西中医药,2005,28(2)：

49-50.

[131] 谭沛,赵超,周昆,等.补骨脂灌胃 30 天对大鼠肝毒性的实验研究[J].新疆中医药,2010,28(2)：11-13.

[132] 张秀娟,曹慧琪,邢志华,等.补骨脂对小鼠肝细胞形态、肝功能及线粒体膜电位的影响[J].中成药,2014,36(1)：160-162.

[133] 周昆,代志,柳占彪,等.补骨脂水提物引起的大鼠肝损伤[J].天津中医药大学学报,2013,32(4)：221-224.

[134] 程虹,孙曼春.补肾宁片和金乌骨通胶囊合用致急性肝损伤 1 例[J].药物流行病学杂志,2009,18(2)：143.

[135] 高焱.金乌骨通胶囊治疗类风湿关节炎的临床观察[J].中国疗养医学,2019,28(1)：96-98.

[136] 毕亚男,李震,卢国彦,等.补骨脂水提物对小鼠的肝毒性及胆汁酸转运的影响[J].药物评价研究,2015,38(3)：267-270.

[137] 林欣,谭喜莹,郑玉姣.活力苏口服液对自然衰老小鼠肝、脑、肾组织 p16 基因表达的影响[J].现代中西医结合杂志,2013,22(2)：142-143

[138] 朱砚萍,马永察,仇志军.活力甦、黄杨宁、罗布麻对微循环及血流变作用的观察[J].中国病理生理杂志,1990,4：259.

[139] 张文芳.活力甦口服液引起肝损伤 1 例报道[J].实用中医药杂志,1997,2：41.

[140] 赵建学,陆玮婷,刘燨天,等.活力苏口服液与优甲乐同服致严重肝损伤 2 例报告[J].临床肝胆病杂志,2015,31(7)：1128-1129.

[141] 董清,屠建华.活力苏口服液致重度肝损伤 2 例[J].中国药物应用与监测,2019,16(3)：186-189
卫培峰,张敏,焦晨莉,等.何首乌不同炮制品对大鼠肝脏 CYP2E1 基因 mRNA 表达的影响[J].中国医院药学杂志,2010,30(17)：1445-1448.

[142] 黄伟,张亚囷,孙蓉.何首乌不同组分单次给药对小鼠肝毒性"量-时-毒"关系研究[J].中国药物警戒,2011,8(4)：193-197.

[143] 李春燕,赵明.康莱特注射液致胆红素升高 1 例[J].中国药物应用与监测,2006,3(4)：62.

[144] 丁楠,马运芳,程坤,等.康莱特注射液联合化疗对晚期胰腺癌有效性和安全性的 Meta 分析[J].药物流行病学杂志,2020,29(4)：227-232.

[145] 郗玉玲,李振云,邓智建.基于文献的康莱特注射液不良反应报告分析[J].中国中医药信息杂志,2020,27(3)：128-132.

[146] 金火星,雷招宝.康莱特注射液的不良反应与合理用药建议[J].中成药,2010,32(3)：486-488.

[147] 高旭.中药注射剂不良反应报告分析[J].内蒙古中医药,2013,32(13)：53-54.

[148] 梁晶.鸦胆子油乳致肝损伤 9 例临床分析[J].安徽医药,2007,11(1)：93-94.

[149] 杨东生,乌日娜.复方青黛丸致急性药物性肝炎 1 例[J].中医学报,2013,28(B12)：110.

[150] 刘士敬,李建宇.浅谈青黛制剂治疗银屑病对消化系统的损害[J].中国中医药现代远程教育,2014,12(4)：109-110.

[151] 李慧,尹晓飞,刘顺良,等.牛黄解毒片的临床新应用[J].中国药业,2010,19(16)：86-87.

[152] 林璞粤,汤毅珊,王宁生.雄黄及含雄黄复方的药理研究概况[J].中药新药与临床药理,2004,15(4)：298-300.

[153] 孟海琴,高淑华.牛黄解毒片的抗炎,抑菌作用研究[J].中国中药杂志,1992,17(12)：747-749.

[154] 赵胜利,钟露苗.牛黄解毒片的不良反应及其安全性综述[J].中国药物警戒,2006,3(4)：193-194

[155] 张秀娟,白雪莹,陆童,等.雄黄对小鼠肝脏功能损伤的初步研究[J].中药药理与临床,2014,30(1)：56-58.

[156] 陆树萍.浅谈六神丸的功用与禁忌[J].现代医药卫生,2006,22(20):3161-3162.

[157] 张保国,刘庆芳.六神丸的内科应用[J].中成药,2006,28(9):1360-1362.

[158] 李炜,赵旭涛,孙莉,等.六神丸抗肿瘤血管生成的实验研究[J].中医药学报,2006,34(4):25-29.

[159] 吴君.砷对肝脏毒性的研究进展[J].中国药物与临床,2005,5(9):645-647.

[160] 陈露.115例药物性肝损伤的回顾性研究[D].武汉:湖北中医药大学,2016

[161] 张文芳.复方青黛胶囊引起肝损伤1例[J].中国中医药信息杂志,2002,9(2):59.

[162] 金翠萍,杨书彦.服克银丸致严重肝损伤1例[J].中国中药杂志,2001,26(6):365.

[163] 中华医学会肝病学分会药物性肝病学组.药物性肝损伤诊治指南[J].临床肝胆病杂志,2015,31(11):1752-1769.

[164] 吴玉荣,张跃萍.消银片致肝损伤[J].药物不良反应杂志,2007,9(2):143.

[165] 张秋玲,杨佳,卢奕霞.白蚀丸致肝损伤[J].药物不良反应杂志,2010,12(4):297-298.

[166] 周克明,施林林,殷颖蕴.白蚀丸引起急性黄疸型药物性肝炎1例[J].临床皮肤科杂志,2006,35(11):737-738.

[167] 王定山.中药引起肝损伤之原因探析[J].求医问药(学术版),2012,10(11):432-433.

[168] 滕光菊,梁庆升,孙颖,等.165例中草药导致药物性肝损伤临床特征及病理分析[J].中华中医药学刊,2014,32(4):913-916.

[169] 刘树民.中药药物性肝损伤[M].北京:中国中医药出版社,2007.

[170] 伍玉南,张冬,张涛,等.基于文献回顾性研究中药药物性肝损伤[J].中西医结合肝病杂志,2017,27(1):13-15.

[171] 童元元,张力,杨金生,等.消核片相关肝损伤的国内文献回顾与分析[J].药物不良反应杂志,2010,12(3):175-177.

[172] 刘文洋,李晓天.西药与中药所致药物性肝损伤的临床特征[J].临床医药文献电子杂志,2017,4(57):11260

[173] 颜辉,王国基,陈坚.不同比例海藻与甘草配伍对大鼠的毒性研究[J].中国中药杂志,2007,32(16):1700-1703.

[174] 王旭,徐奚如,周学平.海藻与甘草配伍临床应用探析[J].中医杂志,2013,54(1):29-31.

[175] 黄显章,邹鹏程,高秋芳,等.金刚藤有效部位群治疗慢性盆腔炎的抗炎镇痛作用[J].中国实验方剂学杂志,2010,16(17):114-117.

[176] 冯艺文,李云.金刚藤无糖颗粒的药理作用[J].广州医药,2004,35(5):78-79.

[177] 张蓉,黎祥胜,胡建华,等.金刚藤糖浆治疗细菌性阴道炎的实验研究[J].湖北中医学院学报,2006,8(3):14-15.

[178] 程丹颖,赵红.表现为肝脏实质性占位的重型药物性肝炎1例[J].中国临床医生,2010,38(4):75-76.

[179] 程晟.金刚藤胶囊及丹莪妇康煎膏致重症肝炎[J].药物不良反应杂志,2009,11(1):69-70.

[180] 张艳华,凌士华.金刚藤糖浆长期应用引起肝损伤[J].药物不良反应杂志,2008,10(3):219.

[181] 杨建轩,闫惠平,檀玉芬,等.药物性肝损伤患者的自身抗体分析[J].临床荟萃,2008,23(14):992-995.

[182] 王本祥.现代中药药理与临床[M].天津:天津科技翻译出版公司,2004.

[183] 金华,张秋霞.黑升麻肝毒性报告引起各国药政部门的关注[J].国外医药(植物药分册),2006,21(6):249-250.

[184] 赵小卫,周建平.丙氨瑞林联合莉芙敏片对子宫内膜异位症患者p53、p21、MDM2蛋白表达及疗效的影响观察[J].中国药师,2016,19(11):2086-2087

[185] 夏亚芳.莉芙敏对绝经期生殖道萎缩的改善作用[J].中国药业,2015,24(21):87-88.

[186] 《药物不良反应杂志》编辑部.黑升麻相关肝损伤[J].药物不良反应杂志,2006,8(6):468.

[187] Enbom E T, Le M D, Oesterich L, et al. Mechanism of hepatotoxicity due to black cohosh (Cimicifuga racemosa): Histological, immunohistochemical and electron microscopy analysis of two liver biopsies with clinical correlation[J]. Experimental and Molecular Pathology, 2014, 96(3): 279-283.

[188] 张秀红,蒋莉莎.灵芝益寿胶囊致肝损伤[J].药物不良反应杂志,2013,15(1):54-55.

[189] 马丹华,徐厚明.灵芝益寿胶囊致药物性肝损伤4例[J].药物流行病学杂志,2014,23(1):61-62.

[190] 李龙昱,颜鲁青.灵芝益寿胶囊致药物性肝损伤病例分析[J].亚太传统医药,2015,11(17):132.

[191] 唐志芳,马国,梅全喜.何首乌肝毒性研究进展[J].时珍国医国药,2017,28(7):1722-1725.

[192] 刘思邈,唐艳萍,弓艳霞.益肾乌发口服液致肝损伤1例[J].中国中西医结合消化杂志,2012,20(4):182-183.

[193] 钱晓路,孙蓉.基于功效物质基础的益肾乌发口服液药理作用研究进展[J].中国药物警戒,2011,8(3):174-177.

[194] 黄幼异,孙蓉,孙虎.益肾乌发口服液对小鼠急性肝毒性"量-时-毒"关系研究[J].中国药物警戒,2011,8(5):275-278.

[195] 谢元璋,孙蓉,张亚囡,等.益肾乌发口服液对小鼠急性毒性实验研究[J].中国药物警戒,2011,8(5):272-274.

[196] 郭胜亚,朱晓宇,廖文瀚,等.斑马鱼模型评价5种中药肝脏毒性[J].实验动物科学,2016,33(5):21-27.

[197] 宋志前,薛庆海,刘振丽,等.首乌片致肝损伤16例回顾分析[J].中国医院药学杂志,2010,30(19):1703-1704.

[198] 张定棋,马文翰,梅志刚,等.基于文献的补益类中药临床应用不良反应分析[J].中国中医药信息杂志,2015,22(6):43-45.

[199] 郑丽娜,孙蓉.养血生发胶囊的现代药理与毒理学研究进展[J].中国药物警戒,2011,8(2):108-110.

[200] 杨乐,郭晓昕,宋海波.养血生发胶囊相关肝损伤风险分析[J].中国药物警戒,2013,10(6):362-365.

[201] 王雪玲.养血生发胶囊致亚急性肝衰竭病例报告[J].首都医药,2014,21(18):55.

[202] 李晓宇,孙蓉,吕莉莉.养血生发胶囊对小鼠肝毒性"量-时-毒"关系研究[J].中国药物警戒,2011,8(4):204-207.

[203] 吕莉莉,谢元璋,钱晓路,等.养血生发胶囊对小鼠肝毒性"量-时-毒"关系的病理学研究[J].中国药物警戒,2011,8(4):202-204.

[204] 谢元璋,孙蓉,张亚囡,等.养血生发胶囊对小鼠急性毒性实验研究[J].中国药物警戒,2011,8(4):208-211.

第六章 常用天然药物与肝损伤

第一节 植 物 药

一、传统有毒植物药

（一）雷公藤

1. 概述

别名莽草，黄藤，黄藤根，黄藤草，黄药，黄蜡藤，断肠草、烂肠草、昆明山海棠、山砒霜等，为卫矛科藤本植物雷公藤（*Triptery gium wilfordii Hook. f.*）的根与根茎。味辛、苦，性寒；有大毒；归心、肝经。功效：祛风湿，通经络，清热解毒。主治风湿诸痹、热毒疮痈、皮肤瘙痒等病证。

2. 肝损伤相关研究

（1）临床报道

雷公藤所致肝毒性在相关文献报道中居单味肝损伤天然药的首位。雷公藤所致肝毒性临床表现类似病毒性肝炎，主要为乏力、食欲缺乏、恶心呕吐、转氨酶升高等，少数出现黄疸。严重者可出现肝肿大和脂肪变性，甚至肝脏出血坏死。雷公藤原药材提取物及其制剂均有肝毒性。雷公藤化学成分复杂，主要包括生物碱、二萜类、三萜类、倍半萜类及苷类，目前已从雷公藤中分离出 100 多种成分。其中生物碱、二萜类等成分既是有效成分又是有毒成分。

（2）机制研究

雷公藤中毒患者常可以观察到肝功能异常、肝脏肿大，转氨酶、总胆红素、直接胆红素升高，提示雷公藤所致肝损伤以肝实质细胞损伤为主。雷公藤的毒性来源于其复杂的化学成分及生理活性成分。毒性大小依次为：二萜类、生物碱类、三萜类及苷类。二萜类化合物主要损伤心、肝、胃肠道及骨髓；生物碱类主要损害肝脏并可破坏红细胞。

其肝损伤机制：①引起脂质过氧化反应，对肝细胞的直接毒性作用主要为药物在肝内经代谢转化为亲电子基、自由基及氧基，这些产物与大分子物质共价结合或造成脂质过氧化而导致肝细胞坏死；②引起免疫性损伤；免疫损伤仅发生在少数服用此药的人群中，无规律可循，故将其归为机体的特异性反应；③引起肝细胞过度凋亡；④与 P450 酶系代谢异常有关：细胞色素 P450（CYP450）酶缺失或异常，导致代谢物在细胞色素 P450 作用下形成异常代谢物并与肝内蛋白共价结合，当复合产物被递呈到免疫系统后，可能被认为是异己物质而激发免疫反应,导致自身免疫性肝损伤的发生。

（3）临证处理

雷公藤中毒表现为:恶心、呕吐、腹痛、腹泻、血压下降、呼吸困难,最后因心脏及呼吸抑制而死亡。救治方法:催吐、洗胃、灌肠、导泻等法,或给蛋清、面糊保护黏膜、注射葡萄糖、给强心兴奋剂、给氧等对症治疗。

中毒后除一般急救措施外,可服鲜萝卜汁 200 g 或炖服莱菔子 400 g,也可用鲜韭菜汁或浓茶、羊血等以解毒。据 20 余个中毒案例的观察,中毒表现均为腹痛、呕吐、腹泻、嚎叫挣扎,但不发热。死亡大都在 24 h 内,最多不超过 4 d。如在服雷公藤后 4 h 内用催吐剂、泻剂,一般均能痊愈。

鉴于雷公藤制剂有效成分同时又是毒性成分且治疗窗较窄,连续服用可出现肝、肾、血液系统和生殖系统等损害,临床使用雷公藤类药物应注意药物剂量和用药时间,建议用药初期从最小剂量开始,一般连续用药不宜超过 3 个月。密切关注患者反应和肝功能指标,且不与其他明确或潜在肝毒性药物同用,必要时可与保肝药物搭配使用。

附:含有雷公藤的常用复方制剂:雷公藤多甙片、雷公藤多苷片、雷公藤片、雷公藤内酯软膏、雷公藤双层片等。

（二）黄药子

1. 概述

别名黄独、黄药、黄药根、黄金山药、大苦、黄狗头、香芋等。为薯蓣科薯蓣属植物黄独（*Dioscorea bulbifera Lim.*）的块茎。性凉,味苦、辛;有毒;归肺、肝、心经。功效:凉血止血、清热解毒、化痰散结、消瘿。主治:咽喉肿痛、吐血、咯血、咳嗽气喘、百日咳、瘿瘤结肿、无名肿毒、蛇虫咬伤。本品现代临床又多用于食管癌、胃癌、乳腺癌,以及甲状腺肿瘤等病。

2. 肝损伤相关研究

（1）临床报道

检索 1980—2013 年现代医学期刊数据库和中国中医药数据库中有关黄药子及其相关制剂导致药物性肝损伤的文献报道,共 46 篇不良反应文献,共计 78 例临床个案。服用含黄药子的中药处方汤剂引起肝损伤的占 78.2%（61/78）;含黄药子的中成药品种有 4 种,分别为复方黄药子制剂 8.9%（7/78）、白蚀丸 7.8%（6/78）、增生平片 3.8%（3/78）、兆誉隆抑亢丸 1.3%（1/78）。研究发现,黄药子及其制剂引起肝损伤的潜伏期及病情的轻重与黄药子的剂量相关,日剂量越大、潜伏期越短,累积剂量越大、病情越重。27.9%的患者在服黄药子总量达 800～1 200 g 后出现药物性肝损伤;24.6%患者在服黄药子总量达 500～800 g 后出现症状;亦有 11.5%的患者在服用黄药子总剂量小于 300 g 即出现肝损伤症状。

（2）机制研究

黄药子的主要有毒成分为薯蓣皂苷、薯蓣毒皂、黄独素 B 等。目前研究最多的是含量最高的黄独素 B 代表的二萜类成分的作用机制。用黄独素 B 干预小鼠,给予剂量为 0,16,32 和 64 mg/(kg·d),连续 12 d,出现 ALT、AST、ALP 升高,肝细胞肿胀,MDA 升高,GSH-PX、GST、CAT、Mn-SOD、Cu Zn-SOD 均降低,同时 Cu Zn-SOD、CAT 基因表达也降低,提示黄独素 B 可导致小鼠的氧化应激肝损伤。对黄独素 B 在小鼠中肝毒性的时间和剂量诱导曲线进行研究显示,200 mg/kg 的黄独素 B 可以诱导小鼠肝脏坏死,而对黄独素 B

的呋喃基团进行氢化后小鼠没有发生肝损伤,说明呋喃基团是黄独素 B 诱导肝损伤的靶点之一。另外,黄独素 B 的顺式反应性代谢产物也可以诱导肝毒性损伤,可能与肝 GSH 和细胞色素 P450 3A 酶有关。

研究表明黄药子可引起急性中毒及蓄积性肝损伤。长期、大量服用黄药子及含黄药子的制剂,导致可药物性肝损伤。黄药子对肝脏损害在短时间内即可表现出来,组织形态学改变为脂肪样变、嗜酸样变性、小灶性坏死、片状小灶性坏死或片状坏死,黄药子对肝脏的损伤属于对肝细胞直接毒性作用,多数患者在服用黄药子剂量达 300～1 200 g 后发病,且具有日剂量越大、潜伏期越短、累积剂量越大、病情越重的特点。黄药子对肝脏的损伤既有对肝细胞的直接损伤,导致细胞膜损伤和钙平衡破坏、线粒体损伤、细胞色素 P450 代谢异常和细胞凋亡,也可引起胆汁淤积,对肝细胞产生间接损伤。研究表明,小鼠服用黄药子后,可使肝细胞骨架相关蛋白合成受阻,细胞骨架结构遭到破坏;可导致小鼠肝细胞核酸与蛋白合成受阻,并可能抑制肝细胞的自我修复与再生能力。中毒后期小鼠有肝纤维化、肝硬化趋势,甚至有癌变趋势。研究发现黄药子的诱导作用严重影响了小鼠肝脏的结构、功能以及相关功能基因的表达,其造成肝损伤的作用机制可能是黄药子在肝内经 CYP450 酶代谢产生了带有自由基的代谢产物,使肝质膜和细胞器脂质过氧化、机体抗氧化能力减弱,或通过直接影响肝内脂质代谢、增强肝脏脂肪酸氧化反应,从而导致肝损伤。基础实验发现黄药子的肝损作用主要参与了肝细胞的糖代谢、细胞凋亡、细胞生长周期、细胞骨架与信号传导、蛋白质折叠与泛素化等生物学过程。在分子机制上,直接肝细胞损伤主要表现为细胞膜损伤和钙平衡破坏、线粒体损伤、细胞色素 P450 代谢异常和细胞凋亡等,间接肝细胞损伤主要表现为胆汁淤积型肝损伤和免疫性肝损伤。

（3）临证处理

中毒后主要表现为口腔、舌和咽喉有烧灼感,流涎、恶心、呕吐、腹痛、腹泻、瞳孔缩小,严重时心悸、惊厥、昏迷、呼吸困难及心脏停搏等。对肝脏的损害表现为肝肿大、黄疸、谷丙转氨酶指标升高、尿胆红素阳性、胁肋胀痛、腹水等,严重者可引起肝性脑病。误食后,应及时停药,用 1∶5 000 的高锰酸钾洗胃,用硫酸镁导泻,再口服药用炭、牛奶、蛋清等。腹痛、腹泻、呼吸困难、瞳孔缩小时,皮下注射阿托品。肝损伤者应用保肝药物。

附:含有黄药子的常用复方制剂:白蚀丸、增生平片、抑亢丸、金蒲胶囊、复方鹿仙草颗粒、红卫蛇药片等。

（三）半夏

1.概述

别名地文、水玉、守田、羊眼半夏、和姑、蝎子草、麻芋果、三步跳等,为天南星科植物半夏[*Pinellia ternata*（*Thunb.*）*Breit.*]的干燥块茎,含有生物碱、古甾酸、多糖、氨基酸、挥发油、半夏蛋白及无机元素等多种成分。味辛,性温;有毒;归脾、胃、肺经。功效:燥湿化痰、降逆止呕、消痞散结。主治:湿痰寒痰、咳喘痰多、痰饮眩悸、风痰眩晕、痰厥头痛、呕吐反胃、胸脘痞闷、梅核气;外治:痈肿痰核。姜半夏多用于降逆止呕。

2.肝损伤相关研究

（1）临床报道

系统检索 30 年来国内外文献,收集和整理半夏的不良反应（事件）文献,采用回顾性研究和统计学方法对该类中药饮片的不良反应进行分析,收集半夏中药饮片的不良反应(事件)文献报道 24 篇,病例 50 例,最终纳入文献 18 篇,共计案例 48 例。其不良反应(事件)的临床表现主要为以毒副反应较为常见,主要影响因素为患者服用生半夏、超剂量服用、随意自服及特殊人群服用及配伍禁忌等。结果表明,半夏为有毒天然药,毒性多分布在针晶、凝集素蛋白,对局部黏膜具有强烈刺激性、肝肾毒性、妊娠胚胎毒性、致畸作用,应用不慎易引起毒副反应。

(2) 机制研究

毒理研究发现,生半夏引起中毒的靶器官主要是肝脏和肾脏,炮制后未见类似毒性反应。张丽美等检测小鼠灌胃不同剂量的半夏水提组分后不同时间点血清中 ALT 和 AST 活力单位的变化,评价半夏水提组分致小鼠肝毒性损伤的毒性“时-效”和“量-效”关系。其半夏肝毒性“时-毒”关系的实验研究结果显示:小鼠单次灌胃 62.5 g/kg 的半夏水提组分血清 ALT、AST 值随时间的不同造成的肝损伤的程度也不同,毒性高峰出现在给药后 4 h,持续约 48 h。半夏肝毒性“量-毒”关系的实验研究结果显示:小鼠单次灌胃较高剂量半夏水提组分可使血清 ALT、AST 值显著升高,且呈剂量依赖性。又单次给予较高剂量的半夏酸水渗漉液也可造成小鼠急性肝损伤,且毒性出现早、持续时间长,具体表现为血清 ALT、AST 值升高甚或肝组织病理形态学的改变,且呈明显的时-毒、量-毒关系。王丽分离出半夏总生物碱富集部位,发现其在较低剂量即可造成一定程度的肝损伤,提示半夏的亚急性毒性的物质基础可能为半夏生物碱。

(3) 临证处理

造成不良反应的原因多为用药剂量过大,生品内服或误服。中毒表现:主要表现为对口腔、咽喉、胃肠道黏膜的刺激性及神经系统的毒性,口干舌麻,胃部不适,口腔、咽喉及舌部烧灼疼痛、肿胀、流涎,恶心及胸前压迫感,音嘶或失音,呼吸困难,痉挛甚至窒息。救治方法:及时停药、洗胃、导泻,并服以稀释醋液、浓茶或蛋清、面糊、果汁等。严重者输液、吸氧、给予解痉、呼吸和循环兴奋剂。对肝功能损伤者予以保肝治疗。

附:含有半夏的常用复方制剂:小柴胡颗粒、藿香正气合剂、半夏止咳糖浆、参苏感冒片等。

(四) 川楝子

1. 概述

别名楝实、练实、金铃子、仁枣、楝子、石茱萸等,为楝科植物川楝(*Melia toosendan Sieb. et Zucc.*)的干燥成熟果实。味苦,性寒;有小毒;归肝、小肠、膀胱经。功效:疏肝泄热、行气止痛、杀虫。主治:肝郁化火、胸胁、脘腹胀痛、疝气疼痛、虫积腹痛。现代临床又多用于蛔虫病、胁痛、消化性溃疡、经前乳房胀痛、更年期综合征、带状疱疹、皮肤病等。

2. 肝损伤相关研究

(1) 临床报道

临床应用发现,应用常规剂量川楝子,一般无严重反应。但长期、过量服用,可引起中毒甚至死亡。有患者口服 200 g 未经炮制川楝子的水煎液(300 mL)约 30 min 后出现恶心、呕吐、听力障碍、视物模糊、口干、心慌、燥热、小便不畅等临床症状。临床报道,儿童服用川楝素片 0.3～0.4 g 可发生中毒,服用 2～4 g 即可引起死亡。川楝子中毒主要为中枢抑制以及对肝脏的毒性作用。尸检可见胃、小肠的炎症,以及肝肾组织血管扩张、脂肪变性、肺内淤血等,呼吸中枢麻痹与急性循环衰竭是主要致死原因。

（2）机制研究

研究表明川楝子的主要有效成分及毒性成分为川楝素（呋喃三萜类化合物）,川楝素在体内易蓄积,且蓄积在肝脏的含量比其他组织中的含量要高,肝脏的病理形态变化也比其他组织器官明显。另外川楝子还含有苦楝子萜酮、苦楝子萜醇、苦楝子内酯等萜类化合物,据文献明确记载相当数量的萜类化合物对肝脏有毒性作用,川楝子是含萜类化合物天然药的典型代表。

对川楝子致肝毒性作用机制进行了初步研究,推测可能与炎症反应及氧化应激反应有关。通过对川楝子诱导大鼠肝细胞色素酶活性的实验研究,发现川楝子对大鼠 CYP450 活性具有诱导作用或趋势,据此推测:此诱导作用可能会对川楝子在体内的代谢产生一定影响。对川楝子致小鼠肝毒性时-效和量-效关系的研究显示:小鼠单次灌服 188 g/kg 的川楝子后,随时间的不同造成的肝损伤的程度也不同,毒性高峰出现在给药后的 1 h,持续约 24 h;肝组织病理形态学检查显示川楝子给药 24 h 后可对肝组织产生明显损伤。小鼠单次灌服较高剂量的川楝子后,可使血清 ALT、AST 值显著升高,且呈剂量依赖性。肝组织病理形态学检查显示肝细胞可出现不同程度的水肿、脂肪变性以及部分点状坏死,偶见灶性坏死。

（3）临证处理

使用前应注意询问患者的用药史,有药物性肝损伤病史患者慎用。中毒后主要表现为胃肠道刺激症状、腹痛、恶心、呕吐、腹泻、肌无力、神昏、嗜睡、烦躁、呼吸困难等,甚至呼吸中枢麻痹而导致死亡。对肝脏的损伤表现为可发生急性中毒性肝炎,出现转氨酶升高、黄疸、肝肿大等。中毒后应早期洗胃、催吐、服活性炭;震颤或痉挛,可用解痉、镇静剂,静脉滴注葡萄糖生理盐水或葡萄糖水,对肝功能损伤者予以保肝治疗。

附:含有川楝子的常用复方制剂:四方胃胶囊、舒肝丸、乳块消片、乳增宁胶囊、妇炎康复片、妇宝颗粒、妇炎康丸、茴香橘核丸等。

（五）苍耳子

1. 概述

别名老苍子、苍子、菓耳、苍刺头、毛苍子、痴头猛等,为菊科植物苍耳（*Xanthium sibiricum Patr.*）的干燥成熟带总苞的果实。主要含挥发油、脂肪酸、酚酸类、木脂素类、倍半萜内酯类、噻嗪双酮杂环类等多种化学成分,具有抗炎镇痛、抗菌、抗病毒、降血糖、降血脂、抗肿瘤等药理作用。味辛、苦,性温;有毒。归肺经。功效:散风寒、通鼻窍、祛风湿。主治:风寒头痛、鼻塞流涕、鼻衄、鼻渊、风疹瘙痒、湿痹拘挛。现代临床又多用于慢性鼻炎、慢性鼻窦炎、风湿性关节炎、皮肤病等疾病。

2. 肝损伤相关研究

（1）临床报道

通过梳理 203 例苍耳子不良反应（事件）报道发现,①苍耳子的中毒反应以消化系统、皮肤系统损伤为主要表现,还涉及泌尿系统、神经系统等多系统损伤,其中以肝脏、肾脏损伤最为严重,严重者可致死。②苍耳子最为典型的中毒反应为头晕头痛、恶心呕吐,严重时还可伴有抽搐、低血糖等症状。③苍耳子中毒反应类型主要表现为如下 3 种:潜伏期短的轻型中毒常发生于首次服药后 2～24 h,以皮肤损害为主,其发病机制为变态反应,发生率较低;潜伏期长的慢性中毒多在连续服药后数天,最长可在连续服药 3 个月后出现,如连续服用引起蓄积性中毒,多见于用药过程中出现某些脏器损伤,进程缓慢,肝(肾)损伤发生概率较高;急性中毒严重者中毒后 24～96 h 死亡。④苍耳子用量<10 g 时仅有 2 例中毒反应报道,苍耳子用量>10 g 时容易发生中毒反应,且其中毒反应强度与用量呈正相关,用量愈大,中毒反应涉及的系统愈多,病情就愈严重,且预后较差。⑤苍耳子中毒不仅包括中药饮片,还涉及中成药制剂。

(2) 机制研究

苍耳子中所含的羧基苍术苷、苍术苷及其衍生物是其主要的毒性成分。曾瑾等研究发现苍耳子水提物重复给药后可引起动物正常肝脏的损伤,早期可观察到血清肝毒性敏感生物标志物和肝脏线粒体或内质网等超微结构病理形态学的变化。其肝损伤机制可能与肝脏脂质过氧化应激相关。推测是与持续给药导致药材中肝毒性成分苍术苷、羧基苍术苷剂量累积有关。汪永忠等研究发现,苍耳子水提物对肝脏具有明显的毒性作用,且作用与剂量呈相关性。对小鼠进行苍耳子水提物灌胃后发现,苍耳子所致小鼠的肝毒性可能与其引起肝脏氧化应激有关,产生大量自由基,破坏肝脏内氧化系统与抗氧化系统的平衡,抑制谷胱甘肽过氧化物酶(GSH-PX)及 GST 的活性,MDA 含量增加,导致肝脏发生脂质过氧化,表现出肝毒性。为了确定苍耳子的毒性物质基础,对苍耳子主要成分的细胞毒性进行研究,发现苍耳子中的主要毒性成分为贝壳杉烯苷类化合物,其毒性作用与苍耳子引起动物肝脏的脂质过氧化损伤和影响肝细胞能量代谢机理有关。

(3) 临证处理

苍耳子中毒的原因与炮制不当、超疗程和超剂量使用及误食有关。苍耳的茎叶中皆有对神经及肌肉有毒的物质。中毒后全身无力、头晕、恶心、呕吐、腹痛、便闭、呼吸困难、烦躁不安、手脚发凉、脉搏慢。严重者出现黄疸、鼻衄,甚至昏迷、体温下降、血压忽高忽低,或者有广泛性出血,最后因呼吸、循环衰竭而死亡。轻度中毒者应暂停饮食数小时至 24 h,在此期间大量喝糖水。严重者早期可洗胃、导泻及用 2% 生理盐水高位灌肠。对肝功能损伤者予以保肝治疗。

附:含有苍耳子的常用复方制剂:太极(鼻窦炎口服液)、通窍鼻炎片、通窍鼻炎胶囊、小儿鼻炎片、鼻炎灵片、鼻渊丸、鼻渊合剂、皮肤病血毒丸、肤痒颗粒等。

(六) 山豆根

1. 概述

别名广豆根、黄结,为豆科植物越南槐的干燥根及根茎。秋季采挖,除去杂质、洗净、干燥。主要含生物碱、黄酮、三萜及多糖等活性成分,具有抗肿瘤、抗溃疡、抗炎、抑菌、兴奋呼吸、平喘等药理作用。味苦,性寒;有毒;归肺、胃经。功效:清热解毒、消肿利咽。主治:火毒蕴结、乳蛾喉痹、咽喉肿痛、齿龈肿痛、口舌生疮。临床又多用于咽喉和(或)牙龈肿痛、急性扁桃体炎、支气管炎、肝炎、肝癌、痢疾、皮肤病等疾病。

2. 肝损伤相关研究

(1) 临床报道

杨雪等检索了 1953 年 1 月至 2016 年 4 月中国知网(CNKI)中国期刊全文数据库、维普资讯网中文科技期刊数据库及万方数据库中与山豆根相关文献 546 篇,其中涉及山豆根不良反应的文献 59 篇,涉及不良反应 578 例。山豆根所致不良反应可涉及多个系统,表现为消化系统损伤、神经系统损伤、心血管系统损伤、代谢及营养障碍、肝胆系统损伤等。肝胆系统损伤共 16 例,主要表现为胆红素升高、谷丙转氨酶和谷草转氨酶升高。王兴远等报道了 56 例群体性急性山豆根中毒案例,某校师生为预防流行性腮腺炎集体服用含山豆根的中药煎剂而发病,主要表现为头昏 47 例(83.93%)、恶心 54 例(96.43%)、呕吐 43 例(76.79%)、腹痛 47 例(83.93%)和腹泻 21 例(37.5%),部分患者出现心肌损伤和肝功能损伤。

(2) 机制研究

山豆根主要化学成分为喹诺里西啶类生物碱及黄酮类成分。苦参碱和氧化苦参碱既是其主要的生物碱成分,也是其药效基础和毒性物质基础,苦参碱毒性大于氧化苦参碱。徐鑫等通过文献分析总结药源性肝损伤机制包含:胆汁淤积和胆小管损伤、钙平衡破坏和细胞膜损伤、自身免疫反应、细胞色素 P450 代谢激活、线粒体损伤以及细胞凋亡等 6 个方面。李峰杰等发现大鼠灌胃山豆根水煎液后,其血清 ALT、AST 值明显升高;超氧化物歧化酶/丙二醛、谷胱甘肽显著下降;γ-GT 值显著上升;肿瘤坏死因子-α 含量升高;细胞间黏附因子-1阳性表达显著上升。实验结果证明山豆根可对大鼠肝脏产生明显的毒性,其机制可能与自由基及炎症因子的产生有关。吕莉莉等发现山豆根水提成分、醇提成分引起小鼠肝损伤的途径和过氧化损伤机制有关。研究山豆根水煎液致大鼠肝损伤的相关基因,结果发现:山豆根引起大鼠肝损伤涉及大量基因表达的改变,其中肝脏脂质代谢稳态相关的 PPAR 信号通路与其密切相关,可能是山豆根致肝损伤的机制之一。

(3) 临证处理

临床应严格参照药典剂量范围使用,选择合适的疗程,使用过程中密切观察有无毒副作用的发生,尤其是老弱体幼者,或既往有肝损史者。发现异常者应及时停药,并给予对症治疗措施。中毒后主要表现为恶心呕吐、纳差、腹痛、腹泻、心悸、血压下降、头昏、眼花、疲乏无力、嗜睡、微恶寒(毛孔竖立),或口吐白沫、步伐不稳,或共济失调、视物不明,个别出现急性视神经炎或眼球震颤、语言障碍,严重者可引起大汗淋漓、深浅感觉障碍、意识不清、全身肌肉颤动、抽搐、惊厥、昏迷,终至中枢性呼吸衰竭而死亡。急性中毒,可大量输液,利尿促进毒物排泄,维持水电解质酸碱平衡,避免低血容量导致脑缺血缺氧损害。可予甘草煎剂口服,大剂量维生素 C、维生素 B_6、胞二磷胆碱等对中枢神经系统损害的修复有益。肝损伤者给予保肝治疗,合并心肌损伤者,适当使用营养心肌药物。

附:含有山豆根的常用复方制剂:利咽颗粒、鼻咽灵片、参莲胶囊、消肿痔疮胶囊、增生平片等。

(七) 昆明山海棠

1. 概述

别名火把花、断肠草、紫金皮、紫金藤、掉毛草、胖关藤、红毛山藤等,为卫矛科雷公藤属植物昆明山海棠[*Tripterygium hypoglaucum*(*Lévl.*)*Hutchius.*]的根或全株。主要含有生物碱、二萜类和三萜类化合物,具有免疫调节、抗炎镇痛、抗肿瘤等药理作用。味苦、辛,性微温;大毒;归肝、脾、肾经。具有祛风湿、祛瘀通络、续筋接骨的功效。主治:风湿痹证、跌打损伤、骨折、产后出血过多、癌肿、顽癣等。

2.肝损伤相关研究

(1) 临床报道

临床使用雷公藤属制剂时,在中毒患者体内常可观察到肝功能异常、肝脏肿大等。药源性肝损伤临床报道1例:患者,女,41岁。因腹胀纳差、乏力、巩膜黄染入院,经检查ALT升高,HAV、HBV、HCV、HEV病毒学标记物均为阴性,排除病毒性肝炎感染的可能。该患者因患皮肌炎服用昆明山海棠片治疗,6片/d,服药20余天后出现严重胃肠道反应和肝功能异常,而服用该药前和用药中未服用或伍用其他药物。患者无肝炎病史,无饮酒史,也无肝炎病人接触史。该患者主诉,一年前曾服用昆明山海棠片,20余天后出现胃肠道反应和巩膜黄染,停药后经短期治疗痊愈。而此次服用该药时反应再现。因而可确证肝损伤系昆明山海棠片引起。本品为昆明山海棠浸膏片,常用剂量治疗时未见严重毒副反应的报道。而该例药源性肝损伤则提请注意本品存在肝损伤可能。

(2) 机制研究

研究表明,昆明山海棠与雷公藤成分相似,含有生物碱类,二萜类,三萜类等多种成分,其中二萜类成分雷公藤甲素是主要毒性成分。雷公藤甲素具有肝脏毒性、胃肠道毒性、生殖系统毒性、心脏毒性、血液毒性等,毒价检测结果表明,雷公藤样品肝细胞毒价在17.71～4 102.1 U/g,昆明山海棠样品肝细胞毒价在201.42～7 022.1 U/g,雷公藤甲素所致肝损伤的发生与免疫应答、代谢、细胞凋亡、肝细胞骨架变化高度相关,能降低人肝细胞活力,并伴随着线粒体膜电位丢失,通过线粒体途径诱导细胞凋亡来产生细胞毒性,进而造成肝损伤;雷公藤甲素低剂量组(1.5 mg/kg)有明显肝组织水肿现象,而高剂量组(6.0 mg/kg)大鼠肝组织出现大面积细胞坏死。

(3) 临证处理

消化系统的不良反应表现为食欲缺乏、呕吐、恶心、腹痛、腹泻等,肝损伤方面,中毒患者体内常可观察到肝功能异常、肝脏肿大等。

临床使用时应严格控制服用剂量及时间,还可通过药物配伍减轻毒性。研究发现凤尾草能显著降低雷公藤甲素毒性,对其所致肝损伤有保护作用;结合"组分剔除法"发现,与三七、黄芪配伍后可降低雷公藤甲素毒性;莱菔子、佛手等配伍昆明山海棠后,能减轻后者胃肠道反应和急性毒性;艾灸能减轻雷公藤甲素对脏器的不良反应;雷公藤甲素与茶多酚合用,可减轻小鼠肝损伤。中毒者,应及时停药,对症处理。

附: 含有昆明山海棠的常用复方制剂:昆明山海棠片、昆仙胶囊等。

(八) 马钱子

1.概述

别名番木鳖、苦实把豆儿、火失刻把都、苦实、马前、牛银、大方八,为马钱科植物马前(*Strychnos nux-vomica L.*)的干燥成熟种子。除主要活性成分士的宁、马钱子碱外,还含有异番木鳖碱、异马钱子碱、番木鳖碱氮氧化物、马钱子碱氮氧化物等数十种生物碱,以及萜类、甾体及其苷类成分,具有兴奋中枢、抗炎镇痛、抗肿瘤等药理作用。马钱子味苦,性温;有大毒;归肝、脾经。功用:通络止痛、散结消肿,用于风湿顽痹、麻木瘫痪、跌扑损伤、骨折肿痛、痈疽疮毒、咽喉肿痛。临床多用于治疗类风湿性关节炎、骨关节炎、面神经麻痹、小儿麻痹症、重症肌无力、恶性肿瘤等疾病。

2. 肝损伤相关研究

（1）临床报道

检索相关文献，马钱子中毒致肾脏、心脏、神经系统疾病及死亡案例较多，单用马钱子致急性肝损伤病例国内屡见报道，其中，石红报道马钱子中毒性肝损1例，服自制蜜丸1个月后出现四肢抽搐、气短、呼吸困难等症状，查谷丙转氨酶271 U/L，谷草转氨酶110 U/L。王荣帅报道2例马钱子致死病例中，尸检组织病理学检查均有肝、肾损伤，肝细胞水样变性，肾小管内蛋白管型形成。

（2）机制研究

士的宁和马钱子碱是最主要药用有效成分，同时也是毒性成分，约占马钱子总生物碱50%左右。士的宁、马钱子碱、士的宁氮氧化物和马钱子碱氮氧化物在大鼠组织中均有不同程度的分布，以肾脏、肝脏的分布最多，马钱子碱、士的宁在弱碱性条件下可代谢为葡萄糖醛酸代谢产物，UGT1A4为其主要代谢亚酶，主要代谢部位在肝脏。儿童由于神经系统及肝、肾功能尚未发育完全，对药物的敏感性明显高于成人。

（3）临证处理

中毒初期表现为头痛头昏、烦躁不安，继则颈项强硬、全身发紧，甚至角弓反张、两手握拳、牙关紧闭、面呈痉笑；严重者昏迷、呼吸急促、瞳孔散大、心律不齐，可因循环衰竭而死亡。马钱子治疗量与中毒量仅毫厘之差。成人1次口服士的宁5～10 mg可导致中毒，超过30 mg可导致死亡；而幼儿口服士的宁5 mg即会死亡。所以临床应严格控制马钱子的使用剂量，应小于5 mg/d。其毒性存在明显个体差异，敏感人群使用较低剂量即可导致毒性反应。目前尚无特效解毒药可拮抗马钱子的毒性，主要采用对症、支持治疗。中毒后立即给乙醚吸入作轻度麻醉，或用中、短时或超短时作用的巴比妥类药物，如戊巴比妥钠0.1～0.3 g、环己巴比妥钠0.2 g或硫喷妥钠0.2 g作静脉注射，以制止惊厥。亦可用10%水合氯醛20 mL保留灌肠。禁用吗啡，因其能引起惊厥。吞服的毒物在数分钟内未完全吸收时，可于麻醉情况下，用1∶2 000高锰酸钾溶液洗胃。吞服过久或已发生惊厥者，不应洗胃。肝损伤者给予对症保肝治疗。

附：含马钱子的中成药：接骨丸、山药丸、九分散、疏风定痛丸、伤科七味片等。

（九）千里光

1. 概述

别名千里明、黄华母、九龙光、九岭光。千里光系多年生草本植物，为菊科千里光属植物千里光（*Senecio scandens Buch. Ham. ex D. Don*）的干燥地上部分。主要含有阿多尼弗林碱、千里光碱、千里光菲林碱、克氏千里光碱等吡咯里西啶生物碱（pyrfolizidine alkaloids，PAs），以及黄酮、有机酸、挥发油等，具有广谱抗菌、抗氧化、抗肿瘤、镇咳等药理作用。味苦；性寒；归肺、肝经。具有清热解毒、明目、利湿等功效，主治：痈肿疮毒、感冒发热、目赤肿痛、泄泻痢疾、皮肤湿疹。临床多用于上呼吸道感染、疮疖痈肿、鼻炎、咽喉炎、肺炎、眼结膜炎、痢疾以及骨髓造血功能障碍等症。

2. 肝损伤相关研究

（1）临床报道

尹利顺等共检索到属于菊科千里光属植物导致的肝小静脉闭塞病（HVOD）病例报告

共 309 例。刘畅等人报道千里光致肝窦阻塞综合征伴停经 1 例。张永东临床发现千柏鼻炎片(内含千里光)可引起肝脏损伤,15 岁男患者入院前因有过敏性鼻炎而连续 53 d 服用千柏鼻炎片,服用剂量为 4 片/次,3 次/d。服药后经肝功能检查,显示肝功能受损。结果表明,长期服用以千里光为主药的千柏鼻炎片可导致药物性肝炎。Roulet M 等曾报道患儿母亲在怀孕期间每日饮用一种含有 senecionine,即千里光碱的药茶,可经过乳汁分泌,并可能通过哺乳使吡咯里西啶类生物碱在新生儿体内蓄积致肝脏受损,新生儿出生后出现黄疸、肝肿大,出生 27 d 后死亡,病理显示为肝小静脉栓塞。

(2) 机制研究

千里光所含的吡咯里西啶类生物碱是导致肝脏毒性的主要物质基础。吡咯里西啶生物碱经肝脏细胞色素 P450 酶代谢活化之后,可与体内生命大分子蛋白和 DNA 等结合,导致肝窦阻塞综合征为特征的肝毒性,以及显著的肺毒性、遗传毒性、神经毒性和胚胎毒性等,甚至死亡。英国首先报道千里光的毒性成分吡咯里西啶类生物碱对肝脏具有毒性,但研究对象仅为欧洲千里光。刘秋研等将小鼠予不等量千里光全草水提取物灌胃后,病理学检查结果显示,峨眉千里光叶和全草水提物能引起小鼠肝色泽暗、表面点状出血。夏启松等人研究了千里光致肝损伤的基因表达谱分析,得出千里光给药早期对肝脏 CYP3A 有诱导作用(细胞色素 P450 酶系中 CYP3A 家族含量最丰富且底物范围最广泛),其代谢物很可能与肝损伤有关,给药后引起了小鼠肝脏的糖代谢紊乱,且可抑制小鼠肝细胞 DNA 转录和蛋白质合成相关酶的活性,与其肝损伤机制有密切联系。世界卫生组织国际化学品安全规划署推算,吡咯里西啶生物碱拟产生肝小静脉闭塞病的每日最低剂量为 15 μg/kg,以 60 kg 成人重量和阿多尼弗林碱计,千里光剂量为 15 g 用量(10 μg/kg)。我国 2015 年版《中国药典》规定了千里光用量为 15～30 g,药材中阿多尼弗林碱的含量不得超过 0.004%。

(3) 临证处理

千里光可引起严重肝损伤,甚至死亡,因此临床应严格控制其用量及使用时间,密切监测服药后临床表现及肝功能。如有异常,及时停药,并给予对症支持治疗。确诊肝窦阻塞综合征者,排除禁忌证后尽早抗凝治疗。对于内科治疗效果不佳者,可考虑行 TIPS 控制顽固性腹水和门静脉高压,对于合并肝衰竭内科治疗无效者,可考虑行肝移植术。千里光导致的不良反应与年龄、性别有关,儿童、老年人、经孕期妇女由于生理功能状态与青壮年不同,对千里光的反应及其体内代谢过程等也不同,特别是儿童最为敏感,用于此类人群更应密切监测其不良反应。

附:含有千里光的常用复方制剂:千柏鼻炎片、千柏鼻炎胶囊、千喜片、感冒安片、感冒消炎片、消炎灵胶囊、三七华痔丸、千紫红颗粒、妇肤康喷雾剂等。

(十) 土三七

1. 概述

别名菊三七、天青地红等,为菊科植物菊叶三七 [*Gynura segetum* (*Lour.*) *Merr.*] 的根或全草。主要含有生物碱、香豆素、甾体、三萜、皂苷类、酚酸、倍半萜、脑苷脂等成分,具有止血、抗肿瘤、抗凝血、镇静、安定、催眠等药理作用。味甘、微苦,性温;有小毒;入肝经。具有止血、散瘀、消肿止痛、清热解毒的功效。主治吐血、衄血、咯血、便血、崩漏、外伤出血、痛经、产后瘀滞腹痛、跌打损伤、风湿痛、疮痈疔疗、虫蛇咬伤。

2. 肝损伤相关研究

（1）临床报道

已有大量临床数据表明,长期服用土三七可导致肝损伤和肝小静脉闭塞病,其主要表现有腹胀、乏力、食欲减退、黄疸、恶心等。误服土三七导致的肝功能衰竭,主要表现为肝肿大、高胆红素血症、腹水。影像学检查提示肝内窦后性门脉高压,肝组织活检提示肝窦及中央静脉、小叶下静脉壁增厚、管腔向心性狭窄,即肝窦阻塞综合征（HSOS）。《吡咯生物碱相关肝窦阻塞综合征诊断和治疗专家共识意见（2017年,南京）》中指出,西方国家的HSOS患者绝大多数发生在造血干细胞移植（HSCT）后,与大剂量化学治疗药物预处理等因素有关;其次也有实体瘤化学治疗、肝移植术后应用免疫抑制剂相关的HSOS报道。我国鲜有骨髓造血干细胞移植相关肝窦阻塞综合征（HSCT-HSOS）的报道,而以吡咯生物碱相关肝窦阻塞综合征（PA-HSOS）为主,其中因服用土三七导致的HSOS最为常见,占50.0%～88.6%。任晓非等收集了2010年1月至2017年5月于全国29家医院被诊断为HSOS的458例住院患者,其中239例与土三七相关,主要临床表现为腹水、斑片状和（或）地图样强化、CT表现为不均匀低密度或MRI表现为不均匀信号是HSOS的主要影像学征象。

（2）机制研究

土三七导致人HSOS的病理特征以肝腺泡Ⅲ区为主的肝窦显著扩张,充血,肝细胞不同程度的肿胀、坏死,红细胞渗入狄氏间隙,肝小静脉管壁增厚,管腔狭窄、闭塞。土三七之所以会诱发肝功能衰竭,主要与吡咯烷类生物碱（PA）有关,大量研究报道证实土三七含有PA,其进入肝脏后经过细胞色素P450的催化后产生的代谢产物可与胞内蛋白发生原位反应,最终产生可导致肝小静脉内皮细胞及肝窦损伤的产物吡咯蛋白结合物,从而启动PA诱导肝损伤,可使肝细胞RNA聚合酶活性下降,RNA和DNA合成减少,破坏细胞有丝分裂,形成多核巨细胞,从而引起肝小静脉内膜炎,管腔发生狭窄甚至闭塞,临床上称之为肝小静脉闭塞症,后期可导致肝纤维化甚至发展为肝硬化。

尿液代谢组学揭示土三七的毒性机制可能与缬氨酸、亮氨酸和异亮氨酸生物合成、苯丙氨酸、酪氨酸和色氨酸生物合成、苯丙氨酸代谢、烟酸和烟酰胺代谢、VitB2代谢等通路异常有关。

（3）临证处理

腹部CT是诊断HSOS首选检查方法,其次为腹部B超,由于凝血功能障碍、腹水或患者自身因素,仅34.4%的患者经肝脏病理确诊。目前,HSOS尚无特效治疗方法。临床确诊该病后,应立即停止接触可疑毒物,避免使用其他肝毒性药物。保肝、利尿、改善微循环等,应当尽早开始。腹水严重且药物治疗无效时可考虑腹腔置管引流,当液体潴留和严重肾功能下降时,需要进行血液透析或血液滤过。对症支持治疗虽然无法从根本上逆转PA-HSOS患者的病理生理学改变,但是可能通过相关治疗减轻水钠潴留,修复受损的肝细胞,进而促进肝功能早日恢复。

药物治疗方案:①熊去氧胆酸减轻胆汁淤积;②肝素或低分子肝素抗凝;③谷氨酰胺;④前列腺素E1（PGE1）改善微循环,具有扩张血管、抑制血管平滑肌增生、活化纤溶系统、抑制血小板聚集等作用;⑤去纤苷（DF）:具有抗局部缺血、抗血栓、抗炎性反应、促纤维蛋白溶解的特性;⑥糖皮质激素抗纤维化,但它的使用仍存在争议。

必要时可行外科手术治疗如：①经颈静脉肝内门体分流术（TIPS）：可以缓解腹水、静脉曲张等门脉高压症状，但不能改善疾病预后；②肠-腔分流术：慢性期 HSOS 通常脾大、腹水、静脉曲张等门脉高压症突出，在内科治疗同时，可选适宜的分流术。对于脾脏显著肿大者在分流同时可行脾脏切除术或脾动脉结扎术；③原位肝移植：作为最终治疗手段，国内外均有成功治疗的病例报道。

（朱　磊　张　露）

二、传统无毒植物药

（一）薄荷

1. 概述

别名苏薄荷、鸡苏、水益母等。薄荷为唇形科植物薄荷（*Mentha haplocalyx Briq.*）的干燥地上部分。夏、秋季茎叶茂盛或花开至三轮时，选晴天，分次采割，晒干或阴干。切段，生用。主要含有挥发油、黄酮、有机酸、氨基酸等化学成分，挥发油中主要含左旋薄荷醇、左旋薄荷酮、异薄荷酮、胡椒酮、胡椒烯酮等，具有解热、解痉、祛痰止咳、抗病毒、抑菌、抗炎、镇痛、止痒等药理作用。味辛，性凉；归肺、肝经。疏散风热、清利头目、利咽、透疹、疏肝行气。主治：风热感冒、风温初起、头痛眩晕、目赤多泪、喉痹、咽喉肿痛、口舌生疮、麻疹不透、风疹瘙痒、胸胁胀闷等。临床多用于感冒的治疗与预防、发热性疾病、呼吸系统疾病、消化系统疾病、妇科疾病等病种。

2. 肝损伤相关研究

（1）临床报道

薄荷在临床应用过程中所发现的不良反应多由服用薄荷油引起，不良反应主要发生在中枢神经系统和消化系统，过量服用甚至可致死亡。Ilene B. Anderson 等回顾了既往文献中 18 例服用薄荷油中毒的病例，发现一次服用 5 mL 可出现昏迷和癫痫样抽搐，10 mL 可出现胃炎和轻微中枢神经系统毒性，15 mL 以上即可致死。在 3 例死亡病例中，1 例发现广泛性肝中心小叶坏死，1 例发现轻微肝小叶细胞浊肿，这两例患者在服用过量薄荷油 24 h 后实验室检查提示肝损伤和肾损伤。文献报道有人曾用薄荷挥发油和薄荷水提成分对小鼠单次给药，其中薄荷挥发油剂量在 0.2～0.5 mL/kg，水提组分剂量在 3.0～64.0 g/kg 的情况下，小鼠血清中 ALT、AST 升高，并且随着剂量的增大而逐渐升高，同时肝组织明显肿大，肝脏指数升高。

（2）机制研究

薄荷油中所含的胡薄荷酮可能是肝毒性成分，胡薄荷酮在薄荷油中含量约 0.5%～1.5%，具有左旋和右旋两种异构体。在肝微粒体酶作用下，右旋胡薄荷酮体内主要经 CYP1A2 代谢生成薄荷呋喃，快速而大量地削弱谷胱甘肽，并与某些蛋白共价结合，直接对肝细胞产生毒性作用。刘红杰等研究发现小鼠一次性口服大剂量薄荷油可造成急性肝损伤甚至死亡，并显示有毒性时-效、量-效关系；自由基损伤可能是其肝毒性机制之一。

（3）临证处理

按药典规定的剂量范围用药，使用过程中应密切观察用药反应，避免大剂量一次给药。

对有肝肾功能不全、中枢神经系统疾病的患者,应谨慎使用。若出现肝脏生化指标异常,应立即停药,及时进行保肝治疗,同时避免再次使用。

附:含有薄荷(油)的常用复方制剂:维 C 银翘片、感冒灵胶囊、小儿感冒颗粒、桑菊感冒颗粒、风热感冒颗粒、利咽解毒颗粒、胆舒胶囊等。

(二)柴胡

1. 概述

别名地熏、山莱、菇草、柴草、茈胡为伞形科植物柴胡(*Bupleurum DC.*)或狭叶柴胡(*Bupleurum scorzonerifolium Willd.*)的干燥根。按性状不同,分别习称"北柴胡"和"南柴胡"。春、秋采挖,除去茎叶及泥沙,干燥、切段,生用或醋炙用。主要含有柴胡皂苷、挥发油、多糖、黄酮、甾醇等成分,还含多元醇、香豆素、木脂素、脂肪酸、色氨酸、木糖醇、尿苷、腺苷和微量元素等,具有解热、镇痛、抗炎、抗肿瘤、神经保护等药理作用。味辛、苦,性微寒;归肝、胆、肺经。疏散退热,疏肝解郁,升举阳气。主治感冒发热、寒热往来、肝郁气滞、胸胁胀痛、月经不调、气虚下陷、子宫脱垂、脱肛。临床多用于感冒、发热性疾病、消化系统疾病、妇科疾病、传染性疾病等病种。

2. 肝损伤相关研究

(1)临床报道

国外报道较多的主要是小柴胡汤引起的药物性肝损伤。门田洋一报道了 1 例肝损伤患者,因入院前曾服用小柴胡汤,疑系该药引起的药物性肝损伤。经停药、休息、饮食疗法、保肝治疗,约 2 周后肝功能改善,腹腔镜肝组织活检为非特异性反应性肝炎。对组成小柴胡汤的 7 味药物分别进行诱发淋巴细胞刺激实验,结果柴胡、半夏、人参呈阳性反应,甘草呈假阳性反应。因此,认为本例为小柴胡汤 4 种成分所致的药物性肝损伤。ITOH 报道 40 例服用小柴胡汤病例,9 例在用药过程中出现了转氨酶升高及黄疸,肝活检证实为急性肝损伤,停药后肝功能恢复;其中 4 例再次给药后,重现肝损伤。美国国立卫生研究院药物性肝损伤数据库 LiverTox 收录了 37 种草药制剂,其中有 7 例传统中药制剂,其中就包括小柴胡汤。国内报道多以回顾性分析为主,白朝辉等回顾性分析河南省儿童医院 53 例单纯服用中药的药物性肝损伤患儿,筛选出涉及肝损伤的中药复方制剂多含有柴胡、紫菀、款冬花、何首乌、大黄、吴茱萸、艾叶、细辛、苍耳子。

(2)机制研究

刘成海等认为柴胡的主要毒性成分为柴胡总皂苷、柴胡皂苷 D,作用机制为氧化损伤。山东中医药研究院对柴胡的毒性机制开展了系列研究,结果发现柴胡皂苷 D 通过氧化损伤机制,降低细胞 SOD 活性,破坏细胞膜,使细胞发生损伤而发挥毒性。给大鼠灌胃柴胡总皂苷粗品,大鼠血清 ALT、AST 均在给药后 7 d 开始升高,15 d 肝毒性明显,其后出现并发毒性和死亡,在药后 15 d 之内,(51.2~125.0)g/kg 柴胡总皂苷粗品可造成大鼠明显的肝毒性损伤,表现在 ALT、AST 升高,肝体比值增大,病理组织学检测出现不同程度的肝细胞水肿和脂肪变性,大剂量、长时间给药组出现片状坏死、肝小叶结构不清,上述变化随剂量的增加而逐渐加重,与空白组比较有明显差异;柴胡总皂苷粗提物导致肝损伤的途径与氧化损伤机制有关;柴胡挥发油可通过抑制线粒体呼吸功能、影响肝脏能量代谢造成肝毒性损伤。

（3）临证处理

临床使用时应注意剂量和疗程的选择，尤其是有肝功能异常病史的患者，如需长期、大剂量使用时，应注意监测肝功能。发现异常者及时停药，并给予保肝降酶及对症支持等治疗，直至症状消失，肝功能恢复正常。

附：含有柴胡的常用复方制剂：小柴胡片、小柴胡颗粒、正柴胡饮颗粒、补中益气丸、逍遥丸、健胃愈疡片、柴胡疏肝丸、血府逐瘀丸等。

（三）黄连

1. 概述

别名川连、鸡爪连等。本品为毛茛科植物黄连（*Coptis dinensis Franch*）、三角叶黄连（*C. deltoldea C. Y. Cheny et Hsiao*）或云连（*C. teeta Wall*）的干燥根茎。分别习称"味连""雅连""云连"。秋季采挖，除去须根及泥沙，干燥，撞去残留须根。主要含有小檗碱、黄连碱、表小檗碱、药根碱、非洲防己碱等生物碱，以及木脂素、香豆素、黄酮、萜类、甾体、有机酸、挥发油、多糖等成分，具有抗菌、抗溃疡、抗心律失常、降糖、抗肿瘤等药理作用。味苦，性寒；归心、脾、胃、肝、胆、大肠经。清热燥湿，泻火解毒。主治：胃肠湿热诸症、心经热盛诸证、胃热诸证、血热吐衄、湿疹湿疮、耳道流脓。临床多用于发热性疾病、汗证、消化系统疾病、呼吸系统疾病、眼耳鼻喉疾病、内分泌疾病、心脑血管疾病、肿瘤疾病、皮肤疾病等病征。

2. 肝损伤相关研究

（1）临床报道

检索 1980—2019 年现代医学期刊数据库和中国中医药数据库可发现有关黄连及其相关制剂（如：黄连上清片、坤泰胶囊）导致药物性肝损伤的病例。张伟等回顾性分析了 72 例老年性药物性肝损伤病例，结果发现，中药汤剂引起的药物性肝损伤占 29.2%，主要相关肝损药物包括黄连。赵建学报道了黄连上清片致急性肝损伤 1 例，因长期便秘自服黄连上清片 3 片/次，2 次/d。4 周后出现明显纳差、厌油、乏力、尿黄，未停药。6 周后症状加重而就诊，直接胆红素、谷丙转氨酶升高，B 超示肝肿大、肝实质损伤，予停药、休息、保肝治疗，8 周内症状、肝功能、B 超逐渐恢复正常。周艺等报道了 1 例 33 岁女性患者，口服坤泰胶囊 17 d 后，出现食欲减退、呕吐，同时伴有目黄、尿黄及皮肤黄染，继续服用 3 d 后，纳差加重，肝功能指标异常，AST 835.0 U/L，ALT 834.0 U/L，TBIL 171.5 μmol/L，DBIL 124.4 μmol/L，IBIL 33.1 μmol/L，立即停药，予以保肝、降酶和退黄治疗，后肝功能指标水平明显改善，病情好转，考虑为坤泰胶囊引起的重度药物性肝损伤，可能与坤泰胶囊中黄芩和黄连成分有关。

（2）机制研究

贾鹰珏等探讨了黄连单味药及其复方黄连解毒汤对小鼠的急性毒性，单味黄连水煎液具有毒性，其小鼠 LD_{50} 剂量（以含黄连生药量计）为 18.826 g/kg，毒性靶器官为脑、肝、脾、肺、肾；经配伍后的黄连解毒汤则较为安全。严欢等研究发现黄连提取物高、中剂量能造成不同程度的肝损伤，主要表现为肝脏炎症细胞浸润、肝窦内充血、脂肪变性等，病理变化随着剂量的增加而加重。蔡薇认为黄连的毒性与乙酰胆碱酯酶有关，黄连毒性基础是生物碱尤其是小檗碱，生物碱的含量会影响黄连的毒性，药物的使用剂量也对毒性有影响。也另有研究报道黄连具有一定的保肝作用，作用机制有待进一步研究。

（3）临证处理

用药前应注意询问患者有无药物性肝损伤病史，已知有本品或含有本品的复方制剂肝损伤史的患者慎用，避免与其他有肝毒性的药物联合使用。服药期间应定期监测肝功能，如发现肝功能异常或出现纳差、厌油、尿黄、目黄、肤黄等临床表现时，应立即停药，注意休息，保肝治疗，避免再次使用同类药物。

附：含有黄连的常用复方制剂：黄连上清片、黄连上清丸、坤泰胶囊、牛黄上清丸、左金丸、乌梅丸、驻车丸等。

（四）白鲜皮

1. 概述

别名鲜皮、山牡丹、北鲜皮等。为芸香科植物白鲜（*Dictamnusdasycarpus Turcz.*）的干燥根皮。春秋二季采挖根部，除去泥沙及粗皮，剥取根皮、切片、干燥，生用。含有生物碱、柠檬苦素、黄酮、倍半萜及其苷类、甾醇等活性成分，以生物碱和柠檬苦素为主，具有抗菌、抗炎、杀虫、抗变态反应、神经保护、抗肿瘤等药理作用。味苦，性寒，归脾、胃、膀胱经。清热燥湿，祛风解毒。主治：湿热疮毒、黄水淋漓、湿疹、风疹、疥癣、疮癞、湿热黄疸尿赤、风湿热痹。临床多用于发热性疾病、皮肤病、泌尿系统疾病、肿瘤性疾病等病种。

2. 肝损伤相关研究

（1）临床报道

目前有 30 多种含有白鲜皮的中成药制剂，文献报道复方青黛丸、消银片、克银丸、白癜风胶囊和痔血胶囊等可能导致肝损伤。截至 2008 年 9 月 25 日，国家药品不良反应监测中心共收到痔血胶囊相关病例报告 35 例，其中 21 例（60%）不良反应描述为肝功能异常、胆汁淤积性肝炎、药物性肝炎。葛斐林等基于中草药肝损伤研究云平台数据库（hilicloud. net）中白鲜皮制剂相关 DILI 病例进行回顾性分析发现，三级甲等肝病专科医院 2008—2016 年白鲜皮制剂相关 DILI 住院病例共 25 例，其中达到《中草药相关肝损伤临床诊疗指南》临床诊断标准的有 14 例。不良反应自发上报白鲜皮制剂相关 DILI 报告 74 例，其中18.92% 病例存在不合理用药情况，包括多药联用 21.43%、超剂量使用 28.57%、同时服用 2 种及以上含白鲜皮制剂 50%。白鲜皮引发肝炎也有报道，如韩国学者 Jang JS 报道 4 例白鲜皮煎剂引起中毒性黄疸性肝炎，停药后 1 月内肝损伤恢复，在此报道前，英国学者 McRae CA 等报道白鲜皮引起 6 例肝炎。表明大剂量服用白鲜皮或提取物可致肝脏损伤。

（2）机制研究

刘宇翰等回顾分析 20 例白鲜皮导致肝损伤患者的肝穿刺病理资料发现，其主要表现为急性小叶性炎，镜下主要表现为肝小叶中央静脉周围炎细胞的浸润，肝细胞不同程度变性、坏死或脱失，小叶内不同程度的以分叶核炎细胞为主的混合炎细胞浸润。轻者肝细胞水肿、肝窦挤压狭窄，重者肝细胞脱失，肝窦扩张。根据炎症程度不同，可见汇管区不同程度扩张和混合炎细胞浸润。石伟等研究发现，各剂量组白鲜皮水提物和醇提物对大鼠主要肝功能指标 ALT、AST 均无显著影响，肝脏病理和血清细胞因子等指标也未见明显改变。而在脂多糖介导的药物特异质肝损伤模型中，白鲜皮水提物和醇提物均可使 ALT、AST 显著升高，水提物作用显著高于醇提物，肝脏病理显示两组肝细胞呈不同程度损伤，

TUNEL 染色则可见大量凋亡细胞,血清细胞因子检测发现水提物可显著促进肿瘤坏死因子-α、白细胞介素-1β和白细胞介素-6的表达。上述结果表明,在免疫应激状态下,白鲜皮可导致特异质肝损伤,白鲜皮水提物所致肝损伤程度较醇提物更重。范琼尹等比较痔血胶囊5种拆方对大鼠肝毒性的影响,拆方的肝毒性随着白鲜皮含量的增大而增强,而含有苦参的拆方组毒性相对较低,且根据均匀实验结果中脂变评分的回归分析,白鲜皮在痔血胶囊对大鼠的毒性作用中为正相关,苦参为负相关,提示痔血胶囊引起肝损伤的主要药物因素为白鲜皮。

(3) 临证处理

在选择用药时,应进行充分的效益(风险)分析,注意辨证施治,用药过程中密切监测肝功能,肝功能异常或特异体质者慎用。建议患者应严格遵医嘱用药,避免大剂量、长期连续用药。一旦出现纳差、尿黄、皮肤黄染等症状应及时停药就医。

附:含有白鲜皮的常用复方制剂:复方青黛丸、消银片、克银丸、白癜风胶囊、痔血胶囊等。

(五) 款冬花

1. 概述

别名冬花,为菊科植物款冬(*Tussilago farfara* L.)的干燥花蕾。主产于河北、甘肃、山西等地。12 月或地冻前当花尚未出土时采挖,除去花梗及泥沙,阴干。主要含有生物碱、倍半萜、三萜、黄酮、色原酮、绿原酸、挥发油等化学成分,具有一定的止咳祛痰、升血压、解痉、抗血小板活化因子、抗炎、神经保护等药理作用。味辛、微苦,性温;归肺经。功效:润肺下气、止咳化痰。主治:新久咳嗽、喘咳痰多、劳嗽咯血。临床多用于呼吸系统疾病、心血管系统疾病、血液系统疾病等病征。

2. 肝损伤相关研究

(1) 临床报道

动物实验显示,款冬花具有一定的肝毒性。研究发现,款冬花水煎液 40 g/kg 灌胃 4 周后,雌性动物肝脏系数较对照组明显增大;40 g/kg 组大部分动物肝细胞呈不同程度疏松淡染、肝窦缩窄,部分汇管区小胆管或肝静脉周围可见小灶状炎症,以淋巴细胞为主,个别动物汇管区存在肝坏死灶,其中雌性动物肝脏病变较雄性动物略重,高剂量组与对照组比较有显著差异。

(2) 机制研究

研究报道款冬花中含有一类肝毒性生物碱吡咯里西啶,如其中含有的肾形千里光碱、千里光宁,一次腹腔注射千里光宁 $1/5$ LD_{50} 剂量,就足以导致动物肝损伤。款冬花水煎液及总生物碱与肝切片共培养后,水煎液能引起 ALT 漏出率的显著升高;总生物碱0.5 g/L组能引起肝切片 LDH、ALT 漏出率显著升高,2.0 g/L 组能引起肝切片 GGT 漏出率显著升高,蛋白含量显著下降,显示出一定的肝毒性。

德国卫生部规定,内服款冬花这样的含吡咯里西啶生物碱的植物药制剂,每天摄取量不得超过 1 μg,每年不得超过 6 周。比利时建议植物中吡咯里西啶生物碱应限定在 1 μg/kg,澳大利亚则严格禁止使用含吡咯里西啶生物碱的款冬花、千里光等。美国植物产品局 AHPA 发布,所有含吡咯里西啶生物碱的制剂必须在标签上注警示语:仅限于外用,勿用于破损皮肤,孕期哺乳期禁止使用。

（3）临证处理

加强用药监护，严格控制药物剂量及服用时间，并密切观察用药反应，如发现异常，立即停药，保肝及对症支持治疗。出现肝损伤者应避免再次使用含吡咯里西啶生物碱的药物。

附：含有款冬花的常用复方制剂：蜜炼川贝枇杷膏、咽炎片、小儿肺咳颗粒、止咳橘红颗粒等。

（六）延胡索

1. 概述

别名玄胡索、元胡、延胡、元胡索，为罂粟科多年生草本植物延胡索（*Corydalis yanhusuo W. T. Wang*）的干燥块茎。主产于浙江、江苏、湖北等地。夏初茎叶枯萎时采挖，除去须根、洗净，置沸水中煮至恰无白心时，取出、晒干。切厚片或捣碎，生用或醋炙用。主要含有延胡索甲素、延胡索乙素、原阿片碱等生物碱，此外还含有三萜类、蒽醌类、酚酸类、甾体类、有机酸类、醇和糖类、氨基酸及其衍生物类、核苷类和微量元素等，具有镇痛、催眠、镇静、抗心律失常、抗心肌缺血、抗溃疡、抗肿瘤等药理作用。味辛、苦，性温；归肝、脾经。功效：活血、行气、止痛。主治：血瘀气滞诸痛证。临床多用于治疗冠心病、心绞痛、心律失常以及头、胃肠道、肝、胆等方面的疼痛。

2. 肝损伤相关研究

（1）临床报道

李艳华等报道了2例患者均按说明书用法用量服用含有元胡（延胡索）的中成药（元胡止痛片、元胡胃舒片）10余天，都出现乏力、目黄、尿黄等肝功能受损症状，患者停用含元胡的药物，经过保肝、降酶、退黄等对症支持治疗后，患者肝损伤程度得到快速减轻。通过临床相关检查，排除了病毒性肝炎、自身免疫性肝炎、遗传代谢性肝病及其他类肝病；且患者用药与发病时间关联性密切，故考虑这两例患者系服用含元胡的中成药所致的急性严重肝损伤。赵艳艳等报道了1例54岁女性患者因盆腔炎致腹痛口服元胡止痛滴丸30粒/次、3次/d，6个月后出现食欲缺乏、恶心、尿液呈浓茶色伴皮肤瘙痒。口服护肝片2周后无改善，自行停用元胡止痛滴丸。停药7 d后，查 ALT 679U/L，AST 698U/L，TBil 66.5μmol/L，DBil 51.8 μmol/L，考虑为元胡止痛滴丸所致肝损伤。给予保肝治疗，25 d后患者症状消失，肝功能好转，随访4个月，肝功能恢复正常。

（2）机制研究

周桂琴等证实，元胡极可能造成肝细胞坏死、肾脏损伤甚至肾衰竭。药物主要通过3种机制改变 CYP450 酶的活性，可逆性抑制、基于机制抑制和诱导。基于机制抑制是指药物经 CYP450 酶代谢生成代谢产物，该代谢产物与 CYP450 酶的活性中心结合，从而抑制 CYP450 的活性。基于机制抑制介导的药酶抑制剂能够与细胞内或者线粒体蛋白形成共价键结合，与其他药物联合应用时会产生药物-药物相互作用，严重者甚至引起药物性肝损伤。延胡索乙素是延胡索的主要活性成分，颜晶晶等发现左旋延胡索乙素对 CYP2D6 的抑制作用强，抑制类型为基于机制抑制，这可能是其产生肝脏毒性的作用机制。

（3）临证处理

已知有本品或含有本品复方制剂肝损伤史的患者不宜使用，避免与其他有肝毒性的药物合用。用药期间注意肝功能监测，出现肝功能异常及时停止服用，对症进行保肝、退黄、降酶处理。

附：含有延胡索的常用复方制剂：元胡止痛片、元胡胃舒片、摩罗丹、气滞胃痛颗粒、荜铃胃痛颗粒、抑亢丸、妇炎康丸、乳癖散结片等。

（七）麻黄

1. 概述

别名色道麻、结力根，为麻黄科植物草麻黄（*Ephedra sinica Stapf*）、中麻黄（*Ephedra intermedia Schrenk et C.A.Mey.*）或木贼麻黄（*Ephedra equisetina Bge.*）的干燥草质茎。秋季采割绿色的草质茎，晒干。麻黄主要成分为生物碱类，包括麻黄碱、右旋麻黄碱、左旋去甲基麻黄碱、右旋去甲基伪麻黄碱等，还含挥发油和黄酮类化合物。味辛、微苦，性温；归肺、膀胱经。功效：发汗散寒、宣肺平喘、利水消肿。主治：风寒感冒、胸闷喘咳、风水浮肿、润肺止咳（蜜麻黄）。多用于表证已解、气喘咳嗽。临床多用于心血管系统、中枢神经系统等系统疾病的治疗。

2. 肝损伤相关研究

（1）临床报道

Yoshida 等报道 4 例因服用中药麻黄方剂发生急性肝炎，1 例老年妇女暴发性肝衰，出现重度黄疸、肝性脑病，最终因肝移植而获救。切除肝萎缩明显，切面只有很小的再生结节。镜下广泛小叶中央坏死，汇管区周围见胆小管增生和炎症。另一例报道因减肥和健身服含麻黄中成药（未提供药物名称）后肝损伤，4 个月后恢复正常，患者抗核抗体和抗平滑肌抗体阳性，肝活检有嗜酸性细胞浸润，可能是免疫介导肝损伤。

（2）机制研究

研究报道麻黄碱会导致小鼠肝组织有不同程度的损伤，肝细胞索排列紊乱，肝细胞疏松，肝血窦扩张，血浆 γ-GT、AKP、ALT、AST 活性明显升高，肝组织 SOD 活性显著降低，MDA 含量显著升高，肝组织的抗氧化能力降低，增加肝脏脂质过氧化和造成胆汁淤积，增强 Bax 蛋白和 Caspase-3 蛋白的表达，损伤肝细胞。麻黄碱能够对孕鼠肝组织结构产生不同程度的损伤，注射麻黄碱时间越长损伤越严重。可能是麻黄碱诱导机体产生过多的自由基，引发脂质过氧化，使细胞的结构和功能发生异常，导致肝损伤的发生。

（3）临证处理

用药前应注意询问患者有无药物性肝损伤病史，选用合适的剂量和疗程，长期或大剂量服用者应定期监测肝功能。对于既往有肝病，或肝肾功能不全的人群，应加强监测，密切观察用药后的临床表现，出现异常者，立即停药、保肝、降酶等支持治疗。

附：含有麻黄的常用复方制剂：大活络丸、急支糖浆、半夏止咳糖浆、防风通圣丸、千柏鼻炎片等。

（八）大黄

1. 概述

别名将军、黄良、火参、肤如等，为蓼科多年生草本植物掌叶大黄（*Rheum palmatum L.*）、唐古特大黄（*Rheum tanguticum Maxim.ex Balf.*）或药用大黄（*Rheum officinale Baill.*）的干燥根和根茎。除去细根，刮去外皮，切瓣或段，绳穿成串干燥或直接干燥。生用、酒炒、酒蒸或炭用。大黄的主要有效成分为大黄蒽醌类成分，包括大黄酸、大黄素、芦荟大黄素、大黄素甲醚、大黄酚等，具有抗菌、抗炎、抗肿瘤、免疫调节等药理作用。味苦，性寒；归脾、胃、大肠、肝、心包经。功效：泻下攻积、清热泻火、凉血解毒、逐瘀通经、利湿退黄。

主治：积滞便秘、目赤咽肿、血热吐衄、热毒疮肿、瘀血诸证、黄疸、淋证。临床多用于治疗失眠、癫痫、咳嗽、皮肤真菌感染等疾病。

2. 肝损伤相关研究

（1）临床报道

研究报道大黄酸经由肝内代谢后，其Ⅰ相代谢产物大黄酸羟基化物具有一定肝毒性风险，需引起注意，有学者针对大黄药材的总提取物、游离蒽醌、结合蒽醌、总蒽醌、鞣质及多糖进行了小鼠体内毒性实验，病理切片及血清生化指标显示大黄中鞣质及蒽醌类成分具有潜在肝肾毒性。大黄在《神农本草经》中列为下品，在《景岳全书》《本草便读》中均记载为有毒之品。除此之外，大黄绝大多数记载无毒。随着大黄的应用越来越广泛，不乏大黄不良反应的报道。白朝辉等回顾性分析河南省儿童医院53例单纯服用中药的药物性肝损伤患儿，筛选出涉及肝损伤的中药复方制剂多含有柴胡、紫菀、款冬花、何首乌、大黄、吴茱萸、艾叶、细辛、苍耳子。王静等检索了1998—2018年中国知网、维普网、万方中文文献数据库中我国DILI相关原始病例≥10例的文献，中药饮片中大黄为12例次。

（2）机制研究

胡樱凡等认为大黄中大黄素、芦荟大黄素、大黄酸、大黄酚等蒽醌类成分和水解鞣质是大黄具有肝毒性的物质基础。而大黄导致肝毒性可能的毒理机制与升高 ALT、γ-GT、AST、TBIL、DBIL、TBA 水平，提高 TNF-α 表达，上调 P-gp，Nrp3，下调 Ntcp 和UGT1A1 mRNA 及蛋白表达水平，引起小鼠肝脏脂肪变性，诱导肝细胞纤维化、肝微粒体CYP3A 和 CYP2C19 及总细胞色素 P450 等酶活性，同时与白细胞介素介导的炎症反应及通过线粒体 Caspase 通路诱导 L02 细胞、HepG2 细胞的细胞凋亡，激活内质网应激能力及钙离子通道等途径有关。汪祺等研究发现大黄酸Ⅰ相代谢物大黄酸羟基化物及其互变单体具有一定肝毒性风险；大黄素甲醚经由Ⅰ、Ⅱ相代谢后其代谢产物具有较强的肝毒性风险，毒性成分推测与大黄素葡萄糖苷及大黄素葡萄糖醛酸化物相关。另有学者发现，大黄具有保护肝脏与肝毒性的双向量-效（毒）作用，低、中剂量（2 g/kg、5.4 g/kg）熟大黄对肝损伤模型大鼠有治疗作用，但随着熟大黄剂量的增加，其治疗作用下降，大剂量（40.0 g/kg）反而表现为肝损伤作用，肝纤维化相关指标呈升高趋势。大黄同时含有缩合鞣质和水解鞣质，缩合鞣质对肝脏有保护作用，水解鞣质对肝脏有损害作用，提示大黄具有对肝脏保护和损伤的双向作用。

（3）临证处理

临床应在中医辨证论治指导下，合理制定用药剂量和疗程，避免或减小其毒副作用。此外，还可以通过炮制、配伍等减毒，据报道大黄各炮制品的毒副作用较生品均有不同程度的降低，尤以熟大黄和大黄炭的减毒效果最为显著，所以大黄经炮制后可明显降低其毒副作用。大黄与甘草、黄连配伍后及在泻心汤中均比大黄直接应用时肝肾毒性低。出现肝损伤者，及时采取保肝治疗。孕妇及月经期、哺乳期慎用。

附： 含有大黄的常用复方制剂：一清胶囊、牛黄解毒片、麻仁丸、三黄片、黄连上清丸等。

（九）防己

1. 概述

又称汉防己，为防己科植物粉防己（*Stephania tetrandra S.Moore*）的干燥根。秋季采挖、洗净、除去粗皮,晒至半干,切段。主要成分为双苄基异喹啉类生物碱,包括粉防己碱、防己诺林碱等,还含有黄酮苷、酚类、有机酸、挥发油、糖类等,具有抗炎、抗菌、抗肿瘤、降血压、抗心律失常、抗心肌缺血、抗纤维化、抗矽肺、抑制瘢痕等药理作用。味苦,性寒;归膀胱、肺经。功效:祛风止痛、利水消肿。主治:风湿痹证、水肿、小便不利、脚气、湿疹疮毒。临床多用于过敏性疾病、疼痛性疾病、变态反应性疾病等。

2. 肝损伤相关研究

（1）临床报道

粉防己给药 2 周时肝窦周围部分肝细胞出现脂肪变性,给药 4 周时,肝细胞脂肪变性、核溶解固缩,并出现点状坏死。2015 年版《中国药典》规定了粉防己为防己的唯一来源。

（2）机制研究

有关粉防己的毒副作用研究仍处于探索阶段,蔡燕等实验研究发现,汉防己甲素（粉防己碱）可诱导大鼠肝细胞经由线粒体途径产生细胞凋亡,该途径同时依赖于经典的 Caspase 通路和由 Endo G 介导的非 Caspase 依赖性通路。汉防己甲素引起的细胞内氧化应激可能是其诱导凋亡,产生肝毒性的因素之一。梁琦等发现粉防己给药早期即有一定肝脏毒性作用,涉及糖、脂代谢和肝线粒体功能的受损,表现出急性肝损伤作用;随着给药时间的延长,肝损伤作用进一步加重。

（3）临证处理

临床上应注意药材来源,《中国药典》规定了粉防己为防己的唯一来源,因为"马兜铃酸事件"的发生,广防己已被禁用其以肾毒性为主。临床应用应注意剂量和疗程,有肝肾功能损伤者慎用,用药后注意监测肝肾功能,出现异常,及时对症处理。

附:含有防己的常用复方制剂:活络酊、醒脑再造胶囊、风痛药酒等。

(十) 青黛

1. 概述

别名淀花、蓝露、青缸花、青蛤粉等,为爵床科植物马蓝（*Baphicacanthus cusia（Nees）Bremek.*）、蓼科植物蓼蓝（*Polygonum tinctorium Ait.*）或十字花科植物菘蓝（*Isatis indigotica Fort.*）的叶或茎叶经加工制得的干燥粉末、团块或颗粒。主要含有靛玉红、靛蓝、色胺酮、青黛酮等成分,具有抗炎、调节免疫、抗过敏、抗菌、抗肿瘤、抗氧化等药理作用。味咸,性寒;归肝经。功效:清热解毒,凉血消斑,泻火定惊。主治:痄腮、喉痹、疮痈、丹毒、热毒发斑、吐血衄血、肝热惊痫、咳嗽痰血。临床多用于抗微生物感染、抗肿瘤等。

2. 肝损伤相关研究

（1）临床报道

报道较多的主要是复方青黛丸（胶丸、胶囊、片）引起的药物性肝损伤。2004—2012 年 6 月,国家药品不良反应监测中心病例报告数据库中有关复方青黛丸（胶丸、胶囊、片）病例报告 344 例,不良反应（事件）主要累及消化系统、皮肤及其附件、精神系统等,临床主要表现为腹泻、腹痛、肝炎、肝功能异常、头晕等;严重病例报告 23 例,临床主要表现为药物性肝损伤和胃肠出血。1 例女性患者,35 岁,因银屑病口服复方青黛丸 6 g/次,3 次/d,用药 23 天后,患者出现乏力、恶心、腹胀、纳差,小便色黄如浓茶,立即停药并入院就诊。患者于两年前服用该药 20 d 后亦出现上述类似症状,住院 29 d 痊愈出院。本次入院查谷丙转氨酶

666.4 U/L、谷草转氨酶 633.5 U/L、谷氨酰转肽酶 942 U/L、血清碱性磷酸酶 208.8 U/L,凝血酶原时间 14 s,总胆红素 98.21 μmol/L,甲、乙、丙、丁、戊型肝炎病毒学标志均呈阴性;尿常规示尿胆原(＋)、胆红素(＋＋);诊断为药物性肝炎。入院后给予保肝、解毒及降酶药物治疗 45 d 后,痊愈出院。房培荣等报道有 1 例因银屑病服用复方青黛丸的患者出现肝损伤,主要表现为肝区持续性隐痛不适、恶心、无呕吐、食欲缺乏、无发热。肝功能检查:Rh(－),TTT 4 U,AST 150 U/L,肝炎标志物检查(－),经检查诊断为急性药物性肝炎,经停药及保肝治疗后肝功能恢复正常。30 d 后因疾病复发再次服用复方青黛丸,出现类似临床表现,停药及保肝治疗后,肝功能恢复正常。复方青黛丸由青黛、土茯苓、乌梅、建曲等组成,此患者既往无肝炎病史,未同时服用其他引起肝脏损伤的药物,2 次服用复方青黛丸后出现肝区疼痛、恶心、食欲缺乏、转氨酶增高,并在停药后其肝功能损伤渐恢复,故认为其肝功能异常系复方青黛丸所致。

（2）机制研究

目前对青黛导致肝损伤的机理研究较少,温志坚等通过动物实验发现,在 200 mg/kg 的中毒剂量靛玉红作用下,肝细胞出现肿胀、溶解性坏死及萎缩变性,靛玉红中毒剂量下可能是通过破坏胞浆 RNA 影响了蛋白质合成,由于蛋白质缺乏,线粒体膜坏死和气球样变。在 100 mg/kg 剂量靛玉红作用下,可见肝细胞 RNA 呈不同程度增强、嗜碱质粗大等代谢增强现象,说明肝细胞因部分变性坏死而呈代偿性再生。

（3）临证处理

建议参照药典规定的用法用量用药,从小剂量开始使用。如服用复方青黛丸(浓缩丸、片、胶囊),期间注意监测肝生化指标、血象及患者临床表现,若出现肝脏生化指标异常、便血及腹泻等,应立即停药,及时就医;孕妇和对本品过敏者禁用,肝脏生化指标异常、消化性溃疡、白细胞低者禁用。出现肝功能异常者,及时停药并保肝治疗。

附:含有青黛的常用复方制剂:复方青黛丸(胶丸、胶囊、片)、口腔溃疡散、五福化毒丸、牛黄消炎片、宝咳宁颗粒、风热清口服液、百咳宁片、黛蛤散、青黛散、小儿清咽冲剂、珍珠牛黄安宫丸等。

（十一）首乌藤

1. 概述

别名赤葛、九真藤、棋藤、夜交藤,为蓼科植物何首乌(*Polygonum multiflorum Thunb.*)的干燥藤茎。主产于河南、湖南、湖北等地。秋、冬两季采割,除去残叶,捆成把或趁鲜,切段、干燥。本品含蒽醌类化合物,如大黄素、大黄酚、大黄素甲醚等,以及二苯乙烯类、黄酮类和酚酸类等,具有镇静催眠、免疫调节、抗炎抑菌、抗氧化、降糖降脂等药理作用。味甘,性平;归心、肝经。功效:养血安神、祛风通络。主治:心神不宁、失眠多梦、血虚身痛、风湿痹痛、皮肤痒疹。临床多用于失眠、皮肤瘙痒、高血压等疾病。

2. 肝损伤相关研究

（1）临床报道

研究报道有患者服用百乐眠胶囊(百合、刺五加、首乌藤、合欢花、珍珠母、石膏、酸枣仁、茯苓、远志、玄参、地黄、麦冬、五味子、灯心草、丹参)致肝功能异常,考虑与首乌藤有关。肝功能异常占百乐眠胶囊不良反应的 2.3％,分析可能与首乌藤诱导自身免疫性肝炎有关,表现为胆管上皮细胞受损、肝细胞功能紊乱及胆汁淤积。免疫损伤、超剂量、长期服用和遗传多态性可能是致肝损伤的原因。

（2）机制研究

李红品等用首乌藤全粉及其提取物总二蒽酮对正常和特异质（LPS）大鼠进行干预,发现对大鼠肝脏内相关转运体 Oatp1a1、Oatp1b2 和 MRP2 的功能具有抑制作用,从而推测首乌藤致肝损伤的可能机制与胆红素或毒性物质成分在肝内蓄积有一定的关系。

（3）临证处理

有肝病史或肝生化指标异常者慎用。服药期间如发现肝生化指标异常或出现全身乏力、食欲缺乏、厌油、恶心、尿黄、目黄、皮肤黄染等可能与肝损伤有关的临床表现时,应立即停药并保肝治疗。应避免与其他有肝毒性的药物联合使用。

附：含有首乌藤的常用复方制剂:养血安神片、养血安神颗粒、养血安神糖浆、安尔眠糖浆、夜宁颗粒、舒神灵胶囊等。

（郑　凯　张　露）

三、传统补益植物药

（一）补骨脂

1. 概述

别名破故纸、胡韭子、胡故子等。是豆科补骨脂属植物补骨脂（*Psoralea corylifolia* L.）的干燥成熟果实,主产地为云南、四川、河南、河北等。目前,已从补骨脂中分离出香豆素类、黄酮类、单萜酚类三大类化合物近百种。药理研究方面证明其具有良好的抗肿瘤、抗氧化、抗菌、抗炎、抗抑郁、调节雌激素水平、促进骨生长、肝保护及神经保护等作用。味辛、苦,性温;归肾、脾经、温肾助阳、纳气平喘、温脾止泻,外用可消风祛斑。主治:疗肾阳不足所致阳痿遗精、遗尿尿频、腰膝冷痛、肾虚作喘、五更泄泻等,外用也可治疗白癜风、斑秃。补骨脂是临床常用中药,是经典方剂四神丸、二神丸等的主要组成药物,以其为原料的补骨脂注射液主要用于治疗白癜风、银屑病等疾病,也被制成多种保健食品用来增加骨密度、缓解体力疲劳及增强免疫力等。

2. 肝损伤相关研究

（1）临床报道

Nam SW 等报道,1 位 44 岁健康女性因连续 7 周每日将补骨脂与红茶泡饮,出现巩膜黄染,检查提示 AST-774 U/L、ALT-398 U/L、ALP-367 U/L、TBil-7.3 μmol/L、DBil-4.2 μmol/L,超声提示肝实质回声欠均匀,肝穿刺提示胆汁淤积型肝损伤,诊断为急性肝损伤。一名 52 岁的印度裔女子因白癜风口服补骨脂治疗后（具体服用时间不详）出现黄疸、腹痛、嗜睡、呕吐、面色苍白、大便和尿色深等症状,查 ALT 918 U/L,肝脏活检显示胆汁淤积急性肝炎。另有报道,一位 30 岁女性因乳腺增生服用中成药"消乳癖"及以丹参、赤芍、苍耳子、补骨脂、柴胡等为主要药物的中药 10 剂,出现纳差、恶心、全身皮肤及巩膜明显黄染、尿黄、右上腹不适,叩诊肝上界位于右锁骨中线第四肋间,肋下 2 cm 触及,质软缘钝,触痛明显,叩痛。查血 TBil 143 μmol/L,DBil 114 μmol/L,ALT 1 793 U/L,AST 1 000 U/L,血清甲、乙、丙、戊型肝炎病毒标志物阴性,尿蛋白 2+,PTA 0.30;诊断为药物性亚急性重症肝炎,经治疗后患者黄疸渐退,好转出院。出院后第 16 天患者出现因全身出血点,以双下肢及前臂为多;牙龈渗血不止,结膜苍白,巩膜黄染不明显,诊断为再生障碍性贫血。经输血、丙种球蛋白及甲泼尼龙等治疗,但患者高热不退,全身出现大块瘀斑,口腔血泡形成,合并感染铜绿假单胞菌,于入院第 17 天抢救无效死亡。

（2）机制研究

研究发现补骨脂中化学成分对肝脏具有双重影响。在对补骨脂水提物对大鼠的肝损伤的观察研究中,实验者予 Wistar 大鼠连续 12 周灌胃给予补骨脂及其水提物,发现不同浓度的补骨脂生药粉及水提物组均出现大鼠肝脏增大、肝肪系数（肝脏湿质量/体质量×100%）显著升高;高浓度补骨脂生药粉（2.10 g/kg）组 12 只大鼠中有 3 只肝脏出现中度弥漫性脂肪变性,补骨脂水提物 2.10 g/kg 组 12 只大鼠中有 2 只出现中度弥漫性脂肪变性。证明补骨脂水提物（补骨脂苷、异补骨脂苷、补骨脂素、异补骨脂素）可以导致大鼠肝损伤,具有肝毒性。大剂量、多次使用补骨脂水提物也造成实验鼠体重下降,同时鼠肝脏中的 NTCP 和 BSEP 蛋白水平会在补骨脂水提物的作用下明显下降,从而导致肝细胞吸收和排泄胆汁酸的能力下降,证明肝细胞排出胆汁酸的能力降低是胆汁酸转运体受补骨脂水提物影响的主要原因。也有研究发现补骨脂水提取物和补骨脂酚通过抑制活性氧生成和线粒体功能障碍保护肝细胞,其代谢解毒作用是由肝微粒体中细胞色素 P450 氧化介导产生的。

（3）临证处理

补骨脂在其合理的用药范围内是安全的。药典规定的补骨脂的临床用量范围 6～10 g。长期、大量使用补骨脂可能造成肝损,其造成的肝损伤以 AST、ALT 明显升高为主要表现,肝组织活检以胆汁淤积型肝损伤为主,建议在医师指导下用药。医师临床用药时选用标准炮制后的药材以减少毒性,初次用药尽量小剂量、短疗程用药并加强用药监测;用药后应避免日光照射（避免光毒性皮炎）,定期监测肝功能,过敏体质和肝功能不全者慎用。

附：含有补骨脂的常用复方制剂:白癜风丸、七宝美髯丹、仙灵骨葆胶囊、固本益肠片、癃闭舒片、复方补骨脂颗粒、四神丸、补肾益脑胶囊、参莲胶囊、锁阳固精丸等。

（二）何首乌

1.概述

别名地精、赤敛、陈知白、红内消、马肝石、疮帚、山奴、山哥、山伯、山翁、山精、田猪头、赤首乌、山首乌、药首乌、何相公等,是蓼科植物何首乌（*Polygonum multijiorum Thunb.*）的干燥块根。分布于华东、中南及河北、陕西、山西、甘肃、台湾、四川、贵州及云南等地。其具有降血脂、抗动脉硬化、增强免疫、延缓衰老及抗菌等多种生物学活性。味苦、甘、涩,性微温;归肝、心、肾经。具有润肠通便、截虐、解毒、消痈之功。主治:肠燥便秘、久疟体虚、风疹瘙痒、疮痈、瘰疬等。用于治疗白发、动脉粥样硬化、高脂血症等疾病。

2.肝损伤相关研究

（1）临床报道

何首乌作为常用滋补中药,中医药古籍关于其毒性少有记载,在当代临床使用中也多注重其补益功用,在药品、保健食品、食品等领域均广泛运用。近年来,国内有关何首乌不良反应,尤其是肝损伤方面的报道日渐增多,位居中药类别前列,该药物的毒性尤其是肝毒性引起临床医生、药品监管部门、研究机构等高度关注。1988 年有报导患者因头麻、怕风,将生首乌 100 g 水煎后 2 次服用,出现肝功能异常、黄疸,这是较早的何首乌过量服用导致中毒反应的案例。国家食品药品监督管理部门对何首乌安全性问题亦给予高度重视,先后多次发出肝损伤不良反应风险通报、修订药品说明书和加强监管的通知。2013 年对首乌丸、首乌片、白蚀丸、首乌延寿片、首乌延寿颗粒和养血生发胶囊的说明书进行了修订,增加了相关安全性信息。2014 年发布了《关于加强含何首乌保健食品监管有关规定的通知》,明确了保健食品中生何首乌每日用量不得超过 1.5 g,制何首乌每日用量不得超过 3.0 g,要求自 2014 年 9 月 1 日后生产的含何首乌保健食品,标签标志中不适宜人群增加"肝功能不全者、肝病家族史者",注意事项增加"本品含何首乌,不宜长期超量服用,避免与肝毒性药物同时使用,注意监测肝功能"。2018 年通报了精乌胶囊、百乐眠胶囊、七宝美髯丸、心元胶囊等含何首乌或首乌藤的制剂有肝损伤风险,同时对其说明书进行了修订,增加了安全用药警示。近年来,关于何首乌引起肝损的报道越来越多。何首乌及其制剂导致肝损伤主要有肝细胞损伤型(50%)、胆汁淤积型(30%)、混合型(20%),甚至诱发急性肝衰竭导致死亡。何首乌引起肝损的主要临床表现包括乏力、食欲减退、尿黄,也会出现皮肤瘙痒、上消化道出血等,实验室检查为血清 ALT、AST 明显升高,TBil 和 DBil 含量显著升高,外周血嗜酸细胞、IgE 也有明显升高。《中国药典》规定何首乌日用量 3~6 g,制何首乌日用量 6~12 g,中成药按说明书剂量应为首乌片一次 6 片,一日 3 次,首乌丸为一次 6 g,一日 2 次。报道中大部分毒性反应案例都是超剂量或超长时间服用,但是也有按说明书未超剂量服用何首乌或其中成药制剂,也出现食欲缺乏、厌油、恶心、眼黄等症状并确诊为何首乌致肝损伤。生首乌和制首乌均有造成肝损伤的案例,其中以生首乌更为多见,尤其以生何首乌泡酒及研粉末冲服发病率最高。何首乌所致肝损伤具一定可逆性、治愈率,对何首乌引起肝损的患者及时采取保肝护肝治疗手段,一般均可治愈,但有少数患者发展成重型肝炎并最终导致死亡。

(2)机制研究

何首乌的关键活性成分复杂,目前已从何首乌中分离出二苯乙烯苷类、蒽醌类、黄酮类、磷脂类、苯丙素类以及其他化合物。关于何首乌肝毒性的物质基础及其毒作用机制,尚未完全明确。目前对何首乌肝毒性成分的研究多以蒽醌类、二苯乙烯苷及鞣质这 3 种为主。蒽醌类中研究较多的是大黄素和大黄酸。有研究发现大黄素可以进入细胞质并在细胞中发生蓄积之后对细胞产生毒作用,结合蒽醌大黄素甲醚-8-O-β-D-葡萄糖苷在 800 μmol/L浓度下能够使肝细胞内 ALT、AST、LDH 漏出率的显著升高,而致肝细胞损伤。二苯乙烯苷被发现能够通过抑制小鼠 CYP450 酶 CYP1A2 和 CYP3A4 基因的表达,从而减慢对其他化学成分的代谢,进而在肝脏中发生蓄积产生肝毒性,但又有研究认为二苯乙烯苷的可通过抑制过氧化脂质在肝脏中沉积而对肝脏进行保护。也有研究认为何首乌的肝毒性是由多成分协同作用的结果。在对何首乌中蒽醌、二苯乙烯苷及鞣质按不同配比对大鼠肝脏的影响研究中,发现此 3 类物质联合给药时会对大鼠造成一定的肝毒性。《何首乌安全用药指南》中提到,引起肝损伤患者的服用剂量和潜伏期的跨度较广,服用剂量最少 1~3 g/d,最多超过 100 g/d;潜伏期最短 1~3 d,最长超过 180 d,中位时间约 20 d。何首乌服用剂量和时间与肝损伤发生与否无明显依赖关系,提示何首乌肝损伤为特异质型,可能存在易感人群。何首乌及相关制剂导致的肝损伤病例,多见于脂溢性脱发、白发、湿疹、银屑病、白癜风、类风湿性关节炎、强直性脊柱炎、系统性红斑狼疮等疾病,大多伴有免疫紊乱或为自身免疫性疾病,提示免疫紊乱可能是何首乌及相关制剂导致肝损伤的重要风险因素之一。基于多方面的研究成果,有学者提出何首乌特异质肝损伤免疫应激"三因致毒"机制假说(又称"柴-油-火星子"假说):当机体免疫处于过度活化时,何首乌中的免疫增强物质能进一步促进机体免疫反应,使肝脏对何首乌中的肝损伤易感成分的敏感性增强,出现免疫炎症因子过表达,从而诱发免疫特异质型肝损伤。

（3）临证处理

《何首乌安全用药指南》提出,如发现疑似何首乌及相关制剂导致的肝损伤患者,可参照《中草药相关肝损伤临床诊疗指南》进行必要的临床处置与治疗。主要措施有停药、药物治疗、人工肝支持治疗等。轻度肝损伤者,停用可疑何首乌及相关制剂后,大部分肝功能可自行恢复正常。中度及以上肝损伤者,停用可疑何首乌及相关制剂后,可给予保肝抗炎如水飞蓟素类制剂、甘草酸类制剂、双环醇等,抗氧化应激药物如谷胱甘肽、硫普罗宁等,胆红素升高者,可给予促进胆汁排泌药物如熊去氧胆酸、腺苷蛋氨酸等。重度肝损伤或肝衰竭患者,除停药、保肝抗炎及对症治疗外,可考虑人工肝支持治疗,对于急性和/或亚急性肝衰竭患者,应考虑行肝移植治疗。此外,指南还提出了风险防控建议,建议消费者不要自行购买和使用何首乌及其产品(包括首乌藤);何首乌及相关制剂用于临床治疗时,应在医生指导下合理使用,具有易感病证特征、特别是具有易感性生物标志物的患者,应考虑慎用忌用何首乌,含有何首乌的保健食品建议谨慎使用;伴有免疫紊乱或为自身免疫性疾病等疾病,中医辨证属阴虚火旺、湿热内蕴者,建议慎用何首乌;阴虚火旺、湿热内蕴患者,且携带人类白细胞抗原 HLA-B＊35：01 易感基因和/或伴随其他相关生物标志物异常表达者,建议避免使用何首乌;避免生、制何首乌混淆使用;对于极少数的易感人群,何首乌使用剂量越大、疗程越长,肝损伤风险也越大。建议参照《中国药典》剂量规定范围使用,连续用药超过20 d 时,应注意监测肝功能;建议不要同时服用含有何首乌的不同制剂或中药汤剂;避免何首乌与其他可能导致肝损伤的药物联合使用。

附:含有何首乌的常用复方制剂:苁蓉通便口服液、心通颗粒、血脂宁丸、蒲参胶囊、天麻首乌片、润燥止痒胶囊、安神补脑片、活力苏口服液等。

（三）淫羊藿

1. 概述

别名仙灵脾、三枝九叶草、刚前、牛角花等。淫羊藿属植物约 55 种,在我国有 45 种。中药淫羊藿为小檗科植物淫羊藿(*Epimedium brevicomu Maxim*)、箭叶淫羊藿[*Epimedium sagittatum(Sieb. et Zucc.) Maxim.*]、柔毛淫羊藿(*Epimedium pubescens Maxim.*)或朝鲜淫羊藿(*Epimedium koreanum Nakai*)的干燥叶。主要含有黄酮、多糖、木脂素、苯酚苷、生物碱、挥发油等成分。味辛、甘,性温;归肝、肾经。具有补肾阳、强筋骨、祛风湿的功效,主要针对肾阳虚衰、阳痿遗精、筋骨痿软、风湿痹痛、麻木拘挛症状。多用于治疗:男性不育症、阳痿、骨质疏松症、乳腺增生、血液病、支气管炎、冠心病等疾病。

2. 肝损伤相关研究

（1）临床报道

目前关于淫羊藿的不良反应报告较少。贺琴等首次报告了中药淫羊藿导致 HBV 携带者发生慢性药物性肝损伤病例。36 岁男性患者因"腹胀、纳差、乏力、皮肤瘙痒 1 个月"就诊。患者 4 个月前出于增强体质的目的开始服用淫羊藿叶煎液(每天约 5 g 煎服),3 个月后出现上述症状,经检查诊断为"药物性肝损伤"。停用淫羊藿煎液,使用保肝药物治疗半个月后患者症状基本消失,1 个月后复查肝功能、血常规恢复正常,临床治愈。

包含淫羊藿的中成药(如:仙灵骨葆胶囊、壮骨关节丸)可补益肝肾、舒筋活络,常用于治疗骨质疏松、骨性关节炎、腰肌劳损等。然而以上中成药不良反应的报告也逐渐增多,值得引起关注。1995 年曹淑芬等报道 15 例患者因不同部位关节痛或腰痛服用壮骨关节丸 25~90 d 后,出现恶心呕吐、食欲下降,诊断为胆汁淤积型肝功能损害。邓培媛等统计了 1991 年 11 月至 1995 年 8 月北京地坛医院共收治因服用壮骨关节丸致肝损伤的患者共计 30 例。患者以老年人为主,平均年龄 59 岁。绝大多数患者(86.66%)在服药 1~2 个月后发病,且多数患者肝功能为全面损害,30 例患者中仅 1 例无黄疸,其余 29 例均有不同程度黄疸。轻中度黄疸患者经停用壮骨关节丸,一般保肝、降酶、利胆等治疗后,病情均顺利好转,而部分重度黄疸患者须加用激素治疗后方取得满意疗效,且未发现慢性化病例。亦有报道仙灵骨葆胶囊致急性肝损伤:患者以 3 粒/次,2 次/d 的剂量服用仙灵骨葆胶囊 20 余天,出现厌油、伴恶心、呕吐、乏力、纳差等症状,结合检查结果考虑重度肝功能损伤,立即停用仙灵骨葆胶囊,并给予保肝治疗后,上述症状消失。王丹等经过仙灵骨葆胶囊与壮骨关节丸毒性回顾性对比研究发现,仙灵骨葆胶囊、壮骨关节丸毒性主要表现均为肝损伤,毒性靶器官均为肝,同时也均易引起皮肤瘙痒、黄疸、荨麻疹等皮肤症状,且仙灵骨葆胶囊、壮骨关节丸的所含共同药物淫羊藿在毒性及不良反应表现上与二者具有相似性,淫羊藿很可能是引起仙灵骨葆胶囊、壮骨关节丸肝毒性的主要原因。

(2)机制研究

张林等研究发现淫羊藿、柔毛淫羊藿 2 种基原作为市场中淫羊藿药材最常用的药材基原,造成的肝脏损伤情况相对较小,箭叶淫羊藿对大鼠具有一定影响,而朝鲜淫羊藿造成肝损伤情况相对较重;研究药物的毒性随着剂量增加和疗程延长而增强;雌性大鼠受淫羊藿肝损伤的影响较雄性大鼠明显。宁康健等发现饮用淫羊藿浓缩物可提高肝组织中肝糖原、甘油三酯、胆固醇含量,且呈现量-效关系,在一定给药浓度范围内,肝脏指数呈现相应的数量关系,甘油三酯、胆固醇在肝中沉积,诱发脂肪肝趋势,从而有可能导致肝损伤。程经华等报道了淫羊藿的肝毒性,给药 3 d 小鼠即出现呕吐、纳差、活动减少,给药 15 d 处死,可见肝脏脂肪变性,推测淫羊藿的雄激素样作用和肝毒性密切相关。宋捷等基于斑马鱼模型实验也证实淫羊藿总黄酮高剂量组有一定的毒性,可能是仙牛健骨颗粒、壮骨关节丸、仙灵骨葆胶囊具有肝毒性的原因。徐厚明等认为淫羊藿有雄激素样作用,可干扰肝细胞的正常代谢,引起肝内毛细胆管的胆汁淤积而出现黄疸及肝功能异常。

(3)临证处理

使用前应询问患者既往有无肝损伤病史,肝功能不全患者谨慎使用。注意区分淫羊藿品种,掌握科学的用法用量、炮制方法等,控制疗程,中病即止。报道中淫羊藿造成的药物性肝损伤可以通过停药、保肝、降酶治疗达到临床治愈。

附:含有淫羊藿的常用复方制剂:壮骨关节丸、仙灵骨葆胶囊、活力苏口服液、安神补脑颗粒、甜梦胶囊、前列舒乐胶囊等。

(陶以理)

第二节　矿　物　药

（一）朱砂

1. 概述

别名丹砂、辰砂，为硫化物类矿物辰砂族辰砂，主含硫化汞。主产贵州铜仁、湖南晃县、四川西阳。味甘,性微寒;有毒;归心经。具有安神、定惊、明目、解毒的作用。主治:心悸易烦、失眠多梦、癫痫狂躁、小儿惊风、视物昏花、口疮、喉痹、疮疡肿毒。

2. 肝损伤相关研究

（1）临床研究

朱砂中含有 HgS 和可溶性汞盐,内服大量加热煎煮后的朱砂,主要中毒症状为肾脏损伤、消化道反应,包括腹痛、恶心、呕吐、腹泻等,严重者出现脓血便、少尿、无尿、尿毒症、昏迷、死亡等。长期服用朱砂及其制剂,导致慢性汞蓄积,表现精神异常、汞毒性震颤、肝肾功能损伤。可见黏膜损伤（口腔金属味、口腔黏膜溃疡）,胃肠炎,神经损伤,肾功能损伤。临表上慢性汞蓄积中毒较急性中毒更为多见。崔东玲报道了 10 例急性朱砂中毒,所有患者血转氨酶、胆红素、心肌酶及肌酐均有不同程度的升高。冯珍等报道了 1 例 55 岁患者,因"过量进食朱砂后出现食欲缺乏 4 d"以"朱砂中毒"收住院。患者 4 d 前因中暑感到胸闷不适,遂按民间偏方朱砂炖猪心服用,其中使用朱砂 4 g,2 h 后出现恶心呕吐胃内容物 1 次,腹胀无腹泻,呕吐后感到口中有金属味,不欲饮食,伴双眼畏光,视物模糊。肝功能示 ALT 349 U/L, AST 421 U/L,肾功能示 UA 109 μmol/L,予护胃、保肝、维持水电解质平衡等治疗 4 d 后,患者症状好转出院。药典规定其剂量范围为 0.1~0.5 g,多入丸散服,不宜入煎剂。外用适量。

（2）机制研究

朱砂中含汞化合物可以经皮肤、呼吸道和胃肠道进入体内,进入体内的 Hg^{2+} 与人血白蛋白结合,随血液循环分布到肝脏、肾脏、脑、皮肤和毛发中,并主要在肝、肾以及脑中蓄积产生毒性。在肝脏中,表现为肝细胞有浊肿及轻度变性,少量点状坏死。黄海等发现短期过量使用朱砂可引起肝汞蓄积和轻微肝损伤,可见轻度的肝细胞肿胀、空泡变性、炎症细胞浸润等病理改变。Wang 等用代谢组学分析方法来研究朱砂导致的 Wistar 大鼠代谢行为改变,结果显示朱砂会造成能量代谢、氨基酸代谢和胃肠菌群代谢紊乱。Wei 等研究证实朱砂可使肝肾机能受到较大干扰,通过质谱联用技术对代谢物分析发现,朱砂造成肝肾损伤的毒性机制可能为氧化应激作用。另有研究者认为朱砂对肝脏的毒性作用可能与其影响细胞色素 P450 酶的基因表达有关,其中 CYP2B9 表达下降表明朱砂可在分子水平上影响肝细胞的发育成熟。

（3）临证处理

本品有毒,内服不宜过量和持续服用,孕妇、肝肾功能不全者禁服,入药忌用火煅,服药后密切观察患者临床表现及肝肾功能的变化。出现中毒反应,立即停药,症状较轻者可进行洗胃、导泻、活性炭吸附措施,静滴葡萄糖、生理盐水,补充能量合剂。肝损伤者采取保肝降酶药物治疗。

附：含有朱砂的常用复方制剂：朱砂安神丸、万氏牛黄清心丸、安宫牛黄丸、苏合香丸、紫雪散、冰硼散、二十五味珊瑚丸、保赤散等。

（二）雄黄

1. 概述

别名明雄黄、黄金石、石黄。为硫化物类矿物雄黄族雄黄，主含二硫化二砷，锤击有刺鼻蒜臭味，主产于湖南石黄、贵州石黄、湖北、甘肃、云南、四川。具有抗炎镇痛、抑菌抗病毒、抗肿瘤等药理作用。味辛，性温；有毒；归肝、大肠经。具有解毒、杀虫、燥湿、祛痰、截虐的作用。主治：痈疽疔疮、走马牙疳、喉风喉痹、疥癣、缠腰火丹、湿毒疮、痔疮、蛇虫咬伤、虫积、惊痫、疟疾。临床又多用于治疗白血病。

2. 肝损伤相关研究

（1）临床研究

临床报道雄黄急性中毒早期常见消化道症状，多为皮肤吸收或误食超过 10～15 mg，出现口咽部灼烧感，剧烈腹痛，随后发生呕吐，呕出物可有蒜样气味，初似米汤，渐呈黏液状，含胆汁，甚则呕血。同时可有眩晕，烦躁，谵妄，中毒性心肌炎，多发性神经炎等，少数有鼻衄及皮肤出血，严重者中毒后 24 小时至数日发生呼吸，循环，肝，肾等功能衰竭及中枢神经病变，出现呼吸困难，惊厥，昏迷等危重征象。慢性中毒者，渐觉疲乏无力，毛发脱落，并出现黏膜刺激性症状。马斌等统计了雄黄及其复方毒性的文献 258 篇，其中临床毒性的文献 29 篇，患者共 35 例，其中急慢性砷中毒 18 例，皮肤砷角化 8 例，接触性皮炎 3 例，畸变 3 例，肝肾损伤、心电异常和口腔黏膜纤维化各 1 例。张娟等将 SD 大鼠单次灌服不同剂量雄黄（3.728 g/kg、1.869 g/kg、0.935 g/kg），尿中碱性磷酸酶、N-乙酰-β-D-氨基葡萄糖苷酶活力、血清尿素氮、天冬氨酸氨基转移酶活力的改变有显著的剂量依赖关系，并与血砷浓度变化有显著的线性关系。在剂量范围内，雄黄的砷克造成肾小管上皮细胞及肝脏的损伤。康永给小鼠连续灌胃雄黄（0.2 g/kg）6 周，镜下发现小鼠肾近曲小管以及肝细胞出现病理改变，停止灌胃 2 周后，可见病理改变有所改善，可见长期服用雄黄可以导致小鼠肝肾损伤。张亚敏在雄黄的长期毒性试验中发现，雄黄生品的高剂量（0.982 5 g/kg）组大鼠的肝脏可见点状坏死，肝细胞可见嗜酸性改变，部分核皱缩，可见对大鼠肝脏造成了不同程度的损伤。2020 年《中国药典》规定其剂量范围为 0.05～0.1 g，入丸、散用。外用适量，熏涂患处。

（2）机制研究

雄黄的毒性来源于其中的杂质三氧化二砷。砷为原浆毒物，其易与组织细胞内酶系中巯基结合，从而抑制酶的活性，引起细胞代谢障碍，形成对中枢神经系统、心血管系统、胃肠系统的毒性，导致口腔、食道、胃黏膜糜烂、肿胀出血、中毒性肝炎、亚急性黄色肝萎缩、心脏脂肪浸润、中枢神经系统缺氧、肾小球损伤等。董菊等观察了牛黄解毒片配伍对雄黄肝毒性的影响及其与凋亡调控的关系，结果发现雄黄组小鼠肝组织出现显著水肿，且局部有坏死，而牛黄解毒片全方组及其他给药组的肝组织未见明显异常，抑制雄黄诱导的肝细胞凋亡可认为是牛黄解毒片配伍减低雄黄肝损伤的分子机制之一，抑制过程可能是通过促进 Bcl-2 表达而阻碍 Bax 表达来实现的。

（3）临证处理

本品辛热有毒，内服宜慎，中病即止，不可多服久服。外用亦不可大面积涂搽或长期使用。孕妇及阴亏血虚者禁服。应严格按照药典或复方制剂说明书剂量使用，用药过程中应注意监测肝肾功能及不良反应。出现中毒反应，立即停药，症状较轻者可进行洗胃、导泻、活性炭吸附措施，静脉滴注葡萄糖、生理盐水，补充能量合剂。肝损伤者采取保肝、降酶药物治疗。

附：含有雄黄的常用复方制剂：安宫牛黄丸、六神丸、复方黄黛片、小儿至宝丸、牛黄消炎片、克痢痧胶囊、局方至宝散等。

（杜　斌）

第三节　动　物　药

（一）斑蝥

1. 概述

别名花斑蝥、花壳虫为芫青科昆虫南方大斑蝥（*Mylabris phalerata Pallas*）或黄黑小斑蝥（*Mylabriscichorii Linnaeus*）的干燥体。全国大部分地区均有，主产于辽宁、河南、广西、江苏等地。夏、秋二季于清晨露水未干时捕捉，闷死或烫死，去头、足、翅，晒干生用或与糯米同炒至黄黑色，去米，研末用。主要含有斑蝥素等成分，具有抗癌、增强免疫、抗菌、升白细胞等药理作用。味辛，性热；有大毒；归肝、肾、胃经。功效：破血逐瘀，散结消癥，攻毒蚀疮，主治：癥瘕、经闭、顽癣、瘰疬、赘疣、痈疽不溃、恶疮死肌。

2. 肝损伤相关研究

（1）临床研究

张文霞等对 142 例斑蝥中毒文献进行分析，发现 132 例出现了消化系统不良反应，包括腹痛、胃脘部烧灼感、恶心呕吐、腹泻、消化道出血、口腔黏膜糜烂、黄疸及肝功能损伤等。邓宇航等对急性斑蝥中毒 10 例救治进行了分析，发现谷丙转氨酶升高者有 5 例，分别为 100、125、180、210 和 270 U/L。刘良等通过急性斑蝥中毒的实验病理学研究发现，中毒死亡的大鼠可见散在分布的单细胞性坏死，以肝小叶外围带较多见，部分肝细胞嗜酸性变，经脂肪染色，证实部分大鼠肝细胞有轻度脂肪变性，肝窦内中性粒细胞增多。电镜下，$0.5 LD_{50}$ 组实验早期大鼠，肝细胞线粒体肿胀、空亮、嵴消失，部分线粒体嵴模糊，光面内质网增生、扩张，粗面内质网扩张。1.0 和 1.5 LD_{50} 组除见上述病变外，可见次级溶酶体盒脂滴增多，层状小体形成，自噬泡增多，糖原消失，核膜皱缩或不清，核形不规整，核染色质稀疏、边集或凝聚成块，核周间隙增宽。邹建军等通过斑蝥素毒性及其药（毒）动力学研究发现，斑蝥素具有一定的肝脏毒性，血清中谷丙转氨酶、碱性磷酸酶较对照组活力明显增强，5 h左右最强，表明其对肝脏的损害最严重，并且其毒性随给药量增加而增强。

（2）机制研究

肝肾病变主要载线粒体、内质网、核膜等膜性结构，肝细胞存在于线粒体的 ATP 酶和肾小管上皮细胞内质网的标志酶葡萄糖-6-磷酸酶活性均受到抑制,考虑上述病变的机理在于脂溶性的斑蝥素作用于细胞性结构上的类脂质成分,导致类脂质、线粒体、内质网等膜结构的破坏。斑蝥素能够引起小鼠的心、肝、肾等多个主要脏器组织损伤和病理学改变,其中肝脏损伤最为严重,能增高小鼠的肝脏指数和转氨酶,肝细胞凋亡和坏死,使 ATF-6、GRP78、XBP1、BAX、CHOP、ATF-4、Caspase3、Caspase8、Caspase9 蛋白表达上调,Bcl-2 蛋白的表达下调,还能够抑制 LO$_2$ 系细胞的活性,增高 CHOP 基因 mRNA 表达,由此得出斑蝥素可能是通过内质网应激诱导肝细胞凋亡从而导致肝脏损伤的结论。

（3）临证处理

斑蝥中毒与个体、剂量、疗程、炮制方法有关,临床应用时应严格掌握适应证与剂量。内服慎用,炮制后多入丸、散,0.03~0.06 g。外用适量,研末敷贴,或酒、醋浸涂,或制油膏涂敷患处,不宜大面积使用。孕妇禁用,肝肾功能不全的患者慎用。斑蝥素为脂溶性物质,应忌油类及脂肪,以免加快其吸收。出现中毒后,给予催吐、洗胃、导泻,维持水电解质酸碱平衡、抗感染、抗休克、保肝等对症治疗。

附：含有斑蝥的常用复方制剂：复方斑蝥胶囊、琥珀止痛膏等。

（二）蜈蚣

1. 概述

别名天龙、百脚百足虫、千足虫为蜈蚣科动物少棘巨蜈蚣（*Scolopendra subspinipes mutilans L.Koch*）的干燥体。主产于江苏、浙江、湖北、湖南、河南、陕西等地。春、夏二季捕捉,用竹片插入头尾,绷直、干燥。含有蛋白质、多肽、多糖、脂肪酸、氨基酸、微量元素等,具有抗肿瘤、镇痛、血管免疫调节等作用。味辛,性温;有毒;归肝经。功效:息风镇痉、攻毒散结、通络止痛。用于肝风内动、痉挛抽搐、小儿惊风、中风口㖞、半身不遂、破伤风、风湿顽痹、偏正头痛、疮疡、瘰疬、蛇虫咬伤。多用于心脑血管疾病、面神经麻痹、类风湿性关节炎、肿瘤等疾病。

2. 肝损伤相关研究

（1）临床研究

蜈蚣用量过大可引起中毒,中毒表现为:恶心、呕吐、腹痛、腹泻、不省人事、心跳缓慢、呼吸困难、体温下降、血压下降等。出现溶血反应时,尿呈酱油色、排黑便、并出现溶血性贫血症状。出现过敏者,全身起过敏性皮疹,严重者出现过敏性休克。另有服用蜈蚣粉致肝功能损伤及急性肾衰竭者。有神经性皮炎患者,以 10 条蜈蚣（含头足）研粉,2 d 分 4 次冲服,服后出现黄疸、肝功能异常。坐骨神经痛患者以蜈蚣 15 条（含头足）研粉,分 3 次与药酒兑服,服后 2 d 内出现黄疸、肝功能异常,诊断为药物性肝功能损伤,患者服蜈蚣之前均未出现肝功能异常。腰腿痛患者服用蜈蚣 20 条（大者,含头足）、蕲蛇 10 g、全蝎 1 g,研末分 7 份,每天 1 份,患者服用 5 d 后,引起中毒性肝炎。

（2）机制研究

有研究报道,蜈蚣可通过脂质过氧化导致肝细胞化学性损伤,通过诱导细胞因子、炎性因子等对肝细胞产生免疫性损伤。蜈蚣含有的组织胺样物质及溶血蛋白质,可引起溶血作用及过敏反应,对肾脏及肝脏造成损伤。田莎通过实验发现,蜈蚣多肽对正常裸鼠有肝毒性,其中低剂量蜈蚣多肽对裸鼠肝功能 ALT 增高明显,高剂量蜈蚣多肽对裸鼠肝功能 AST

增高明显。AST 存在于肝细胞的线粒体中,只在肝细胞严重损伤时才释放到血循环中,结果表明高剂量的蜈蚣对肝脏有严重损伤。高剂量蜈蚣多肽对荷瘤裸鼠也表现出较严重的肝毒性。值得注意的是,低剂量蜈蚣多肽作用下荷瘤裸鼠的 ALT 较正常裸鼠组低,且对荷瘤裸鼠肿瘤的增殖有一定抑制作用,这种不一致的结果提示,蜈蚣其肝毒性可能与抗肝癌作用具有相关性。

（3）临证处理

应严格掌握用量,注意体质差异,过敏体质者、肝肾功能不全者勿用,孕妇禁用。根据患者病情控制剂量,并注意服药后的反应,对连续用药的患者要加强临床监护,防止发生蓄积中毒而造成不良后果。蜈蚣中毒一般疗法为:早期催吐、洗胃;心动过缓者,可肌注阿托品等;呼吸循环衰竭者,可用中枢兴奋剂、强心及升压药;过敏者,给予抗过敏治疗;肝功能损伤者,给予保肝治疗。

附:含有蜈蚣的常用复方制剂:健阳片、至圣保元丸等。

（刘亚军）

第四节　膳 食 补 充 剂

（一）绿茶提取物

1. 概述

绿茶[*Camellia sinensis* (*L.*) *O. Ktze.*]是在全世界普遍消费和流行的饮料,是一种常见的用于提高身体机能和减肥的膳食补充剂,具有促进身体健康和抗氧化的功能。虽然绿茶(山茶)的饮用可以追溯到古代,但绿茶提取物的出现,有可能提供更高浓度的产品。不同的加工方法,尤其是"发酵程度"的不同,会有不同的口感、色泽和成分。绿茶中含有甲基黄嘌呤生物碱(咖啡因、茶碱、咖啡因)以及茶多酚,其中最主要的生物活性分子是茶多酚。儿茶素是一种多酚类黄酮化合物,在绿茶提取物中含量丰富。儿茶素主要包括表儿茶素、表没食子儿茶素、表儿茶素-3-没食子酸酯和表没食子儿茶素-3-没食子酸酯。由于绿茶有益于健康,茶叶的消费量逐渐增加。尽管绿茶浸提液已被广泛使用并且通常是安全的,但绿茶提取物也显示出具有潜在的肝毒性,许多肝损伤的报道都与绿茶提取物有关。

2. 肝损伤相关研究

（1）临床研究

1999 年报告了第一个与摄入绿茶提取物有关的肝损伤的病例。此后,相继有不同绿茶提取物摄入引起肝损伤的报道。美国药典将 2008 年之前美国、英国和澳大利亚发表的绿茶提取物引起肝毒性病例进行了回顾分析。在 34 个病例中,27 例肝损伤有较大概率由绿茶提取物引起,其余 7 例也存在一定的可能性。其中有一名患者死亡,表明这种肝毒性可能会导致严重后果。在 Mazzantion 研究的案例中,包含了有 34 个已发表的案例和 2 个未发表的案例,其中有 7 例绿茶提取物再激发试验阳性。这也凸显了对肝毒性准确诊断的重要性,以避免再次暴露于致病因素。

另外有几项关于绿茶提取物的研究值得关注。第一项研究是药物性肝损伤网（DILIN）通过分析膳食补充剂引起药物性肝损伤的病例，探究绿茶提取物或儿茶素对肝脏毒性的潜在影响，发现是否摄入儿茶素及其摄入量与肝损伤的因果关系评分、肝损伤严重程度和肝损伤类型之间没有统计学意义。然而，人们注意到膳食补充剂的标签存在问题，因为 40% 的含有儿茶素的膳食补充剂没有在标签上列出它们。此外，一些标为含有绿茶提取物的产品在化学分析中并没有检测到它的存在。这些发现指出了行业在产品良好生产规范和标签上长期存在的问题。第二项研究报道了 6 例由含有绿茶提取物或儿茶素的 SlimQuick 引起的急性肝损伤，其中 3 例患者需要住院治疗，1 例患者需要肝移植。综上所得，绿茶提取物或儿茶素与肝毒性之间的关系，第一项研究认为二者无明确相关性，第二项研究则认为其可能具有危及患者生命的肝毒性。

（2）机制研究

有研究通过观察表没食子儿茶素-3-没食子酸酯对多样性远交系小鼠肝毒性的差异也许可以解释上述临床结果。本研究中使用的远交小鼠是一种为了使种群内的遗传变异最大化而培育的变异小鼠。在这些小鼠中，大多数小鼠对表没食子儿茶素-3-没食子酸酯具有良好的耐受性，然而，小部分小鼠（16%）表现出严重的肝损伤（>10%肝坏死），这与一些临床病例类似。且与已知的 DILIN 绿茶提取物肝毒性患者相比，表没食子儿茶素-3-没食子酸酯的肝毒性与遗传之间相关性较小，而这可能与人类病例的样本量小有关，但使用多样性远交系小鼠模型可能成为研究人类特异性肝损伤药物相关机制的工具。

虽然绿茶导致肝脏损害的机制尚不清楚，但可以用表儿茶素没食子酸酯或其代谢物在某些条件下，如空腹可引起氧化应激和肝脏损伤来解释。但近期体内外实验研究反而均证明绿茶有保肝作用，最近一项系统性回顾研究显示绿茶对人类健康有益，如降低死亡率、减轻脂肪变性、降低原发性肝癌的发病率。

西班牙药物性肝损伤数据库（DILI Registry）收录了 3 例由绿茶提取物导致肝损伤的病例，依据它们的临床表现和肝脏病理特征，表现为肝细胞型肝损伤、总胆红素高于正常值上限（ULN）10 倍的黄疸型和高 ALT 型（ALT> 45×ULN）。瑞典药物不良反应咨询委员会收录了 5 例因绿茶引起的肝毒性病例，1 例具有与肝细胞性肝损伤相似的特征；4 例以黄疸以及显著升高的 ALT[25~95×ULN]为主要表现的病例，治疗的持续时间从 35 天至 140 天不等。2004 年西班牙曾报道了另一例肝毒性病例，一位女性患者因减肥服用绿茶和肾茶两个月后导致肝功能受损。同样表现为肝细胞型肝损伤，具有高水平的 ALT 和 TB。需要肝移植的急性重型肝炎也与 Exolise 有关，Exolise 是绿茶的 80% 乙醇提取物的干浸膏，主要含 25% 的儿茶素组分[以表没食子儿茶素没食子酸酯（表没食子儿茶素-3-没食子酸酯）计]和 5%~10% 的咖啡因。在此暴发病例之前，西班牙曾报告有 5 例因 Exolise 引起的肝损伤病例。实际上，Exolise 于 2003 年被西班牙药品和卫生产品局（AEMPS）禁用。

即使有因为绿茶提取物而出现肝损伤的病例，但在许多情况下患者同时服用了其他可能具有肝毒性的药物或产品，比如 28 岁的女性服用 Somalyz（松萝酸，丙酰-L-肉碱，磷脂酰胆碱/磷脂酰乙醇胺，γ-氨基丁酸和维生素 E）和 Lipolyz（松萝酸、丙酰-L-肉碱、绿茶提取物、谷草酮 Z 和谷草酮 E、环磷酸腺苷和维生素 E）等保健品后，查肝功能示 TB：4× ULN，ALT：23×ULN，AST：11.6×ULN、ALP：1×ULN 和 INR：2.6。该患者发展为肝性脑病,需要肝移植。

因为常同时摄入其他产品,很难确定绿茶提取物是导致肝损的主要物质。而前文提到的绿茶提取物与肝损伤的再激发试验阳性,表明二者之间存在因果关系。

3.应对措施

绿茶作为饮品在世界范围内广受欢迎,往往按照监管食物与保健品的标准进行管理。但考虑到国外报道的某些品牌的绿茶提取物所引起的肝损伤确实存在,所以这些产品需要有能力的健康管理部门制定更严格的商业化和销售措施。临床医师和健康管理部门共同努力才能够有效甄别新出现的肝毒性事件,从而评估普通大众消费绿茶产品的风险。

(二)木橘

1.概述

木橘[*Aegle marmelos*(*L.*)*Corrêa*]别名印度枳,是芸香科木橘属植物。原产于印度,东南亚均有广泛种植。树高可达10米。树皮灰色,叶片差异大,花芳香,有花梗;花瓣白色,花丝甚短。花药线状而长。种子多,扁卵形,果期10月。根、树皮、叶、花可用作清热剂。果实又名巴埃尔果(*Bael fruit*),也被称为佛果、圣果、金苹果、孟加拉木瓜、木苹果。果肉有香气,印度传统医学(阿育吠陀草医学)用作清肠胃药。用嫩叶捣烂治创伤、疮疖、肿痛和口腔疾病,叶捣烂后留汁液治疗眼病。嫩叶食之可避孕或引致流产。

美国FDA报道该树叶中含有的生物碱——印枳碱(aegeline)具有剧烈肝毒性,夏威夷卫生署曾经调查了某减肥草药保健品导致急性肝损伤的案例,产品化学分析显示可能原因是印枳碱。

2.肝损伤相关研究

(1)临床研究

OxyElite Pro是一种用于减肥和提升人体机能的多成分膳食补充剂。其早期配方含有拟交感神经药物1,3-二甲基淀粉酶胺(DMAA),因为严重心血管毒性而于2013年4月被FDA禁用。但在2013年秋季,临床医生在5个月的时间内报告了8例先前健康的个体中发生了严重的肝毒性,所有这些人都使用了"新配方"。在最初的病例中,7名患者需要住院治疗,2名患者需要紧急肝移植,1例发生死亡。使用RUCAM/CIOMS量表判定肝毒性与该产品间的因果关系表明:7例为可能,1例为高度可能。该事件最终扩大到全美国97例,导致47人住院治疗,3例肝移植,1例死亡。疾病预防控制中心证实了OxyElite Pro新配方与严重肝毒性爆发之间的联系。新配方用印枳碱取代了之前的DMAA。由于以上原因,OxyElite Pro于2013年10月退出市场,因为印枳碱被认定为未在FDA注册的成分,其他含有印枳碱的补充剂也被认为是不合法的。值得一提的是,OxyElite Pro在2013年10月之后的几个月内在互联网上仍然可以购买到。

(2)机制研究

印枳碱(aegeline)是木橘叶子中分离出来的生物活性化合物,近来被证明具有抗高血糖和抗高血脂的特性。奇怪的是,印枳碱的分子结构含有经典的苯乙胺基础,具备一些生物胺的特征,类似拟交感神经兴奋剂如麻黄、肾上腺素、安非他命等。而且OxyElite Pro患者肝损伤的特异性和暴发过程也与那些摄入安非他命类药物后报告的病例高度相似。所以可以推断印枳碱促成了"新配方"的肝毒性作用。根据DILIN严重程度量表,最初的患者表现出 5 级肝毒性(死亡或肝移植)。观察中还发现,有 1 例死亡病例同时服用了另一种该公司产品也同样含有印枳碱。

3. 应对措施

以上结果显示了在产品上市之前对于单一成分和多成分膳食补充剂建立安全剂量的重要性,并且需关注潜在的药物之间的相互作用。也说明了公共教育的重要性,以防止无意中过量的摄入相同或结构相似的活性成分,这些成分存在于不同的膳食补充剂中。目前,许多膳食补充剂标签不报告个别成分的浓度,而是把它们列为"专有混合物",这种策略使得很难确定个体使用者的药物暴露浓度。因此,任何评估膳食补充剂的安全剂量成分必须报告确切的标签上所有成分的浓度。

(三) 姜黄

1. 概述

姜黄(Curcuma longa L.)为姜科植物姜黄的根茎,性温,味辛、苦,归肝、脾经。具有活血行气、通经止痛的功效。在国外是一种广泛使用的香料,一直以来因其抗氧化、抗炎的特性而被用作膳食补充剂。姜黄的主要活性成分姜黄素具有抗炎、抗氧化、免疫调节、促进愈合、抗增殖和抗菌活性。

2. 肝损伤相关研究

(1) 临床报道

姜黄素和心叶青牛胆各 1 g 的联合配方已被证明可降低抗结核治疗的活动性肺结核患者的肝毒性。非酒精性脂肪性肝病患者被随机分配到每天 70 mg 姜黄素和安慰剂,连续 8 周,B 超显示,与安慰剂组相比,姜黄素组肝脏脂肪含量显著减少。虽然临床研究报道了姜黄素具有保肝的作用,但是也有临床及实验报道报道了姜黄补充剂或姜黄素的肝毒性。

Sheital Chand 等报告了 1 例继发于姜黄补充剂的急性肝炎。62 岁女性,因无痛性黄疸 10 d 就诊,伴有肌痛、疲劳和四肢和躯干广泛的荨麻疹。除了因糖尿病和乳腺癌长期口服降糖药和激素外,还服用姜黄片作为健康补充剂,持续约 10 个月。肝功能检查提示 ALT:2308 U/L, AST:1922 U/L, TBil>300μmol/L;病毒指标、自身免疫指标阴性;腹部 B 超示肝脏实质及胆道未见异常;肝脏活检见中性粒细胞、单核细胞、浆细胞和嗜酸性粒细胞的实质炎症,并伴有局灶性实质坏死和轻度胆汁淤积,提示急性肝炎。停止服用姜黄补剂后,肝功能在 14 d 内显著改善,皮疹和肌痛也相应改善。住院期间,继续常规用药,并添加胰岛素控制血糖。肝功能检查持续改善,胆红素和转氨酶恢复正常。在没有病毒和自身免疫性疾病的情况下,考虑其肝脏损伤继发于姜黄。

一位 61 岁女性多囊性肝病患者,表现为疲劳、尿色深及多关节痛 7 d,否认饮酒。查体示右上腹压痛。实验室检查 AST:1 553 mg/dL, ALT:2 607 mg/dL, ALP:246 mg/dL;肝脏合成功能正常,病毒感染指标阴性,自身免疫检查抗核抗体阳性(1:250),抗平滑肌抗体和血清 IgG 水平正常。腹部 B 超示门静脉或肝静脉血栓,磁共振胰胆管造影未见异常。患者服用姜黄补充剂达 6 个月。肝活检显示全小叶型肝炎伴早期实质衰竭,提示与急性肝炎。停用姜黄片,并给予强的松治疗,肝功能在 21 d 后恢复正常,之后强的松逐渐减量。停用后肝功能恢复正常和类固醇改善提示姜黄补充剂可能是肝损伤的诱因。

意大利在半年期间发生了 16 例急性非传染性胆汁淤积性肝炎。案例往往与姜黄素的使用有关。姜黄素有植物来源的,也有合成来源的。大部分涉及膳食补充剂含有姜黄和胡椒碱或具有高生物效用的配方,并排除了可能的污染。

(2) 机制研究

Raphael P. Luber 等报道了 2 例姜黄导致的肝损伤。患者在药店和营养食品店可获得的产品含有不同浓度的姜黄素和许多添加剂。其中 1 例患者,所使用的膳食补充剂除了 375 mg 姜黄素外,还含有 4 mg 胡椒碱。20 mg 的胡椒碱比单纯的姜黄素增加了 20 倍的姜黄素生物利用度,这是由于抑制了肠道和肝脏的首过效应。从已知的胡椒碱药理机制和缺不良反应文献报道来看,在案例 1 中的肝毒性被认为更可能是由于姜黄素的增强作用,而不是胡椒碱本身。此外,在 LC-QTOF 和 ICP 质谱分析中没有发现其他已知的有毒物质或重金属。

姜黄素表现出较差的生物利用度,一般通过使用脂质体包封、纳米粒子、乳剂和缓释制剂来改进配方以提高生物利用度。胡椒碱(来自黑胡椒)和其他胡椒属植物的生物碱可以使人体和大鼠血浆中的姜黄素含量增加,因为胡椒碱增加了肠道吸收,抑制了肝脏葡萄糖酸化。意大利报道的案例中,似乎以使用具有高生物利用度的姜黄制剂为特征,通常与胡椒碱有关,胡椒碱增强了姜黄素的吸收。而这些案例中几乎所有患者都是女性,推测也有可能与基因多态性有关,改变了姜黄素和(或)胡椒碱在肝脏中的代谢。

潜在的药物相互作用也可能参与其中,姜黄素可以剂量依赖性抑制肝脏和肠道中细胞色素 P450 亚型 CYP3A4 和 CYP1A2。因此在 CYP3A4 代谢的药物中加入姜黄素可导致血浆水平升高,姜黄素可能由于抑制 CYP3A4 而导致钙调磷酸酶抑制剂急性肾毒性。

对姜黄中 200 种化合物的毒性进行了预测,包括细菌致突变性、啮齿动物致癌性和人肝毒性。研究表明,在 200 个化合物中,184 个化合物被预测为有毒,136 个化合物是诱变的,153 个化合物是致癌的,64 个化合物是肝毒性的。其中,姜黄素及其衍生物可能导致剂量依赖的肝毒性。

以姜黄(0,1% 和 5%)和姜黄乙醇提取物(0,0.05% 和 0.25%)为饲料喂养雌性瑞士小鼠和 Wistar 大鼠 14 d 和(或)90 d,研究其口服亚慢性毒性。结果表明,大剂量姜黄(5%)持续给药 90 d,小鼠和大鼠的体重增加显著减少,绝对和/或相对肝重量改变,肝毒性表现为局灶性坏死或局灶性坏死再生。在小鼠中,较低剂量的姜黄,即 0.2% 或 1%,持续 14 d 也显示出肝毒性,小鼠比大鼠更容易出现姜黄诱导的肝毒性。

(3) 临证处理

临床应仔细询问药物性肝损伤病史,以及膳食补充剂服用史。已知有本品或含有本品的膳食补充剂肝损伤史的患者慎用,避免与其他有肝毒性的药物联合使用。如发现肝功能异常,应立即停药,注意休息,保肝治疗,避免再次使用同类药物或膳食补充剂。

(四) 南非醉茄

1. 概述

南非醉茄(*Withania somnifera*)是印度土生土长且随处可见的地道药材,有时被称为印度人参(*Ashwagandha*),具有神经保护和抗炎活性,用于治疗压力、疲劳、疼痛、皮肤病、糖尿病、关节炎和癫痫。此外也被用作一般的补品来增加能量,减少疲劳和抗老化。在严格的前瞻性研究中,它对这些病症的疗效并没有得到一致的证明,但它已经在印度医学中使用了几个世纪,目前在西方国家正成为一种受欢迎的草药产品。南非醉茄提取物含有多达 35 种不同的化学成分,包括生物碱、甾体内酯、皂苷、内酯、内铁和铁,具体活性成分尚未确定。南非醉茄的提取物通常是片剂,每天服用 1～3 次。副作用并不常见,大剂量可引起肠胃不适、腹泻、恶心、呕吐。

2. 肝损伤相关研究

（1）临床报道

尽管南非醉茄被认为是安全的,没有重大的副作用,在临床试验中,也没有提到严重的不良事件或肝毒性。然而,最近有报道称,一些患者服用了含有南非醉茄的商业草药产品,导致了明显的肝损伤。在开始服用南非醉茄后 2～12 周,出现胆汁淤积型或混合型肝损伤、黄疸和瘙痒,黄疸往往是持久性的,但最终没有导致死亡或慢性损伤。由于商业草药制剂通常是草药和营养产品的混合物,可能会贴错标签,或含有未知的草药和药物,所以报道的病例是由于南非醉茄造成的,还是由于污染物造成的,并不是很清楚。然而,在一些报告的案例中,对正在服用的商业产品进行了测试,发现含有不含其他污染物的南非醉茄。

另有学者发现了 5 例含有南非醉茄的补充剂导致肝损伤的病例。患者服用南非醉茄以减轻焦虑,缓解压力,提高注意力,增加活力。在冰岛的 3 例病例中,患者服用的是同一制造商生产的南非醉茄补充剂（NOW® 南非醉茄）,其中一位患者同时服用了另一种含有南非醉茄的补充剂（Infowarslife® Super Male Vitality）。在这 3 例病例中,每日剂量从 450～1 350 mg 不等。所有病例都进行了彻底的诊断性检查,并根据实验室检查、病毒血清学、自身免疫标志物和影像检查排除了其他公认的肝损伤原因。所有案件的因果关系评估都是根据药物性肝损伤网络因果关系委员会的专家协商一致意见进行的。根据与肝损伤之间关系的强度分为明确（95％可能性）、非常可能（75％～94％）、很可能（50％～74％）、可能（25％～49％）或不可能（<25％）。5 例患者中,男性 3 例,平均年龄 43 岁（21～62 岁）。所有患者在潜伏期 2～12 周后出现黄疸和恶心、嗜睡、瘙痒和腹部不适等症状。肝损伤为胆汁淤积型或混合型,严重程度均为中度。瘙痒和高胆红素血症长达 5～20 周。无患者出现肝功能衰竭。4 例患者在 1～5 个月内肝功能恢复正常,1 例失访。1 例病例在发病 36 d 后进行肝组织活检,结果显示急性胆汁淤积性肝炎伴轻中度炎症和小管性胆汁淤积。化学分析证实,所有补充剂中都含有南非醉茄,也没有发现其他已知的有毒化合物或微量金属。虽然有 4 名患者服用了一种或多种其他补充剂,但没有患者服用其他可能导致肝毒性的处方药,在其中一个病例中红景天和南非醉茄均可能是致病因素。该研究中,南非醉茄在导致肝损伤中的作用被判定为在 1 个病例中明确,2 个病例中极有可能,1 个病例中很有可能,1 个病例可能。

（2）机制研究

含有南非醉茄的产品导致肝毒性的原因和机制尚不清楚。肝毒性草药产品的错误标记或掺假的可能性一直是商业多成分膳食补充剂的一个问题。

（3）临证处理

南非醉茄相关肝损伤的少数病例的严重程度为轻中度,病程自限性,无急性肝衰竭或持续性肝损伤。有肝损伤病史的患者,应避免使用该类产品。如出现肝功能异常,应及时停用,保肝治疗。在大多数情况下,肝损伤可在停止使用后 1～3 个月消退。

（五）卡瓦胡椒

1. 概述

卡瓦胡椒（*Piper methysticum Forst*）是一种植物，原产于南太平洋岛屿，包括夏威夷、瓦努阿图、波利尼西亚、美拉尼西亚和密克罗尼西亚等地，根茎的提取物通常被用来制作传统饮料。在西方国家，含有卡瓦的膳食补充剂被宣传为一种缓解压力、焦虑和紧张、失眠和更年期症状的药剂。

2. 肝损伤相关研究

（1）临床报道

因为提取物中的卡瓦吡喃酮是氨基丁酸受体激动剂，卡瓦被用作补充剂用于治疗焦虑和失眠。尽管卡瓦在波利尼西亚传统上作为饮料使用，但由于肝损伤的担忧，卡瓦已从欧洲国家的许多消费市场撤出，并未被美国药典收录。组成卡瓦提取物的内酯似乎会抑制某些 CYP 酶以及消耗谷胱甘肽。卡瓦水提取物和有机提取物均具有肝毒性，但水提取物的肝毒性似乎低于有机提取物。

在美国和欧洲有许多关于卡瓦胡椒严重肝毒性的报道，其中一些已经被结构化、定量和肝脏特异性因果关系评估方法证实。一项分析 36 例卡瓦肝毒性的研究显示，其肝损伤形式为肝细胞性和胆汁淤积性。大多数患者是女性，累积剂量和潜伏期是高度可变的，9 例患者发生急性肝衰竭。美国 FDA 从 2002 年开始提醒消费者关注卡瓦胡椒膳食补充剂造成严重肝损伤的潜在风险。相关产品在欧洲一些国家被禁止售卖，但在美国、加拿大、澳大利亚、新西兰和南太平洋岛屿仍可使用，通过互联网也可以购买。

（2）机制研究

肝毒性的机制尚不清楚。研究发现了一些潜在的肝毒性成分，如卡瓦吡喃酮、黄卡瓦胡椒素 B 和真菌肝毒素，以及共同作用因子如肝微粒体细胞色素 P450、环氧合酶抑制、p-糖蛋白和谷胱甘肽的改变。卡瓦肝毒性可通过质量控制、用药依从性和避免联合用药等措施部分预防，因为它主要发生于过量（每日超过 250 mg 卡瓦内酯），延长治疗，以及使用卡瓦植物地上部分，地上部分可能含有肝毒生物碱麻醉椒苦素及污染的卡瓦原料。也有学者认为，Kupffer 细胞的直接或间接激活，以及随之而来的炎症介质和活性氧的释放导致了胆汁淤积性炎症。

（3）临证处理

不宜过量、长时间使用，避免使用地上部分，使用过程中需密切监测肝功能。如有肝损伤病史，避免使用相关产品。出现肝功能损伤的患者，应及时停用，并采取保肝等对症治疗。

（六）藤黄果

1. 概述

藤黄果树（*Garcinia cambogia*）是双子叶植物纲藤黄科的一种乔木，又名马拉巴罗望子。所结果实黄色和植物树种同名，称为藤黄果，是一种小型水果，具有控制食欲、保护神经组织、调控脂蛋白和胆固醇、改变血细胞计数、控制脂肪量、调节葡萄糖代谢、激素调节等作用，具有潜在的药用价值。西方将其烹饪后作为一种传统食物，其提取物及含有藤黄果产品在欧美作为减肥膳食补充剂广泛使用的。藤黄果的主要有效成分是果皮上的羟基柠檬酸,其可抑制合成脂肪酸所必需的柠檬酸裂解酶,从而具有抑制脂肪合成、控制体重的功效。临床前证据表明,口服羟基柠檬酸可有效减少食物摄入和控制体重,但大部分人体试验尚无法证实以上作用,部分研究认为其减少食物摄入和控制体重的作用并不十分确切。

2. 肝损伤相关研究

(1)临床报道

意大利天然保健品监测系统记录显示,一位 61 岁女性因 10 d 来腹痛、恶心、进行性乏力、晕厥、酱油色尿、白陶土样大便于急诊就诊。该患者既往曾行胆囊切除术,有混合性血脂异常史,因甲状腺功能减退症服用左旋甲状腺素治疗,无酒精中毒或肝毒性药物暴露史,无滥用对乙酰氨基酚史。每天服用一袋减肥药(含有藤黄果、凤梨及马黛茶)。急诊实验室检查结果显示:丙氨酸转氨酶、天冬氨酸转氨酶、总胆红素、直接胆红素、白蛋白、碱性磷酸酶、谷氨酰转氨酶值均超出正常范围。入院时的国际标准化比率为 1.6(正常范围:0.83~1.9)。3 个月前常规检查显示以上指标均正常。血清肝炎病毒、自身抗体及威尔逊氏病呈阴性,腹部超声,胆管磁共振成像、门脉多普勒超声均正常,无脂肪肝表现。腹部计算机断层扫描显示有少量腹膜积液,肝周淋巴结肿大,肝活检结果与胆汁淤积性肝炎相符。后总胆红素水平逐渐升至 22.5 mg/dL,两次血浆置换治疗后逐渐下降。减肥药停止服用 4 周后,患者症状和肝功能逐渐改善,遂出院。4 个月后,上述实验室检测恢复至正常水平。利用肝毒性国际医疗组织特别理事会科学(hepatotoxicity specific Council for International Organizations of Medical Sciences,CIOMS)的量表进行评价,总分及因果关系评分为 7 分(评分范围:6~8),符合天然药物性肝损伤的诊断。研究显示,大多数藤黄果相关肝损伤患者为女性(62%)。一项统计发现,32 项藤黄果肝损伤相关研究中有 17 项包含急性肝损伤、肝衰竭和肝毒性的病例,所有患者均按照生产商的说明服用药物,患者的症状比较类似,如黄疸、虚弱、腹痛、尿黄、恶心和呕吐等。用药至发病时间各有不同。部分患者服用几天或几周后即出现肝损伤,有病人服用 1 年以上才出现肝损伤。患者的预后各有不同。部分轻症患者经治疗后较快好转,少量患者进展为肝硬化,部分患者最终需要肝移植,甚至有致死的报道。

(2)机制研究

有学者对藤黄果引起急性肝损伤并行肝移植治疗的患者外植体进行了病理检测,结果发现大体标本表现为肝实质细胞的大量减少,少量残存实质成斑片状。镜下病理可见大片肝细胞成亚急性消失,肝脏网状结构和肝板消失,中央静脉周围仅残存少量肝细胞。一例藤黄果导致爆发性肝炎的患者肝脏组织病理学表现为大面积的全小叶坏死伴肝细胞完全脱落,小叶塌陷,淋巴细胞浸润。非坏死区表现为肝细胞气球样变、胆汁淤积和轻度淋巴细胞浸润,偶见凋亡的肝细胞。利用小鼠进行的动物实验发现,藤黄果增加了肝脏胶原沉积。与对照组相比,藤黄果组血浆丙氨酸氨基转移酶和谷氨酸氨基转移酶水平显著升高,小鼠肝脏中促炎标志肿瘤坏死因子 α(TNF-α)和单核细胞趋化蛋白 1(MCP-1)的 mRNA 水平显著升高。与对照组相比,藤黄果还导致肝脏超氧化物歧化酶、谷胱甘肽过氧化物酶 mRNA 水平以及硫代巴比妥酸反应物质的高表达,但两组肝脏组织过氧化氢酶 mRNA 水平无显著差异。

(3)临证处理

治疗手段主要包括停止服用相关膳食补充剂或药物,营养支持、保肝降酶、血浆置换等,部分患者需行人工肝治疗或肝移植。

(七) 松露酸

1. 概述

松露酸(usnic acid，UA)是一种天然存在于多种地衣属生物如松萝、石蕊、石花、扁枝衣、梅衣及树发中的二苯并呋喃衍生物。常温下松露酸呈苦味的黄色固体物质，微溶于水、乙醇或正己烷等溶液，易溶于丙酮或三氯甲烷。UA 于 1844 年由德国科学家 W. Knop 首次从地衣中分离，1933—1937 年由 Curd 和 Robertson 首次合成。一般认为松露酸只在地衣中存在，但少数研究显示，红茶菌茶和未地衣化的子囊菌中也发现了松露酸。地衣是藻类和真菌的复合生物，生长需要严格的条件，如无污染的空气环境、充足的阳光、高海拔、低温度等。为了抵抗紫外线的伤害，地衣会合成 UA 来吸收紫外线。世界范围内已鉴定出超过 20 000 种地衣。在中国，长松萝和环裂松萝一直用作中药，统称为松萝，用于治疗感染、疟疾、小便不利、咳痰、头痛、消化不良、呕吐、月经不调、结膜炎、外伤等。《神农本草经》将松萝列为中品。藏医《四部医典》记载，松萝可用于治疗腹泻、疼痛及肺脓肿等。西方药剂师常将含有 UA 的地衣用作民间药物以治疗血液系统和心脏病、感染、炎症、疥疮及胃病。自 1950 年以来，人们发现 UA 具有抗菌、抗病毒和抗真菌的作用。Johnson 等通过实验阐明 UA 可通过解耦氧化磷酸化发挥抗菌作用。UA 在水环境中是一种有效的自由基清除剂，也是一种潜在的药用辅助剂。UA 通过阻断细胞周期的 S 期、刺激自噬等，作为一种抗增殖、抗肿瘤药物。最近，Lee 等科学家报道 UA 在帕金森病小鼠模型中可发挥神经保护作用。除此之外，UA 还通过增加血管内皮生长因子和转化生长因子 β_1 促进角膜创面愈合。可见，UA 对不同类型的细胞的作用是不同的。由于其抗菌、抗真菌和防腐性能，现代 UA 已被提取出来并用在香水、除臭剂、漱口水和牙膏等个人护理产品中。美国广泛使用的减肥膳食补充剂 LipoKinetix 含有松露酸钠盐，近年来 LipoKinetix 等含有松露酸产品引起的肝损伤案例被广泛报道。

2. 肝损伤相关研究

(1) 临床报道

从 2001—2005 年间美国食品药品监督管理局至少收到 21 例与摄入 LipoKinetix 相关严重肝毒性事件报告。这些病例中 1 例患者死亡，1 例最终行肝脏移植，7 例进展为肝功能衰竭，10 例表现为肝炎，另有几例表现为轻度肝毒性。LipoKinetix 诱发的肝损伤通常是急性起病，潜伏期最长为 3 个月，损伤类型主要为肝细胞型，患者的谷丙转氨酶和谷草转氨酶大幅升高。LipoKinetix 含有松露酸，作为减肥产品销售，这一适应证的疗效基于假设而非循证医学证据，因为松露酸具有呼吸链解耦器的功能，理论上具有减肥的功能。除了松露酸，LipoKinetix 还含有盐酸去甲麻黄碱、二碘甲状腺原氨酸、盐酸育亨宾和咖啡因，这些成分既往均无导致肝损伤的报道。

梅奥诊所曾报告 1 例服用含松露酸膳食补充剂导致肝损伤病例。新加坡 1 名既往健康、无肝脏疾病危险因素的 38 岁女性因腹部不适、黄疸等症状 2 周而住院治疗。该患者一直服用含多种成分的健康补充剂 UCP-1。UCP-1 每粒含有 150 mg 松露酸，525 mg 左旋肉碱，1 050 mg 丙酮酸钙。其按照推荐的剂量服用，每日 3 次，每次 3 粒，共服用 2 周。住院初期，实验室检查显示：总胆红素 23.0 mg/dL (0～1.5 mg/dL)，碱性磷酸酶 195 U/L (35～120 U/L)，天门冬氨酸转氨酶 1536 U/L (0～40 U/L)，丙氨酸转氨酶 1636 U/L (3～

40 U/L)。肝脏合成功能受损,凝血酶原时间延长,达 22.7 秒(10～14 秒)。住院期间,患者出现了早期肝性脑病(1～2 级)的症状。医师予口服乳果糖和肠外维生素 K 补充,并进行了 3 次白蛋白透析和分子吸附剂再循环系统疗法。尽管如此,患者肝性脑病逐渐加重,后转至罗切斯特的梅奥诊所等待肝移植。患者成功进行紧急肝移植。外植体病理显示肝脏明显萎缩,重 451 g(推测重量 1 240 g),弥漫性实质坏死。显微镜下显示,大部分肝组织由破裂的间质、胆染的组织细胞和淋巴细胞组成,组织大量塌陷,但没有肝纤维化。患者术后第 7 天顺利出院,移植 1 年后恢复良好。

(2)机制研究

研究发现,UA 能解氧化磷酸化,诱导三磷酸腺苷(triphosphate,ATP)消耗,降低谷胱甘肽(glutathione,GSH),并显著诱导氧化应激,导致脂质过氧化和细胞器应激。此外,UA 还能引起实验大鼠肝脏组织空泡化,这一改变与肝细胞肿胀相关。

氧化磷酸化涉及线粒体呼吸链和跨膜质子梯度两个主要过程的耦合反应。在线粒体中,复合物 Ⅰ 和 Ⅱ 分别将烟酰胺腺嘌呤二核苷酸(nicotinamide adenine dinucleotide,NADH)或还原型黄嘌呤二核苷酸(flavine adenine dinucleotide,reduced,FADH2)转化为 NAD+ 或 FAD。这一过程提供的电子被配合物 Ⅲ 和 Ⅳ 进一步利用。质子的流出在线粒体内外膜之间产生质子梯度,促进氧化和磷酸化,最终通过络合物 Ⅴ 产生 ATP。这些反应是可逆的以保持平衡。20 世纪 50 年代,Johnson 等人发现 UA 会影响这种耦合反应。他们发现 UA 可促进氧气消耗,减少大鼠肝脏中磷酸盐被氧消耗的比例。这一现象反映了氧化磷酸化的解偶联过程。其他科学家也用各种方法和标记研究并证实了 UA 对氧化磷酸化的解偶联作用,如二磷酸腺苷/氧比、呼吸频率、二氧化碳产量和基因表达水平等。实验结果表明,ATP 水平显著降低。2 μmol UA 在体外不会引起 ATP 水平的变化,但 5 μmol UA 在暴露 2、8 和 16 h 时分别会导致 ATP 损耗 40%、70% 和 90%。由此得出,UA 促进氧化磷酸化解偶联,并以剂量和时间依赖的方式消耗 ATP。

化学物质引起的氧化应激对细胞有破坏性,而氧化应激是化学物质导致肝毒性的主要途径之一。生理上,线粒体通过呼吸链反应成为内源性活性氧的主要来源,且富含非酶抗氧化剂及谷胱甘肽。既往研究显示 UA 通过时间和剂量依赖的方式促进氧化应激反应。暴露于 UA 可增强氧化应激,对超氧化物歧化酶和过氧化氢酶没有影响。虽然部分文章报道 UA 具有抗氧化作用,但其对 GSH 水平的负调控作用,及对氧化应激的正调控作用仍十分显著。生物化学上,氧化应激可导致关键蛋白内二硫键的形成,从而能够破坏 DNA 的单链或双链形成交联 DNA-DNA 或 DNA-蛋白质或通过插入改变 DNA 序列或者移除受损的底物。构象的变化可导致蛋白质导致功能的改变甚至丧失。然而如前面提到的,UA 在 15～30 μg/mL 的低剂量时可能没有明显的毒性。有研究发现,0.1 mmol UA 可导致 Wister 白化大鼠模型中 GSH 的缺失和丙二醛(脂质过氧化的生物标志物)显著升高。对分离的肝组织切片进行显微检查,透射电子镜显示线粒体和内质网出现大量肿胀。说明 UA 导致的氧化应激增强了脂质过氧化作用,导致细胞膜通透性改变,扰乱离子稳态,或触发一些会激活应激反应的介质,从而导致线粒体和内质网肿胀,导致肝损伤。

(3)临证处理

临床治疗方法包括停用相关膳食补充剂或药物,保肝降酶等治疗。白蛋白透析和分子吸附剂再循环系统疗法等可根据病情选择。积极治疗肝性脑病等并发症,如乳果糖口服、补充维生素 K 等。部分患者需行人工肝或肝移植。

附:常用天然药物类膳食补充剂如何首乌、补骨脂、决明子、淫羊藿、白果、薄荷等。

第五节　报道致肝损伤的常用天然药物名录

药　物	功　效	参考文献
绿茶提取物	提神	Mazzanti G，Menniti-Ippolito F，Moro P A，et al. Hepatotoxicity from green tea：A review of the literature and two unpublished cases[J]. Eur J Clin. Pharmacol.2009，65(4)，331-341
木橘（印度枳）	减重	Outbreak of severe hepatitis linked to weightloss supplement OxyELITE Pro[J]. Am. J. Gastroenterol. 2014,109：1296-1298
姜黄	免疫调节	Donelli D，Antonelli M，Firenzuoli F. Considerations about turmeric-associated hepatotoxicity following a series of cases occurred in Italy：is turmeric really a new hepatotoxic substance？[J]. Intern Emerg Med,2020,15(4)：725-726
南非醉茄	提神、缓解压力、补充能量	Helgi K Björnsson，Einar S Björnsson，Bharathi Avula，et al. Liver injury due to ashwagandha. a case series from Iceland and the U. S. Drug-Induced Liver Injury Network[J].Liver Int，2020,40(4)：825-829
卡瓦胡椒	缓解压力、焦虑	Vânia Vilas-Boasa，Eva Gijbelsa，Joop Jonckheerb，et al. Cholestatic liver injury induced by food additives，dietary supplements and parenteral nutrition[J]. Environ Int,2020,136：105422
松露酸	减重	Neff G W，Reddy K R，Durazo F A，et al. Severe hepatotoxicity associated with the use of weight loss diet supplements containing ma huang or usnic acid[J]. J Hepatol 2004;41：1062-1064
艾叶	温经止血、散寒调经、安胎。主治出血证、月经不调、痛经、胎动不安	黄伟,张亚囝,王会,等.艾叶不同组分单次给药对小鼠肝毒性"量-时-毒"关系研究[J].中国药物警戒,2011,8(7):392-396
白附子	祛风定惊、解毒、散结止痛。用于中风痰壅、口眼歪斜、语言謇涩、头痛、喉痹咽痛、破伤风;外治瘰疬痰核、毒蛇咬伤	倪姗姗,戚其华,马慧慧,等.急性白附子中毒1例报道[J].中国民间疗法,2014,22(6):59

(续表)

药　物	功　效	参考文献
白果	敛肺定喘、止带缩尿。主治痰多喘咳、带下白浊，遗尿尿频	赵娟，魏贤河.51例急性白果中毒临床分析[J].齐齐哈尔医学院学报，2016,37（20）：2525-2527
白鲜皮	清热燥湿、祛风解毒。主治湿热疮毒、黄水淋漓、湿疹、风疹、疥癣、疮癞、湿热、黄疸、尿赤、风湿热痹	Jang JS，Seo EG，Han C，et al. Four cases of toxic liver injury associated with Dictamnus dasycarpus[J].Korean J Hepatol,2008,14（2）：206-212
斑蝥	破血逐瘀、散结消症、攻毒蚀疮。主治症瘕、经闭、顽癣、瘰疬、赘疣、痈疽不溃、恶疮死肌	张文霞，钟希文. 142例斑蝥中毒反应文献分析［J］. 时珍国医国药，2011,22（12）：3042-3043
半夏	燥湿化痰、降逆止呕、消痞散结。主治湿痰寒痰、咳喘痰多、痰饮眩悸、风痰眩晕、痰厥头痛、呕吐反胃、胸脘痞闷、梅核气；外治痈肿痰核；姜半夏多用于降逆止呕	郭鹏杰. 半夏毒性的安全评价分析[A]. 中国药学会临床中药学专业委员会.第二届临床中药学大会论文集[C].中国药学会临床中药学专业委员会:中国药学会,2018:1
薄荷	疏散风热、清利头目、利咽、透疹、疏肝行气。主治风热感冒、风温初起、头痛眩晕、目赤多泪、喉痹、咽喉肿痛、口舌生疮、麻疹不透、风疹瘙痒、胸胁胀闷等	何希望，李晓宇，孙蓉. 基于功效和毒性的薄荷化学成分研究进展[J].中国药物警戒，2011,8（12）：746-749
北豆根	清热解毒、祛风止痛。用于热毒壅盛、咽喉肿痛、泄泻痢疾、风湿痹痛	栾永福，孙蓉.北豆根不同组分抗炎药效伴随毒副作用肝内损伤机制研究[J].中国药物警戒,2013,10（9）：513-517
蓖麻子	泻下导滞、消肿拔毒。主治大便燥结、痈疽肿毒、喉痹、瘰疬。	王茂竹，蒋先洪，向旭，等.血液灌流联合血液透析治疗蓖麻子中毒1例报道[J].中国工业医学杂志,2017,30（2）：106-107
补骨脂	温肾助阳、纳气平喘、温脾止泻；外用可消风祛斑。主要用于治疗肾阳不足所致阳痿遗精、遗尿尿频、腰膝冷痛、肾虚作喘、五更泄泻等；外用也可治疗白癜风、斑秃	Soon Woo Nam，Jong Tae Beak，Dong Soo Lee，et al. A case of acute cholestatic hepatitis associated with the seeds of Psoralea corylifolia （Boh-Gol-Zhee）［J］. Clinical toxicology，2005,43：589-591
苍耳子	散风寒、通鼻窍、祛风湿。主治风寒头痛、鼻塞流涕、鼻鼽、鼻渊、风疹瘙痒、湿痹拘挛	聂安政，高梅梅，贾文瑞，等.苍耳子安全问题探讨与合理用药思考[J].中国中药杂志2019,44（24）：5336-5344
柴胡	疏散退热、疏肝解郁、升举阳气。主治感冒发热、寒热往来、肝郁气滞、胸胁胀痛、月经不调、气虚下陷、子宫脱垂、脱肛	陈达民，译.草药小柴胡汤引起的肝损伤[J].国外医学·消化系疾病分册,1996,16（1）：61
川楝子	疏肝泄热、行气止痛、杀虫。用于肝郁化火、胸胁、脘腹胀痛、疝气疼痛、虫积腹痛	卓长贵，高英，张雪美，等.川楝子口服过量致中毒1例[J].中国社区医师,2005,7（118）：60
大黄	泻下攻积、清热泻火、凉血解毒、逐瘀通经、利湿退黄。主治积滞便秘、目赤咽肿、血热吐衄、热毒疮肿、瘀血诸证、黄疸、淋证	汪祺，王亚丹，杨建波，等.基于Ⅱ相代谢酶探讨大黄中大黄酸潜在肝毒性[J].中国中药杂志,2020,45（2）：412-417

（续表）

药　物	功　效	参考文献
防己	祛风止痛、利水消肿。主治风湿痹证、水肿、小便不利、脚气、湿疹疮毒	梁琦,倪诚,颜贤忠,等.广防己、粉防己的肝肾毒性及代谢组学比较研究[J].中国中药杂志,2010,35(21):2882-2888
诃子	涩肠止泻、敛肺止咳、利咽开音。主治久泻久痢、久咳失音	金家金,王志斌,胡宇驰,等.诃子水煎液单次给药对小鼠肝毒性的研究[J].中华中医药杂志,2016,31(3):1055-1058
何首乌	润肠通便、截疟、解毒、消痈。主治肠燥便秘、久疟体虚、风疹瘙痒、疮痈、瘰疬等	童瑞敏.何首乌及其制剂致药物性肝损伤20例分析[J].山东中医杂志,2015,34(12):928-929
黑骨藤	活血通经、祛风湿。主治跌打损伤、风湿痹痛、闭经、月经不调等	冯剑春,王华雨,周安琪,等.中药黑骨藤致药物性肝损伤22例临床分析[J].中华肝脏病杂志,2016,24(9):692-695
虎杖	利胆退黄、清热解毒、散瘀止痛、止咳化痰。主治湿热黄疸、淋浊、带下、水火烫伤、疮疡肿毒、毒蛇咬伤、经闭、症瘕、跌打肿痛、风湿痹症、肺热咳嗽	王呈谕,刘晓璇,李轶群,等.何首乌、虎杖、大黄水提物中游离蒽醌含量的测定及对人正常肝细胞的毒性作用[J].癌变·畸变·突变,2020,32(3):215-220
黄独零余子	清热化痰、止咳平喘、散结解毒。主治痰热咳喘、百日咳、咽喉肿痛、瘿瘤、瘰疬、疮疡肿毒、蛇犬咬伤	谢群,周宝勤,王美娟.中药黄独零余子致药物性肝损伤临床分析[J].国际中医中药杂志,2019,41(3):248-251
黄连	清热燥湿、泻火解毒。主治胃肠湿热诸证、心经热盛诸证、胃热诸证、血热吐衄、湿疹湿疮、耳道流脓	张伟,滕光菊,李保森,等.72例老年药物性肝损伤的临床特征及病理分析[J].药物流行病学杂志,2013,22(5):242-245
黄药子	凉血止血、清热解毒、化痰散结、消瘿。主治咽喉肿痛、吐血、咯血、咳嗽气喘、百日咳、瘿瘤结肿、无名肿毒、蛇虫咬伤	黄智锋,华碧春,陈小峰,等.黄药子及其制剂致肝损伤78例临床分析[J].中国实验方剂学杂志,2013,19(23):295-297
决明子	清热明目、润肠通便。主治目赤肿痛,羞明多泪、目黯不明、头痛、眩晕、肠燥便秘	黄娜娜,郭欣,蔡涛涛,等.决明子不同提取物单次给药对小鼠肝、肾"量-时-毒"关系研究[J].中国药物警戒,2017,14(10):594-598
款冬花	润肺下气、止咳化痰。主治新久咳嗽、喘咳痰多,劳嗽咯血	回连强,高双荣,刘婷,等.款冬花及其总生物碱的肝脏毒性[J].中国实验方剂学杂志,2012,18(4):238-241
昆明山海棠	祛风湿、祛瘀通络、续筋接骨。主治风湿痹证、跌打损伤、骨折、产后出血过多、癌肿、顽癣等	张雪,彭富全,何风雷,等.含雷公藤甲素中药的风险控制[J].中药,2019,41(7):1667-1671
雷公藤	祛风湿、通经络、清热解毒。主治风湿诸痹、热毒疮痈、皮肤瘙痒等	田雅格,苏晓慧,刘立玲,等.近20年来雷公藤肝毒性研究概述[J].中国中药杂志.2019,44(16):3399-3405
绿茶（山茶）提取物	防衰老、防癌、杀菌、消炎等	Hu J, Webster D, Cao J, Shao A. The safety of green tea and green tea extract consumption in adults-Results of a systematic review[J]. Regul Toxicol Pharmacol. 2018;95:412-433

（续表）

药　物	功　效	参考文献
麻黄	发汗散寒、宣肺平喘、利水消肿。主治风寒感冒、胸闷喘咳、风水浮肿；蜜麻黄润肺止咳，多用于表证未解，气喘咳嗽	傅肖岩,劳绍贤.重视中药所致肝损伤[J].中药新药与临床药理,2013,14(2):130-133
马钱子	通络止痛、散结消肿。主治风湿顽痹、麻木瘫痪、跌扑损伤、骨折肿痛、痈疽疮毒、咽喉肿痛	石红.马钱子中毒致肝损伤1例[J].中国药物滥用防治杂志,2008,14(04):244
密陀僧	燥湿杀虫、解毒、收敛、防腐。主治溃疡溃烂久不收敛、口疮、湿疹、疥癣、狐臭、汗斑、酒齄鼻、烧烫伤	章美君,楼景英.口服密陀僧中毒1例报告[J].中国职业医学,2003,30(1):37
闹阳花	祛风除湿、散瘀定痛。用于风湿痹痛、跌打损伤、皮肤顽癣；外用治癣	姚敏,金柳燕,代文月,等.栀子对闹阳花肝毒性的解毒效应的动物实验研究[J].时珍国医国药,2011(9):2183-2185
砒霜	外用攻毒杀虫、蚀疮去腐；内服截痰平喘、截疟。主治恶疮、瘰疬、顽癣、走马牙疳、痔疮、寒痰哮喘	王华秋.5例砒霜中毒的抢救与护理[J].齐齐哈尔医学院学报,2006,27(13):1654
漆树根	活血散瘀、通经止痛。主治跌打瘀肿疼痛、经闭腹痛	王娇.漆树根中毒一例[J].中华急诊医学杂志,2013,22(07):720
千金子	逐水消肿、破血消癥。用于水肿、臌胀，症瘕、经闭	张景珍,崔曰新,王思雨,等.基于熵权法对千金子-甘草不同配伍比例的化学成分变化及体外肝毒性研究[J].中国现代中药,2020,22(3):433-440
千里光	清热解毒、明目、利湿。主治痈肿疮毒、感冒发热、目赤肿痛、泄泻痢疾、皮肤湿疹	刘畅,陆海英,程浩,等.千里光致肝窦阻塞综合征伴停经1例[J].传染病信息,2017,30(4):243-246
铅丹	外用拔毒生肌、杀虫止痒；内服镇惊坠痰、截疟。主治疮疡溃烂、湿疹瘙痒、疥癣、顽癣、狐臭、酒齄鼻、惊痫癫狂、疟疾	张健.药物性肝损伤病36例分析[J].赣南医学院学报,2004,24(5):527-529
青黛	清热解毒、凉血消斑、泻火定惊。主治疮腮、喉痹、疮痈、丹毒、热毒发斑、吐血衄血、肝热惊痫、咳嗽痰血	国家药品监督管理局.药品不良反应信息通报（第54期）:关注复方青黛丸（胶丸、胶囊、片）引起的消化系统不良反应[EB/OL].(2013-04-12)[2020-05-23]http://www.nmpa.gov.cn/WS04/CL2155/318870.html
肉豆蔻	温中行气、涩肠止泻。主治虚寒泻痢、胃寒胀痛、食少呕吐	王静,陈悦,袁子民,等.基于尿液代谢组学分析肉豆蔻麸煨炮制前后对大鼠长期毒性的作用差异[J].中国实验方剂学杂志,2018,24(4):8-13
山豆根	清热解毒、消肿利咽。主治火毒蕴结、乳蛾喉痹、咽喉肿痛、齿龈肿痛、口舌生疮	杨雪,夏东胜,高建超,等.578例山豆根不良反应文献分析[J].中国药物警戒,2017,14(4):235-241
商陆	泻下逐水、消肿散结。用于水肿、臌胀、疮痈肿毒	刘若囡,徐立,时乐,等.常用皂苷类中药致肝损伤的毒理学研究进展[J].中南药学,2010,12(8):916-919

（续表）

药　物	功　效	参考文献
石榴皮	润肠止泻、收敛止血、杀虫。主治久泻久痢，便血、崩漏、虫积腹痛	郭新慧,李园利,刘晓晓,等.石榴皮醇提物的急性肝毒性研究[J].中国现代应用药学,2014,31(6):654-657
首乌藤	养血安神,祛风通络。主治心神不宁,失眠多梦,血虚身痛,风湿痹痛,皮肤痒疹	李红品,朱虹宇,高兴,等.基于特异质大鼠胆红素相关转运体功能抑制探讨首乌藤肝损伤机制[J].中国中药杂志,2017,42(18):3591-3595
藤黄果	有抗肥胖效果	García-Cortés M, Robles-Díaz M, Ortega-Alonso A, Medina-Caliz I, Andrade RJ. Hepatotoxicity by Dietary Supplements: A Tabular Listing and Clinical Characteristics. Int J Mol Sci. 2016;17(4):537
土荆芥	祛风除湿、杀虫止痒、活血消肿。主治钩虫病、蛔虫病、蛲虫病、头虱、皮肤湿疹、疥癣、风湿痹痛、闭经、痛经、跌打损伤、蛇虫咬伤	许启芹.土荆芥油中毒六例报道[J].山东医药,1962,4:32
土三七	止血、散瘀、消肿止痛、清热解毒。主治吐血、衄血、咯血、便血、崩漏、外伤出血、痛经、产后瘀滞腹痛、跌打损伤、风湿痛、疮痈疔疖、虫蛇咬伤	任晓非,诸葛宇征,陈世耀,等.土三七相关肝窦阻塞综合征的全国多中心临床调研分析[J].中华消化杂志,2017,37(08):523-529
乌头	祛风除湿、温经止痛。主治风寒湿痹、拘急疼痛、心腹冷痛、寒疝疼痛	王守宝,龚宁波,段昌令,等.乌头类中药毒的历史认识与现代研究[J].中药药理与临床,2019,35(2):149
吴茱萸	散寒止痛、降逆止呕、助阳止泻。用于寒凝疼痛、胃寒呕吐、虚寒泄泻	王亮,孙凯滨,吴晓文,等.吴茱萸水煎液肝毒质量标志物确认研究[J].中草药,2019,50(19):4547-4555
蜈蚣	息风镇痉、攻毒散结、通络止痛。主治肝风内动、痉挛抽搐、小儿惊风、中风口㖞、半身不遂、破伤风、风湿顽痹、偏正头痛、疮疡、瘰疬、蛇虫咬伤	田莎,田雪飞,黄晓蒂,等.蜈蚣药理作用、临床用量及毒性研究概况[J].湖南中医杂志,2018,34(5):212-214
细辛	解表散寒、祛风止痛、宣通鼻窍、温肺化饮。主治风寒感冒、阳虚外感、头痛牙痛、风湿痹痛、鼻渊、肺寒咳喘	董小艳,周祯祥,游姣娥,等.细辛散剂长期毒性对 SD 大鼠肝肾功能的影响[J].光明中医,2015,30(12):2550-2552
仙茅	温肾壮阳、祛寒除湿。主治肾阳不足、命门火衰、阳痿精冷、小便频数、腰膝冷痛、筋骨萎软	鲍荟竹,赵军宁,宋军,等.仙茅醇提取物大鼠长期毒性试验研究[J].中药药理与临床,2011,27(3):70-73
雄黄	解毒、杀虫、燥湿、祛痰、截虐。主治痈疽疔疮、走马牙疳、喉风喉痹、疥癣、缠腰火丹、湿毒疮、痔疮、蛇虫咬伤、虫积、惊痫、疟疾	马斌,李彤,姜泓.我国雄黄及其复方的毒副作用研究进展[J].中华中医药学刊,2013,31(8):1623-1625
鸦胆子	清热解毒、止痢、截虐、腐蚀赘疣。用于热毒血痢、冷积久痢、疟疾、鸡眼赘疣	梁晶.鸦胆子油乳致肝损伤 9 例临床分析[J].安徽医药,2007,11(1):93
延胡索	活血、行气、止痛。用于血瘀气滞诸痛证	赵艳艳,牛玲玲,李媛媛.元胡止痛滴丸致肝损伤[J].药物不良反应杂志,2019,21(4):293-294

（续表）

药　物	功　　效	参考文献
洋金花	平喘止咳、麻醉镇痛、止痉。用于哮喘咳嗽、心腹疼痛、跌打损伤、麻醉、癫痫、小儿慢惊风	黄诺嘉.毒性中药洋金花急性中毒6例报告[J].中国药事,2007,21(2):141-142
淫羊藿	补肾阳、强筋骨、祛风湿。主治肾阳虚衰、阳痿遗精、筋骨痿软、风湿痹痛、麻木拘挛	王丹,贾德贤,李真真,等.淫羊藿的安全性评价与风险控制措施探讨[J].中国中药杂志,2019,44(8):1715-1723
芫花	泄水逐饮、祛痰止咳、杀虫疗疮。主治胸胁停饮、水肿、臌胀、咳嗽痰喘、头疮、白秃、顽癣、痈肿	施洁瑕,马宏跃,段金廒,等.UPLC-QTOF/MS分析芫花诱导人肝细胞L02损伤的毒性物质基础[J].中国实验方剂学杂志,2013,19(7):278-282
栀子	泻火除烦、清热利湿、凉血解毒。主治热病心烦、湿热黄疸、血淋涩痛、血热吐衄、目赤肿痛、火毒疮疡	王荣慧,吴虹,王梦蝶,等.栀子苷保肝利胆和肝毒性双重作用的研究进展[J].安徽中医药大学学报,2020,3(3):88-91
朱砂	安神、定惊、明目、解毒。主治心悸易烦、失眠多梦、癫痫狂躁、小儿惊风、视物昏花、口疮、喉痹、疮疡肿毒	崔东玲.急性朱砂中毒10例临床分析及护理体会[J].济宁医学院学报,2010,35(5):348-349

参考文献

［1］石红.马钱子中毒致肝损害1例[J].中国药物滥用防治杂志,2008,14(4):244.

［2］王荣帅,魏广,屈国强,等.马钱子中毒致死2例[J].法医学杂志,2014,30(3):228-229.

［3］苏晓纯.毒性成分马钱子碱和士的宁大鼠体内代谢动力学研究[D].广州:广州中医药大学,2015.

［4］李阿荣.马钱子主要活性成分UGT酶代谢作用[D].广州:广州中医药大学,2016.

［5］张文平,朱培芳,马雅鸽,等.马钱子的毒理学及安全性研究进展[J].中国民族民间医药,2012,21(8):53-54.

［6］陆燕华,高宁阳.马钱子药理作用及减毒增效方法研究进展[J].上海中医药杂志,2019,53(5):93-97.

［7］王爽,张如松.雷公藤多苷治疗自身免疫疾病作用机制的研究进展[J].中成药,2011,33(3):498-501.

［8］张倩,彭广操,朱明军.雷公藤的药理作用及毒性研究进展[J].中西医结合心脑血管病杂志,2016,14(15):1753-1754.

［9］Shen G L, Zhuang X M, Xiao W B, et al. Role of CYP3A in regulating hepatic clearance and hepatotoxicity of triptolide in rat liver microsomes and sandwich-cultured hepatocytes[J]. Food and Chemical Toxicology, 2014,71:90-96.

［10］薛璟,贾晓斌,谭晓斌,等.雷公藤化学成分及其毒性研究进展[J].中华中医药杂志,2010,25(5):726-733.

［11］黄智锋,华碧春,陈小峰,等.黄药子及其制剂致肝损害78例临床分析[J].中国实验方剂学杂志,2013,19(23):295-297.

［12］吴宁,高天舒,李静.黄药子对甲状腺肿大鼠模型影响的实验研究[J].中国临床药理学杂志,2008,24(1):63-67.

［13］卓实.黄药子肝毒性及配伍减毒的研究进展[J].临床合理用药杂志,2011,4(4):150-152.

［14］王少珍,廖联明.黄药子中毒导致肝损伤的机制研究[J].中华卫生应急电子杂志,2018,4(1):33-44.

［15］杨守业,叶文华,吴子伦,等.半夏炮制前后对小白鼠急性、亚急性和蓄积性毒性的研究[J].中成药,

1988, 7:18-19.

[16] 张丽美,鲍志烨,黄幼异,等.半夏水提组分对小鼠肝毒性"量-时-毒"关系研究[J].中国药物警戒,2011,8(1):11-15.

[17] 张亚囡,黄幼异,鲍志烨,等.半夏酸水渗漉液单次给药对小鼠肝毒性"量-时-毒"关系研究[J].中国药物警戒,2011,8(1):15-19.

[18] 王丽.半夏肝毒性"量-时-毒"关系研究与毒性影响因素探讨[D].济南:山东中医药大学,2010.

[19] 靳晓琪,黄传奇,张耕.半夏的毒性物质基础及其炮制解毒机制[J].时珍国医国药,2019,30(7):1717-1720.

[20] 王希海.中草药引起中毒性肝病的病理变化[J].临床肝胆病杂志,1997(3):126.

[21] 刘士敬,宫嫚,孙永强,等.对中药不正确使用导致药源性肝损害的思考:面对现实,积极防控[J].中国中医药现代远程教育,2008,6(7):798-802.

[22] 齐双岩,金若敏,刘红杰,等.川楝子致大鼠肝毒性机制研究[J].中国中药杂志,2008,33(16):2045-2047.

[23] 齐双岩,金若敏,梅彩霞,等.川楝子对大鼠肝细胞色素 P450 诱导作用的研究[J].中药药理与临床,2011,27(3):62-64.

[24] 齐双岩,熊彦红,金若敏.川楝子致小鼠肝毒性时效、量效关系研究[J].时珍国医国药,2008,19(11):2694-2696.

[25] 李振华,鞠建明,华俊磊,等.中药川楝子研究进展[J].中国实验方剂学杂志,2015,21(1):219-223.

[26] 陈莹蓉,杨水新.中药肝毒性及配伍减毒研究进展[J].浙江中医杂志,2012,47(7):536-538.

[27] 程云霞,马天宇,时新刚,等.苍耳子化学成分及药理作用研究进展[J].食品与药品,2019,21(6):496-499.

[28] 曾瑾,唐绍微,刘云华,等.苍耳子对正常大鼠重复给药的肝毒性效应及其机制研究[J].中药药理与临床,2018,34(2):79-82.

[29] 汪永忠,洪燕,李钰馨,等.苍耳子水提取液对小鼠肝毒性"量-时-毒"关系研究[J].山西中医学院学报,2016,17(6):1-4.

[30] 聂安政,高梅梅,贾文瑞,等.苍耳子安全问题探讨与合理用药思考[J].中国中药杂志,2019,44(24):5336-5344.

[31] 周沁阳,马克坚,宋娜丽,等.山豆根毒性认知及炮制减毒思考[J].云南中医中药杂志,2019,40(5):93-94.

[32] 潘双凤.山豆根肝毒性的研究进展[J].海峡药学,2016,28(9):36-38.

[33] 王兴远,张维明.群体性急性山豆根中毒的救治体会(附 56 例报告)[J].华西医学,2009,24(8):2036-2038.

[34] 杨雪,夏东胜,高建超,等.578 例山豆根不良反应文献分析[J].中国药物警戒,2017,14(4):235-241.

[35] 蔡崇德,蔡向阳.山豆根的不良反应与防治[J].海峡药学,2013,25(12):215-217.

[36] 盛云华,李峰杰,姚广涛,等.山豆根水煎液致大鼠肝损伤差异表达基因[J].中华中医药杂志,2011,26(4):686-690.

[37] 吕莉莉,李素君,钱晓路,等.山豆根多次给药肝毒性机制探讨[J].中国药物警戒,2011,8(2):85-88.

[38] 张雪,彭富全,何风雷,等.含雷公藤甲素中药的风险控制[J].中成药,2019,41(7):1667-1671.

[39] 赵小梅,浦仕彪,赵庆国,等.基于谱-效相关分析的雷公藤致肝毒性物质基础的初步研究[J].中国中药杂志,2016,41(15):2915-2921.

[40] 刘丽萍,李智泉.昆明山海棠片引起药源性肝损害 1 例[J].药学情报通讯,1994,12(02):68.

[41] 王楠楠.雷公藤类药物质量对比分析及对大鼠毒性损伤研究[D].山东:山东中医药大学,2013.

[42] 赵庆国.基于谱-效相关的雷公藤效/毒物质初步研究[D].北京:解放军军事医学科学院,2015.

[43] Chen Y, Zhang X M, Han F M, et al. Gene expression profile analyses of mice livers injured by Leigongteng[J]. World Journal of Gastroenterology, 2007, 13(26): 3619-3624.

[44] 张倩,彭广操,朱明军.雷公藤的药理作用及毒性研究进展[J].中西医结合心脑血管病杂志,2016,14(15):1753-1754.

[45] 蔡瑜.基于质谱的雷公藤甲素肝脏毒性代谢组学研究[D].杭州:浙江大学,2011.

[46] 江云鸥,王鹏,张志勇.中药配伍对昆明山海棠的减毒作用[J].华西药学杂志,2010,25(5):625-626.

[47] 尹利顺,李晓宇,孙蓉.千里光临床不良反应成因分析[J].中国药物警戒,2015,12(3):160-163.

[48] 夏启松,张晓鸣,韩凤梅,等.千里光致小鼠肝损伤的基因表达谱分析[J].中国药学杂志,2007,42(20):1529-1533.

[49] 刘秋妍,何丽霞,邓向东,等.峨眉千里光对小鼠急性毒性及蓄积毒性研究[J].中兽医医药杂志,2014,33(6):55-57.

[50] Roulet M, Laurini R, Rivier L, et al. Hepatic veno-occlusive diseasein newborn infant of a woman drinking herbal tea[J]. The Journal ofpediatrics, 1988, 112(3): 433-436.

[51] 刘畅,陆海英,程浩,等.千里光致肝窦阻塞综合征伴停经1例[J].传染病信息,2017,30(4):243-246.

[52] 张永东.千柏鼻炎片引起肝脏损害1例[J].郴州医学高等专科学校学报,2003,5(1):6.

[53] 熊芬,姜凯元,熊爱珍,等.含千里光中药制剂中肝毒性成分阿多尼弗林碱的含量分析[J].中国中药杂志,2020,45(1):92-97.

[54] Lin G, Li S L, Li M, et al. Qianliguang (Senecio scandens) safety dilemma: Dose is the key? [J]. Planta Medica, 2009, 75(10): 1107-1111.

[55] 郭严,张世荣,文良志,等.我国吡咯烷生物碱致肝窦阻塞综合征的临床特征分析[J].临床肝胆病杂志,2018,34(6):1277-1281.

[56] 詹美榕,苟小军,陈龙,等.基于尿液代谢组学的土三七诱导大鼠肝损伤的机制研究[J].上海中医药大学学报,2019,33(1):60-65.

[57] 李斌华.土三七所致肝窦阻塞综合征的诊治[J].甘肃医药,2018,37(7):586-588.

[58] 中华医学会消化病学分会肝胆疾病协作组.吡咯生物碱相关肝窦阻塞综合征诊断和治疗专家共识意见(2017年,南京)[J].中华消化杂志,2017,37(8):513-522.

[59] 中华医学会肝病学分会药物性肝病学组.药物性肝损伤诊治指南[J].临床肝胆病杂志,2015,31(11):1752-1769.

[60] 任晓非,诸葛宇征,陈世耀,等.土三七相关肝窦阻塞综合征的全国多中心临床调研分析[J].中华消化杂志,2017,37(8):523-529.

[61] Anderson I B, Mullen W H, Meeker J E, et al. Pennyroyal toxicity: Measurement of toxic metabolite levels in two cases and review of the literature[J]. Annals of Internal Medicine, 1996, 124(8): 726-734.

[62] 杨倩,孙蓉.与功效和物质基础相关的薄荷毒性研究进展[J].中国药物警戒,2009,6(7):430-433.

[63] 沈梅芳,李小萌,单琪媛.薄荷化学成分与药理作用研究新进展[J].中华中医药学刊,2012,30(7):1484-1487.

[64] 李晓宇,孙蓉.薄荷不同组分单次给药对小鼠肝毒性"量-时-毒"关系比较研究[J].中国药物警戒,2012,9(3):129-133.

[65] 何希望,李晓宇,孙蓉.基于功效和毒性的薄荷化学成分研究进展[J].中国药物警戒,2011,8(12):746-749.

[66] 刘红杰,金若敏,张文斌,等.薄荷油致小鼠肝毒性时-量关系及其机理研究[J].时珍国医国药,2007,

18(12)：2954-2956.

[67] 刘德山摘译.小柴胡汤引起药物性肝损害 1 例[J].国外药学·中医中药分册,1994,16(3):33.

[68] 陈达民摘译.草药小柴胡汤引起的肝损害[J].国外医学·消化系疾病分册,1996,16(1):61.

[69] 金锐,顾红燕,李丽莉,等.LiverToX 数据库收录的中草药制剂现状与分析[J].中华肝脏病杂志,2016,24(11)：817-823.

[70] 白朝辉,马姝丽,闫雪丽,等.中药导致儿童肝损伤的调查分析[J].中国中医基础医学杂志,2020,26(3)：366-368.

[71] 刘成海,朱春雾.中草药相关药物性肝损伤的流行特点、主要原因与诊断评估[J].临床肝胆病杂志,2017,33(5)：829-832.

[72] 李晓宇,李晓骄阳,孙蓉.柴胡皂苷 d 对人肝细胞 L-02"量-时-毒"关系及机制研究[J].中药药理与临床,2016,32(2)：87-90.

[73] 黄幼异,黄伟,孙蓉.柴胡皂苷对肝脏的药理毒理作用研究进展[J].中国实验方剂学杂志,2011,17(17)：298-301.

[74] 黄伟,孙蓉,张作平.柴胡总皂苷粗提物多次给药对大鼠肝毒性的"量-时-毒"关系研究[J].中国中药杂志,2010,35(24)：3344-3347.

[75] 黄伟,孙蓉.柴胡总皂苷粗提物致大鼠肝毒性及氧化损伤机制相关性研究[J].中国中药杂志,2010,35(13)：1745-1749.

[76] 吴豪,钟荣玲,夏智,等.潜在肝毒性中药的成分研究进展[J].中国中药杂志,2016,41(17)：3209-3217.

[77] 孙蓉,杨倩.柴胡挥发油可通过抑制线粒体呼吸功能、影响肝脏能量代谢造成肝毒性损伤[J].中国药理学与毒理学杂志,2011,25(3):310-313.

[78] 张伟,滕光菊,李保森,等.72 例老年药物性肝损害的临床特征及病理分析[J].药物流行病学杂志,2013,22(5)：242-245.

[79] 赵建学,刘顺英.黄连上清片致急性肝损害 1 例[J].医药导报,2001,20(2)：131.

[80] 周艺,聂松柳,沈炳香,等.坤泰胶囊致重度药物性肝损伤一例[J].中国医院用药评价与分析,2019,19(1)：126

[81] 严欢,杨谨瑜,李月,等.黄连对小鼠肝脏毒性病理组织学观察[J].中兽医医药杂志,2017,36(5)：36-38.

[82] 贾鹰珏,李国辉,张平.黄连及黄连解毒汤对小鼠的急性毒性实验研究[J].中国药学杂志,2011,46(18)：1399-1404.

[83] 蔡薇.中药黄连毒性及其影响因素分析[J].临床合理用药杂志,2017,10(17)：84-85.

[84] 吴玉荣,张跃萍.消银片致肝损害[J].药物不良反应杂志,2007,9(2)：143.

[85] 金翠萍,杨书彦.服克银丸致严重肝损害 1 例[J].中国中药杂志,2001,26(6)：365.

[86] 程宏,吴淑云.痔血胶囊致严重肝损害[J].药物不良反应杂志,2009,11(4)：298.

[87] 国家药品不良反应监测中心.药品不良反应信息通报-关于痔血胶囊引起的肝损害[J].中国执业药师,2009,6(1):19-20.

[88] 黄奕雪,郭玉明,周永峰,等.基于整合证据链的白鲜皮粉末致肝损伤病例实验研究[J].中国中药杂志,2017,42(3)：600-606.

[89] 葛斐林,牛明,韩紫欣,等.白鲜皮制剂相关肝损伤的药物流行病学特征分析[J].中国中药杂志,2019,44(5)：1048-1052.

[90] Jang J S, Seo E G, Han C, et al. Four cases of toxic liver injury associated with Dictamnus dasycarpus[J]. The Korean Journal of Hepatology, 2008, 14(2)：206-212.

[91] McRae C A, Agarwal K, Mutimer D, et al. Hepatitis associated with Chinese herbs[J]. European Journal of Gastroenterology & Hepatology, 2002, 14(5): 559-562.

[92] 刘宇翰,周雨燕,孙慧敏,等.白鲜皮导致药物性肝损伤的病理学及血清酶学改变[J].中国当代医药,2017,24(26): 7-11.

[93] 石伟,高源,郭玉明,等.基于免疫应激的白鲜皮致特异质肝损伤评价研究[J].药学学报,2019,54(4): 678-686.

[94] 范琼尹,赵保胜,张晶璇,等.痔血胶囊肝毒性药物因素分析[J].中国实验方剂学杂志,2018,24(1): 150-157.

[95] 李娟,高继宁,秦雪梅,等.款冬花、叶配伍紫菀的肝毒性研究[J].中草药,2016,47(24): 4379-4387.

[96] 张新事.采用超高效液相色谱串联高分辨质谱 LTQ-Orbitrap 研究款冬酮在人和大鼠肝微粒体中的代谢情况[D].张家口:河北北方学院,2016.

[97] 杨斌.款冬花中绿原酸在大鼠肝微粒体中代谢速度研究[D].陕西:西北大学,2011.

[98] 张燕,黄芳,吴笛,等.款冬花及其所含生物碱对小鼠肝脏毒性作用的研究[J].时珍国医国药,2008,19(8): 1810-1811.

[99] 回连强,高双荣,刘婷,等.款冬花及其总生物碱的肝脏毒性[J].中国实验方剂学杂志,2012,18(4): 238-241.

[100] 李艳华,翟丽杰,肖芳,等.复方元胡制剂致严重药物性肝损伤 2 例的警示[J].药学与临床研究,2016,24(5): 404-406.

[101] 赵艳艳,牛玲玲,李媛媛.元胡止痛滴丸致肝损伤[J].药物不良反应杂志,2019,21(4): 293-294.

[102] 颜晶晶,俸珊,何丽娜,等.延胡索乙素对映体对人肝微粒体细胞色素 P450 酶抑制作用机制研究[J].中草药,2015,46(4): 534-540.

[103] 周桂琴,黎波,王融冰,等.74 例中草药引起肝损伤临床分型及病理特点分析[J].中华中医药杂志,2014,29(7): 2380-2382.

[104] 傅肖岩,劳绍贤.重视中药所致肝损害[J].中药新药与临床药理,2003,14(2): 130-133.

[105] Lake J R. Chinese herbal medicine implicated in liver failure[J].Hepatitis Weekly,1997,24(2):3.

[106] 王地槐,潘伯荣.中药麻黄导致急性肝炎[J].药物流行病学杂志,1998,7(3):191.

[107] 俞诗源,彭静,刘婷婷,等.中药混合液对麻黄素致孕鼠肝损伤及抗氧化功能的影响[J].西北师范大学学报(自然科学版),2016,52(2): 95-100.

[108] 俞诗源,刘婷婷,李重阳,等.中药复方液对麻黄素致损伤仔鼠血浆 GOT、GPT 活性和肝组织 Bax 蛋白表达的影响[J].西北师范大学学报(自然科学版),2015,51(6): 88-93.

[109] 孟茹,李重阳,俞诗源,等.当归(粗)多糖对麻黄素肝组织损伤的保护作用[J].解剖学报,2015,46(3): 379-386.

[110] 李重阳,俞诗源.中药复方液对麻黄素仔鼠肝组织结构和抗氧化酶活性的影响[J].解剖学报,2015,46(2): 251-256.

[111] 汪祺,王亚丹,杨建波,等.基于Ⅱ相代谢酶探讨大黄中大黄酸潜在肝毒性[J].中国中药杂志,2020,45(2): 412-417.

[112] 汪祺,杨建波,刘越,等.基于 UGT1A1 抑制作用考察大黄素肝毒性作用[J].药物分析杂志,2019,39(07):1177-1184.

[113] 胡樱凡,向丽,王平,等.大黄肝肾毒性及其减毒方法现代研究进展[J].中国实验方剂学杂志,2019,25(11): 34-41.

[114] 汪祺,王亚丹,杨建波,等.基于体外肝代谢考察大黄素甲醚肝毒性作用[J].中国中药杂志,2019,44(11): 2367-2372.

［115］任璐,文海若,吕建军,等.SD 大鼠重复给予大黄素甲醚肝毒性与遗传毒性研究［J］.药物分析杂志,2018,38(10):1719-1726.

［116］Miele L, Forgione A, La Torre G, et al. Serum levels of hyaluronic acid and tissue metalloproteinase inhibitor-1 combined with age predict the presence of nonalcoholic steatohepatitis in a pilot cohort of subjects with nonalcoholic fatty liver disease［J］. Translational Research, 2009, 154(4):194-201.

［117］梁琦,倪诚,颜贤忠,等.广防己、粉防己的肝肾毒性及代谢组学比较研究［J］.中国中药杂志,2010,35(21):2882-2888.

［118］蔡燕,戚新明,宫丽崑,等.汉防己甲素诱导大鼠原代肝细胞线粒体途径的凋亡:依赖于 caspase 和由 Endonuclease G(Endo G)介导的不依赖于 caspase 的凋亡途径［J］.毒理学杂志,2005,19(3):219-220.

［119］陈源文,陈颖伟,吴建新,等.粉防己碱对肝星状细胞转化生长因子-β1 反应性影响［J］.胃肠病学和肝病学杂志,2008,17(10):794-797.

［120］孙新臣,邓文英,李苏宜,等.粉防己碱对人肝癌细胞株 7402 的放射增敏作用［J］.临床肿瘤学杂志,2007,12(12):893-896

［121］国家药品监督管理局.药品不良反应信息通报(第 54 期)关注复方青黛丸(胶丸、胶囊、片)引起的消化系统不良反应［EB/OL］.(2013-04-12)［2020-05-23］. http://www.nmpa.gov.cn/WS04/CL2155/318870.html.

［122］张湛.中药致药物性肝损伤临床分析［J］.北方药学,2013,10(8):27.

［123］房培荣,王玉锦,王小蓉.口服复方青黛丸致肝脏损害一例［J］.中国全科医学,2004,7(22):1659.

［124］李瑞孝,杨其伟.复方青黛丸致药物性肝炎 1 例［J］.安徽医药,2003,7(5):340.

［125］张文芳.复方青黛胶囊引起肝损害 1 例［J］.中国中医药信息杂志,2002,9(2):59.

［126］唐鸿珊,常立非.复方青黛丸引起肝损害 2 例［J］.皮肤病与性病,1995:73-74.

［127］温志坚,柳扬,易忠萍,等.靛玉红对狗、大鼠肝脏组织学、组织化学影响的观察［J］.中药通报,1988,13(5):50-51.

［128］高兰,谭喜莹.中药煎剂致肝功能异常的病例分析［J］.医药导报,2020,39(1):108-111.

［129］张乃菊,刘金春,何丹,等.百乐眠胶囊致急性重度肝损伤中的药学实践［J］.中国医院药学杂志,2019,39(14):1503-1506.

［130］彭丽丽,范燕,刘巍,等.168 例百乐眠胶囊不良反应文献分析［J］.中国药物警戒,2018,15(11):674-676

［131］李红品,朱虹宇,高兴,等.基于特异质大鼠胆红素相关转运体功能抑制探讨首乌藤肝损伤机制［J］.中国中药杂志,2017,42(18):3591-3595.

［132］张寒娟,李晓坤,杨云,等.首乌藤多糖体内及体外抗氧化活性研究［J］.中国医院药学杂志,2010,30(8):668-671.

［133］贺琴,谭华炳.淫羊藿致 HBV 携带者发生肝脏损害 1 例［J］.中国肝脏病杂志(电子版),2015,7,(1):113-114

［134］曹淑芬,陈一丸,程经华.壮骨关节丸致肝损害 15 例［J］.药物流行病学杂志,1995,4(4):213-214.

［135］邓培媛,蔡皓东,程经华,等.壮骨关节丸致肝损害 30 例报告［J］.中国新药杂志,1996,5(3):212-214.

［136］杨良芹,彭官良.仙灵骨葆胶囊致重度肝损害 1 例［J］.中国药物警戒,2013,10(1):62.

［137］王丹,贾德贤,李真真,等.淫羊藿的安全性评价与风险控制措施探讨［J］.中国中药杂志,2019,44(8):1715-1723.

［138］张林,张晶璇,范琼尹,等.均匀设计结合多元回归分析用于淫羊藿对大鼠肝毒性的影响［J］.中国实

验方剂学杂志,2018,24(6):189-197.

[139] 程经华,蔡皓东.壮骨关节丸不良反应原因分析[J].药物不良反应杂志,2000,12(1):15.

[140] 徐厚明,倪俊杰.142 例中药引起肝功能异常病例分析[J].药学与临床研究,2011,19(3):275.

[141] 崔东玲.急性朱砂中毒 10 例临床分析及护理体会[J].济宁医学院学报,2010,33(5):348-349.

[142] 冯珍,姚欣艳,周德生,等.朱砂中毒 1 例报道[J].医学信息(下旬刊),2011,24(1):177.

[143] HU G L,GU S,ZHUANG Z X,et al. The in vivo formation of mercury-binding albumin in rats administrated with cinnabar[J]. Analytical Sciences/supple-ments,2002,17:459-461.

[144] 黄海,高鑫,周颖,等.朱砂与万氏牛黄清心丸致大鼠亚急性肝毒性的比较研究[J].中草药,2017,48(9):1825-1828.

[145] Wang H F,Su G Y,Chen G,et al. 1H NMR-based metabonomics of the protective effect of Curcuma longa and curcumin on cinnabar-induced hepatotoxicity and nephrotoxicity in rats[J]. Journal of Functional Foods,2015,17:459-467.

[146] Wei L,Liao P,Wu H,et al. Toxicological effects of cinnabar in rats by NMR-based metabolic profiling of urine and serum[J]. Toxicology and Applied Pharmacology,2008,227(3):417-429.

[147] 何海洋,吴琴,刘杰,等.朱砂及其复方对小鼠肝脏细胞色素 P450 酶基因表达的影响[J].时珍国医国药,2011,22(6):1373-1375.

[148] 丁通,骆骄阳,韩旭,等.朱砂毒性的研究进展及配伍必要性分析[J].中国中药杂志,2016,41(24):4533-4540.

[149] 马斌,李彤,姜泓.我国雄黄及其复方的毒副作用研究进展[J].中华中医药学刊,2013,31(8):1623-1625.

[150] 张娟,刘启德,汤毅珊.雄黄中砷对大鼠肝肾功能的影响[J].广州中医药大学学报,2010,27(4):375-383.

[151] 康永,李先荣.雄黄药理作用的实验研究及其毒性观察[J].时珍国医国药,1998,9(4):322-323.

[152] 张亚敏,纪淑芳,蔡连之,等.雄黄生品与酸奶飞炮制品的毒理学比较[J].长春中医学院学报,2000,16(1):46-47.

[153] 夏薇,方芳,赵余庆.长期超量应用雄黄及其制剂引起的药源性慢性砷中毒探析[J].亚太传统医药,2009,5(4):143-144.

[154] 董菊,项馨立,王子好,等.牛黄解毒片配伍对雄黄肝毒性的影响及其与凋亡调控的关系[J].中国实验方剂学杂志,2015,21(24):79-83.

[155] 张文霞,钟希文.142 例斑蝥中毒反应文献分析[J].时珍国医国药,2011,22(12):3042-3043.

[156] 邓宇航,杨以超.急性斑蝥中毒 10 例救治分析(附文献复习)[J].临床合理用药杂志,2011,4(36):168-169.

[157] 刘良,张益鹄,邓伟年,等.急性斑蝥中毒的实验病理学研究[J].中国法医学杂志,1993,8(3):133-136.

[158] 邹建军,张胜强,冯瑞祥.斑蝥素毒性及其药(毒)动力学研究[J].中国药科大学学报,2002,33(5):393-396.

[159] 肖翾,李永国,马若翔,等.斑蝥素致肝脏慢性损伤的研究[J].中药药理与临床,2016,32(6):65-69.

[160] 田莎,田雪飞,黄晓蒂,等.蜈蚣药理作用、临床用量及毒性研究概况[J].湖南中医杂志,2018,34(5):212-214.

[161] Alan B M. Herbal preparation-induced liver injury[J]. Korean JGastroentemL,2004,44(3):113-125.

[162] Seeff L B. Herbal hepatotoxicity[J]. Clinics in Liver Disease,2007,11(3):577-596.

[163] Tao Y. Advances in studies on Sentipede Venom[J]. Chin J Biomed,2000,2l(2)：94.

[164] 伍玉元.蜈蚣粉致急性肝功能损害 2 例[J].中国中药杂志,1994,19(1)：5.

[165] 张志敏,孙学高.全蜈蚣致中毒性肝炎 1 例[J].中国中医急症,2003,12(1)：93.

[166] 车景超.中药蜈蚣药用历史沿革及其安全性探讨[J].中医临床研究,2013,5(12)：118-119

[167] 田莎,徐晓燕,廖柳,等.基于以抗肿瘤为主要活性的蜈蚣肝毒性的实验研究[J].时珍国医国药,2018,29(1)：1-3.

[168] Gavilán J C, Bermúdez F J, Salgado F, et al. Phytotherapy and hepatitis[J]. Revista Clinica Espanola, 1999, 199(10)：693-694.

[169] Mazzanti G, Menniti-Ippolito F, Moro P A, et al. Hepatotoxicity from green tea：A review of the literature and two unpublished cases[J]. European Journal of Clinical Pharmacology, 2009, 65(4)：331-341.

[170] García-Cortés M, Borraz Y, Lucena M I, et al. Liver injury induced by "natural remedies"：An analysis of cases submitted to the Spanish Liver Toxicity Registry[J]. Revista Espanola De Enfermedades Digestivas, 2008, 100(11)：688-695.

[171] Yellapu R K, Mittal V, Grewal P, et al. Acute liver failure caused by 'fat burners' and dietary supplements：A case report and literature review[J]. Can J Gastroenterol, 2011, 25(3)：157-160.

[172] Cohen P A. Hazards of hindsight：Monitoring the safety of nutritional supplements[J]. The New England Journal of Medicine, 2014, 370(14)：1277-1280.

[173] Carvalho M, Pontes H, Remiao F, et al.Mechanisms underlying the hepatotoxic effects of ecstasy [J]. Curr. Pharm. Biotechnol,2011,11：476-495.

[174] Roytman M M, et al. Outbreak of severe hepatitis linked to weightloss supplement OxyELITE Pro [J]. Am. J. Gastroenterol.,2014,109：1296-1298.

[175] Navarro V J, Seeff L B. Liver injury induced by herbal complementary and alternative medicine[J]. Clinics in Liver Disease, 2013, 17(4)：715-35.

[176] Raphael P L, Clarissa R, Steve L, et al. Turmeric induced liver injury：a report of two cases case reports[J].Hepatol,2019,28：26741213.

[177] Donelli D, Antonelli M, Firenzuoli F. Considerations about turmeric-associated hepatotoxicity following a series of cases occurred in Italy：Is turmeric really a new hepatotoxic substance? [J]. Internal and Emergency Medicine, 2020, 15(4)：725-726.

[178] Chand S, Hair C, Beswick L. A rare case of turmeric-induced hepatotoxicity[J]. Internal Medicine Journal, 2020, 50(2)：258-259.

[179] Suhail F K, Masood U, Sharma A, et al. Turmeric supplement induced hepatotoxicity：A rare complication of a poorly regulated substance[J]. Clinical Toxicology, 2020, 58(3)：216-217.

[180] Balaji S, Chempakam B. Toxicity prediction of compounds from turmeric (Curcuma longa L)[J]. Food and Chemical Toxicology, 2010, 48(10)：2951-2959.

[181] Deshpande S S, Lalitha V S, Ingle A D, et al. Subchronic oral toxicity of turmeric and ethanolic turmeric extract in female mice and rats[J]. Toxicology Letters, 1998, 95(3)：183-193.

[182] Helgi K Björnsson, Einar S Björnsson, Bharathi Avula, et al. Liver injury due to Ashwagandha. a case series from Iceland and the U.S.Drug-Induced Liver Injury Network[J].Liver Int, 2020,40(4)：825-829.

[183] Vilas-Boas V, Gijbels E, Jonckheer J, et al. Cholestatic liver injury induced by food additives, dietary supplements and parenteral nutrition[J]. Environment International, 2020, 136：105422.

[184] Bunchorntavakul C, Reddy K R. Review article: Herbal and dietary supplement hepatotoxicity[J]. Alimentary Pharmacology & Therapeutics, 2013, 37(1): 3-17.

[185] Fassina P, Scherer Adami F, Terezinha Zani V, et al. The effect of garcinia cambogia as coadjuvant in the weight loss process[J]. Nutricion Hospitalaria, 2015, 32(6): 2400-2408.

[186] Semwal R B, Semwal D K, Vermaak I, et al. A comprehensive scientific overview of Garcinia cambogia[J]. Fitoterapia, 2015, 102: 134-148.

[187] Onakpoya I, Hung S K, Perry R, et al. The use of garcinia extract (hydroxycitric acid) as a weight loss supplement: A systematic review and meta-analysis of randomised clinical trials[J]. Journal of Obesity, 2011, 2011: 509038.

[188] Ohia S E, Opere C A, LeDay A M, et al. Safety and mechanism of appetite suppression by a novel hydroxycitric acid extract (HCA-SX)[J]. Molecular and Cellular Biochemistry, 2002, 238(1/2): 89-103.

[189] Actis G C, Bugianesi E, Ottobrelli A, et al. Fatal liver failure following food supplements during chronic treatment with montelukast[J]. Digestive and Liver Disease, 2007, 39(10): 953-955.

[190] Crescioli G, Lombardi N, Bettiol A, et al. Acute liver injury following Garcinia cambogia weight-loss supplementation: Case series and literature review[J]. Internal and Emergency Medicine, 2018, 13(6): 857-872.

[191] Márquez F, Babio N, Bulló M, et al. Evaluation of the safety and efficacy of hydroxycitric acid or garcinia cambogia extracts in humans[J]. Critical Reviews in Food Science and Nutrition, 2012, 52(7): 585-594.

[192] Heymsfield S B, Allison D B, Vasselli J R, et al. Garcinia cambogia (hydroxycitric acid) as a potential antiobesity agent: a randomized controlled trial[J]. JAMA. 1998;11;280(18):1596-1600.

[193] Sanchez W, Maple J T, Burgart L J, et al. Severe hepatotoxicity associated with use of a dietary supplement containing usnic acid[J]. Mayo Clinic Proceedings, 2006, 81(4): 541-544.

[194] Stickel F, Kessebohm K, Weimann R, et al. Review of liver injury associated with dietary supplements[J]. Liver International, 2011, 31(5): 595-605.

[195] Durazo F A, Lassman C, Han S H, et al. Fulminant liver failure due to usnic acid for weight loss[J]. The American Journal of Gastroenterology, 2004, 99(5): 950-952.

[196] Favreau J T, Ryu M L, Braunstein G, et al. Severe hepatotoxicity associated with the dietary supplement LipoKinetix[J]. Ann Intern Med 2002; 136: 590-595.

[197] Neff G W, Reddy K R, Durazo F A, et al. Severe hepatotoxicity associated with the use of weight loss diet supplements containing ma huang or usnic acid[J]. J Hepatol 2004,41: 1062-1064.

[198] Sanchez W, Maple J T, Burgart L J, et al. Severe hepatotoxicity associated with use of a dietary supplement containing usnic acid[J]. Mayo Clinic Proceedings, 2006, 81(4): 541-544.

[199] Hoa N T, Van Bay M, Mechler A, et al. Is usnic acid a promising radical scavenger? [J]. ACS Omega, 2020, 5(28): 17715-17720.

[200] Kwong S P, Wang C H. Review: Usnic acid-induced hepatotoxicity and cell death[J]. Environmental Toxicology and Pharmacology, 2020, 80: 103493.

第七章　天然药物化学成分与肝损伤

第一节　生物碱类

一、乌头碱

（一）概述

乌头碱是存在于川乌、草乌、附子、雪上一枝蒿等植物中的主要有毒成分,也是主要有效成分(图 7-1)。

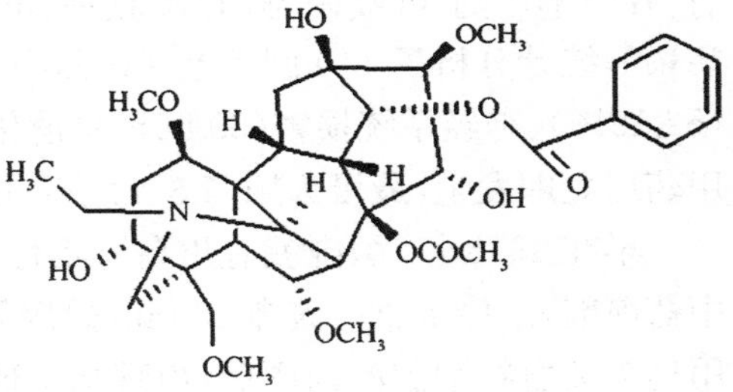

川乌为毛茛科植物乌头（*Aconitum Carmichaelii Debx.*）的干燥母根,附子为乌头的子根的加工品,草乌为毛茛科植物北乌头（*Aconitum kusnezoffii Reichb.*）的干燥块根,雪上一枝蒿来源于毛茛科植物短柄乌头（*Aconitum brachypodum Diels*）、铁棒锤（*A. pendulum Busch*）及宣威乌头（*A.subrosullatum H.-M.*）的干燥块根,别称一枝蒿、铁棒锤、铁牛七。乌头类中药以雪上一枝蒿毒性最剧烈,是川乌、草乌毒性的几十倍。草乌的毒性大于川乌,附子为川乌的子根加工品,其毒性小于川乌。草乌、川乌和附子 LD_{50} 值分别为 292.38、3 300、11 301 mg/kg。

图 7-1　乌头碱化学结构图

乌头始载于《神农本草经》:“其汁煎之,名射罔,杀禽兽”。《本草纲目》中记载:“草乌头、射罔,乃至毒之药。非若川乌头、附子人所栽种,加以酿制,杀其毒性之比。自非风顽急疾,不可轻投。”可见很早以前,古人对乌头类中药的毒性就有明确的认识。唯有正确认识乌头类中药的毒性,合理应用,才能让乌头类中药安全可控地发挥其药用价值。

乌头属植物的主要化学成分是二萜类生物碱,根据其骨架碳原子数目及其类型结构上的差异,可以分为 4 大类:C_{20}、C_{19}、C_{18}-二萜生物碱和双二萜生物碱。其中 C_{19}-二萜生物碱中的乌头碱型生物碱是目前研究最多的一类生物碱,也是最具毒性的植物成分之一。按照取代基的不同,乌头碱型生物碱又可分为双酯型二萜生物碱、单酯型二萜生物碱和醇胺型二萜生物碱,三者的毒性大小顺序:双酯型＞单酯型＞醇胺型。药材中较重要、量较高且研究报道最多的 3 种 C_{19}-二萜生物碱为乌头碱、新乌头碱、次乌头碱,都属于双酯型二萜生物碱。3 种双酯型二萜生物碱均含有剧毒,是乌头类中药的主要毒效成分,其中乌头碱毒性最强,其化学式为 $C_{34}H_{47}NO_{11}$。

双酯型二萜生物碱性质不稳定,遇水、加热易被水解或分解,其 C-8 位上的乙酰基水解或分解,失去一分子醋酸,得到相应的苯甲酰单酯型生物原碱,即苯甲酰乌头原碱、苯甲酰新乌头原碱、苯甲酰次乌头原碱,其毒性为双酯型二萜生物碱的 1/200~1/500。再进一步水解,使 C-14 位上的苯甲酰基水解或分解,失去一分子苯甲酸,得到亲水性氨基醇类乌头原碱,即乌头原碱、新乌头原碱、次乌头原碱,其毒性仅为双酯型二萜生物碱的 1/2 000~1/4 000。因此乌头类中药在炮制过程中加水、加热处理,都能促进双酯型二萜生物碱水解,使其结构发生变化,起到减毒的效果。

(二) 肝损伤相关研究

1. 临床研究

乌头碱中毒后的临床表现主要以消化系统、心血管系统、神经系统、呼吸系统为主。消化系统症状主要有:恶心、呕吐、胃部烧灼感、流涎、腹痛、腹泻等。心血管系统症状有:面色苍白、唇青肢冷、大汗淋漓、心慌气短、心率缓慢或心律失常、血压下降,甚至心脏骤停。神经系统主要症状为:皮肤蚁行感、刺痛和麻木,以四肢末端和口唇最明显,头晕、头痛、烦躁、视物不清、肢体无力,甚至四肢抽搐,语言及神志不清,瞳孔先缩小后放大。呼吸系统症状有:呼吸不规则、呼吸困难、呼吸频率加快、呼吸深度增加、剧咳,继而呼吸减慢直至麻痹。胡稀等统计分析了 110 例雪上一枝蒿中毒病例,发现中毒症状主要累及心脑血管系统损害(52.15%)、神经系统损害(20.86%)、消化系统损害(14.29%),发生中毒时间最快的为首次用药后立即发生,最慢为用药 6 h 之后,中毒反应多发生在 60 min 之内(76.37%)。

早在 1975 年,国内就有川乌肝毒性的报道,患者因坐骨神经痛服用含有川乌(15 g)的中药煎剂,以冷水急火煎沸 10 min 热服导致肝炎继发肝硬化腹水。杨绍明报道了 36 例服用乌头类植物泡制的药酒后,出现乌头碱中毒的病例,其中 5 例出现谷丙转氨酶升高,2 例胆红素升高。有学者将 1997—2006 年文献报道的乌头碱类中药中毒的文献进行统计分析,结果发现,草乌、川乌是引起中毒事件的主要药物,附子亦占有一定比重。汤剂、酒剂是引起药物中毒的主要形式,多因煎煮不当致乌头碱类生物碱未彻底水解,或与乙醇促进乌头碱类生物碱的溶解与吸收等有关。丸剂(含胶囊)所引起的中毒比例相对较小。食疗所引起的药物中毒在 1997—2006 年间均有报道。

2. 机制研究

Hui Dong 等将天然药物川乌制成冻干粉,再溶解于蒸馏水,形成每毫升含生药浓度为 0.027g 和 0.108g 的药液,将 Wista 大鼠分为高剂量组(0.108 g/200g bw)、低剂量组(0.027g/200g bw)以及对照组,口服给药 1~6 个月。每周采集尿液,每组 10 只大鼠于第 1 个月被处死,剩余 10 只大鼠于第 6 个月被处死,分别集肝门静脉血清及内脏组织标本(心、肝、脾、肺、肾)。检测第 1 个月及第 6 个月心脏组织 Na-K-ATP、CK、LDH、SOD 含量,血清中 AST、ALP、TG、ALT、UREA 含量,结果显示,第 1 个月,低剂量组与对照组无明显差异,高剂量组 Na-K-ATP 活性明显降低,而 CK、LDH、AST 和 SOD 水平均有所提高。第 6 个月,低剂量组中,Na-K-ATP 活性降低,LDH、AST 和 SOD 值增加,高剂量组中 Na-K-ATP酶活性显著降低,LDH、AST、SOD、ALP 值均显著提高。

Na-K-ATP 活性降低代表心肌能量代谢受阻,CK、LDH 升高是心肌损伤的标志,

AST 升高是肝脏损伤的重要标志,结果表明低剂量组 6 个月后对心脏及肝脏的毒性较小,高剂量组从第 1 个月到第 6 个月显示出严重的心脏和肝脏毒性。组织病理学研究发现,6 个月后只有心脏和肝脏组织在高剂量和低剂量组均出现了病理学改变,且高剂量组更为严重。肝组织的病理结果显示,肝小叶结构不清楚,肝细胞脂肪变性和空的脂肪细胞,6 个月后电镜下可见细胞气球样变性。此外,还可见到充血、肝索障碍、颗粒退化、局灶性坏死等。尿液代谢组学研究同样揭示川乌具有严重的心脏和肝脏毒性,17 种代谢产物发生了显著改变,并可作为川乌毒性的表型标志物。

Lan Tang 等通过比较单次与多次给予大鼠附子提取物,发现多次给药可以提高乌头碱的生物利用度而引起中毒,并且乌头碱的血浆蛋白结合率低,使其很快从血浆中消除。陶长戈等研究口服附子总生物碱后乌头碱在大鼠体内的药物动力学特征发现,在灌胃给药后 10 min,乌头碱即达最高血药浓度,此后血药浓度快速下降,在 30 min 下降到 10 min 时的一半左右,此后在 60、360 min 出现了多峰,并在一定范围内相对平稳,使动物在一段时间内保持轻度中毒的状态,证实乌头碱血药浓度与中毒反应的产生具有直接相关。

3. 临证处理

（1）中毒预防

"十八反"中有乌头反半夏、瓜蒌、贝母、白蔹、白及的记载,服用不当可致中毒。用药时应注意生品不可内服,入汤剂宜久煎,适量使用,并注意配伍。孕妇禁服。清郑寿全《医法圆通》曰:"病之当服,附子、大黄、砒霜皆是至宝;病之不当服,参、芪、鹿茸、枸杞都是砒霜"。现代研究认为,乌头类中药中毒的主要原因包括:超剂量使用、煎煮不当、配伍不当、炮制不当、服用不当、误诊误用、个体差异等。张仲景在《金匮要略》中就有乌头类方剂预防中毒的方法论述,临床可借鉴使用。

① 从小剂量开始服用

《本草纲目》中所载:"有人才服钱匕,即发躁不堪";《神农本草经》云:"若用毒药疗病,先起如添粟,病去即止,不去倍之,不去十之,取去为度"。在临证运用乌头类方剂时,张仲景常根据患者体质的强弱,采用从小剂量开始,通过观察患者服药后的反应决定是否逐渐增加药量,这样既可确保疗效,防止乌头碱中毒,又有利于摸索有效的治疗量。如九痛丸由附子、生狼牙、巴豆、人参、干姜、吴茱萸组成,其服药要求为"强人初服三丸,日三服;弱者二丸";瓜蒌瞿麦丸由瓜蒌根、茯苓、薯蓣、附子、瞿麦五药组成,服药要求为"上五味,末之,炼蜜丸梧子大,饮服三丸,日三服。不知,增至七八丸,以小便利,腹中温为知";大乌头煎由乌梅大者五枚组成,服药要求为"强人服七合,弱人服五合";抵挡乌头桂枝汤的服药要求为"以蜜二斤,煎减半,去滓,以桂枝汤五合解之。得一升后,初服二合;不知,即服三合;又不知,复加至五合。其知者,如醉状,得吐者,为中病"。2015 年版《中国药典》(一部)规定附子用量为 3～15 g,制川乌和制草乌用量为 1.5～3 g,《中药大辞典》记载雪上一枝蒿用法用量为一般内服,日服一次,用量为 25～50 mg,极量为 70 mg,建议临床勿超此范围使用。

② 炮制减毒

张仲景常用"炮、熬、破、咀"等方法炮制乌头类药物,以达到提高药效、降低毒性和不良反应的目的。陶弘景《本草经集注》曰:"凡用附子、乌头、天雄者,皆热灰微炮令坼,勿过焦。""炮"指在高温猛火的情况下,将药物在锅内翻动,多以破为度,如九痛丸、瓜蒌瞿麦丸中附子采用"炮"的方法,附子汤中附子采用"炮,去皮"的方法。"熬"是一种将药物置于锅内加温干炒的方法,如大乌头煎中乌头的炮制方法即为"熬,去皮"。这两种方法均属于火制之法。"咀"与"破"均为通过物理途径将药物粉碎的方法。"咀"指将药物咬碎,如乌头汤中川乌的炮制方法即为"咀"。"破"是用工具将药物破碎或切开,附子汤中附子的炮制方法即为"炮,去皮,破八片"。炮制减毒机制主要为:剧毒性的双酯型乌头碱在加工炮制过程中水解成苯甲酰单酯型生物碱,进而水解成醇胺类乌头原碱类生物碱;乌头碱类成分其结构上 8 位乙酰基被脂肪酰基置换,而生成毒性较小的脂生物碱;在炮制过程中浸、泡、漂、煮等使各种类型的生物碱均被破坏和流失,而蒸法则可比较有效地保持成分和降低毒性。唐小龙等研究干热烘制和湿热蒸制的炮制方法对附子 6 种酯型生物碱含量的影响,结果发现两种炮制方法均可使附子双酯型生物碱显著降低或消失,单酯型生物碱显著增加,实现减毒存效。刘帅等进行了草乌及其炮制品的急性毒性实验研究,结果表明,生草乌粉末 LD_{50} 值为700.9 mg/kg,按《中国药典》方法炮制后毒性减小,无法测出 LD_{50} 值,其粉末和水煎液的最大给药量分别为 20 和 64 mg/kg。各组小鼠从灌胃后 5 min 均开始出现不同程度地出汗、腹泻、口吐白沫、运动不协调、呼吸急促或呼吸困难、痉挛、僵直、大小便失禁等中毒症状,抽搐,直至死亡。解剖死亡小鼠可见肺部有不同程度水肿,胃胀、部分肠管充盈,心肌肥大,肝脏发黑。生草乌毒性较大,生品经炮制或水煎煮后毒性均有不同程度降低,药典法制草乌无论粉末还是水煎液均无明显毒性。

③ 煎煮减毒

张介宾认为附子长久煎煮亦能解其毒性,"若欲急用,以厚纸包裹,沃甘草汤,或煨,或炙,待其柔软,切开,再用纸包,频沃又炙,以熟为度"。古人多采用控制加水量与煎出量之间的比例来掌握煎药时间。《金匮要略》中,含乌头类方剂加水量最多可达一斗,如竹叶汤"以水一斗,煮去二升半"。最少的也有三升,如四逆汤中附子生用,"以水三升,煮取一升二合"。

2015 年版《中国药典》(一部)规定附子、制川乌、制草乌的用法时,强调入汤剂要先煎久煎。随志刚等研究发现,附子水煎煮 30 min 后,中乌头碱和次乌头碱的含量分别变为峰值的 10.5% 和 41.9%,乌头碱完全检测不到。

④ 配伍减毒

《金匮要略》中含乌头类的方剂中,常配伍甘草或蜂蜜等甘味药。以蜂蜜、甘草等药味之甘,缓其药性之峻烈,减轻其毒性,且能延长药效。正如明代《景岳全书》:"以附子之性急,得甘草而后缓;附子之性毒,得甘草而后解;附子之性走,得甘草而后益心脾;附子之性散,得甘草而后调营卫"。

研究发现,炙甘草配伍附子可以显著降低游离的双酯型乌头类生物碱含量及肠道吸收率,还可以促使各肠段对乌头类生物碱无差异吸收,达到其减毒缓释的作用。对比研究附子配伍干姜前后毒性成分乌头类生物碱在动物体内的药动学行为发现,与附子组相比,附子干姜配伍组乌头碱的半衰期和药时曲线下面积(0-t)均降低,表明干姜能促进乌头碱的消除。随志刚等检测与不同中药配伍煎煮后附子中乌头类生物碱的含量变化,结果显示,与生附子单煎煮比较,生附子与大黄、干姜或甘草共煎后,乌头类生物碱总含量均明显下降,分别降至附子单煎煮时的 52.8%、66.2% 和 53.4%;与人参或白芍共煎煮后略有下降,分别为附子单煎煮时的 79.5% 和 83.7%。

（2）中毒处理

乌头碱吸收快，病情发展迅速，应立即行心电监护、吸氧、建立静脉通道、洗胃、导泻、扩容、纠正休克、抗心律失常、保肝等治疗。及时洗胃、导泻，清除胃肠道残余毒物是治疗中毒的最关键因素，另外可以行血液透析、血液灌流清除毒物。阿托品是解救乌头碱类药物的特效药物，阿托品在外周有阻断 M 胆碱受体，解除迷走神经对心脏抑制的作用，应早期、足量、反复使用。

（张　露）

二、马钱子生物碱

（一）概述

马钱子生物碱在国内外均有较深入的研究。其包含成分复杂，除士的宁（strychnine）和马钱子碱（brucine）（二者约占生物碱的 70%）外，还有许多其他已经确定结构的吲哚类生物碱，如 α - 可鲁勃林（α-colubrine）、β - 可鲁勃林（β-colubrine）、伪士的宁（pseudostrychnine）、伪马钱子碱（pseudobrucine）、异士的宁（isostrychnine）、异马钱子碱（isobrucine）、奴弗新（novacine）、依卡精（icajine）、N - 甲基-伪- β - 可鲁勃林（nmethyl-secpseudo-β-colubrine）、3 - 甲氧基毒毛旋花子碱（3-methoxyicajine）、原番木鳖碱（protostrychnine）、降马枯星碱 B（normacusine B）等几十种生物碱。这些吲哚类生物碱，隶属于单萜吲哚类生物碱、柯南因-士的宁碱类。除马钱子碱和士的宁外，其他生物碱的单一含量均较低，制备相对困难，故迄今相应的毒理研究仍较缺乏。

马钱子生物碱存在于马钱子科植物马钱（*Strychnos nux-vomica Linn.*）种子以及吕宋豆（*Strychnos ignatii Berg.*）种子中。中医药用部位为成熟种子，采摘 9、10 月间，取成熟果实，取出种子，洗净附着的果肉，晒干。用砂烫去毛后，研粉用。

马钱子（别名：番木鳖）性味：寒，苦；有大毒。归肝、脾经。功能主治：兴奋健胃，消肿毒，凉血。主治四肢麻木、瘫痪、食欲缺乏、痞块、痈疽肿毒、咽喉肿痛。具有散结消肿、通络止痛等功效，主治风湿顽痹、麻木瘫痪、跌打损伤、痈疽肿痛等。用法用量：0.3～0.6 g，配成丸散服用。考证：出自《本草纲目》："番木鳖，蔓生，夏开黄花，七、八月结实如栝楼，生青熟赤，亦如木鳖，其核小于木鳖而色白"。《本草原始》："番木鳖，木如木鳖子大，形圆而扁，有白毛，味苦。鸟中其毒，则麻木撞急而毙；狗中其毒，则苦痛断肠而毙。若误服之，令人四肢拘挛"。名家论述：《纲目》：治伤寒热病，咽喉痹痛，消痞块，并含之咽汁，或磨水噙咽。《中药志》：散血热，消肿毒。治痈疽，恶疮。现代临床常以马钱子治疗类风湿性关节炎、多发性神经炎、骨质增生、中风偏瘫等疾病，疗效显著。

处方名：马钱子、马前子、生马钱、制马钱、炙马钱子、制马钱子、砂炙马钱子、油炙马钱子、水炙马钱子等。处方中写马钱子、马前子均指生马钱子，为原药去杂质及毛茸研末入药者，毒性特大，用须格外小心。砂炙马前子或称炙马前子为净马钱子用砂子炒至膨胀内部棕黄色时取出入药者，毒性减小。油炙马钱子又称油马钱子为净马钱子在植物油中炸至膨胀内部棕黄色时取出入药者，毒性减小。水炙马前子为净马钱子用水煮沸，水浸后切片晾干入药者,因水煮温度低,不能大大减少其毒性,用量宜小。制马前子为砂炙、油炙、水炙马前子的统称。近年来研究学者们在传统的炮制方法基础上提出了油炸法、爆压法以及微波法等现代改良炮制方法,来提高马钱子的安全性,《中国药典》中也明确规定马钱子炮制后士的宁含量控制在 1.2%～2.2%,马钱子碱不得少于 0.8%,但有关其中毒的病例报道仍不断增多,严重影响临床上的安全使用。

士的宁:分子式 $C_{21}H_{22}N_2O_2$,化学结构图如图 7-2。相对密度 1.42 g/cm^{-3},溶于氯仿;呈斜方棱柱状结晶;味很苦,虽稀释至 1:670 000,仍有苦味;性极毒,动物致死剂量(LD$_{50}$,中位剂量)如下:0.5 mg/kg(狗,口服),0.5 mg/kg(猫,口服),2 mg/kg(小鼠,口服),16 mg/kg(大鼠,口服)。

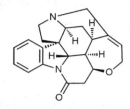

STRYCHNINE

图 7-2 士的宁化学结构

士的宁对脊髓有高度的选择性兴奋作用,能使脊髓反射兴奋性提高,能增强骨骼肌肉紧张度,容易产生惊厥。对大脑皮质及听、视、延髓呼吸中枢也有一定兴奋作用。临床用作中枢兴奋剂,还可用于弱视症、半瘫和瘫痪以及对抗因注射链霉素引起的毒性反应。本品口服后吸收快,体内分布容量大,中毒时的血浓度是 1 mg/L。中国试用于再生障碍性贫血,取得一定疗效。小剂量番木鳖碱可用作苦味健胃剂,但因其毒性较大,使用时须谨慎,口服剂量不能超过 5 mg/次。

(二)肝损伤相关研究

1. 临床研究

马钱子中各种吲哚类生物碱经不同途径给药的中毒剂量不同。士的宁口服致死量为 30～100 mg,Prat[2]等在临床中发现一名 69 岁男性死者士的宁血药浓度仅为 0.29 mg/L,虽然远低于士的宁的死亡剂量,但相关组织学及毒理学证明是士的宁中毒死亡。但也有文献指出士的宁血药浓度为 22 mg/L 时,仍未致人死亡。临床中毒剂量的不同除与药物来源有关,还与个体差异、耐受能力不同等有关。马钱子碱、异士的宁、β-可鲁勃林安全范围较士的宁和伪士的宁大;马钱子生物碱在引起惊厥方面 ED$_{50}$ 与 LD$_{50}$ 十分接近,证明马钱子生物碱有效剂量和中毒剂量相近。

这些马钱子生物碱的毒性体现在对主要靶器官的毒理作用,包括中枢神经系统、免疫系统、泌尿系统及心血管和消化系统等。消化系统方面:马钱子中生物碱具有十分强烈的苦味,对阻止胆碱脂酶破坏乙酰胆碱有增强作用,使肠蠕动加强,导致腹痛、腹泻。

2. 机制研究

毒代动力学是在药物毒性的基础上研究药物代谢情况,马钱子生物碱可以被吸收进入血液循环,但在组织脏器中的分布不均。临床中毒患者血液中士的宁浓度较低,尿液中相对较高,而自杀者各个组织和脏器中士的宁均有较高含量,胃内容物>肝脏>肾脏>肺>小肠>血液>小肠>尿液,提示士的宁易从血液分配至组织器官。胃内容物中士的宁含量最高,主要和服用量以及消化有关,肝脏中士的宁含量次之,提示肝脏可能是主要的代谢毒性器官或者主要通过肝药酶代谢。另外通过 GC(气相色谱)测得一服用士的宁自杀者的血液及各组织器官的士的宁浓度,分别是脑 2.42 μg/g,锁骨下静脉血 1.82 g/L,下腔静脉血 3.32 g/L,肝脏 98.60 μg/g,肺 12.30 μg/g,脾 11.80 μg/g,胆汁 11.40 g/L,尿液 3.35 g/L,骨骼肌 2.32 μg/g,其中肝脏分布最多,进一步说明肝脏是主要的代谢器官。尽管马钱子碱毒性远小于士的宁,但近年来临床中同样存在中毒案例。在马钱子碱中毒死亡过程中,会伴随发生横纹肌溶解和急性肾功能衰竭,且马钱子碱在肾脏及肝脏中分布居多。通过固相萃取马钱子碱自杀者的血液并采用 GC-MS(气质联用)检测出马钱子碱在各组织器官中的分布如下:血液 1.51 μg/mL,尿液 1.69 μg/mL,胆汁 9.94 μg/mL,肝 16.40 μg/g,小脑 0.99 μg/g,大脑 0.75 μg/g,胃 1.95 mg/g。

口服摄入士的宁在体内消除快速,其中 80% 经肝脏代谢,在肝脏中,士的宁被代谢为 2-羟基士的宁、士的宁氮氧化物、21α,22α-二羟基-22-氢化士的宁等;其余的 20% 经尿液排出[7]。马钱子生物碱提取物在药代动力学过程中,少量士的宁和马钱子碱会分别代谢为士的宁氮氧化物和马钱子碱氮氧化物,其中马钱子碱氮氧化物会进一步转化为 16-羟基马钱子碱。通过建立 LC-HRMS(液相色谱、离子阱质谱)技术分析马钱子生物碱在大鼠尿液中的代谢物及代谢途径,大鼠尿液中士的宁代谢物有 23 种,主要有 2-羟基士的宁、3-羟基士的宁、异士的宁、甲氧基士的宁、脱氢士的宁及部分士的宁的葡萄醛酸代谢物等;马钱子碱代谢物有 25 种,主要有马钱子碱的脱甲基化合物、氮氧化物、双羟基及葡萄醛酸结合物等代谢物。士的宁在体内的代谢途径主要有士的宁羟基化-水解反应、士的宁羟基化-葡萄醛酸反应;马钱子碱在体内的代谢途径除了马钱子碱脱甲基-葡萄醛酸化反应,还有马钱子碱连续脱甲基、羟基化-水解反应及葡萄醛酸化反应 3 种新的体内代谢途径。马钱子临床中毒案例较多,对生物碱的体内代谢特征进行研究,对进一步毒物筛查和代谢物鉴定具有重要的意义。士的宁和马钱子碱在血液中消除速度与血药浓度密切相关,低浓度时消除较慢,会在体内蓄积到一定浓度后被快速清除,给药剂量较大或给药频率较高均可能引起中毒,口服中毒量的士的宁体内消除时间约 12 h。

3. 临证处理

马钱子为毒性中药材,在治病时,既是一味良药,也是一味毒药,如何让毒性药材得到充分安全的临床应用是值得深思的问题。通常可通过炮制加工、药物配伍、剂型和剂量改变等方法改变马钱子毒性,达到增效减毒目的,确保用药安全。增效减毒的关键在于控制量,即控制毒性成分的血药浓度在安全范围内。同时从离子通道、分子及受体水平了解各个成分的药理、毒理作用机制,以及相互作用,尽量保留有效成分,降低或去除有毒成分。

因为肝脏是主要代谢器官,所以深入研究代谢产物的单一化合物可以进一步完善马钱子生物碱的毒代动力学。对既是有效又是有毒的物质,控制组分范围、组分间比例。马钱子生物碱单一成分在治疗类风湿关节炎时,士的宁为剧毒物质又是有效成分,马钱子碱毒性比士的宁小,疗效又较其好。从用药安全角度出发,可在入药时,适当降低士的宁的含量,控制马钱子碱与士的宁的比例,减小毒性,确保最佳药效。蒋莹莹等通过均匀设计试验优选马钱子生物碱的超声提取方法,并采用高速逆流色谱法分离制备去士的宁的马钱子生物碱组分,该研究为马钱子生物碱减毒增效的临床应用提供研究基础。另外还需关注马钱子生物碱衍生物的毒性。生物碱中马钱子碱、士的宁的毒性研究较多,但相关衍生物的研究却较少,不够深入。生物碱提取制备过程中不可避免的会产生衍生物,但制备工艺不同,生成的衍生物可能不完全相同,故可通过控制制备工艺进一步控制或减少毒性生物碱衍生物的产生。目前马钱子生物碱新剂型主要以透皮制剂为主,包括纳米制剂、微乳、凝胶、脂质体、涂膜剂等其他透皮剂型。但各种新剂型在临床上应用较少,主要处于研究阶段。如何制备出更多安全有效的新剂型,并经过合理的质量控制以扩大临床应用,将是未来马钱子研究的热点。

马钱子生物碱应用前景广阔,但毒性剧烈且不仅局限于肝脏毒性,治疗窗窄,误用或服用过量均可引起多器官中毒反应甚至威胁生命,临床使用时应严格控制用量,避免出现中毒反应。目前对马钱子生物碱的化学成分、药理作用等已有很多研究,但从离子通道、分子水平及受体水平揭示中毒机制及毒代动力学的研究较少,并且对生物碱衍生物的系统深入研究也并不多见。这些问题都是临床合理安全用药的阻碍,还需进一步研究解决。

三、吡咯里西啶类生物碱

(一) 概述

全球约有 6 000 余种植物含吡咯里西啶类生物碱(pyrfolizidine alkaloids,PAs),主要为 4 个科某些属的植物,即:①菊科的千里光属、橐吾属、泽兰属、菊三七属和蜂斗菜属;②紫草科的所有属;③豆科的猪屎豆属;④兰科的羊耳蒜属。我国有 38 种中草药含 PAs,常用的有 12 种:千里光、狗舌草、菊三七、款冬、佩兰、泽兰、山紫菀、紫草、天芥菜、野百合、猪屎豆、羊耳蒜。

PAs 由 2 种基本成分组成:千里光次碱(necine base)与千里光次酸(necic acid)。其中有毒的 PAs 属于不饱和型,其 PAs 环的 1、2 位上都有一个双键,形成一个烯丙醇酯结构(图 7-3)。其最主要的毒性是肝损伤,可引起肝细胞出血性坏死、肝巨细胞症(hepatic meglocytosis)及静脉闭塞病(veno-occlusive disease)等,因此被称为肝毒吡咯里西啶类生物碱(hepatotoxic pyrrolizidine alkaloids,HPAs)。此外,有的 HPAs 还对肺、心、肾、胰、脑等器官也具有毒性,有的还具有明显的致癌、致突变及致畸作用。

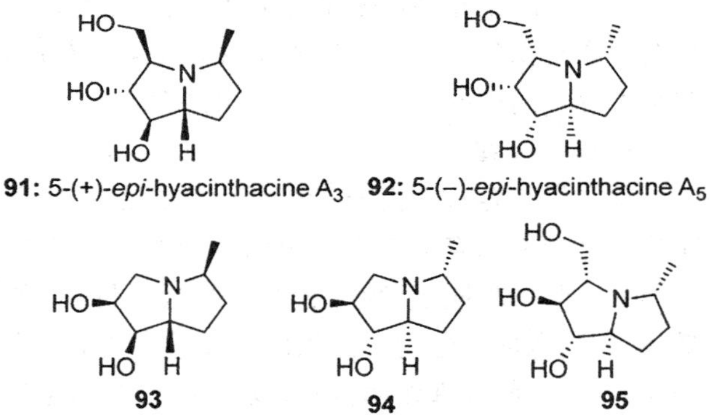

91: 5-(+)-*epi*-hyacinthacine A₃ 92: 5-(−)-*epi*-hyacinthacine A₅

93 94 95

图 7-3　吡咯里西啶生物碱

(二) 肝损伤相关研究

1. 临床研究

不饱和 PAs 可造成人类以肝小静脉栓塞(VOD)为特征的严重肝脏损伤,死亡率较高。发病过程可呈现急性、亚急性和慢性过程。摄入大量 PAs 引起急性肝毒性,以急性腹痛、腹胀、急剧肝肿大,以及迅速出现腹水为突出表现,常伴有全身乏力、发热、恶心、呕吐和腹壁静脉扩张等症状,有的病人有水肿和黄疸。亚急性主要表现为肝脏肿大,有(或无)腹水,有的病人有脾肿大。慢性肝损伤是由长期摄入小剂量 PAs 引起,表现为肝纤维化和肝硬化,与其他疾病引起的肝硬化临床特点无明显区别,故慢性期的临床诊断有一定困难。实验室检查可见血清转氨酶和胆红素增高,也可能有人血白蛋白降低、碱性磷酸酶增高和凝血酶原时间延长等。儿童显示对不饱和 PAs 更敏感,临床已经报道了大量儿童暴发中毒甚至致死的案例。此外,不饱和 PAs 可以透过胎盘组织,曾有报道出生后数日的新生儿出现黄疸、肝肿大和腹部肿胀,于出生后 27 d 死亡,病理检查显示为肝小静脉栓塞,而患儿母亲的肝脏正常。经调查证实,新生儿母亲于怀孕期间每日饮用一种药茶,经测定发现含有千里光宁(senecionine)。PAs 还可以经过乳汁分泌,并可能通过哺乳使婴儿的肝脏受损。不饱和 PAs 除了可造成肝脏损害外,还偶见引起肺动脉高压和充血性心衰。大量的体外试验和动物试验显示多种不饱和 PAs 以及含不饱和 PAs 的植物有很强的致突变和致癌性,并有致畸胎作用。

2. 机制研究

PAs 环的 1、2 位双键结构是 PAs 产生毒性的前提,同时有无酯基取代也很关键。同时满足两种条件的 PAs 往往具有较强的肝毒性,故又称 HPAs,如倒千里光裂碱(retronecine)型的野百合碱(monocrotaline)和奥索千里光裂碱(otonecine)型的山冈囊吾碱(clivorine)。绝大多数 PAs 生物碱本身并没有毒性,但进入人体内后,经肝脏代谢,生成具有反应活性的烷化剂——代谢吡咯(metabolic pyrroles)。其中不饱和型 PAs 的该代谢产物具有烯丙醇酯结构,比较活泼,有很强的亲电性,容易发生烷氧断裂,能迅速地与肝细胞中的酶、蛋白、DNA 及 RNA 等亲核基团结合,发生烷化反应,产生细胞毒性。儿童显示对不饱和型 PAs 更敏感。关于其结构与毒性的关系及在体内的代谢机制尚有待深入研究。PAs 本身的毒性极低,但其代谢物有肝毒性。

吡咯里西啶类生物碱结构的多样化使得它能广泛分布在植物界的很多属种中,通过部分二环结构的改变可形成结构的多样性,最常见的一种就是倒千里光次碱,它的 1 位和 7 位分别被羟甲基和氢氧根取代,在 1、2 位之间形成不饱和键。其他的千里光次碱碱化可能有不同的桥环和能够被取代的立体化学结构,有不同的取代模式,要么具有多余的羟基,要么形成饱和双键。这些复杂的化合物通过羟基进一步和不同的酸发生酯化作用生成千里光次碱酸。PAs 是目前已知的最主要的对肝脏有毒的植物性成分,$S.oxiphyllus$ 是本属植物中最具肝毒性的一种,而肾形千里光碱(senkirkine)的致突变性最强。研究表明,具有强烈肝毒毒性的 PAs 在结构上的特征是 C-1 和 C-2 间存在不饱和双键。这类生物碱本身没有毒性,毒性来自在体内(主要是肝脏)的代谢产物——代谢吡咯。PAs 经肠吸收后,在肝脏酯酶作用下使千里光次碱(necine)和千里光次酸(necic acid)之间酯键水解,双酯 PAs 转化为单酯,最后产生游离的千里光次碱(necine)排出。如果千里光次酸(necic acid)部分带有支链,因立体位阻而影响水解。这类难水解的不饱和 PAs 在微粒体多功能氧化酶的催化下,氧化产生一种代谢吡咯(metabolic pyrrole)的中间体。这种中间体具有很强的亲电性,能迅速地同有关的酶、蛋白、DNA 及 RNA 结合,引起各种毒性。从构效关系看,随着千里光次碱(necine)部分的羟基增加,其毒性减低。

3. 临证处理

文献报道的引起肝脏毒性的 PA 摄入量的波动范围较 PAs 大,可能是因为不同植物含有不同种类的 PAs,以及不同种类 PAs 的毒性强弱有一定差异的缘故。Culvenor 评估了毒性暴露剂量和时间与肝脏毒性的关系,摄入倒千里光碱和 riddelline(属于肝脏毒性最强的 2 种 PA)0.7~1.5 mg/(kg·d),14 d 内可引起肝坏死,进而发展为肝纤维化和肝硬化;摄入天芥菜碱(4~10)mg/(kg·d)，21~49 d,可引起肝坏死和肝小静脉栓塞症。大多数情况下,成人发生肝脏毒性的 PA 输入量为每日几毫克至几百毫克。而 WHO 1989 年根据紫草使用情况,认为造成肝脏毒性的最低 PAs 输入量仅为 0.015 mg/(kg·d),相当于一个70 kg的人输入量仅为 1 mg/d。

WHO 于 1988 年颁布了《IPCS 环境卫生标准 80:吡咯里西啶类生物碱》,1989 年颁布了《IPCS 健康与安全指南第 26 号:吡咯里西啶类生物碱的健康和安全指南》,对含 PAs 植物的分布、PAs 的结构与毒性的关系、毒性特点及代谢特征、对人类健康和环境的危害、人类致毒剂量以及 PAs 中毒的预防和急救措施等均提出了建议。此外,有些国家对 PAs 限量作出了规定,德国联邦卫生局用人和动物毒性数据进行分析,科学评估风险后,建立了含有吡咯里西啶类生物碱中草药的相关规定,对其销售进行管理。以 PAs 及其 N-氧化物计不得超过 1 μg,在此剂量下每年的使用时间不得多于 6 周。倘若超过 6 周,口服剂量则减为每天 0.1 μg,长期服用(超过 6 个月)时则不得超过 0.1 μg,外用不得超 10 μg,孕妇及哺乳期妇女禁用。德国法律规定,禁止使用未经证明有效的含吡咯里西啶类生物碱成分的草药。同时,加拿大、印度尼西亚、苏联、美国等许多国家对含有 PAs 植物的药品均发布了禁止或限制出售的规定,对谷物中含 PAs 植物的种子污染也做了严格的限制。荷兰有关部门规定1 kg 或 1 L 草药制品或提取物中总 PAs 的含量不得超过 1 μg(即1 ppb)。澳洲和新西兰食品管理部门规定了每人每天 PAs 的摄入量不得大于 1 μg/kg。美国食品药品管理局(FDA)则禁止紫草科聚合草属(*Symphytum*)植物用于食品加工业。欧盟委员会规定作为食品原料或添加剂的蓝蓟油[主要为紫草科车前叶蓝蓟(*Echium plantagineum L.*)的籽油]中不得检出 PAs 类成分(以检测限为 4 μg 计)。此外,欧盟对那些缺乏用药风险的评估及暴露限量或者根据现有的研究资料不足以证明其没有危险的品种,提出了"零容忍"的原则。笔者认为,应加强有关含 PAs 植物中毒导致 HVOD 的宣传,以引起临床医生、药品管理部门和广大群众的重视,提高我国应用食品、药品的安全性。

附:猪屎豆、农吉利、天芥菜

1. 猪屎豆

(1) 概述

猪屎豆是一种多年生直立草本豆科亚灌木植物,一年生或多年生,分布于美洲、非洲、大洋洲、亚洲热带及亚热带地区,约有 600 余种,我国有 28 种,已有 8 种被种植,其余为野生,分布于西部、东南沿海及西南各省,以广东、广西、海南、台湾、云南、福建最多,以药用为主,大都具有清热解毒之功效,民间有用其当茶饮或以全草当药用的习惯。

猪屎豆含蛋白质高,多被利用作饲料,茎叶和种子均能引起中毒。目前从猪屎豆属植物中分离得到的化学成分主要有生物碱(alkaloids)、黄酮类(kavonoids)、糖(sugar)、多糖(polysaccharldes)、糖苷(glycosides)、有机酸(organicacid)、甾体(steroids)等。生物碱在猪屎豆属植物中分布最为广泛,也最具代表性。从猪屎豆(野黄豆、美丽猪屎豆、大猪屎豆、小苞叶猪屎豆、中华猪屎豆、光叶猪屎豆、箭形猪屎豆等)能分离出 25 种以上的生物碱,均为双稠吡咯啶的衍生物,含有有毒成分野百合碱、吡咯烷、双稠吡咯啶生物碱等。有毒成分在植物各部位的含量分别为:种子 0.40%~1.69%;茎叶、荚 0.2%。进入机体后引起肝损伤,导致中枢神经系统兴奋、脑充血、黄疸、腹水、淋巴结肿大和坏死。

(2) 肝损伤相关研究

1976 年,Lyford 等报道美国 1 例 35 岁的厄瓜多尔籍妇女因大量腹水而就诊,经肝静脉造影和肝穿刺活检被证实患有 HVOD。经调查发现,她在发病前 6 个月长期饮用猪屎豆属植物叶茶。牙买加以一种含有猪屎豆属植物的灌木茶(bush teas)作为保健或药用,结果发生多例 HVOD。1979 年,印度的 8 个部落居民中发生了数例 HVOD,经调查发现,这些居民均食入了含有猪屎豆属植物种子的谷类。鉴于猪屎豆属植物活性成分生物碱多具毒性,而临床应用部分该属植物未见中毒报道,可以从含 PAs 的植物中寻找内源性拮抗物质;从复方配伍药物中寻找解毒物质以及从中草药中寻找保肝活性成分。

2. 农吉利

(1) 概述

农吉利(*Crotalaria sessiliflora. L*)系豆科植物野百合的全草,俗名佛指甲(《植物名实图考》),别名:野百合、刘寄奴、响铃草等。该植物为一年生直立草本,分布于我国长江以南各省区,亚洲东南部和日本也有。其味甘、淡,性平;有毒;入胃、肝、肺经。滋阴益肾,清热解毒,抗癌,在我国广泛用于多种疾病的治疗,主治痢疾、疮疖、耳鸣耳聋、头晕目眩及多种癌症(如皮肤鳞状上皮癌、食管癌、宫颈癌等)。目前的研究表明农吉利中含有生物碱、黄酮类化合物等有效化学成分。

生物碱是农吉利中主要活性成分,且多为吡咯里西啶生物碱。研究发现其含有 7 种生物碱,其中含量较高的有农吉利甲素即野百合碱、农吉利乙素和农吉利丙素,其中农吉利甲素为主要生物碱,其含量在全株中约 0.02%,种子中约 0.4%。

(2) 肝损伤相关研究

农吉利中农吉利甲素是一种吡咯里西啶生物碱,吡咯里西啶生物碱是目前已知的最重要的植物性肝毒成分,其最明显的毒性是肝脏毒,可引起肝细胞出血性坏死、肝巨细胞症、静脉闭塞症及肺动脉高压等。另外,还可引起造血功能受抑、白细胞和血小板下降;肺组织出血、淤血;肾脏实质性损伤。Lafranconi 等研究发现,农吉利甲素单体对肺无作用,而离体灌注农吉利甲素代谢物后则能产生肺毒性的化学物质,这也为农吉利甲素代谢物产生肺毒性提供了直接证据。此外,农吉利甲素的抗肿瘤作用较为明显,其抗癌作用通过干扰抗癌细胞核酸生物合成来实现,作用机制为抑制癌细胞 RNA 生物合成,但其在肝内转化成吡咯衍生物会导致肝毒性,因而限制了其在临床上的运用。探寻一种新的衍生物,降低其肝脏毒性的同时保留或增加抗癌效果,将是一项十分有意义的研究。

3. 天芥菜

(1) 概述

天芥菜属紫草科天芥菜属,含有酚酸类、苯酚及苯醌类、三萜酸及甾醇类、黄酮类以及多糖类等物质。具有广泛的药理及毒理活性,包括肝毒性、抗肿瘤活性、抗菌、神经节阻滞等。其味甘、咸,性寒,归心包络、肝经。有凉血、活血、清热、解毒等功效,中医临床主要用于湿性斑疹、紫癜、血尿、淋浊、血痢、热结便秘、烧伤、湿疹、丹毒、痈疡等病。

(2) 肝损伤相关研究

1975—1976 年,阿富汗西北部发现许多腹水和恶病质的患者。经调查,发病的原因与他们食用一种面包有关。阿富汗的严重干旱导致紫草科天芥菜属植物生长茂盛,收割时,天芥菜属植物的种子与麦子等谷物混杂在一起,食用这种污染的粮食后造成大量人群发生 HVOD。流行病学专家调查了 35 000 名可能受到影响的阿富汗居民后,发现了大约 7 800 人有肝脏受损的证据,有些甚至出现 HVOD。从结构上讲,天芥菜内含有双稠吡咯啶生物碱 PAs,部分 PAs 具有抗肿瘤活性和肝脏毒性。当 PAs 具有大环双酯结构和烯丙醇酯结构时,毒性较大,如何通过改变其分子结构达到减毒效果确切情况尚须研究证实。

正视千里光属中草药的毒性,加强安全性评价和毒理学研究,不饱和 PAs 是世界公认的"毒性成分",较多的研究证据表明千里光属植物普遍含有不饱和 PAs。但是,由于该属植物不同品种所含 PAs 的种类及其含量相差较大,因而不同品种的致毒剂量必然有差别。应该在充足的研究数据基础上,对含 PAs 的不同品种中草药制定 PAs 含量的限量标准,拟定不同用药途径条件下患者的最高允许摄入量和最高允许累积用药时间,杜绝不合理用药。同时开展肝损伤流行病学研究,探讨肝损伤与含 PAs 植物的相关性,为肝损伤防治打好基础。

（张　岩）

第二节　鞣质及其酚类

（一）概述

鞣质（tannins）又称单宁，是存在于植物体内的一类结构比较复杂的多元酚类化合物。鞣质除在苔藓植物中很少含有外，广泛存在于植物界，约 70％以上的中草药富含鞣质类化合物，如没食子、五倍子、贯众、方儿茶、地榆、大黄、石榴皮、仙鹤草和老鹳草等。

根据鞣质的化学结构（图 7-4）特征进行分类，一类为水解鞣质，具有酯式或甙式结构，大多数由没食子酸（gallicacid）或其衍生物与葡萄糖结合而成，糖上的每一个醇羟基都与没食子酸上的一个羟基结合成酯，可被酸、碱、酶水解。水解鞣质在医药上已提纯应用为消炎收敛药，名鞣酸。另一类是缩合鞣质，以儿茶素（catechin）为前体，不能被酸水解，经酸处理后反而缩合成不溶于水的高分子鞣酐（或名鞣红 phlobaphenes），中草药中的鞣质多数属于缩合鞣质。缩合鞣质化学结构复杂，组成缩合鞣质的基本单元是黄烷-3-醇，最常见的是儿茶素，如大黄鞣质。还有一类为复合鞣质是水解鞣质部分和缩合鞣质的单元黄烷醇部分缩合而成，兼具两者的结构特征与性质，这类复合鞣质称为黄酮类——鞣花酸鞣质。

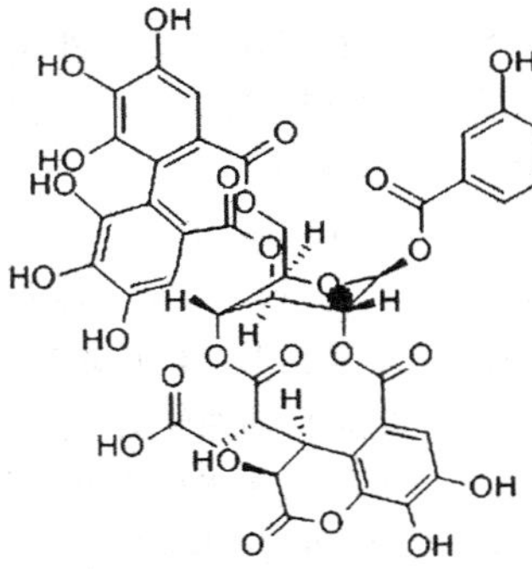

图 7-4　鞣质化学结构图

鞣质具有抗菌作用，可以凝固微生物体内原生质，并对多种酶起作用；对细菌、真菌、酵母菌等有明显的抑制作用，抑制机理因微生物种类的不同而有所不同，但并不影响动物自身细胞的生长。某些鞣质对于霍乱菌、金黄色葡萄球菌、大肠杆菌等常见致病菌具有很强的抑制作用，还具有抗脂质过氧化作用。鞣质中含有大量的酚羟基，能与脂质以氢键的形式多点结合，从而阻碍自由基与脂质的结合，这是鞣质对脂质过氧化作用的原理。另一方面鞣质结构中存在大量的酚羟基，这使鞣质具有强还原性。酚羟基能与自由基直接作用，清除生物体内过剩的自由基，在防止辐射诱发的 DNA 损伤、抗突变、抗衰老等方面发挥积极的作用。此外还具有抗肿瘤、抗心血管疾病、调节免疫等作用。仙鹤草、刺玫果、土茯苓等草药具有抗肿瘤活性，这与其中所含的鞣质类化合物有关。而鞣质的抗肿瘤作用很可能是通过提高受体动物对肿瘤细胞的免疫能力来实现的。鞣质可降低 LDL-C 在血清中的浓度，还具有降压的活性。

（二）肝损伤相关研究

1. 临床研究

国外从 20 世纪 30 年代就已经开始研究鞣质的毒副作用，1940 年代初怀疑其有肝毒性。鞣酸能引起放牧动物的肝损伤，是过去隐源性肝损伤的主要原因。鞣质导致的急性损伤包括出血性坏死和Ⅲ区肝细胞脂肪变性，长期使用可导致大鼠肝硬化和肝癌，大鼠皮下给药（>100 μg/kg）3～4 个月可引起广泛的小结节性肝硬化，并有 50％的大鼠发生肝癌，超微结构改变包括核糖体的扩张和离解,滑面内质网增多,高尔基体扩张和空泡状,并有细胞核改变,但机制尚不清楚。鞣质单体引起的毒性反应,临床文献报道很少,但是人们常常会将注射了含有鞣质或未除尽鞣质的制剂后发生肌肉结块、疼痛等不明原因的毒性反应归咎于鞣质,其实这并不是鞣质的单体所致。临床观察结合肝脏毒性试验的研究表明:虎杖、四季青等所含缩合类鞣质对肝脏毒性较小;五倍子、石榴皮、诃子、地榆及酸枣树皮所含可水解型鞣质均有不同程度的毒性反应,并有死亡病例。鞣质的毒性反应与鞣质的纯度(单体还是混合物)等因素有关。

我国许多研究者的研究大多集中在实验动物的肝功能和肝组织学的观察。根据实验结果总结,从几种中药中提得的鞣质,均以 1 mg/10 g 剂量给予小鼠皮下注射,每天一次,连续 2 天,在给药后从心脏取血,测定血清谷丙转氨酶(ALT)并观察肝脏病理切片,发现属于水解型的五倍子、石榴皮、地榆、诃子及酸枣树皮所含鞣质使血清谷丙转氨酶显著高于正常,大部分动物表现肝细胞坏死、肝束排列紊乱、胞浆酸染、核凝固等严重肝中毒症状;而黄柏、榆树皮中含有缩合鞣质,其浓缩煎剂给家兔肌注、静注,连续 7 d,全部家兔血清 ALT 与对照组无明显差异,家兔活动、食欲、大小便均正常,心、肺、肾的病理改变与对照组也无明显差异。小鼠鞣质灌胃 4 周后肝脏系数明显增加,ALT、AST、AKP、TP、AIB 和 TBA 酶活力均有显著升高,病理可见肝细胞出现大面积肿胀、少量坏死,少量细胞胞浆减少或丢失,中央静脉无扩张,静脉血细胞渗出到细胞间质,汇管区胆管基本无增生,但有炎症细胞浸润,间质内有少量血细胞浸出并呈红染。

2. 机制研究

国内外研究比较统一的结果认为两大类鞣质中,水解鞣质毒性较大,对肝脏造成损伤,甚至可引起动物死亡。水解类鞣质作为肝功能衰竭的一种医源性因子,有直接肝毒性,长期大量应用导致肝小叶中心坏死、脂肪肝、肝硬化等。诱导肝组织产生过量 ROS,而致使肝细胞坏死,还会干扰肝细胞汲取血中胆汁的功效,能破坏细胞膜转运胆盐的受体,从而影响细胞膜的 Na^+、K^+-ATP 酶活性,致使肝细胞正常的结构功能发生异常,导致肝损伤,甚至还可能与患者的肝脏 P450 同工酶代谢及其蛋白质使分泌缺陷或匮乏等因素有关。线粒体可能是药物产生毒性作用所攻击的重要靶点。线粒体脂质过氧化生成 MDA,增强线粒体氧化损伤,降低线粒体内 ATP 酶活性,破坏线粒体内外离子平衡,抑制线粒体合成 ATP,破坏线粒体结构而发挥线粒体毒性,从而造成肝脏损伤。

CYP450 和 CYPB5 是药物代谢途径中重要的电子传递系统,含量的降低提示药物可能会减慢自身和其他药物的代谢,增强药物的作用及延长作用时间,提高肝损风险。不同浓度的石榴皮鞣质给大鼠灌胃后发现,石榴皮鞣质各剂量组大鼠肝微粒体 CYP450 含量均较空白对照组有所降低($P<0.01$),表明其对大鼠 CYP450 表达具有一定的抑制作用,且随着石榴皮鞣质剂量的增加,抑制作用也相应增高,石榴皮鞣质给药浓度与 CYP450 含量呈明显量效关系。石榴皮鞣质所有剂量组均能有效降低 ERD 酶活性,但只有高、中剂量组差异有统计学意义($P<0.01$)。石榴皮鞣质高、中、低剂量组使大鼠肝微粒 ADM 酶活性表达均显著降低,且差异有统计学意义($P<0.01$),说明石榴皮鞣质对大鼠 ADM 具有一定抑制作用,但是经相关性检验,其随着给药剂量变化与抑制作用相关性不明显($P>0.05$)。

3. 临证处理

中毒处理：①大量清水或1∶4 000高锰酸钾液洗胃，然后服通用解毒药，服硫酸钠导泻。②取碘酊1 mL加水至100 mL口服。③对症治疗：惊厥时用巴比妥类药物、地西泮或水合氯醛等；头痛时用镇痛药，如阿司匹林等，或用针灸；呼吸困难可用呼吸兴奋药，如尼可刹米、洛贝林，必要时行人工呼吸；其他对症处理和支持疗法。④口服维生素B_1、维生素B_6、维生素C及鱼肝油。

附：五倍子、诃子、石榴皮等

1. 五倍子

（1）概述

五倍子是我国传统中药，五倍子药用首载于《本草拾遗》："治肠虚泄痢，熟汤服"，为漆树科植物盐肤木、青麸杨或红麸杨叶上的虫瘿，主要由五倍子蚜寄生而形成。我国大部分地区均有，又以四川为主，秋季摘下虫瘿，经烘焙干燥后所得。五倍子药性寒，味酸、涩，归肺、大肠、肾经。具有敛肺降火、涩肠止泻、敛汗止血、收湿敛疮等功效，主治肺虚久咳、久泻久痢、自汗盗汗、便血痔血、痈肿疮毒、皮肤湿烂等症。

（2）肝损伤相关研究

临床上给小鼠腹腔注射100%五倍子煎剂0.25 mL，均在12 h内死亡，当剂量减少至0.025 mL时则未见异常。豚鼠口服20 g·kg^{-1}，未见异常，皮下注射后发生局部腐烂、坏死，动物表现不安、行动迟缓、精神萎靡、不思饮食、呼吸急促，24 h后死亡。五倍子主要含有鞣质、没食子酸、没食子酸甲脂、果酚、淀粉、脂肪、大量的树脂、蜡质等成分。从化学成分角度分析，五倍子引起肝损主要是其中所含水解类鞣质所致，这是一类属于酚酸及其衍生物与葡萄糖或多元醇通过苷键或酯键而形成的化合物，作为肝功能衰竭的一种医源性因子，有直接肝毒性，长期大量应用导致肝小叶中心坏死、脂肪肝、肝硬化等。韩凤梅等将昆明种小鼠（雄性，体重20±2 g）随机分为正常对照组和五倍子给药组。给药组每日灌胃五倍子提取物（0.2 mL/10 g，相当于8 g五倍子生药/kg）一次，连续给药30 d。对照组灌胃等量生理盐水。结果显示五倍子给药组中有461条基因差异表达，其中上调基因267条，下调基因194条，功能已知基因373条，功能未知基因88条。通过对这些差异表达基因的生物学功能及生物通路分析，它们主要涉及代谢、DNA结合与转录、蛋白质合成与修饰、细胞骨架及黏附因子、细胞周期与分化、离子通道与受体、信号转导、免疫、细胞凋亡等。在临床使用时要高度警惕，严格控制剂量。

2. 诃子

（1）概述

诃子别名诃黎勒、诃黎、诃梨、随风子，为使君子科植物诃子或绒毛诃子的干燥成熟果实。在我国民间用药及其广泛，在藏药中甚至被视为"药中之王"。主要分布于我国云南及广东等地。秋冬二季采取、晒干，生用或煨用。诃子性平，味苦、酸、涩。归肺、大肠经。具涩肠止泻、敛肺止咳、利咽开音功效，常用于久泻久痢、便血脱肛、肺虚喘咳、久嗽不止、咽痛音哑。临床上对治疗大叶性肺炎、细菌性痢疾、白喉带菌者及溃疡性结肠炎等均有良好疗效。

（2）肝损伤相关研究

单次口服大量诃子会造成急性肝损伤，为分析诃子肝毒性"量-时-毒"关系，测定小鼠在单次给予不同剂量的水煎液后24 h与相应时间点的血清谷草转氨酶（AST）、谷丙转氨酶（ALT）及肝组织病理学检查和形态学变化。当给予生药9.6 g/kg诃子水煎液灌胃后，半数的小鼠会出现嗜睡、消瘦、步态不稳等症状，且ALT与AST升高值与剂量呈依赖性。在死亡前表现为惊厥、呼吸困难、抽搐。死亡时间主要集中在给药后24～72 h。肝组织表面可见大片灰白色坏死灶，病理显示肝细胞核浓缩、细胞肿胀等坏死。在动物研究中初步发现，诃子水煎液LD_{50}值为生药9.758 3 g/kg体质量，相当于人临床用药的58.9倍，因此在应用时要考虑其安全性评价。诃子的水提物和醇提物均有肝毒性，目前诃子肝毒性研究内容较少，但多数认为过量服用诃子造成肝损伤的主要成分是其所含鞣质类化合物和没食子酸。

3. 石榴皮

(1) 概述

石榴皮始载于《雷公炮炙论》，又名石榴壳、酸榴皮、西榴皮，为石榴科植物的果皮。石榴是药食同源的植物，我国大部分地区均有栽培，以西安临潼为全国最大的石榴产地，秋季果实成熟时采果取皮，生用或炒炭用。石榴皮药味酸、涩，性温。归大肠经。具有涩肠止泻、杀虫、收敛止血的功效。多用于久泻久痢、便血、脱肛、崩漏、虫积腹痛的治疗。尚有涩精、止带、止血作用。

(2) 肝损伤相关研究

临床上常出现的轻度中毒症状如眩晕、恶心、呕吐、腹泻，肌腱反射亢进，使用过量表现为视觉模糊、痉挛、震颤，迅速产生瞳孔散大，最终致呼吸麻痹而死亡。实验所得石榴皮提取液灌胃大鼠，半数致死率 LD_{50} 给药剂量范围是 $4.673\ g\sim4.902\ g/kg$；腹腔注射时 LD_{50} 为 $715.48\sim890.02\ mg/kg$。石榴皮引起的中毒与其所含水解类鞣质与生物碱相关。鞣酸有直接肝毒性，长期大量应用可导致中央静脉坏死、肝硬化甚至肝衰竭。石榴皮总碱毒性约是石榴皮的 25 倍，其对中枢神经系统有先兴奋后抑制的作用，主要表现运动障碍和呼吸麻痹。鞣质已证实存在一定的肝毒性，长期使用富含鞣酸类的药物会造成肝损伤，包括出血性坏死和肝细胞脂肪变性，其损伤机制推测是细胞核中 RNA 合成或释放区域受损。水解型鞣质对肝脏有直接的毒性作用，长期使用造成细胞膜及膜结构受到损害，直接破坏细胞代谢的结构基础，病理上受损肝脏呈小叶或区带性坏死，伴有脂肪变性，表现为急性肝炎、亚急性肝炎、慢性肝炎、肝硬化、肝衰竭，也可以转化为自身免疫性肝炎，临床中以急性及亚急性肝炎较为常见。鞣酸进入机体后几乎完全被分解为梧酸与焦梧酸，极大量则可引起灶性肝细胞坏死，血清转氨酶升高与坏死严重程度平行，多伴有中性粒细胞浸润。

（陈红宇）

第三节　重 金 属 类

（一）概述

重金属原义是指比重大于 5 的金属类，包括汞、铅、砷、铁、铜、钙、铝、镁等。矿物药是传统中药特色组成部分，包括天然矿物、生物类化石、矿物加工品及矿物的化学制品。矿物药资源丰富，疗效独特，应用历史悠久，但大多含有重金属类物质，中药毒性成分中重金属类一般指汞、铅、砷。以最常见的含汞矿物药为例，汞主要有两种氧化态，+1 价和 +2 价。大多数 +1 价汞的化合物是反磁性的，并且形成二聚离子 Hg^{2+}。稳定化合物包括盐酸盐和硝酸盐。+2 价是汞最常见的氧化态，也是自然界中非常重要的一种。在自然界中，汞以单质汞、无机汞和有机汞形式存在，其中有机汞毒性最强，另外单质汞和汞离子均可对人体造成很大影响。目前认为氧化应激、炎症、线粒体功能障碍、凋亡等与重金属引起机体多个脏器损伤的发病机制密切相关。多数重金属类药物在人体内能和蛋白质及酶等发生强烈的相互作用，和多种酶蛋白的硫基相结合，从而抑制酶活性，阻碍细胞正常的代谢。

（二）肝损伤相关研究

1. 临床研究

重金属类物质通过呼吸道、消化道和皮肤吸收导致机体中毒。最近的一项研究发现，给大鼠吸入汞蒸汽，血中尿素氮、尿酸升高，肾功能严重受损。有活性的 Hg^{2+} 聚集并且诱导肾脏损伤,导致细胞坏死,肾小管膨胀和萎缩,炎症发生,致大鼠严重肾损伤。动物实验也证明 $HgCl_2$ 可以导致肾小管损伤、肾参数改变(尿素氮、尿素、肌酐酸酐)和间质纤维化等。高浓度的 $HgCl_2$ 暴露可降低肾小球率过滤。肝脏是机体最重要的解毒和物质代谢器官,汞可以导致发生肝衰竭。有研究发现 $HgCl_2$ 引起的肾毒性可能加剧机体生化失衡,进而加速肝毒性。Meltem 研究发现,大鼠暴露低剂量 $HgCl_2$ 可以导致肝脏出现病理改变。机体汞中毒时体内反映肝功能的 ALT、AST、GGT、LDH 活性显著增加。汞离子可以通过胎盘并且蓄积在胎儿体内。通过膳食摄入汞及其化合物,危害消化系统。

2. 机制研究

重金属类药物造成的损伤机制主要是细胞的凋亡、坏死与自噬、线粒体损伤和氧化应激。细胞凋亡在生理和病理的进程中均发挥重要作用,能够调节细胞增殖和发育过程,清除体内老化的细胞,促进机体健康。细胞程序性死亡正常状态下也存在,但长期重金属的暴露可以导致较多细胞出现凋亡、自噬和坏死。凋亡的典型形态学变化就是细胞皱缩、核DNA 的破碎和细胞膜的起泡,初期凋亡可以维持细胞数量的动态平衡,某些有毒物质作用或疾病状态下,凋亡主要表现为线粒体功能严重异常,最终导致细胞的凋亡,脏器的破坏。自噬是细胞一边选择性淘汰那些功能障碍的细胞器和蛋白,一边再循环和利用。过度的损伤,自噬就会变成清除必需的细胞蛋白和结构,最终导致细胞死亡。近年来研究发现,肝细胞暴露于低剂量 $HgCl_2$ 也可引起自噬发生。可不同程度地损伤细胞内线粒体的结构和功能,进而影响线粒体呼吸链中电子的正常传递,最终导致 ATP 合成不足和物质代谢的紊乱。重金属类物质导致的机体损伤与氧化应激引起脂质过氧化密切相关。Bhadauria 等的研究发现大鼠暴露 $HgCl_2$ 可显著提高机体脂质过氧化(LPO)的水平和氧化型谷胱甘肽(GSSG)的水平,降低谷胱甘肽(GSH)水平,导致反映肝功能的指标值增高,产生大量ROS,破坏机体内部的氧化还原平衡状态。

3. 临证处理

现代研究认为,重金属类中药中毒的主要原因包括:炮制不当、超剂量使用、服用不当等。中毒预防的方式有:根据中医辨证论治的方法对症用药,适当配伍、合理组方,改变给药方式与控制用量。

重金属类药物(如朱砂)其外用安全性要比内服高;且几乎未见外用致毒的报道,邵氏等采用朱砂穴位贴服疗法治疗面瘫及其后遗症,取得一定疗效,且未发现明显不良反应。因此重金属类药物外用给药能有效降低中毒发生率。汞在人体内代谢缓慢,即使每日吸收10 mg,经过 10.5 d 就可达到 100 mg 的体内积蓄量,导致汞中毒。研究发现,成人每日服朱砂安神丸 18 g,如果吸收了 5%,2 d 即可超过中毒水平。长期服用朱砂,无论高、中、低剂量组,朱砂在大鼠体内均有汞蓄积,表现在血清和各个脏器均有蓄积反应,其中心、肝特别是肾中的蓄积最为明显。雄黄经六神丸组方配伍,血中砷的平均滞留时间(MRT)缩短,更易被清除。

中毒处理:以"清除汞化合物,阻断或减少消化道对其吸收"为原则,驱除与机体酶系统结合的 +2 价汞,使酶系统恢复正常功能。目前,临床广泛应用的有二巯基丙磺酸钠、二巯基丁二酸钠和二巯基丁二酸。其中,二巯基丙磺酸钠一般采用肌肉注射,驱汞效率高。在治疗汞中毒过程中,应根据患者临床表现,合理选择驱汞药物,酌情控制药物用量和治疗疗程,尽量减少不良反应和络合综合征发生。雄黄的特效解毒剂二硫丙醇肌肉注射可解砷中毒。上述方法无效可行血液透析。铅中毒处理上,急性口服中毒者,以 1% $MgSO_4$ 溶液内服,以形成不溶性硫化铅;再以清水洗胃导泻,静脉注射 10% 葡萄糖酸钙 10 mL,1～2 次/d,或口服乳酸钙 1 g,3 次/d,持续服用 2～3 天。急慢性铅中毒者均可用依地酸钙钠、二巯基丁二酸钙、促排灵等进行驱铅、对症处理及支持疗法,同时注意营养,尤其是要给予适量维生素 B_1。

附:朱砂、雄黄、铅丹等

铅丹

(1) 概述

铅丹为纯铅加工制成的氧化物四氧化三铅,主产于河南、广东、福建、云南等地。又名广丹、红丹、铅黄。铅丹的制作方式是将纯铅放在铁锅中加热炒动,利用空气氧化作用后研磨成粉末,再用水漂洗,将粗细粉末分开,漂出细粉再氧化 24 h 后用。铅丹首载于《神农本草经》,性辛寒,有毒。归心、肝经。外用可拔毒生肌,杀虫止痒。临床上多用于治疗疮疡溃疡、湿疹瘙痒、疥癣等。内服可坠痰镇惊,截疟止痢。

(2) 肝毒性相关研究

铅丹的主要毒性成分即为所含的四氧化三铅,可迅速分布肝肾、骨骼、大脑等器官,导致多脏器损害,直接造成肝细胞坏死。重金属类矿物药在临床使用中需谨慎,用之不当即可引起肝损伤。主要表现为急性或亚急性中毒,中毒者口腔内有金属味,恶心、呕吐、腹胀、贫血、阵发性腹绞痛(铅绞痛)、便秘或腹泻、麻痹性不全肠梗阻。严重者出现中枢神经系统紊乱,昏迷瘫痪。肝中毒见肝肿大、触痛、转氨酶升高、蛋白尿及管形尿。伴有头痛、血压升高、苍白面容(铅容),肝、肾损害。严重者导致急性中毒性脑病,可出现抽搐、谵妄、高热、昏迷。2010 年《中国药典》指出铅丹使用的剂量范围是 0.9～1.5 g,多外用,内服每次应在 0.3～0.6 g 之间,入丸散。

含铅类中药的毒性成分是铅(Pb),为多亲和性毒物,作用于全身各系统,主要损害神经、造血、消化及心血管系统。如果血内铅的浓度过高,能抑制人体活性酶,使血红蛋白的合成受阻从而导致贫血,进而直接作用于成熟红细胞,使细胞内钾离子渗出,而引起溶血,损伤血管而致脑、肺血管充血、出血及眼底出血,还可引起脑水肿、神经胶质变性,引起一系列神经系统症状。铅对组织有刺激和损伤作用,能引起胃肠炎症、肾小管上皮坏死、肝细胞变性、慢性铅中毒、齿龈和大肠黏膜处有硫化铅所组成的铅线等。铅的成人中毒量为 0.04 g,可溶性铅盐的致死量为 20 g,微溶性铅盐的致死量为 30 g,产生循环障碍,导致窦状隙充血,其壁被破坏,造成大块性出血,坏死。

(陈红宇)

第四节　糖及苷类

(一) 概述

糖类是多羟基醛或多羟基酮及其缩聚物。糖类广泛存在于天然药物中,一些常用的天然药物如地黄、枸杞、玉竹、昆布、茯苓等均含有丰富的糖类。糖类化合物有显著的生物活性和较好的药用价值。如中药黄芪、灵芝中的多糖有增强免疫功能等作用。蘑菇多糖、猪苓多糖均有抗癌作用。当归、淫羊藿中的多糖有促进机体造血的作用。麦冬、人参中的多糖能降血糖。国外研究认为芦荟多糖具有杀菌、抗病毒、抗癌、调节免疫功能、护肤等多种作用。

糖的分类可分为单糖、低聚糖和多聚糖。近年来的研究发现,多糖类化合物具有抗肿瘤、免疫调节、抗病毒、抗衰老、降血糖等多种药理活性。多糖广泛地存在于药材中。如:黄芪多糖、当归多糖、云芝多糖、香菇多糖等。它们具有多方面的生物活性。中药多糖类物质是一类免疫增强剂,药理作用甚广。多糖类化合物有免疫调节作用,能提高机体的非特异免疫,且能够提高机体的特异免疫。多糖的抗肿瘤活性一般是通过增强免疫细胞的活性实现的。多糖不仅能激活 T 细胞、B 细胞、巨噬细胞、LAK 细胞、杀伤性 T 细胞等免疫细胞,还能促进 IL-1、IL-2、TNF 和干扰素(IFN)等细胞因子的生成,调节抗体和补体。研究表明多糖类化合物有抗氧化作用,在生物氧化代谢过程中不断产生各种自由基,自由基在免疫细胞因子网络中起信号调节、传导作用。糖类化合物已经被证实具有保肝作用,如当归多糖、茯苓多糖、桑葚多糖、金线莲多糖、紫薯多糖、枸杞多糖。黄芪多糖是从豆科植物蒙古黄芪或膜荚黄芪的干燥根茎中提取分离的一类活性物质。研究表明,黄芪多糖均可降低血清中的 ALT、AST 水平,可使 TNF-α 水平显著降低;虫草多糖能明显降低肝损伤后小鼠血清中升高的天门冬氨酸氨基转移酶(AST)、丙氨酸氨基转移酶(ALT)水平,抑制肝匀浆中丙二醛(MDA)水平的上升。病理检查结果显示其有明显的保肝作用。当归多糖可以增加血清 IL-2 含量,降低血清转化生长因子-β1 含量,降低血清 AST、ALT 活性,增强肝组织 Bcl-2 蛋白表达,降低 Bax 的蛋白表达。实验表明对大鼠肝损伤具有保护作用,其机制可能与增强免疫功能、调节酶活性和细胞凋亡相关蛋白有关。

苷类(glycosides)是糖及其衍生物的端基碳原子与非糖物质连接而成的化合物,又称糖苷、甙类或配糖体等。苷类在天然药物中分布很广泛,具有多方面的生物活性,临床上显示了多方面的疗效,是非常重要的一类天然成分。苷类有多种分类方法。根据苷糖中所含单糖的数目分为单糖苷、双糖苷、三糖苷等。根据苷元的化学结构分为蒽醌苷、黄酮苷以及环烯醚萜苷等。根据苷键原子的不同分类,可以分成氧苷、硫苷、氮苷、碳苷等几种类型。

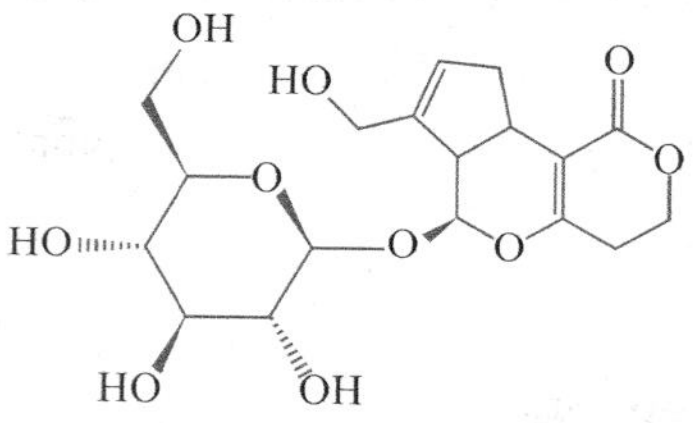

图 7-5　山奈酚-3,7-O-L-二鼠李糖苷化学结构图 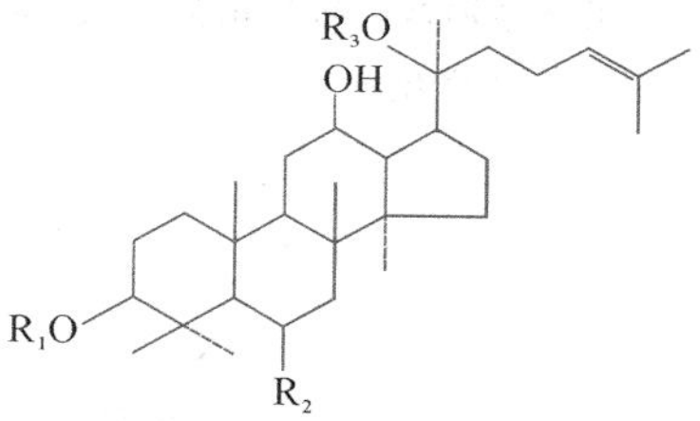　　图 7-6　山奈酚-3-O-芸香糖苷化学结构图

(二)肝损伤相关研究

1. 临床研究

含有皂苷的黄药子、栀子、三七等都是具有肝毒性中药。大鼠连续注射三七总皂苷,出现丙氨酸氨基转移酶、天冬氨酸氨基转移酶升高,组织病理学检查出现肝细胞变性、坏死。有报道认为栀子的主要成分栀子苷(又称京尼平苷、去羟栀子苷)具有一定的肝毒性。肝脏是栀子苷的主要毒性靶器官,经不同途径给药时,肝脏毒性差异较大。现有资料表明,栀子苷口服给药时肝脏毒性最大,静脉给药时毒性相对较小。引起肝损伤的化学成分为苷类的

中药还有夹竹桃、商陆、狼毒、泽泻、虎杖、望江南子、大戟、鸦胆子、番泻叶等。重楼临床上致肝损伤报道较少。实验室研究发现，用量过大可出现肝损伤，皂苷类成分是其主要毒性成分。据报道，重楼皂苷的小鼠口服给药有较强的溶血性，具有一定的肝细胞毒作用，对肝线粒体细胞膜有破坏作用。中毒时可见肝组织内有散在组织坏死，周围肝细胞体积增大。三七中主要成分为三七总皂苷，其在临床治疗剂量下不良反应轻微，以皮肤损伤和过敏反应为主，也有引起肝肾毒性的报道，患者在过量服用三七后出现巩膜黄染。该药在临床剂量范围内使用较安全，对肝脏产生保护作用，一旦使用过量或患者肝功能异常则引起肝脏损伤。

2. 机制研究

实验研究发现，柴胡急性毒性的大小与皂苷类成分的量密切相关；并发现柴胡总皂苷粗提物可致大鼠明显的肝毒性损伤，既可致肝功能指标的改变，又可致肝细胞器质性病变。结果显示，柴胡总皂苷粗提物高、中剂量组大鼠血清和肝组织中 MDA 水平明显升高，大鼠肝组织中 SOD 活性明显下降，总巯基、GSH 水平明显降低，柴胡总皂苷粗提物长期给药后可致大鼠明显的肝毒性损伤，可能通过血中和肝内 MDA 量增加，使线粒体氧化磷酸化功能受损，能量生成障碍。SOD 活性下降，致使清除超氧化物能力下降，机体产生大量自由基，破坏了肝脏内氧化系统与抗氧化系统平衡，导致细胞凋亡。肝内 GSH 的量增加，肝细胞自身抗氧化能力降低，再加上 MDA 量的增加，进而进一步导致肝细胞脂质过氧化的形成。研究指出，栀子水提物、醇提物、栀子苷灌胃给药后，观察大鼠外观、行为及体重变化；称量肝脏重并计算肝指数；测定大鼠血清丙氨酸氨基转移酶（ALT）、天冬氨酸氨基转移酶（AST）活性及总胆红素（TBIL）含量；对肝脏组织进行光镜的病理学观察，结果显示栀子水提物、醇提物、栀子苷导致肝重增加，肝指数增大，ALT、AST 活性增高，TBIL 含量增加光镜下可见明显的肝细胞肿胀、坏死，大量炎症细胞浸润等形态改变。由此实验可得出栀子水提物、醇提物、栀子苷具有肝毒性，栀子苷是栀子肝毒性的主要物质基础。

3. 临证处理

在临床运用时，应在中医药理论的指导下，控制使用剂量并制定合理的疗程。利用中药配伍，或通过炮制及制剂工艺的优化来增强其疗效，降低其毒性。部分苷类天然药物临床应用于慢性疾病，疗程较长，长期大剂量服用，可导致药物性肝损伤。一些临床上一般认为药性平和、无毒，并且具有一定保肝作用的皂苷类中药（如三七、柴胡等），若长期大剂量应用，量的积累超过了一定范围，最终也将导致肝损伤。在需要选择有肝损伤的药物治疗疾病的同时，可与保肝护肝的药物同使，或利用药物的相互作用而降低毒性。有文献报道，黄药子已证实确有肝毒性，但是配伍当归或五味子后，其毒性降低。

（冯　皖）

第五节 黄 酮 类

（一）概述

黄酮类化合物是一类常见的有机化合物，存在于大部分绿色植物中。黄酮类化合物泛指 2 个苯环通过 3 个碳原子互相连接而成的一系列化合物。主要分布于高等植物中，具有广泛的生物活性，如葛根、黄芩、陈皮、银杏叶、红花和白果等均含有丰富的黄酮类化合物。大多数植物体内（如芸香科、菊科、玄参科等科属的植物）都含有黄酮类化合物。

黄酮类化合物的生理活性有多种，例如：抗炎、抗菌和抗病毒活性、抗肿瘤活性、抗氧化自由基活性等。黄酮类化合物对心血管系统具有保护作用，槲皮素、芦丁、葛根素和灯盏花素等，临床主要应用于对缺血性脑损伤的保护；由银杏叶制成的舒血宁含有黄酮和双黄酮类化合物，可用于冠心病和心绞痛的治疗。黄酮类化合物都具有广谱抗菌特性。研究发现多数的类黄酮化合物对革兰氏阳性菌的抑制率较明显大于对革兰氏阴性菌的，对于一些真菌和酵母菌等真菌的抑制作用相对较弱。此外，甘草总黄酮对油脂有抗氧化活性。研究发现，黄酮类化合物发现其有很强的抗肿瘤潜力，而黄酮类化合物的抗肿瘤作用机制，包括抑制肿瘤细胞增殖、促进肿瘤细胞凋亡、干扰细胞信号传导和调节抑癌基因。例如甘草黄酮类物质可抑制肿瘤细胞增殖，影响肿瘤组织内调控细胞凋亡的蛋白表达，诱导肿瘤细胞凋亡。研究表明黄酮类化合物具有抗骨质疏松的活性，可能通过提高成骨细胞基因的表达，促进其增殖、分化和矿化，影响细胞内信号转导，抑制破骨细胞分化，从而治疗骨质疏松。

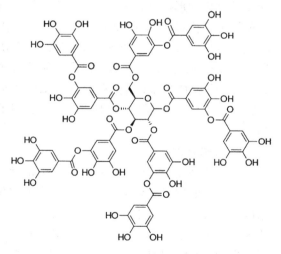

黄酮类化合物（图 7-7）如黄酮类、黄酮醇类、二氢黄酮类、异黄酮类、黄烷酮类等对肝损伤有保护作用。这种保护作用与黄酮化合物清除自由基、抗氧化、抗脂质过氧化反应、调节免疫功能等有关。

图 7-7　黄酮类化合物化学结构图

（二）肝损伤相关研究

1. 临床报道

黄酮类化合物是一类多酚类抗氧化剂，是天然产物中常见的一类成分，以豆科、蓼科、玄参科、芸香科等植物中居多，是葛根、补骨脂、黄芩、银杏、沙棘、槐米等临床常用中药材的主要活性成分。许多含黄酮及酚类化合物的药用植物具有保肝作用，如菊科植物水飞蓟、洋蓟以及唇形科植物黄芩、菊花脑等。野葛中含黄酮类物质总量可达 12%。葛根素是从豆科植物野葛或甘葛藤的块根中提取得到的一种异黄酮类化合物。文献表明，葛根素可通过抗氧化应激、抑制炎症细胞因子释放、抑制肝细胞凋亡等机制，对化学性肝损伤、药物性肝损伤、酒精性肝损伤以及肝缺血-再灌注损伤等多种类型的实验性肝损伤表现出较好的治疗作用。黄芩的化学成分主要是黄酮类化合物黄芩苷和黄芩素，其中黄芩苷为主要有效成分。黄芩所含有效成分黄芩苷对多种原因引起的实验性肝损伤有保护作用，黄芩苷通过清除氧自由基、抗炎、抗细胞凋亡等多方面发挥保肝作用。有实验研究小柴胡汤及其有效成分黄芩苷、黄芩苷元、甘草酸及甘草次酸对 CCl_4 诱导大鼠急性肝损伤的影响，结果发现，小柴胡汤及其成分可促进肝功能的早期恢复。

槲皮素属于黄酮醇类化合物，其化学结构具有多酚羟基的特点。槲皮素能使肝损伤大鼠的 ALT、AST 明显降低，肝细胞变性、坏死及炎症反应明显减轻同时还可促使病损肝组织的肝细胞再生。灯盏花乙素是从菊科植物灯盏花中提取分离的黄酮类有效成分，现广泛用于治疗心脑血管疾病。实验表明，灯盏花乙素能明显降低 CCl_4 中毒小鼠的血清 ALT 含量和肝匀浆 MDA 含量，提高肝脏谷胱甘肽过氧化物酶活性。

2. 机制研究

其机制包含抑制氧化应激，改善脂质代谢，减轻线粒体损伤，诱导细胞凋亡，调节信号通路等。白花蛇舌草所含粗黄酮对 CCl_4 诱导急性肝损伤有显著保护作用，可显著升高肝脏组织 SOD、CAT 和 GSH 活性，降低肝组织 MDA 水平，机制可能是通过增加肝组织抗氧化能力而实现的。金樱子黄酮通过改变 FXR 介导的氧化应激，炎症和脂质代谢对 LPS 诱导肝损伤小鼠起到保护作用。鸡血藤总黄酮能明显改善乙醇所致肝损伤，减轻线粒体损伤是其抗肝损伤主要作用机制。有研究观察黄芩苷对急、慢性肝损伤模型鼠的作用。结果显示黄芩苷对急、慢性肝损伤模型鼠具有一定保护作用，黄芩苷能够改善 ALT 水平、肝组织病理程度。金樱子总黄酮能抑制 APAP 所致的肝功能指数（ALT、AST）升高，提高 SOD、GSH，降低 MDA 含量，抑制 Fas、Bax、TNF-α 的表达。薛洪源等研究表明黄芩苷对异烟肼和利福平联用所致肝毒性的防护作用不仅与清除自由基、抑制肝细胞膜的脂质过氧化反应有关，而且还与抑制细胞色素活性有关。另有研究发现黄芩苷可以抑制 JAK-STAT 信号转导通路，抑制 STAT3 向活化形式 P-STAT3 转化，下调 STAT3 mRNA 的表达，降低 STAT3 蛋白的表达。

研究表明，与模型组比较，槲皮素高剂量组明显改善大鼠肝脏脂质沉积和肝脏纤维化，减轻炎症细胞浸润，降低 NAS 评分，减少 Kupffer 细胞活化水平；还能显著提高 PI3K、AKT 表达，降低 NF-κB 表达。槲皮素能通过调控 PI3K/AKT/NF-κB 信号通路来改善非酒精性脂肪性肝炎大鼠肝组织脂肪变性程度，减轻肝脏炎症。另有研究发现槲皮素的保肝作用不仅与激活 Nrf2 信号通路，加强机体的抗氧化应激水平相关，而且与抑制 NF-κB 信号通路，降低促炎因子释放密切相关。

3. 临证处理

特异体质者慎用，建议避免大剂量、长期连续用药。一旦出现纳差、尿黄、皮肤黄染等症状应及时停药就医。

（冯　皖）

第六节　毒蛋白类

（一）概述

毒蛋白来自于正常蛋白，但不具有正常蛋白的功能，是目前已知的体积最小、成分单一的传染媒体。植物毒蛋白是从植物中分离出的对真核生物有一定毒性或活性的一类有毒蛋白质，尤其对完整细胞及无细胞系统的蛋白质合成具有强烈的抑制作用。目前已知的以蓖麻毒素为代表的毒蛋白具有相似的结构特点和作用机理，部分性质与酶相似。

植物毒蛋白主要分布于豆科、大戟科、西番莲科和桑寄生科等植物。根据毒性和结构特点的不同可以将毒蛋白分为高毒性毒蛋白和低毒性毒蛋白。高毒性毒蛋白主要包括蓖麻毒素（图 7-8）、相思子毒素（图 7-9）、槲寄生素等，低毒性毒蛋白主要包括巴豆毒素、麻疯树毒素、苦瓜凝集素等（表 7-1）。

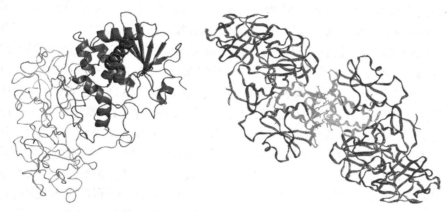

图 7-8　蓖麻毒素　　　　　　　图 7-9　相思子毒素

表 7-1　植物毒蛋白的分子量、毒性和分布

类别	名称	分子量			来源		
		全链	A	B	科	植物名	部位
高毒性	相思子毒素（abrin）	65 000	30 000	35 000	豆科	相思子	种子
	蓖麻毒素（ricin）	62 000	30 000	32 000	大戟科	蓖麻	种子
	葫芦根毒素（modeccin）	63 000	28 000	38 000	西番莲科	葫芦	根
	槲寄生素（viscumin）	60 000	29 000	34 000	桑寄生科	槲寄生	全株
低毒性	巴豆毒素（crotin）Ⅰ	40 000	单链	大戟科	巴豆	种子	
	巴豆毒素（crotin）Ⅱ	15 000	单链	大戟科	巴豆	种子	
	麻疯树毒素（curcin）	28 200	单链	大戟科	麻疯树	种子	
	苦瓜凝集素（momordica charantia lectin）	115 000	4 条链	葫芦科	苦瓜		

以蓖麻毒素为代表的高毒性毒蛋白的分子量在 60 000～65 000 之间,都由 A、B 两条链构成,A 链稍短于 B 链,之间由一个二硫键连接,毒性较强。而低毒性毒蛋白如巴豆毒素等为单链,苦瓜凝集素则有 4 条链。目前研究较多的毒蛋白是蓖麻毒蛋白,它存在于蓖麻种子中,提取物为白色粉末,无味,有剧毒,可溶于乙醇、乙醚、氯仿及苯中,是由全毒素、毒类素、凝集毒素 3 种物质组成的蛋白质,分子量约为 620 000。其 A 链通过 B 链特异地结合细胞表面的受体,通过经受体介导的内吞方式进入细胞。A 链能与核糖体的 60S 大亚基结合,通过其特异的 N-糖苷酶活性,催化切断 60S 亚基 28S rRNA 中第 4 234 位腺嘌呤与核糖分子之间的糖苷键,这一嘌呤的脱落可导致整个核糖体的失活,从而影响需核糖体参与的氨基酰-tRNA 的结合和肽酰-tRNA 的转位过程,最终导致蛋白质合成障碍,引起细胞的死亡。

毒蛋白主要存在于一些子类中药中,包括苍耳子、蓖麻子、相思子、望江南子等(表 7-2),可能是这类中药产生肝脏毒性的重要原因。

表 7-2　常见含毒蛋白中药及其成分

中药名	类别	入药部分	主要毒性成分
苍耳子(*Fructus xanthii*)	菊科	带总苞果实	苍耳毒蛋白、苍耳毒苷、生物碱
蓖麻子(*Ricinus communis L*)	大戟科	种子	蓖麻油、蓖麻毒蛋白、蓖麻碱
相思子(*Abrus precatorius L*)	豆科	种子	相思子碱、相思子凝集素、相思子毒蛋白
望江南子(*Cassia occidentalis L*)	豆科	荚果或种子	大黄酚、柯亚素、毒蛋白

(二) 肝损伤相关研究

1. 临床研究

临床常见毒蛋白中毒的主要原因是误服或过量服用未经炮制的含毒蛋白的中药,常为急性发作,以胃肠道症状较为突出,主要表现有恶心、呕吐、上腹部不适、腹泻等,肝功能检查可见 ALT、AST 明显升高。慢性中毒则多发生在长期服用且未检测肝功能以及有肝脏基础疾病的人群。误食超过 20 g 苍耳子鲜品即会出现中毒症状,如发热、头痛、疲乏、恶心、呕吐、腹痛、腹泻、颜面潮红等,严重者会出现肝区痛、肝大、黄疸、胃肠道出血等症状,进而出现嗜睡、昏迷、全身阵发性痉挛、惊厥、心率加快或心律失常、休克,最终导致肝肾衰竭死亡。成人误服超过 20 颗蓖麻子即可导致中毒死亡,服用时可咽痛,口腔、食管、胃有烧灼感,蓖麻子中毒则易发生溶血及肝、肾损害,如剧烈头痛、血尿、血性水样便、血压下降、呼吸抑制、黄疸、肝功能变化、休克、脱水、少尿、无尿。相思子中毒也常见于误服,可出现腹痛、腹胀、恶心、呕吐、血性腹泻,严重者可导致酸中毒及休克,进而发生溶血、紫绀以及呼吸困难,最终出现肝、肾衰竭导致死亡。贾春伶等报道并分析了 34 例苍耳子及其制剂致肝损伤临床案例,服药至发病时间为 5～90 d,每天服用剂量 10～30 g。全部病例均有不同程度乏力、恶心、呕吐、食欲缺乏、腹部疼痛、尿黄、全身皮肤黏膜及巩膜黄染等,其中轻度黄疸 10 例、中度 17 例、重度 7 例。实验室及辅助检查显示 ALT、AST 显著升高,病理表现与四氯化碳肝损伤相似,主要为肝脏退行性变性或坏死。超声检查均提示肝实质弥散性回声改变、肝脏轻度增大。排除病毒性肝炎、自身免疫性肝炎及其他原因引起的肝脏损伤,符合药物性肝炎诊断。所有患者停用苍耳子及其制剂并卧床休息,补充热量及维生素,给予护肝、降酶等常规综合治疗后均缓解。

2. 机制研究

实验研究证实毒蛋白是一种细胞毒,进入机体后 B 链结合到细胞表面,通过内吞作用转入细胞内,A、B 链分开,A 链渗透过质膜到细胞质中,使核糖体失活,从而抑制蛋白质合成,而 B 链能促进 A 链进入细胞质。只有真核细胞的核糖体受抑制,细菌的核糖体有抵抗作用。如蓖麻毒蛋白存在 2 个半乳糖特异性结合位点,可与细胞表面的糖蛋白特异性结合,使得毒素分子通过内吞作用进入细胞内,经高尔基体进入粗面内质网,然后 A、B 两条链在蛋白二硫异构酶的作用下解离开,游离的 A 链发挥其毒性作用,攻击核糖体,1 min 内,1 个毒素分子就可催化脱去 1 000～2 000 个腺嘌呤分子,从而抑制蛋白合成。蓖麻毒蛋白可选择性作用于肝枯否氏细胞,继而影响肝细胞,出现肝细胞空泡样变性伴有核浓缩及坏死现象。而苍耳子所含毒蛋白的肝毒性机制是苍耳子抑制了内源性自由基清除系统的酶系及非酶系,造成脂质过氧化,形成过氧化物,从而造成细胞损伤。急性中毒者会出现肝大。慢性中毒者肝脏则会发生轻度萎缩,包膜下出现散在出血、质软,且面呈土黄色,杂以不规则红色网状条纹。光镜下可呈弥漫性改变,肝窦明显扩张,肝小叶轮廓尚清,肝细胞发生变性、坏死,以小叶中央区最重,肝细胞索离散,胞质内出现多数脂肪滴。也可发生肝内胆汁淤积,光镜下毛细胆管、肝细胞、小叶中央或小叶间淤积。

3. 临证处理

运用含毒蛋白中药前须详细询问既往有无肝病及药物性肝损伤等病史,并常规进行肝功能检查,对肝功能较差的老年患者,应酌情减少药量。如苍耳子在体内代谢半衰期较长,具有一定蓄积性,加之慢性鼻炎、鼻窦炎等疾病大多需长期用药,故用药期间须定期复查肝功能、血常规、心电图等,以防蓄积中毒;发生不良反应须立即停药或减量。对未成年或成年未生育患者,以及孕妇、哺乳期妇女应慎用或禁用。一旦确诊急性中毒,须及时采取催吐、洗胃、导泻、补液、扩容、利尿等救治措施;慢性中毒或症状较轻者,给予一般对症处理即可,症状较重者应停药并采用针对性治疗。含毒蛋白中药所造成的肝损伤在一定剂量范围内具有可逆性,若诊治及时,多可获得满意的治疗效果。

附:苍耳子、蓖麻子、相思子

1. 苍耳子

(1) 概述

苍耳子始载于《神农本草经》,位列中品。根据《中华人民共和国药典》(2015 年版)记载,苍耳子是一年生草本菊科植物苍耳的带总苞的果实,形状呈纺锤形或卵圆形,又称虱马头、老苍子、道人头、刺八裸、苍浪子、绵苍浪子、羌子裸子等。苍耳子性辛、苦、温;有毒;归肺经;可散风除湿,通鼻窍。主治:风寒头痛,鼻渊流涕,风疹瘙痒,湿痹拘挛等。现代临床多用于治疗过敏性鼻炎、鼻窦炎、风湿性关节炎、泌尿系统感染等。

(2) 化学成分

① 酚酸类:以绿原酸为主的酚酸类成分是苍耳子中含量最高的有机酸,主要包括咖啡酸、原儿茶酸、新绿原酸(5-咖啡酰奎宁酸)、绿原酸(3-咖啡酰奎宁酸)、隐绿原酸(4-咖啡酰奎宁酸)、1-咖啡酰奎宁酸、1,3-二咖啡酰奎宁酸、1,5-二咖啡酰奎宁酸、阿魏酸、异绿原酸 A(3,5-二咖啡酰奎宁酸)及异绿原酸 C(4,5-二咖啡酰奎宁酸)等。

② 水溶性苷类:现代化学和毒理学研究表明,苍耳子中的水溶性苷类是其重要的毒性成分,包括苍术

苷、羧基苍术苷以及其他苷类衍生物。苍术苷是一种糖苷型化合物,能抑制线粒体的氧化磷酸化作用,阻碍线粒体膜内外间的核苷酸移动。苍术苷及羧基苍术苷可抑制糖类和脂肪酸氧化,加速厌氧糖酵解和肝糖的分解,使血糖下降。

③ 倍半萜内酯类:倍半萜内酯是菊科植物的主要特征性成分,苍耳子中含有多种倍半萜内酯类化合物,包括苍耳亭(xanthatin)、苍耳明(xanthumin)、苍耳醇(xanthanol)和苍耳皂素(xanthinosin)等衍生物共30多种,具有抗菌、抗病毒、抗疟、抗肿瘤和抗炎等活性。此外,苍耳子中部分倍半萜内酯类化合物具有一定的细胞毒性,动物实验证实其对小鼠的肝细胞有一定的毒副作用。

④ 毒蛋白等其他化学成分:据目前的文献记载,苍耳子中还分离出了毒蛋白、挥发油(壬醛、反式石竹烯、α-古芸烯、2-壬烯醛、2,4-癸二烯醛、β-芹子烯、十八烷醇、十九烷醇、二十烷醇、十五烷、十六烷、十七烷)、脂肪酸(亚油酸、油酸、棕榈酸、硬脂酸、丙酮不溶性脂有卵磷脂、脑磷脂)、生物碱等成分。

(3) 药理作用

① 抗肿瘤作用:实验证实苍耳子具有一定的抗肿瘤作用,主要活性成分是苍耳亭,具有抑制非小细胞肺癌细胞、人胃癌 MKN-45 细胞、人乳腺癌 MDA-MB-231 细胞在内的多种肿瘤细胞的增殖及诱导凋亡的作用。

② 抗菌作用:苍耳子提取物对耐甲氧西林金黄色葡萄球菌、甲氧西林敏感金黄色葡萄球菌、绿色木霉、黄瓜灰真菌、黑曲霉、终极腐霉、尖镰孢菌黄瓜专化型等多种微生物有一定的抑制作用。苍耳子水提物有一定的抗真菌作用。此外,苍耳子煎剂对体外乙型肝炎病毒 DNA 多聚糖有一定的抑制作用。

③ 降血糖作用:实验显示,苍耳子水提物中含有 α-葡萄糖苷酶抑制剂的活性成分,抑制葡萄糖苷酶活性的作用强于阿卡波糖,可提高正常小鼠的耐糖量。在高血糖小鼠模型实验中,苍耳子水提物可降低糖尿病小鼠血糖。苍耳子中还含有一种咖啡酰奎宁酸,是醛糖还原酶化合物,可预防糖尿病并发症的发生。

④ 抗过敏作用:苍耳子可通过稳定肥大细胞膜达到抗过敏作用。苍耳子醇提物可抑制 compound48/80 诱导的小鼠过敏性休克和大鼠腹腔肥大细胞释放组胺,可抑制 IgE 依赖性和非依赖性肥大细胞脱颗粒,其后的介质释放及速发型过敏反应,对组胺或引起的大鼠皮肤血管通透性升高无显著影响。

2. 蓖麻子

(1) 概述

蓖麻子始载于《雷公炮炙论》。根据《中华人民共和国药典》(2015 年版)记载,蓖麻子为大戟科植物蓖麻的干燥成熟种子,呈椭圆形或卵形。蓖麻子性甘、辛、平;有毒;归大肠、肺经;可泻下通滞,消肿拔毒。主治大便燥结,痈疽肿毒,喉痹,瘰疬。

(2) 化学成分

蓖麻子含蛋白质 18%～26%,脂肪油 64%～71%,碳水化合物 2%,酚性物质 2.50%,蓖麻毒蛋白及蓖麻碱 0.087%～0.15%,还含有凝集素、脂肪酶、30-去甲羽扇豆-3β-醇-20-酮、三酰甘油、亚油酸、磷脂酰胆碱、碱性蓖麻毒蛋白等成分。

(3) 药理作用

① 抗肿瘤作用:蓖麻子中的蓖麻毒素具有一定的抗癌作用,但同时对正常细胞也有毒性,炮制可以降低其毒性并保留抗癌作用。有实验证实蓖麻毒蛋白对肝癌有明显的治疗作用,但不同浓度的蓖麻毒蛋白产生的作用效果及不良反应差异显著。蓖麻毒蛋白的抗癌作用主要通过其 N-糖苷酶活性,干扰核糖体、EF-2、GTP 复合体的形成,抑制蛋白质的合成,从而导致细胞的死亡。

② 引产作用:蓖麻油中含有的蓖麻油酸在高温下可与蛋黄卵磷脂形成花生四烯酸,在体内转化成为前列腺素(PG), PG 会导致子宫平滑肌收缩和宫颈扩张,通过交感-脊髓-中枢神经-丘脑下部使脑垂体释放催产素进而又加强子宫收缩,发挥诱导和促进宫缩的作用而达到引产目的。

③ 泻下作用:蓖麻油口服可在小肠脂肪酶的作用下分解为蓖麻油酸和甘油,蓖麻油酸可皂化为蓖麻油酸钠从而刺激肠道,导致肠蠕动增加,加之蓖麻油润滑肠道,可达到泻下的作用。临床试验证实口服蓖

麻油简单方便,安全有效且不良反应小,可起到清洁肠道的效果。

④ 兴奋中枢神经作用:蓖麻子中的蓖麻碱具有兴奋中枢神经作用,低剂量具有一定的改善记忆效果,较大剂量可致惊厥。可用作制备动物癫痫模型工具药,也有可能成为改善记忆的药物。

3. 相思子

(1)概述

相思子出自《千金要方》。根据《中华人民共和国药典》(2015年版)记载,相思子为豆科植物相思子的种子,又名土甘草豆、相思豆、鸳鸯豆、红豆等。相思子性辛、苦、平;有大毒;归心、肺经;可消肿、杀虫。主治疖癣、痈疮、湿疹。

(2)化学成分

相思子中含有多种三萜皂苷类、生物碱、黄酮类物质,如滨蓟黄苷、滨蓟黄素、相思子碱、下箴刺桐碱等。此外,相思子还含有相思子毒蛋白(Ⅰ、Ⅱ、Ⅲ)、相思子凝集素(Ⅰ、Ⅱ)、蓖麻毒蛋白以及半乳糖、阿拉伯糖、木糖等糖类和氨基酸类成分,其中门冬氨酸、谷氨酸、亮氨酸和赖氨酸的含量较高。

(3)药理作用

① 抗肿瘤作用:相思子所含有的部分蛋白和脂溶性成分具有一定的抗肿瘤作用。实验证实,相思子中分离出的相思子蛋白 P2 对人肝癌细胞株 HepG2 有明显的杀伤作用,且对小鼠肝癌 H22 移植瘤的生长有明显的抑制作用。相思子石油醚提取物对艾氏腹水癌(EAC)肿瘤模型瑞士小鼠肿瘤细胞也有一定的抑制作用。

② 抗过敏作用:动物实验中发现相思子中的相思豆碱具有一定的抗过敏作用,可延长组胺-乙酰胆碱气雾导致的哮喘Ⅲ级反应的潜伏期,并抑制组胺所致的皮肤血管通透性的增加,对动物过敏性休克具有保护作用。

(王 一)

第七节　萜和挥发油类

(一)概述

萜类化合物(terpenoids)是一类数量庞大,结构多样的重要天然药物化学成分,是由异戊二烯或异戊烷作为基础结构以各种方式连接的烃类及其含氧衍生物(图7-10)。萜类化合物广泛存在于自然界中,由以中草药中最为常见,是多种中药的有效成分。萜类化合物根据其分子结构中含异戊二烯单位的数量可分为单萜、倍半萜、二萜等,根据其含有碳环的数量又可分为链状单萜类、单环单萜类、双环单萜类、链状二萜、单环二萜、双环二萜等,其中单萜和倍半萜主要以挥发油形式存在。萜类化合物的结构复杂,种类众多,且具有多种生物活性,如抗肿瘤、抗疟、抗菌杀虫、泻下等。

挥发油(essential oils)又称精油,是一种油状液体,多为无色或淡黄色,主要存在于植物中,有一定芳香气味,不与水相溶,但可随水蒸气蒸馏。挥发油主要为萜类化合物,也包括脂肪族、芳香族等化合物。挥发油易溶于醚、氯仿、石油醚、二硫化碳和脂肪油等有机溶剂中,能完全溶于无水乙醇。

萜和挥发油类化合物主要存在于大戟科、爵床科、伞形科、木兰科、防己科、菊科等植物中,含有此类化合物的中药包括雷公藤,大戟,川楝子,地榆,薄荷,艾叶,冬青叶,丁香等(表7-3)。

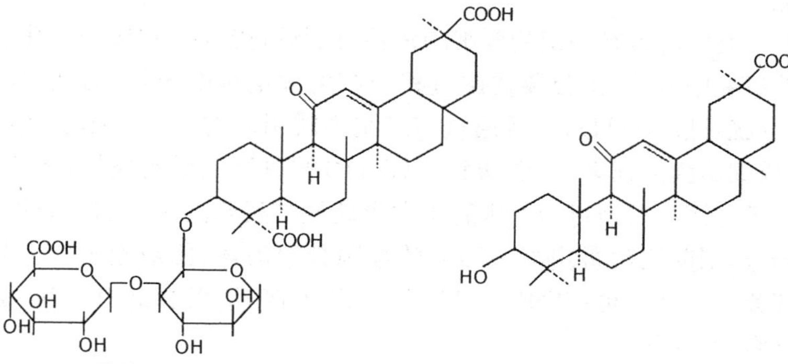

甘草酸　　　　　　　　　　　甘草次酸

图 7-10　萜类化学结构图

表 7-3　常见含萜和挥发油类中药及其成分

中药名	类别	入药部分	主要毒性成分
雷公藤(*Tripterygium wilfordii Hook.F.*)	卫矛科	根及根茎	萜类化合物、雷公藤生物碱及多苷
大戟(*Euphorbia pekinensis Rupr.*)	大戟科	根	三萜类、甾类、蒽醌类
川楝子(*MeLia toosendan Sieb.et Zucc.*)	楝科	成熟果实	三萜类、楝树碱、脂肪油
地榆(*Sanguisorba officinalis L.*)	蔷薇科	干燥根	三萜类及皂苷、鞣质、黄酮类成分
薄荷(*Mentha haplocalyx Briq.*)	唇形科	茎叶	薄荷挥发油
艾叶(*Artemisia argyi Levl.et Vant.*)	菊科	干燥叶	多种挥发油、苦艾素
冬青叶(*Ilex chnensis Sims*)	冬青科	叶	挥发油、原儿茶酸
丁香(*Syzygium aromaticum L. Merr et Perry*)	桃金娘科	花蕾	挥发油

(二)肝损伤相关研究

1.临床研究

萜和挥发油类中药引起的肝损伤在临床较为常见,主要表现为药物性肝炎、肾功能不全、粒细胞减少、白细胞减少、血小板减少、心律失常等。临床上雷公藤所导致的肝脏不良反应多为急性,类似病毒性肝炎,有食欲缺乏、乏力、恶心、呕吐、尿黄、皮肤和巩膜黄染等症状。临床报道显示服用雷公藤导致药物性肝损伤的主要表现有黄疸、恶心及周身乏力等症状,身体不同程度的皮疹及关节痛,血清丙氨酸转氨酶(ALT)增高,尿胆原增加,总胆红素(TBIL)升高,直接胆红素(DBIL)升高,周围血嗜酸粒细胞计数增加,肝穿刺活检检查提示肝损伤为肝细胞型或并发肝内胆汁淤积。赵巍巍等报道并分析了 44 例雷公藤致肝损伤的临床病例,44 例患者均存在不同程度的厌油、恶心、食欲减退、乏力等症状,其中有黄疸者 38 例,无黄疸者 6 例,肝脏肿大 24 例,腹水 6 例,腹胀 14 例,上腹部腹痛 2 例,皮肤瘙痒 2 例,所有患者起病时 ALT、AST 均升高。停用雷公藤并积极保肝、祛黄、解毒等治疗后多数患者临床症状缓解,肝功能很快恢复。

2. 机制研究

含萜与挥发油类中药具有一定的肝细胞毒性，机制可能与线粒体的氧化损伤有关。对雷公藤的肝毒性研究中显示，雷公藤代谢过程中产生大量亲电子基、活性自由基等代谢产物，耗竭了肝内谷胱甘肽（GSH），并且通过与细胞膜磷脂质的不饱和脂肪酸结合发生脂质过氧化反应，造成细胞膜的损害、三磷酸腺苷（ATP）的自稳性受到破坏，使线粒体损伤、肝细胞坏死。亲电子基团还可通过与肝细胞蛋白半胱氨酸残基的巯基、赖氨酸残基的氨基等亲核基团共价结合，引起肌动蛋白凝聚而导致细胞骨架破坏，使细胞膜失去其化学及生理特性而致细胞坏死。川楝子可使肝脏中 TNF-α 水平升高，增强肝组织中 NF-κB 的表达，诱发炎症反应，导致肝脏损伤。

3. 临证处理

研究发现有多种中药与含萜和挥发油类中药进行配伍具有减轻其肝损伤的作用，临证时可灵活运用。体内外研究发现甘草与雷公藤配伍能显著降低雷公藤所致肝损伤，减毒作用确切。甘草多个成分具保护肝细胞膜、减轻肝细胞变性及坏死和改善肝功能的作用，且甘草酸水解产生的葡萄糖醛酸可与有毒物质结合，使其转化为毒性小或无毒化合物排出体外。此外甘草还具有药酶诱导作用，与雷公藤联用可加速雷公藤甲素的代谢和排泄，平缓其在组织中的分布，在增加药效的同时减轻毒副反应。柴智等运用体内实验证实，雷公藤水煎剂可使模型组大鼠肝脏指数及血清 ALT、AST 的活力明显升高，肝脏病理改变明显，而逍遥散预防组大鼠肝脏指数及血清 ALT、AST 的活力明显降低，肝脏病理损伤明显减轻，提示提前给予逍遥散对雷公藤所致肝损伤具有一定的保护作用。

除配伍外，炮制也可减轻此类药物肝损伤的效果。如曹雨诞等采用整体动物模型，通过多次给予小鼠京大戟生品和醋品细胞毒性部位提取物，比较醋制前后对小鼠的肝组织形态和氧化损伤的影响，结果显示与京大戟生品组相比，连续 6 d 给予小鼠不同剂量的京大戟醋品细胞毒性部位后，肝功能损伤指标明显降低，氧化损伤指标减轻，提示醋制可明显降低京大戟肝毒性，其可能机制为通过降低京大戟对肝细胞膜通透性的影响及减轻氧化损伤而实现。

患者在服用此类药物时应时刻注意是否出现皮肤或巩膜的黄染、乏力、肝区隐痛等症状，应定期监测 ALT、AST、直接胆红素、间接胆红素等指标，防止出现肝损伤。一旦诊断为药物性肝损伤，应立即停服相关药品，给予清淡饮食和保肝、祛黄、解毒等对症治疗，必要时给予血制品支持等治疗并尽量卧床休息。

附：大戟、川楝子、地榆等

1. 大戟

（1）概述

大戟始载于《神农本草经》，本品为大戟科植物大戟的干燥根，呈不整齐的长圆锥形，略弯曲，常有分枝，又称京大戟、湖北大戟。大戟性苦，寒；有毒；归肺、脾、肾经；可泻水逐饮，消肿散结。主治：水肿胀满，胸腹积水，痰饮积聚，气逆咳喘，二便不利，痈肿疮毒，瘰疬痰核等。现代临床多用于治疗急慢性肾炎水肿、晚期血吸虫病腹水、疮痈肿痛等。

（2）化学成分

大戟主要含有二萜类、三萜类、黄酮类、鞣质等成分，此外还含有挥发油、有机酸、树胶、树脂等，其中萜类是大戟的主要活性成分同时也是导致肝损伤的主要成分。

① 二萜类:主要包括烷型二萜京大戟素、千金二萜烷、西松烷型二萜、异大戟素、松香烷型二萜、对映-阿替生烷型二萜、对映-贝壳松烷型二萜、月腺大戟素 C 等。

② 三萜类:大戟中含有的三萜类化合物主要是大戟醇,此外还含有甘遂甾醇、24-亚甲基-环阿尔廷醇、地榆皂苷Ⅰ、3β-α-L 阿拉伯糖基-12、羊毛脂甾烷型三萜 3β、羊毛甾醇、钝叶甾醇等。

③ 其他:大戟中还分离出了多种化合物,包括沉香螺旋醇、四甲基环癸二烯异丙醇、2-甲基-3β-羟基-5α-甾醇、丹酚酸 B、二十四烷醇、十四烷酸、正十八烷醇、正十三烷酸、邻本二甲酸二丁酯、阿魏酸二十八酯、胡萝卜苷、豆甾醇等。

（3）药理作用

① 泻下作用:实验研究证实大戟可通过诱导炎症反应,促进肠道运动,从而产生强烈的泻下作用,缩短内容物在肠道内的停滞时间。同时还能加强水分的吸收,消除腹水和胸腔积液。

② 抗白血病:细胞实验表明,大戟具有一定的抗癌作用,对急性髓系白血病细胞株有明显的抑制作用,且对人骨髓粒单细胞集落的影响较小,主要机制是可以阻断细胞分裂周期的 S 期,抑制肿瘤细胞 DNA 的合成。

2. 川楝子

（1）化学成分

川楝子的成分包括三萜类、挥发油、黄酮类、脂肪酸、酚酸和多糖等化合物,其中主要成分为三萜类,也是川楝子的主要活性成分。

① 三萜类:主要包括川楝素、异川楝素等。

② 挥发油:川楝子中含有多种挥发油,包括己酸、亚麻酸乙酯、棕榈酸、棕榈酸乙酯、亚油烯酸乙酯、亚麻酸、油酸、异龙脑、龙脑等。经炮制后挥发油的种类和数量有很大不同,炮制后川楝子中醇类、醛酮类、酯类以及呋喃丹类挥发油明显减少,饱和有机酸类挥发油明显增加,可以看作炮制减毒的原理之一。

③ 其他:川楝子中还分离出了多种化合物,包括大豆苷元、山奈酚、芦丁、黄酮醇类、桑色素、高北美圣草素、槲皮素、槲皮苷、异槲皮苷、豆甾醇、β-谷甾醇、胡萝卜苷、香草酸、原儿茶酸、异香草酸、羟基苯甲酸、表松脂醇、阿魏酸、咖啡酸等。

（2）药理作用

① 杀虫作用:川楝子可以治疗球虫病、驱棉铃虫、蛲虫病,杀虫的主要有效成分是川楝素。低浓度的川楝素即可对蛔虫有明显的兴奋作用,增强自发性活动,出现异常的剧烈收缩和运动规律破坏,而高浓度则可抑制乙酰胆碱的释放,直接麻痹蛔虫头部神经。

② 抗菌、抗炎及抗病毒作用:体外实验证实,川楝子对包括堇色毛菌、奥杜盎氏小孢子菌、白色念珠菌、金黄色葡萄球菌等在内的多种细菌有抑制作用。川楝子也有明显的抗关节炎药理活性,有明显的抗组胺作用。也有报道称川楝子可有效抑制丙肝病毒（HCV）的活性。对携带 H1N1 病毒的实验动物也有明显的疗效,其机制主要是通过抑制神经氨酸酶活性来抑制病毒的繁殖。

③ 抗肿瘤作用:川楝子具有广谱抗肿瘤效果,可诱导细胞分化、抑制多种肿瘤细胞增生和凋亡。体外实验证实川楝子可以抑制人源前列腺癌、肝癌、中枢神经系统肿瘤、淋巴瘤、肺癌、乳腺癌等细胞的增殖,其机制可能是通过阻滞细胞周期来诱导细胞凋亡有关。

3. 地榆

（1）概述

地榆始载于《神农本草经》,位列中品,是蔷薇科植物地榆或长叶地榆的干燥根,呈不规则纺锤形或圆柱形,稍弯曲,表面灰褐色至暗棕色。地榆性苦、酸、涩;归肝、大肠经;可凉血止血,解毒敛疮。主治:便血、痔血、血痢、崩漏、水火烫伤、痈肿疮毒等。现代临床多用于治疗血液系统和免疫系统疾病。

（2）化学成分

地榆的主要成分有三萜类、鞣质、黄酮,此外还有少量的有机酸、甾体及蒽醌类物质。

① 三萜类:地榆所含的三萜类化合物以五环三萜类为主,以地榆皂苷Ⅰ为代表,多为乌索烷型及齐墩果烷型五环三萜类衍生物。

② 鞣质:主要包括没食子酸-3-O-β-D吡喃葡萄糖、4,5-O-二甲基没食子酸甲酯-3-O-α-D-葡萄糖苷、3-O-甲基没食子酸甲酯、没食子酸二酰基酚、地榆多酚等。

③ 其他:地榆中还含有多种化合物,包括山奈酚、槲皮素、矢车菊苷、矢车菊双苷、茨菲苷、茨菲醇、花青苷、无色花青苷、黄酮醇、儿茶素、β-谷甾醇、野樱皮苷、2-异丁酸基-19α、24-二羟基-乌苏-1、12-二烯-28-羧酸、阿魏酸、熊果酸、胡萝卜苷、大黄酚、大黄素甲醚等。

(3)药理作用

① 止血作用:地榆具有显著的止血作用,对于更年期功能性子宫出血及尿血疗效显著。地榆炒炭后止血效果更加,主要原因是炒炭后其止血作用较强的鞣质含量明显增加,与凝血相关的钙离子含量也有一定增加,从而增强了止血作用。

② 免疫调节作用:动物实验研究证实,地榆颗粒、地榆皂苷Ⅰ和地榆皂苷Ⅱ可刺激模式动物免疫细胞的增殖和细胞因子的分泌,促进脾脏淋巴细胞增值,并且可促进白细胞介素-2(IL-2)、IL-4、IL-10、IL-12、干扰素-γ(IFN-γ)的分泌,具有显著的免疫调节作用。

③ 抗肿瘤作用:体外研究显示地榆提取液对白血病细胞、肝癌细胞、宫颈癌细胞、胃癌细胞的生长都有明显的抑制作用。地榆所含的鞣花酸体外具有一定抗肿瘤血管生成的作用,机制可能与抑制JAK/STAT信号通路有关。

(王 一)

第八节 苯丙素类

(一)概述

苯丙素化合物是一类由一个或两个及两个以上 C_6—C_3 结构单元连在一起构成的天然产物(图7-11)。这类成分包括苯丙烯、苯丙醇、苯丙酸及其缩酯、香豆素、木脂素等。在生物合成上,这类化合物多数由莽草酸通过苯丙氨酸和酪氨酸等芳香氨基酸,经脱氨、羟基化等一系列反应形成。

广泛存在于植物体内的酚酸类化合物有不少是苯丙酸类,常见的有桂皮酸、咖啡酸、对羟基桂皮酸、芥子酸、阿魏酸等。此类化合物常以游离、酯或酰胺、苷的形式存在,具有较强的生理活性。其中最常见的是咖啡酸衍生物,如杜仲、茵陈、金银花等中草药中所含的绿原酸,即是抗菌、利胆的有效成分。

苯丙醇类化合物中常见的有松柏醇、芥子醇、对羟基肉桂醇和肉桂醇及苷类化合物。例如云南普洱茶原料晒青毛茶中含有的抗组胺释放活性成分松柏苷等。

香豆素是具有苯并α-吡喃酮结构骨架的一类次生代谢产物的总称,是由顺式邻羟基桂皮醇形成的内酯。香豆素类化合物广泛分布于植物界,尤其在伞形科、芸香科、菊科、豆科等植物中分布更为普遍。香豆素可分为简单香豆素、呋喃香豆素、吡喃香豆素和异香豆素等。简单香豆素是指只在苯环上有取代基且7位羟基与6位或者8位没有形成呋喃环或者吡喃环的香豆素,秦皮中的七叶内酯(esculetin)、独活中的当归内酯(angelicone)和柚皮中

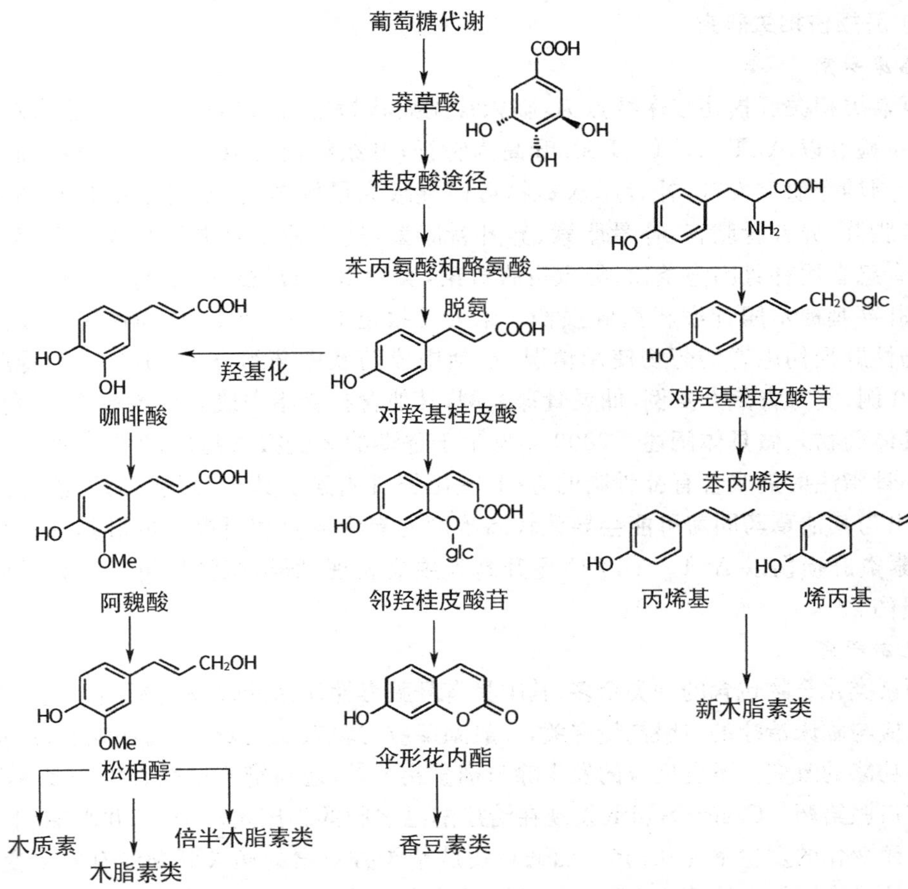

图 7-11　苯丙素化学结构图

的葡萄内酯（aurapten）等都属于简单香豆素类。呋喃香豆素是指香豆素苯环上的异戊烯基与其邻位的酚羟基环合而成的香豆素类化合物。补骨脂中的补骨脂内酯、异补骨脂内酯、花椒素内酯、茴芹内酯；紫花前胡中的紫花前胡内酯及紫花前胡内酯苷即为常见的额呋喃香豆素。吡喃香豆素是由香豆素苯环上异戊烯基与其邻位酚羟基环合形 2,2-二甲基-α-吡喃环结构的化合物。异香豆素是香豆素的异构体，分布与香豆素不同，比较零散，局限在少数科中，如中药矮地茶的镇咳有效成分岩白菜素、芫荽中的芫荽酮（A、B、C）等。研究表明，香豆素类化合物具有多种生物学活性，如：光敏性质、抗艾滋病、抗癌、对心血管系统的影响、松弛平滑肌、抗炎、抗凝血等。同时在高剂量应用时也存在一些毒性反应，具有种属和位点特异性，如遗传毒性、肝脏毒性等，这与其代谢途径和 CYP2A6 酶的多态性有关。另外，毒性作用还与给药剂量和给药途径密切相关，口服和高剂量给药更容易产生毒性反应。由于香豆素类化合物具有分子小，合成量简单，生物利用度高，药理作用广泛，毒性小等特点，近年来已经成为许多药物研发工作的研究重点。

　　木脂素是一类广泛存在于自然界，由苯丙烷类氧化聚合而成的天然产物。此类化合物多以游离形式存在，能溶于苯、乙酸乙酯、乙醚、乙醇等溶剂，具有抗癌、保肝、抗病毒、酶抑制剂和抗血小板活化因子等生理活性。

（二）肝损伤相关研究

1. 临床研究

香豆素类相关肝损伤临床特点为：临床常见症状为乏力、纳差、尿黄、巩膜、皮肤黄染等；实验室检查以 ALT、AST、TBiL 升高为特征；肝组织活检以胆汁淤积型肝损伤为主要表现。周坤等研究发现，补骨脂水提物可以导致大鼠肝损伤，水提物中含有的主要成分是补骨脂苷、异补骨脂苷、补骨脂素、异补骨脂素，这 4 种成分中某些或者全部都具有肝毒性，有患者用补骨脂泡茶饮，导致巩膜黄染，实验室检查发现转氨酶及碱性磷酸酶明显升高，肝穿刺提示胆汁淤积型肝损伤。朱云等报道 2009—2014 年间该院 595 例中药导致药物性肝损伤患者的药物使用情况，包括中成药及中药组方，其中含有补骨脂的中药组方 40 例，复方青黛丸 4 例，仙灵骨葆 2 例，其他含补骨脂中成药导致药物性肝损伤的例数和具体药物未做具体阐述。2009 年发生于香港的 3 例报告指出，3 例急性肝炎患者均使用补骨脂注射剂或含有补骨脂的方剂，提出补骨脂素及其相关化学品可能导致肝毒性，并指出与其他草药同煎可能会导致较高浓度的有毒成分和更严重的肝损伤。总体来开，苯丙素类肝损伤以 AST、ALT 明显升高为主要表现，肝组织活检可见明显的胆汁淤积型肝损伤。

2. 机制研究

苯丙素类化合物包含的种类众多，其中具有肝脏毒性作用的以香豆素类为主。香豆素的不良反应与临床治疗的口服剂量有关，一般副反应有轻微的头晕、腹泻和呕吐，严重的副反应是肝功能的改变。不良反应的发生除与剂量相关外，还与给药途径有关。多数毒性反应发生在口服给药。Casley-Smith 发现在治疗淋巴水肿的临床实验中，苯并吡喃酮口服剂量下的肝酶变化的发生率为 0.3%。而通过皮肤给予香豆素的病人肝酶没有发生变化，研究者认为这是由于经皮给药途径可以绕开肝脏代谢的首过效应。因此，治疗剂量下的香豆素经皮给药能够降低或消除肝脏改变的不良反应。香豆素对大鼠具有肝毒性已经被证实，服用高剂量可以增加大鼠的胆管癌和肝实质细胞肿瘤的发生率，并具有种属特异性。香豆素诱导的肝脏损伤的种属特异性与 I 相的两条主要代谢途径有关。在人体中，7-羟基化是香豆素主要的代谢途径，7-羟基香豆素以及与葡糖苷酸和硫酸盐的复合物是无毒的。口服 $200\,mg\cdot kg^{-1}$ 香豆素，7-羟基香豆素在人尿中约占 $40\%\sim97\%$，在 B6C3F1 小鼠尿中约占 7%，在 F344 大鼠中未检测到。与此对应的是在人和小鼠的肝脏线粒体很容易就能检测到香豆素 7-羟化酶的活性，而在大鼠中很难检测到。这种低活性主要取决于 CYP2A 酶，优先催化睾酮的 7α-羟基化，而非香豆素的 7-羟基化。因此，7-羟基化途径与肝毒性的种属特异性呈负相关，即 7-羟基化的程度越高，毒性越小。Lake 通过在不同动物种属的实验发现，香豆素对小鼠、大鼠和狗具有肝毒性，而对狒狒和人没有肝毒性，并认为这是由于 7-羟基化的解毒作用在后者中占有主要地位，但是并不是唯一的决定因素。

在人肝脏线粒体中，环氧化的 Km 值与浓度有关，在低浓度时不易形成 o-HPA。香豆素通过环氧化途径清除的程度是由反应速率和香豆素的量所决定的，因此，人体摄入低剂量的香豆素并不会产生肝脏毒性。另外，香豆素的羟基化又与 CYP2A6 酶的多态性有关。人体内，CYP2A6 将香豆素转化为无毒的 7-羟基香豆素，而在小鼠和大鼠体内，香豆素通过

CYP3A4 转化为 3-羟基香豆素,进一步生成毒性代谢产物 o-HPA。缺少 CYP2A6 酶的人群可能通过这种毒性方式代谢,进而产生毒性作用。因此,CYP2A6 的多态性是香豆素介导的肝脏毒性的潜在危险因子。此外,潜在的肝脏疾病也能够降低 7-羟基香豆素的生成,增加对肝脏的毒性作用。

3. 临证处理

使用含苯丙素类的药物应依据理法方药,辨证施治,合理配伍,不超剂量,不长期使用。宜小剂量、短期使用,定期检测肝功能,有肝损伤史者慎用或不用含苯丙素且肝损伤高风险药物,如补骨脂等。

(曹婷婷)

第九节　醌　　类

(一) 概述

醌类化合物是一类广泛存在于自然界、具有不饱和环二酮结构或容易转变为这样结构的天然有机化合物(图 7-12)。醌类化合物除可用于染料工业外,其生物活性在药学和医学领域都有广泛的应用。醌类在植物中分布广泛,如蓼科的大黄、何首乌、虎杖;茜草科的茜草;豆科的决明子、番泻叶;鼠李科的鼠李;百合科的芦荟;唇形科的丹参;紫草科的紫草等,在一些低等植物中也有存在。醌类化合物的生物活性是多方面的,如致泻作用(番泻叶中的番泻苷类化合物)、抗菌作用(大黄中游离的羟基蒽醌类化合物)、止血作用(茜草中的茜草素类成分)、扩张冠状动脉的作用(丹参中丹参醌类)、有些生物喷射以苯醌为有效物质的液体以防御捕食者、其他作用(驱虫,解痉,利尿,利胆,镇咳,平喘)等。在中药中以蒽醌及其衍生物尤为重要,根据其结构类型分类,主要可分为苯醌、萘醌、菲醌和蒽醌 4 种类型。

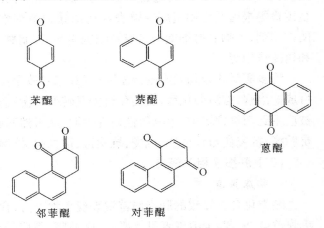

图 7-12　醌类化学结构图

苯醌类分为邻苯醌和对苯醌,邻苯醌不稳定,故天然界存在的大多为对苯醌及其衍生物。植物中最富有苯醌的是紫金牛科、杜鹃花科与鹿蹄草科。对苯醌是黄色晶体,熔点115.7 ℃,能随水蒸气蒸出,具有刺激性臭味,有毒,能腐蚀皮肤,能溶于醇和醚中。对苯醌很容易被还原成对苯二酚。如将对苯醌的乙醇溶液和无色的对苯二酚的乙醇溶液混合,溶液颜色变为棕色,并有深绿色的晶体析出。这是一分子对苯醌和一分子对苯二酚结合而成的分子配合物,叫做醌氢醌。

蒽醌是天然醌类中最重要也是数量最多的一类,蒽醌及其不同的还原产物如氧化蒽醌、蒽酮、二蒽酮等均常见于中草药中,如存在于掌叶大黄中具有抗菌活性的大黄素、芦荟大黄素、大黄酸;番泻叶中能致泻的番泻苷类;丹参中的活性成分丹参醌类等。结合型蒽是大黄其致泻的主要成分为,其中以番泻苷 A 最强,大黄酸、芦荟大黄素、大黄素、大黄酚等都具有抗菌作用。罗志毅等研究发现大黄中游离蒽醌类成分大黄酸、芦荟大黄素、大黄素、大黄素甲醚和大黄酚有清除超氧阴离子自由基的作用,发现大黄酸、大黄酚、大黄素、大黄素甲醚和芦荟大黄素均有良好的清除超氧阴离子自由基的能力。虎杖、芦荟等中药中蒽醌类化合物的含量占很大比例,发挥了重要的生物活性。虎杖是多年生灌木状草本,其作为活血化瘀药,在临床上已被广泛应用。研究发现,虎杖沉淀物中含有蒽醌类化合物、甾体和黄葵内酯等成分,其中蒽醌类化合物约占 80% 以上,虎杖中主要蒽醌类化合物是大黄素甲醚和大黄素,研究还发现虎杖提取物可诱导 A549 细胞凋亡,随着作用时间延长和作用浓度的提高,凋亡率升高,表现为时间依赖性和剂量依赖性。芦荟主要含蒽醌类化合物,试验证明,芦荟煎剂对酒精性肝病具有恢复肝功能、降低甘油三酯、改善肝脏脂肪变性的作用,芦荟中的大黄素和大黄酸可使肝细胞糖原 RNA 含量明显上升,促进肝血循环,改善肝的供血供氧功能,减轻 FR 对肝的损伤,促进肝细胞的回复和再生并清除体内乙醇。蒽醌化合物对包膜病毒、水痘、带状疱疹病毒、家狂犬病毒等有抑制作用。通过对多种抗肿瘤活性成分的筛选,发现芦荟中具有蒽醌母核的化合物如大黄素、大黄酸、芦荟大黄素、大黄素甲醚、大黄酚、1,8-二羟基-9,10-蒽醌-3-甲基-(2-羟基)丙酸酯,这些物质均具有一定的抗癌活性。金雪梅等报道其作用机理主要表现在诱导肿瘤细胞凋亡、逆转肿瘤细胞多药抗药性作用、酶抑制剂、影响肿瘤细胞的增殖及细胞周期、抑制肿瘤细胞的代谢、对肿瘤细胞的杀伤作用和诱变作用等。

许多醌类化合物具有酚羟基和(或羧基),故呈酸性。这些醌类化合物在碱性水溶液中可成盐溶解,溶液酸化后,醌类化合物又转变为游离态,重新沉淀析出。富含醌类的植物常被应用到药学领域中,生物活性研究表明,从天然药物中分离得到的醌类化合物具有泻下、抗肿瘤、抗突变与致突变、抗炎、抗病毒、抗真菌、抗菌、抗原虫、抗氧化等活性。

(二)肝损伤相关研究

1.临床报道

醌类化合物导致的肝损伤首发表现常为乏力、食欲缺乏等非特异性症,继而发生皮肤、巩膜黄染、尿黄,少数患者可伴恶心、厌油腻、腹胀等消化道症状,也有患者伴皮肤瘙痒,但未见出现明显皮疹的报道。实验室检查常见 ALT、AST、TBiL 升高。除此之外,目涩、胁痛胸痞、失眠、尿痛、尿频及身冷、发热、肝大等临床表现只有个案报道,少见重症病例的报道。回顾性分析认为蒽醌类泻剂,大黄中小剂量有利胆退黄作用,但疗程长、剂量过大则引起胆红素代谢障碍,加重黄疸。过量大黄引起小鼠的肝脏毒性,主要表现为丙氨酸转化酶(ALT)、谷氨酰基转移酶(γ-GT)升高,毒性随大黄剂量增加而加剧,主要表现为肝细胞脂肪变性。含有大黄素、大黄酸等蒽醌类化合物的番泻叶服用后可引起急性肝损伤,导致转氨酶、碱性磷酸酶和总胆红素增高。其中蒽醌类的主要成分包括大黄素、大黄酚、大黄酸、大黄素甲醚、芦荟大黄素、去氧大黄酚、大黄酚-9-蒽酮。决明子也含蒽醌类化合物,蒽醌类为其主要肝毒性成分,服用后可导致转氨酶和胆红素升高。

2．机制研究

肝脏作为外源物的主要代谢转化器官,而肾脏作为主要排泄器官,是产生毒副作用的主要靶标。醌类化合物中蒽醌类数量最多,一般认为其对肝脏具有一定的保护作用,但也有报道提示其亦具有肝毒性,蒽醌类肝毒性成分主要包括大黄酸、大黄素、大黄酚、芦荟大黄素、大黄素甲醚等。目前毒理学研究除了传统的体内试验,体外替代试验研究日益成为新的研究热点,且其更容易控制环境因素,可排除如免疫、神经内分泌的影响,而且可以从组织、细胞、分子不同水平研究外源物的毒作用机理,故其在毒理学研究领域中日趋重要。有研究表明,大黄素、大黄酸和大黄素甲醚能够明显抑制肝脏 HK-2 细胞的增殖,芦荟大黄素也能够抑制 HK-2 细胞的增殖,但抑制率未超过 50％。HepG2 细胞来源于人肝胚细胞瘤,其所含的生物转化代谢酶与人正常肝实质细胞具有同源性,其分化程度较高,并且保留了较完整且活性稳定的生物转化代谢酶,是研究药物肝毒性常用的细胞模型之一。相关研究提示,大黄酸、大黄素及大黄素甲醚等对 HepG2 细胞存在毒性,对体外肝细胞及肝组织均可产生一定的损害作用。细胞毒实验结果显示大黄酸和大黄素对 HepG2 细胞的毒性最强,其次为大黄素甲醚-8-O-β-D-葡萄糖苷和大黄素甲醚-8-O-(6′-O-乙酰基)-β-D-葡萄糖苷,这 4 种化合物对 HepG2 细胞的抑制作用均随浓度的增高而增大,且在高浓度作用下有明显的细胞毒作用。其中大黄酸的毒性相对最强,而在何首乌的提取物中发现,只有大黄酸 R2 位上有羧基,因此推测羧基的存在可大大增强蒽醌母核的肝细胞毒性。除此之外,大黄酸还可以通过氧化还原途径使细胞中产生氧自由基,引起线粒体电位下降,导致线粒体功能紊乱,细胞内钙离子水平失衡,最终造成细胞死亡。另外,大黄素型蒽醌类化合物还可能通过与其他物质的共同作用导致肝毒性。有研究提示,大黄素与脂多糖共同作用于大鼠,可使其发生肝损伤,而单独使用脂多糖或大黄素则不会引起肝损伤。

3．临证处理

临床诊疗中应辨证施治,通过炮制、配伍等减毒,合理制定用药剂量和疗程,避免或减小其毒副作用。大黄经炮制后毒副作用明显下降,与甘草、黄连配伍后肝肾毒性低。肝损伤者及时采取保肝治疗。对于月经期、孕期和哺乳期等特殊人群慎用。对于有肝病史或肝生化指标异常者慎用含醌类天然药物。

附:番泻叶、决明子、紫草

1．番泻叶

(1) 概述

番泻叶为豆科植物狭叶番泻或尖叶番泻的干燥小叶。主产于印度、埃及、苏丹等国,现我国广东、海南、云南等地均有栽培。其性味甘,苦,寒;归大肠经,具有泻热导滞,治热解便秘、积滞腹胀之功效。其主要成分含番泻叶苷、大黄酸,大黄酚,大黄素,芦荟大黄素等蒽醌类衍生物,其中番泻叶苷的泻下作用最强。目前被国内外主要用于腹部及肠道各种影像检查前或手术前肠道清洁准备,还可用于治疗各种便秘,特别是老年性及顽固性便秘,恢复腹部术后肠功能及急性胰腺炎、上消化道出血、胆石症、肠麻痹、慢性肾衰和流行性出血热等病症。

(2) 肝损伤相关研究

近年来,随着该药在临床上的广泛应用,其不良反应病例报道日趋增多,除了常见的胃肠道损伤和神经紊乱外,肝损伤的报道亦有增加。番泻叶中含有大黄素、大黄酸等蒽醌类化合物,有报道患者肠道准备服用番泻叶后导致急性肝损伤,引起转氨酶、碱性磷酸酶及总胆红素增高。因番泻叶在我国使用广泛,其使用剂量、长期使用及滥用情况需加以管控。

2. 决明子

（1）概述

决明子，又名草决明，为豆科植物决明或小决明（*Cassia obtusifolia L.*）的干燥成熟种子，《本草纲目》云其"以明目之功而名"。《中国药典》载：决明子味苦、甘、咸，微寒，归肝、大肠经，具有清热明目，润肠通便之功效，主治目赤涩痛，羞明多泪，头痛眩晕，目暗不明，大便秘结。随着决明子被列入国家"可用于保健食品的物品名单"，其常作为保健品长期大量服用，然而决明子中含有大量蒽醌类物质，近年来被认为有引起与大黄中毒类似毒性反应的可能。但由于对决明子研究较少，毒性研究较为匮乏，与其相关的研究记载的相对滞后，随着药理学研究不断进展，蒽醌类药物毒副作用逐渐为人所知，决明子作为蒽醌类常用中草药，其毒性也不断引起人们关注。决明子的主要成分包括：蒽醌类、萘骈-吡咯酮类、脂肪酸类、氨基酸和无机元素。其中蒽醌类的主要成分包括大黄素、大黄酚、大黄酸、大黄素甲醚、芦荟大黄素、去氧大黄酚、大黄酚-9-蒽酮。

（2）肝损伤相关研究

决明子作为含蒽醌类的常用中草药，虽然目前国内有关决明子毒性成分、功效及有效成分之间的关系尚未十分明确，但根据相关研究提示，决明子毒性成分可能主要为蒽醌类，因此不排除其可导致肝毒性。彭文绣报道，患者自述因服用决明子提取物口服液（每日 3 次，每次 10 mL）约 15 天后，出现乏力、纳差、厌油，伴尿黄（如浓茶水样），大便稍灰白。查肝功能结果：总胆红素/直接胆红素（TBiL/DBiL）168.3/135.2 μmol·L^{-1}、丙氨酸氨基转移酶（ALT）2 554 U·L^{-1}、天冬氨酸氨基转移酶（AST）923.6 U·L^{-1}。腹部 B 超提示：胆囊水肿，脾略大。诊断为决明子引起的药物性肝损伤。说明决明子有导致药物性肝损伤的可能。

3. 紫草

（1）概述

紫草为紫草科多年生草本植物，紫草始载于《神农本草经》，列为中品。《本草纲目》云：紫草"治斑疹、痘毒、凉血活血、利大肠"，归肝经，有凉血活血、清热解毒的功效。临床多用于皮肤病、静脉炎、妇科疾病及慢性肾炎的治疗。紫草主要有效成分为脂溶性的萘醌类及水溶性的多糖，其中萘醌类化合物主要包括紫草素、乙酰紫草素、二甲基丙烯酰紫草素、异丁酰紫草素等。临床应用以新疆紫草为多，其含有的萘醌类成分安全性也是研究的热点之一。

（2）肝损伤相关研究

有试验研究表明，持续给小鼠灌胃紫草萘醌类成分，随着时间延长，萘醌类成分的蓄积毒性逐渐显现出来。组织病理学提示，与对照组相比，实验组小鼠肝细胞出现水肿，细胞体积增大，空泡变性，胞浆疏松淡染，细胞核染色加深且大小不等。个别小鼠有肝脏局部坏死现象。

（曹婷婷）

第十节　甾体及其苷类

（一）概述

甾体化合物是天然广泛存在的一类化学成分，种类很多，但结构中都具有甾体母核。甾体母核，指的是它的基本碳架具有 1 个"环戊烷骈多氢菲"的母核和 3 个侧链（图 7-13）。

甾体化合物广泛存在于动植物体内，许多具有各种生物活性，它们的应用非常广泛，有些被采用治疗疾病或发展生产,如肾上腺皮质激素类药物氢化可的松、避孕药黄体酮、利尿剂螺内酯、合成甾体激素的薯蓣皂甙元、强心作用的地高辛等都是甾体化合物。

　　汉字"甾",形象地体现了这类化合物的结构特征:4 个环上连有 3 个"小辫子",即 4 个骈合的碳骨架环(A、B、C 和 D 环)上连接有 3 个侧链。甾核骨架上含有的 4 个环中,A、B、C 为六元碳环,D 为五元碳环。在天然甾体化合物结构中,A/B 环有顺式(cis)或反式(trans)2 种骈连构型,而 B/C 环均为反式骈连构型,C/D 环有顺式或反式 2 种骈连构型;在甾核环上的 10、13 位置上均连接 1 个 C 原子的侧链,绝大多数为甲基,称为角甲基(angular methyl group),且大多为 β 构型;17 位上连有不同数量碳原子的侧链,且大多数也为 β 构型。天然甾体化合物在甾核 3 位上多数连接有羟基且常与糖基成苷,其他位置还有羟基、羰基、羧基、双键、醚键等基团取代。

　　根据甾体母核 17 位上所连接的侧链不同,天然甾体化合物又分为若干类型,主要有植物甾醇类(phytosterols)、C$_{21}$ 甾 类 (C$_{21}$ steroids)、强 心 苷 类 (cardiac

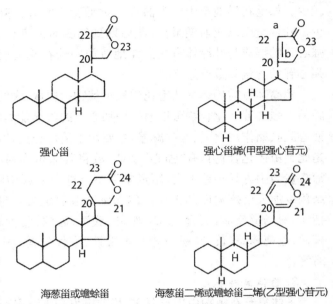

图 7-13　甾体及其苷类化学结构图

glycosides)、甾体皂苷类(steroidal saponins)、肾上腺皮质激素类(corticotropins)、胆酸类(cholic acids)、昆虫变态激素类(ecdysones)以及蟾蜍毒素类(bufotoxins)等。研究表明,天然甾体化合物都是通过甲戊二羟酸(MVA)生物合成途径转化而来。

(二) 肝损伤相关研究

1. C$_{21}$ 甾苷类

　　对 C$_{21}$ 甾苷类成分的研究,近年来已引起重视。除玄参科、夹竹桃科、毛茛科等植物中有 C$_{21}$ 甾苷类成分发现外,而在萝藦科植物中发现有 C$_{21}$ 甾苷类成分更为普遍。例如萝藦科鹅绒藤属植物断节参,又名昆明杯冠藤,民间用其根治疗风湿性关节炎及跌打损伤。其同属植物青阳参根茎中分离得到青阳参苷具有抗惊厥的作用,是青阳参治疗癫痫的有效成分。有研究表明青阳参总苷对小鼠肝损伤具有保护作用。

2. 强心苷类

　　从毛花洋地黄(*Digitalis lanata L.*)等植物中提取出的强心苷类甾体天然药物洋地黄毒苷和地高辛堪称是治疗心力衰竭历史最悠久的药物,其用于治疗心脏病已经有 200 多年历史,被广泛用于临床治疗充血性心力衰竭以及心房性心律不齐,目前仍然是治疗心力衰竭的基础药物,在多数情况下也是一线首选药物之一。

　　强心苷仅分布于被子植物中。甲型强心苷:主要分布于玄参科(洋地黄属)、夹竹桃科

（黄花夹竹桃属、羊角拗属）、萝藦科（杠柳属、马利筋属）、百合科（铃兰属、万年青属）、十字花科（糖介属）、毛茛科（侧金盏花属）等。乙型强心苷：主要分布于百合科（海葱属）、毛茛科（铁筷子属）等。迄今从各种植物中已发现的强心苷有数百种，但用于和曾用于临床的种类不过 20～30 种，常用的只不过 6、7 种。目前全世界发现的甲型强心苷主要分布在 17 个以上的科，70～80 个属的数百种植物中。含强心苷的中药通常以叶占多数，种子和根次之，茎较少。如毛花洋地黄中所含的洋地黄毒苷以叶和托叶含量最高，花萼和花被片次之，茎最少。叶含量又以花前期最高，花后期到结实时期渐少。强心苷的含量与叶绿体呈成正比，强心苷的形成与叶绿体有关。洋地黄类中药在花前期，特别是叶绿体浓郁时采收，对提高强心苷的含量具重要意义。

地高辛目前仍然是从毛花洋地黄植物中提取，大约 1 000 kg 的干叶可以提取出 1 kg 的纯品。强心苷类化合物可以通过增加心肌的收缩能力来改善心脏功能，适当剂量强心苷能使心肌收缩作用增强、心率减慢，主要用于治疗充血性心力衰竭及节律障碍等心脏病，也正是此类甾体化合物具有"强心"功能，故将其命名为强心苷。但这些制剂的安全范围很小，治疗量与中毒量相差不大，用量掌握不当即易引起中毒乃至死亡，现在人们正研究改变其结构以加大治疗宽度的工作。然而强心苷类的毒性往往不表现在肝脏，不良反应主要包括：①胃肠道反应：厌食、恶心、呕吐、腹泻、腹痛；②神经系统：头痛、疲乏、眩晕、噩梦、视力模糊、色视障碍（黄、绿视）；③心脏毒性：室性早搏、房室结性、室性心动过速、房室传导阻滞等。

3. 甾体皂苷类

甾体皂苷在植物中广泛分布，目前已发现 1 万多种甾体皂苷类化合物，许多常用中药如知母、麦冬、穿龙薯蓣、七叶一枝花、薤白等都含有大量的甾体皂苷。甾体皂苷的主要用途是作为合成甾体激素及其有关药物的原料。例如，穿龙薯蓣（*Dioscorea nipponica Makino*）根茎中含有的薯蓣皂苷元是用于合成多种甾体激素类和避孕类药物的重要原料之一，同时又是生产治疗心血管疾病中药的主要药源。我国科学家研发的地奥心血康就是穿龙薯蓣水溶性有效部分的甾体皂苷类药物，临床试验证实其对冠心病、心绞痛、心肌缺血、动脉粥样硬化等症有显著疗效，现已广泛应用于临床。关于地奥心血康与肝损伤在本书"第五章"中已记述。20 世纪 90 年代，日本科学家从传统的百合科观赏植物虎眼万年青（*Ornithogalum caudatum Jacq.*）中发现了一种强效的抗癌物质甾体皂苷类化合物虎眼万年青皂苷（OSW-1），这个甾体化合物迅速被重视并得到更深入的研究。我国批准应用于临床的抗癌新药复方万年青胶囊中就含有 OSW-1。有研究发现虎眼万年青对肝损伤及肝纤维化具有防治作用。

4. 甾体生物碱

甾体生物碱也是重要的甾体类化合物，此类生物碱被认为是天然甾体的含氮原子的衍生物，其中氮原子多数不在甾核中，其生源途径非氨基酸途径，此类生物碱与萜类生物碱有时也被称为伪生物碱。来源于蛙类分泌液中的毒物质称为箭毒蛙毒素类（batrachotoxins，BTXs），属于甾体类生物碱。最早发现的箭毒蛙类毒素是从生长于南美地区哥伦比亚的毒蛙分泌的毒液中提取分离得到的。此类成分可引起人体内乙酰胆碱的释放，破坏突触囊泡以及神经与肌肉纤维的去极化作用，引起心脏停搏而死亡，是最毒的成分之一。BTXs 的毒性比士的宁高约 15 倍,比河豚毒素(tetrodotoxin)高约 10 倍。在 20 世纪 70 年代,研究人员发现这类成分只需要很少的剂量就能起到非常好的镇痛效果,甚至比吗啡的镇痛效果还要强 200 倍。因为 BTXs 主要作用于心脏和神经系统,不可逆地与电压门控钠离子通道结合迫使其保持持续"开启"的状态,从而切断神经信号传递导致麻痹和心力衰竭,直至死亡;同时因为毒性太大,故而暂无研究其对肝脏的影响。龙葵素(solanine)也是一个著名的有毒甾体生物碱糖苷类化合物,最早是从生长在欧洲的黑茄(*Solanum nigrum Linn.*)浆果中分离得到,因为其在甾核的 3 位上连有由葡萄糖基、半乳糖基、鼠李糖基组成的糖链因而水溶性较大,有腐蚀性和溶血性,但遇醋酸加热后能分解破坏。后来从茄科(Solanaceae)马铃薯(*Solanum tuberosum Linn.*)中分离得到,也称为马铃薯毒素,在未成熟的茄子、西红柿中也有存在。一般马铃薯含有龙葵素只有 10 mg/100 g 左右,不会导致中毒,而未成熟的或因储存时接触阳光引起表皮变绿和发芽的马铃薯,则马铃薯中龙葵素的量可达 500 mg/100 g,如果大量食用这种马铃薯就可能引起急性中毒。在龙葵素毒理学研究中发现,大鼠口服及腹腔灌注龙葵素,大鼠各组织中 12 h 含量达到峰值,脾、肾、肝、肺、脂肪、心脏、脑和血液中含量增加。

5. 甾体类激素

肾上腺皮质激素类药物结构与胆固醇相似的一类药物,又称类固醇类激素。其化学结构亦为甾体结构,故又称为甾体激素。这类药物除天然的激素制剂外,还包括许多人工合成的结构、功能与激素类似的制剂以及一些能对抗激素作用的制剂。它们或在靶细胞上干扰激素的作用,或通过影响激素的合成与释放而干扰激素的作用。大量应用这类药物有可能扰乱激素分泌的自然调节而出现一系列内分泌功能紊乱的副作用。皮质激素按作用不同可分为三类:一类以醛固酮和去氧皮质酮为代表,主要作用于水盐代谢,称为盐皮质激素。另一类以氢化可的松为代表,对糖、脂肪、蛋白质三大物质代谢都具有调节作用,并能提高机体对各种不良刺激的抵抗力。这类激素习惯上称糖皮质激素。第三类为性激素,分泌量小。此类药物在体内的吸收、分布、代谢、排泄过程如下:①吸收。可的松、氢化可的松和泼尼松等口服后吸收快而完全,在 1～2 h 内血中浓度达高峰,一次给药作用可维持 8～12 h。混悬液肌内注射吸收较慢,一次注射可维持 12～24 h。如注射在关节腔内,其作用可维持一周,且全身作用很小。若将氢化可的松、氢化泼尼松或地塞米松等制成磷酸酯或琥珀酸酯后,则水溶性增大,吸收加速,而维持时间缩短。糖皮质激素类药物口服吸收的快慢程度与其脂溶性大小、在肠中的浓度成正比。口服后吸收是一个被动扩散过程。泼尼松、氢化泼尼松、地塞米松和倍他米松等口服都可以吸收。糖皮质激素局部(关节囊、滑膜腔、眼、皮肤)给药,也可吸收。长期大面积皮肤给药会吸收足够剂量,以致产生全身作用,引起各种不良反应。②分布。皮质激素吸收入血后,约有 10% 游离,游离的皮质激素才具有生物活性。其余 90% 均与血浆蛋白结合而成储存型,不具生物活性。与皮质激素结合的血浆蛋白又分为两种:一种是特异性皮质激素结合球蛋白,约占 90% 中的 75%,它是一种糖蛋白,又称为皮质激素转运蛋白,简称运皮素,它与氢化可的松具有高度亲和力;另一种是血浆白蛋白,它与氢化可的松的亲和力较差,约占 90% 中的 15%,结合疏松,当游离的皮质激素被代谢后,皮质激素从疏松结合中脱离出来而释放入血中,又迅速地被肝脏破坏。③代谢。多数皮质激素与葡萄糖醛酸或硫酸结合成水溶性酯,水溶性增大而从尿中排泄。结合反应主要在肝脏中进行,只有极少以原形从尿中排出。④排泄。皮质激素代谢物绝大部分从尿中排泄,另有少量从粪便中排出。氢化可的松的排泄很快,90%以上在 48 h 内出现在尿中。绝大部分是葡萄糖醛酸结合物,仅极少量为硫酸结合物。

皮质激素不良反应主要有以下两种:①长期大量用药后引起的反应。类肾上腺皮质功能亢进综合征是过量皮质激素所引起的物质代谢和水盐代谢紊乱所致。表现为满月脸、水牛腰、皮肤变薄、痤疮、多毛、水肿、低血钾、高血压、糖尿等,停药后症状可自行消失。皮质激素可抑制机体防御功能,故长期应用常可诱发或加重感染,或使体内潜在病灶扩散,特别是一些抵抗力原已减弱的白血病、再生障碍性贫血、肾病综合征和肝病等更易发生。还可使原来已静止的结核病灶扩散恶化,故结核患者,必须并用抗结核药。激素能刺激胃酸、胃液分泌,并抑制胃黏膜保护物质(胃黏液)的分泌,故可诱发或加剧胃、十二指肠溃疡,甚至造成消化道出血或穿孔。少数患者可诱发胰腺炎或脂肪肝。长期应用,由于钠、水潴留和血脂升高可引起高血压和动脉粥样硬化等心血管系并发症。骨质疏松、肌肉萎缩、伤口愈合迟缓等与激素促蛋白质分解,抑制其合成以及增加钙磷排泄有关。孕妇应用偶可引起胎儿畸形。另外可有精神失常,有癫痫或精神病史者禁用或慎用。②停药反应。长期应用尤其是连续给药的病人,减量过快或突然停药时,由于激素反馈性抑制脑垂体前叶对促皮质素的分泌,可引起肾上腺皮质萎缩和功能不全,多数病人可无表现,肾上腺皮质的恢复时间与剂量、用药时间长短和个体差异有关。突然停药或减量过快时,原病会复发或恶化,也称反跳现象。禁忌证:严重的精神病(过去或现在)和癫痫,活动性消化性溃疡病,新近胃肠吻合术,骨折、创伤修复期,角膜溃疡,肾上腺皮质功能亢进症,严重高血压、糖尿病,孕妇,抗菌药物不能控制的感染(如水痘、麻疹、真菌感染等)不宜使用。当适应证与禁忌证并存时,应全面分析,充分权衡利弊,然后慎重决定。

甾体类避孕药是临床引起 DILI 的常见药物。可以引起急性胆汁淤积性肝损伤,主要病变为毛细胆管损伤,转氨酶升高不超过 8 倍 ULN,ALP 相对升高,通常超过 3 倍 ULN,胆固醇通常升高,临床与生化表现几乎同完全性肝外梗阻,故应注意鉴别。另外 DILI 中的肝血管病变,比如紫癜性肝病亦与甾体类避孕药相关。而 DILI 相关肝脏良性与恶性肿瘤往往和甾体类避孕药的使用也有联系。

糖皮质激素类药物是治疗自身免疫性肝炎(AIH)的常规药物,出现血清 AST≥10 倍正常值上限,或血清 AST≥5 倍正常值上限伴 γ-球蛋白≥2 倍正常值上限;组织学检查示桥接坏死或多小叶坏死者,应当给予糖皮质激素泼尼松积极治疗,目前已有多项随机对照试验证实激素治疗可改善严重 AIH 患者的症状、实验室指标、组织学及生存率。在药物性肝损伤的治疗中有学者认为,对于有明显过敏特异质征象(如发热、皮疹、球蛋白升高、嗜酸性粒细胞增多等)或肝内胆汁淤滞者,可谨慎使用糖皮质激素,但应注意其可能导致的副作用,不宜大剂量、长时间应用。

(赵　崧)

参考文献

[1] 柴玉爽,王玉刚,花雷,等.附子乌头草乌及其炮制品的毒效比较[J].世界科学技术-中医药现代化,

2011，13(5)：847-851.

[2] 刘帅,李妍,李卫飞,等.乌头类中药毒性及现代毒理学研究进展[J].中草药,2016,47(22)：4095-4102.

[3] 李玉新,张纪昌,江仁碧.治愈乌头所致中毒性肝炎继发肝硬化腹水1例[J].陕西新医药,1975,6：27-28.

[4] 杨绍明.36例急性乌头碱中毒的治疗体会[J].临床荟萃,2001,16(21)：999.

[5] 李志勇,孙建宁,张硕峰,等.近10年乌头碱类中药中毒临床文献分析[J].中国中医药信息杂志,2008,15(3)：100-102.

[6] Dong H, Zhang A H, Sun H, et al. Ingenuity pathways analysis of urine metabolomics phenotypes toxicity of Chuanwu in Wistar rats by UPLC-Q-TOF-HDMS coupled with pattern recognition methods [J]. Molecular BioSystems, 2012, 8(4)：1206.

[7] Tang L, Gong Y, Lv C, et al. Pharmacokinetics of aconitine as the targeted marker of Fuzi (Aconitum carmichaeli) following single and multiple oral administrations of Fuzi extracts in rat by UPLC/MS/MS[J]. Journal of Ethnopharmacology, 2012, 141(2)：736-741.

[8] 陶长戈,李文军,彭成.附子总生物碱中乌头碱、新乌头碱、次乌头碱在大鼠体内的药动学研究[J].云南中医中药杂志,2011,32(3)：49-52.

[9] 杨武斌,王平.乌头碱药理作用及毒性研究进展[J].时珍国医国药,2014,25(2)：427-429.

[10] 胡稀,韦凤,邝俊健.110例雪上一枝蒿中毒不良事件文献分析[J].中国药物应用与监测,2017,14(4)：224-227.

[11] 荣宝山,韩雪梅,麻春杰,等.《金匮要略》中预防乌头类方剂中毒方法浅谈[J].中华中医药杂志,2016,31(4)：1454-1456.

[12] 陈荣昌,孙桂波,张强,等.附子炮制减毒的研究进展[J].中国实验方剂学杂志,2014,20(15)：237-241.

[13] 唐小龙,易进海,夏燕莉,等.不同炮制方法对附子6种酯型生物碱含量的影响[J].中国实验方剂学杂志,2013,19(21)：96-100.

[14] 随志刚,陈明玉,刘志强,等.附子煎煮与配伍应用中乌头类生物碱含量的变化及意义[J].吉林大学学报(医学版),2009,35(2)：226-229.

[15] 蓝娟,阿衣夏木·夏衣提,何雷萍,等.炙甘草配伍对附子水煎液中乌头类生物碱的含量和离体肠吸收的影响[J].中国药科大学学报,2012,43(5)：430-434.

[16] Peng W W, Li W, Li J S, et al. The effects of Rhizoma Zingiberis on pharmacokinetics of six Aconitum alkaloids in herb couple of Radix Aconiti Lateralis-Rhizoma Zingiberis[J]. Journal of Ethnopharmacology, 2013, 148(2)：579-586.

[17] 吴小娟,马凤森,郑高利.马钱子吲哚类生物碱毒性研究进展[J].中药药理与临床,2016,32(6)：231-235.

[18] Prat S, Hoizey G, Lefrancq T, et al. An unusual case of strychnine poisoning[J]. Journal of Forensic Sciences, 2015, 60(3)：816-817.

[19] 赵引利,何燕宁,杨宇杰,等.马钱子及其制剂药动学研究进展[J].中草药,2015,46(11)：1710-1714.

[20] Rosano T G, Hubbard J D, Meola J M, et al. Fatal strychnine poisoning：Application of gas chromatography and tandem mass spectrometry[J]. Journal of Analytical Toxicology, 2000, 24(7)：642-647.

[21] Fernando K, Jayasekara K, Warushahennadi J, et al. Intentional ingestion of strychnos nux-vomica seeds causing severe muscle spasms and cardiac arrest：A postmortem report[J]. Wilderness &

Environmental Medicine, 2015, 26(1)：101-102.

[22] Teske J, Weller J P, Albrecht U V, et al. Fatal intoxication due to brucine[J]. Journal of Analytical Toxicology, 2011, 35(4)：248-253.

[23] Li Y, Qi X, Yang Y W, et al. Toxic effects of strychnine and strychnine N-oxide on zebrafish embryos[J]. Chinese Journal of Natural Medicines, 2014, 12(10)：760-767.

[24] 王雪,金朗,王炳强.接骨丸对 SD 大鼠肝肾毒性的实验研究[J].中医学报,2014,29(5)：682-684.

[25] 周淑娟,周红敏,陈岩岩,等.接骨丸中不同剂量士的宁和马钱子碱对大鼠肝肾功能的影响[J].中医学报,2018,33(7)：1302-1305.

[26] 雷怀成,朱方成,魏来.大鼠马钱子碱中毒肝细胞 Bcl-2 和 Caspase-3 蛋白表达的研究[J].陕西医学杂志,2013,42(3)：278-280

[27] 蒋莹莹,陈海波,李玉燕,等.马钱子生物碱组分的提取和分离制备[J].中国现代应用药学,2012,29(12)：1094-1097.

[28] 汤俊,服部征雄.《中国药典》含吡咯里西啶生物碱的中药品种与用药安全[J].药学学报,2011,46(7)：762-772.

[29] 孙文晓,张海港,韦卓,等.紫草科植物的药理作用与应用研究进展[J].临床合理用药杂志,2009,2(11)：94-96.

[30] 孟丽峰,刁青云,译.健康的潜在威胁:蜂蜜中的吡咯里西啶类生物碱[J].中国蜂业,2012,63(9)：52-54.

[31] 胡军.千里光属植物化学成分的研究进展[J].中成药,2007,29(4)：567-570.

[32] 梁爱华,叶祖光.千里光属植物的毒性研究进展[J].中国中药杂志,2006,31(2)：93-97.

[33] 张树人.千里及与千里光的本草考证[J].时珍国医国药,2000,11(8)：737.

[34] 徐晓彬,林红英,冯羽裳,等.千里光植物化学预试及抗菌有效部位化学成分检查[J].中兽医医药杂志,2006,25(3)：10-13.

[35] 李林珍,朱海燕,石京山,等.猪屎豆属植物化学成分及药理活性研究概况[J].天然产物研究与开发,2007,19(4)：724-730

[36] 张景起,郭云鹏.猪屎豆中毒的症状与防治方法[J].养殖技术顾问,2008(9)：52.

[37] 王芳,高瑾,毛宇,等.猪屎豆叶片提取物总黄酮含量及其抑菌活性研究[J].江西农业大学学报,2014,36(4)：861-867.

[38] 李莹,孙敬勇,姚庆强.农吉利的研究进展[J].食品与药品,2015,17(2)：147-151.

[39] 樊轻亚.农吉利中有效成分的提取分析研究[D].广州:广东药学院,2009.

[40] 许晓红.农吉利甲素及其衍生物抗癌效果研究进展[J].系统医学,2016,1(8)：166-168.

[41] 王跃虎,王建华.当归酰天芥菜定对 L1210,HepG2 和 HCC 细胞的抑制作用[J].第四军医大学学报,2003,24(19)：1745-1747.

[42] Surendra K, Naveen G.艾氏天芥菜对顺铂引起的小鼠肾损伤的保护作用[J].中西医结合学报,2012(5)：555-560.

[43] 王楠楠,王爱武,林晓燕.3 种雷公藤制剂对大鼠急性毒性损伤的比较[J].中国药物警戒,2012,9(8)：453-456.

[44] 李春庆,孙伟,邵家德,等.雷公藤减毒研究述评[J].中国实验方剂学杂志,2011,17(10)：263-265.

[45] 刘建群,伍秋珊,余昭芬.雷公藤化学成分及其热稳定性研究[J].林产化学与工业,2017,37(2)：72-78.

[46] 孙新,张素敏,田春华,等.雷公藤及其安全性[J].中国新药杂志,2001,10(7)：539-543.

[47] 乔欢,闫润红.雷公藤和雷公藤加逍遥散对 CIA 大鼠模型的抗炎作用及肝损伤情况的对比研究[J].世

界中西医结合杂志,2017,12(3):357-360.

[48] 陈宝军,吴玮芳,冯凌娇.雷公藤的毒副作用和减毒增效研究进展[J].中国医药,2017,12(6):950-953.

[49] 郭艳红,谭垦.雷公藤的毒性及其研究概况[J].中药材,2007,30(1):112-117.

[50] 李金花,李军,王君明,等.雷公藤联合用药的研究进展[J].中国老年学杂志,2016,36(24):6280-6282.

[51] 柴智,周文静,高丽,等.雷公藤肝毒性及其作用机制的研究进展[J].中国实验方剂学杂志,2011,17(7):243-246.

[52] 张彦,祝晨蔯.雷公藤红素对体外人肝癌 HepG2 细胞增殖、凋亡的影响及机制研究[J].中国药房,2017,28(10):1342-1345.

[53] 张东坡,柴智,樊慧杰,等.雷公藤醇提物对人 L02 肝细胞增殖和凋亡的作用[J].中国医药,2012,7(3):314-315.

[54] 郭响香.昆明山海棠药效物质基础研究[D].咸阳:陕西中医药大学,2015.

[55] 杜幼芹,冯天艳,邓改改,等.湖北海棠叶总黄酮对日本血吸虫感染小鼠肝纤维化的抑制作用[J].中国血吸虫病防治杂志,2011,23(5):551-554.

[56] 陈成伟.药物与中毒性肝病[M].上海:上海科学技术出版社,2002.

[57] 李海霞,王钊,刘延泽.丹宁类化合物防癌抗癌活性研究[J].中药材,2003,26(6):444-448.

[58] 陈成.制剂中使用含鞣质中药应注意的问题[J].中草药,1992;15(6):41.

[59] Berthiaume J M, Wallace K B. Adriamycin-induced oxidative mitochondrial cardiotoxicity[J]. Cell Biology and Toxicology, 2007, 23(1):15-25.

[60] 周欣,罗文佳,王丽平,等.基于"有故无殒"探讨何首乌不同成分毒性机制研究[J].辽宁中医药大学学报,2019,21(1):51-54.

[61] 朱玥,金哲雄.鞣质类化合物的研究进展[J].黑龙江医药,2015,28(1):23-25.

[62] 周本宏,陈鹏,郭咸希,等.石榴皮鞣质对大鼠肝药酶活性的影响[J].中国药师,2017,20(9):1517-1520.

[63] 李杨,吴侠,邢效铭.五倍子本草考证[J].山东中医杂志,2020,39(5):509-512.

[64] Han F M, Zhang X M, Xia Q S, et al. Gene expression profiling of mice liver tissue after intragastric administration of Chinese nutgall extract[J]. Fen Zi Xi Bao Sheng Wu Xue Bao, 2009, 42(2):101-108.

[65] Sasaki A, Sasaki Y, Iwama R, et al. Comparison of renal biomarkers with glomerular filtration rate in susceptibility to the detection of gentamicin-induced acute kidney injury in dogs[J]. Journal of Comparative Pathology, 2014, 151(2/3):264-270.

[66] Ghosh A, Sil P C. A protein from Cajanus Indicus Spreng protects liver and kidney against mercuric chloride-induced oxidative stress[J]. Biological & Pharmaceutical Bulletin, 2008, 31(9):1651-1658.

[67] Favero A M, Oliveira C S, Franciscato C, et al. Lactating and nonlactating rats differ to renal toxicity induced by mercuric chloride: The preventive effect of zinc chloride[J]. Cell Biochemistry and Function, 2014, 32(5):420-428.

[68] Yeh J H, Chung H M, Ho C M, et al. Mercury-induced Ca^{2+} increase and cytotoxicity in renal tubular cells[J]. Life Sciences, 2004, 74(16):2075-2083.

[69] Liu W, Xu Z F, Yang H B. Antagonism of tea polyphenols to chlorinated mercury-induced renal toxicity in rats.[J]. Journal of Environment & Health, 2010, 27(11):966-969.

[70] Zhou Y Z, Vaidya V S, Brown R P, et al. Comparison of kidney injury molecule-1 and other

nephrotoxicity biomarkers in urine and kidney following acute exposure to gentamicin, mercury, and chromium[J]. Toxicological Sciences, 2008, 101(1)：159-170.

[71] Merzoug S, Toumi M L, Oumeddour A, et al. Effect of inorganic mercury on biochemical parameters in Wistar rat[J]. Journal of Cell and Animal Biology, 2009, 3(12)：222-230.

[72] Chatterjee S, Ray A, Mukherjee S, et al. Low concentration of mercury induces autophagic cell death in rat hepatocytes[J]. Toxicology and Industrial Health, 2014, 30(7)：611-620.

[73] Boujbiha M A, Hamden K, Guermazi F, et al. Testicular toxicity in mercuric chloride treated rats：Association with oxidative stress[J]. Reproductive Toxicology (Elmsford, N Y), 2009, 28(1)：81-89.

[74] 勾明玥,刘梁,张春枝.五倍子醇提物的抗氧化活性[J].大连工业大学学报,2011,30(2)：90-93.

[75] 周劲光.五倍子的药理作用与临床研究进展[J].海峡药学,2010,22(4)：30-32.

[76] 郑曙明,黄建军,吴青,等.复方五倍子有效成分的分离鉴定及抑菌活性研究[J].水生生物学报,2010,34(1)：57-64.

[77] 郑兰娟,罗艳萍,汪玉娇,等.五倍子抗菌抗炎作用研究进展[J].中国病原生物学杂志,2011,6(11)：867-869.

[78] 郑兰娟,罗艳萍,汪玉娇,等.五倍子抗菌抗炎作用研究进展[J].中国病原生物学杂志,2011,6(11)：868-869.

[79] 黄晓敏,王婧婷,汪若波,等.五倍子水提取物对金黄色葡萄球菌生物膜的影响[J].中国现代医学杂志,2009,19(4)：536-539.

[80] 李仲兴,王秀华,张明明,等.五倍子乙醇提取物对金葡菌的体外抗菌研究[J].中药新药与临床药理,2005,16(2)：103-105.

[81] 勾明玥,刘梁,张春枝.五倍子醇提物的抗氧化活性[J].大连工业大学学报,2011,30(2)：90-93.

[82] Go J, Kim J E, Koh E K, et al. Hepatoprotective effect of gallotannin-enriched extract isolated from gall on hydrogen peroxide-induced cytotoxicity in HepG2 cells[J]. Pharmacognosy Magazine, 2017, 13(suppl 2)：S294-S300.

[83] Go J, Kim J E, Koh E K, et al. Hepatotoxity and nephrotoxicity of gallotannin-enriched extract isolated from Galla Rhois in ICR mice[J]. Laboratory Animal Research, 2015, 31(3)：101-110.

[84] 张秀娟,何丽娟,芦清,等.民族药诃子药理活性研究进展[J].中国中药杂志,2016,41(4)：619-623.

[85] 董鹏,薛洪利.诃子抗大鼠溃疡性结肠炎免疫机制实验研究[J].辽宁中医药大学学报,2014,16(6)：41-44.

[86] 金家金,王志斌,胡宇驰,等.诃子水煎液单次给药对小鼠肝毒性的研究[J].中华中医药杂志,2016,31(3)：1055-1058.

[87] 包艳芳,马晓艳,郑丽芳,等.毛诃子提取物对小鼠肝损伤的保护作用[J].时珍国医国药,2016,27(2)：342-345.

[88] Kowalski J, Samojedny A, Paul M, et al. Effect of kaempferol on the production and gene expression of monocyte chemoattractant protein-lin J774. 2 macrophages[J]. Pharmacol Rep, 2005,57(1)：107-112.

[89] 陆雪莹,李艳红,阿吉艾克拜尔·尔萨,等.石榴皮化学组分体外活性筛选及抗肿瘤机理的初步研究[J].时珍国医国药,2011,22(3)：599-601.

[90] Chauhan D, Chauhan J S. Flavonoid diglycoside from punica granatum[J]. Pharmaceutical Biology, 2001, 39(2)：155-157.

[91] 邵淑娟,王卫红,李其英,等.穴位贴敷朱砂蓖麻膏治疗顽固性面瘫 36 例[J].中国针灸,2000,20(3)：

159-160.

[92] 方军,舒永红,滕久委,等.HPLC-ICP-MS 测定中药中砷的形态[J].分析试验室,2006,25(12):95-98.

[93] 刘建璇,陈颖,付萍,等.朱砂中汞在大鼠体内蓄积的研究[J].世界元素医学,2006,13(4):29-30.

[94] 黄伟,吕丽莉,任海勇,等.柴胡总皂苷粗提物致大鼠肝毒性氧化损伤机制研究[J].中草药,2009,40(S1):227-229.

[95] 李晓丽,吴俊玲,宋振华.对中药肝损伤的认识及应对措施[J].辽宁中医药大学学报,2010,12(4):12-14.

[96] 王少珍,廖联明.黄药子中毒导致肝损伤的机制研究[J].中华卫生应急电子杂志,2018,4(1):33-44.

[97] 王恩力,董方,姚景春.栀子苷药理学和毒理学研究进展[J].中国药房,2015,26(19):2730-2733.

[98] 刘树民,李玉洁,罗明媚,等.黄药子肝毒作用影响因素的实验研究[J].中国中医药信息杂志,2004,11(7):597-598.

[99] 刘江,冯锐,郑颖,等.含多糖类中药抗肿瘤作用的研究进展[D].2013.

[100] 周欣,邓青芳.天然产物对化学性肝损伤的影响及作用机制研究进展[J].贵州师范大学学报(自然科学版),2018,36(5):1-11.

[101] 满姗姗,程芳,王立新.多糖类化合物对肝损伤保护作用的研究进展[J].天津药学,2015,27(5):75-78.

[102] 刘若囡,徐立,时乐,等.常用皂苷类中药致肝损伤的毒理学研究进展[J].中南药学,2010,8(12):916-919.

[103] 房桂珍,吴一兵,王云志.黄酮及酚类化合物的保肝作用[J].河北医科大学学报,2009,30(1):105-108.

[104] 徐宁,张峰,肖远胜,等.中药黄酮类化合物[J].大学化学,2010,25(B04):105-108.

[105] 赵月蓉,侯碧玉,张莉,等.葛根素对实验性肝损伤的治疗作用研究进展[J].中国新药杂志,2017,26(9):1005-1010.

[106] 章宝燕,林拥华,林志强.黄芩及其有效成分的肝脏保护作用研究进展[J].中国中医药信息杂志,2014,21(12):129-132.

[107] 薛洪源,侯艳宁,刘会臣,等.黄芩苷对异烟肼和利福平肝损害小鼠的保护作用[J].解放军药学学报,2003,19(6):414-417.

[108] 郭菁菁,杨秀芬.黄酮类化合物对动物实验性肝损伤保护作用的研究进展[J].中国药理学通报,2008,24(1):5-10.

[109] 何国鑫,陈华国,邓青芳,等.黄酮类化合物抗肝损伤的作用机制研究进展[J].中国现代应用药学,2019,36(12):1583-1591.

[110] 周欣,邓青芳.天然产物对化学性肝损伤的影响及作用机制研究进展[J].贵州师范大学学报(自然科学版),2018,36(5):1-11.

[111] 费娅丽,黄小民.红花注射液对大鼠内毒素性急性肝损伤保护机制的研究[J].中国中医急症,2009,18(6):946-948.

[112] 国家中医药管理局《中华本草》编委会.中华本草[M].上海:上海科学技术出版社,2005.

[113] 郑硕.植物毒蛋白[J].生物化学与生物物理进展,1987(4):70-72.

[114] 李钰馨,韩燕全,洪燕,等.苍耳子的主要化学成分及药理活性研究进展[J].中国药房,2015,26(34):4868-4871.

[115] 杨光义,叶方,王刚,等.蓖麻子药效成分分离纯化和药理作用研究概述[J].中国药师,2011,14(4):552-554.

[116] 张平,李春阳,袁旭江.相思子化学成分及其药理作用研究进展[J].广东药学院学报,2014,30(5)：654-658.

[117] 李楠,黎继烈,朱晓媛.蓖麻毒蛋白的研究进展[J].中国油脂,2013,38(6)：24-27.

[118] 李文丽,王文学.蓖麻毒素及其修饰物对小鼠的肝毒性实验[J].卫生毒理学杂志,1998(2)：109-110.

[119] 马哲,梁茂新,张颖.中药雷公藤化学成分及药理作用研究进展[J].亚太传统医药,2011,7(3)：157-160.

[120] 张倩,彭广操,朱明军.雷公藤的药理作用及毒性研究进展[J].中西医结合心脑血管病杂志,2016,14(15)：1753-1754.

[121] 王宝丽,邹迪新,程钱,等.京大戟化学成分及药理作用研究概述[J].环球中医药,2016,9(7)：896-900.

[122] 李振华,鞠建明,华俊磊,等.中药川楝子研究进展[J].中国实验方剂学杂志,2015,21(1)：219-223.

[123] 代良敏,熊永爱,范奎,等.地榆化学成分与药理作用研究进展[J].中国实验方剂学杂志,2016,22(20)：189-195.

[124] 景玉霞,兰卫.薄荷的化学成分和药理作用[J].新疆中医药,2012,30(4)：122-124.

[125] 沈梅芳,李小萌,单琪媛.薄荷化学成分与药理作用研究新进展[J].中华中医药学刊,2012,30(7)：1484-1487.

[126] 赵巍巍,单巍,张识微.中药雷公藤致药物性肝损伤44例临床分析[J].中国药物滥用防治杂志,2018,24(5)：269-271.

[127] 柴智,周文静,高丽,等.雷公藤肝毒性及其作用机制的研究进展[J].中国实验方剂学杂志,2011,17(7)：243-246.

[128] 曹玲娟,颜苗,李焕德,等.雷公藤致肝损伤及与甘草配伍减毒机制的研究进展[J].中国中药杂志,2015,40(13)：2537-2541.

[129] 柴智,周文静,王永辉,等.逍遥散对雷公藤致大鼠急性肝损伤的保护作用[J].中国实验方剂学杂志,2012,18(7)：170-172.

[130] Jeong H G, You H J, Park S J, et al. Hepatoprotective effects of 18β-GLYCYRRHETINIC acid on carbon tetrachloride-induced liver injury: Inhibition of cytochrome P450 2E1 expression [J]. Pharmacological Research, 2002, 46(3)：221-227.

[131] 曹雨诞,陈海鹰,张丽,等.醋制降低京大戟细胞毒性部位对小鼠肝脏氧化损伤机制研究[J].中国药理学通报,2014,30(2)：295-296.

[132] Lake B G. Coumarin metabolism, toxicity and carcinogenicity: Relevance for human risk assessment [J]. Food and Chemical Toxicology, 1999, 37(4)：423-453.

[133] Casley-Smith J R. Benzo-pyrones in the treatment of lymphoedema[J]. Int Angiol,1999,18(1)：31-41.

[134] Nam S W, Baek J T, Lee D S, et al. A case of acute cholestatic hepatitis associated with the seeds of Psoralea corylifolia (Boh-Gol-Zhee)[J]. Clinical Toxicology (Philadelphia, Pa), 2005, 43(6)：589-591.

[135] Smith D A, MacDonald S. A rare case of acute hepatitis induced by use of Babchi seeds as an Ayurvedic remedy for vitiligo[J]. Case Reports, 2014, 2014(aug06 1)：bcr2013200958.

[136] Gilbert J D, Musgrave I F, Hoban C, et al. Lethal hepatocellular necrosis associated with herbal polypharmacy in a patient with chronic hepatitis B infection[J]. Forensic Science International, 2014, 241：138-140.

[137] 周昆,毕亚男,史红.异补骨脂素抑制MRP2、MRP3所致的HepG2细胞内胆汁酸蓄积和毒性[J].中

国药理学通报,2015,31(8):1112-1116.

[138] 田文杨,兰姗,张力,等.补骨脂的安全性评价与风险控制措施探讨[J].中国中药杂志,2017,42(21):4059-4066.

[139] 孔令雷,胡金凤,陈乃宏.香豆素类化合物药理和毒理作用的研究进展[J].中国药理学通报,2012,28(2):165-168.

[140] 朱云,李永纲,王蓂,等.595例中药导致肝损伤临床特征分析[J].中国中西医结合杂志,2016,36(1):44-48.

[141] Cheung W I, Tse M L, Ngan T, et al. Liver injury associated with the use of Fructus Psoraleae (Bol-gol-zhee or Bu-gu-Zhi) and its related proprietary medicine[J]. Clinical Toxicology, 2009, 47(7):683-685.

[142] 刘米达夫.植物化学[M].杨本文,译.北京:科学出版社,1985.

[143] 陆阳.醌类化学[M].北京:化学工业出版社,2009.

[144] 孙震晓,张力.何首乌及其制剂相关肝损害国内文献回顾与分析[J].药物不良反应杂志,2010,12(1):26-30.

[145] 王晓仙,鄢友娥.何首乌致肝损害相关文献回顾性分析及其预防措施初探[J].中国民族民间医药,2016,25(20):117-119.

[146] 张栩,丁向春,杨岩,等.口服何首乌致肝脏损害6例报告[J].宁夏医学院学报,2000,22(2):115-116.

[147] 胡锡琴,耿增岩,李巧兰,等.制何首乌不同剂量与大鼠肝损伤程度的实验研究[J].陕西中医,2007,28(10):1420-1421.

[148] 张瑞晨,刘斌,孙震晓,等.何首乌提取物对人正常肝细胞L02周期阻滞及凋亡的影响[J].中西医结合学报,2010,8(6):554-561.

[149] 杨敏,刘婷,冯伟红,等.何首乌肝毒性物质基础探索研究[J].中国中药杂志,2016,41(7):1289-1296.

[150] 魏蕾.醌类化合物的分布和药理作用[J].现代中药研究与实践,2013,27(1):34-35.

[151] Li Q, Zhao Q J, Zhao Y L, et al. High dosage administration of Polygonum multiflorum alcohol extract caused the multi-organ injury in rats[J]. Global Tradit Chin Med,2013,6(1):1-7.

[152] Wang T, Wang J, Jiang Z, et al. Study on hepatotoxicity of aqueous extracts of Polygonum multiforum in rats after 28-day oral administration-analysis on correlation of cholestasis [J]. Zhongguo Zhong Yao Za Zhi, 2012, 37(10):1445-1450.

[153] Hu X Q, Geng Z Y, Li Q L, et al. Experimental study of different doses of Polygoni Multiflori Preparata and the degree of liver inju-ry in rats[J]. Shanxi J Tradit Chin Med,2007,28:1420-1421.

[154] Chang Q, Zhao H J, Li C, et al. Effects of Radix Polygoni Multi-flori Preparata and quantitative exercise on rat liver microcircu-lation and liver function[J]. Chin J Pharmacovigil,2014,11:193-197,+202.

[155] Bironaite D, Ollinger K. The hepatotoxicity of Rhein involves impairment of mitochondrial functions [J]. Chemico-Biological Interactions, 1997, 103(1):35-50.

[156] 孙树凯,翟玉娥.青阳参总甙对小鼠四氯化碳肝损伤的保护作用[J].青岛大学医学院学报,2012,48(2):148-150.

[157] Wade O L. I. two hundred years of digitalis[J]. Journal of Clinical Pharmacy and Therapeutics, 1986, 11(1):3-9.

[158] Xue J, Liu P, Pan Y B, et al. A total synthesis of OSW-1[J]. The Journal of Organic Chemistry,

2008，73(1)：157-161.

［159］宛莹,吴艳玲,廉丽花,等.虎眼万年青通过抑制 CYP2E1 和 HIF-1α 保护对乙酰氨基酚诱导的急性肝损伤[J].中国天然药物,2012,10(3)：177-184.

［160］刘士敬,宫嫚,孙永强,等.对中药不正确使用导致药源性肝损害的思考:面对现实,积极防控[J].中国中医药现代远程教育,2008,6(7)：798-802.

［161］施维群.天然药物与肝损害[J].浙江中西医结合杂志,2006,16(5)：265-267.

［162］苏少慧.药物性肝病基础与临床[M].北京:中国科学技术出版社,2003.

［163］何婷婷,朱云,王立福,等.中草药相关肝损伤诊断及治疗现状[J].中西医结合肝病杂志,2017,27(1)：62-64.

［164］Danan G, Benichou C. Causality assessment of adverse reactions to novel method based on the conclusions of international consensus meetings：application to drug-induced liver injuries[J]. J Clin Epidemiol,1993,46(11):1323-1330.

第八章 天然药物相关肝损伤的诊断与鉴别诊断

第一节 诊 断

我国药物性肝损伤的发生率逐年上升,有研究发现,中草药引起的肝损伤占全部药物性肝损伤的 23%~33%。1986—2002 年,国内杂志公开发表中药致肝损伤病例共 800 多例,并呈逐年上升趋势。因而,科学、客观认识天然药物的肝脏毒性作用,及时识别与诊断天然药物肝损伤,对于保证中草药的临床合理安全使用具有重要意义。

一、诊断

抗结核药、中草药、解热镇痛药为药物性肝损伤(DILI)的"三大祸源"。天然药物(以中草药为主)肝损伤是药物性肝损伤的主要原因之一。由于缺少特异性诊断指标,如特异性临床表现及病理特征,DILI 的诊断一直存在困惑,多数 DILI 因发病时间与用药时间存在较大差异,用药与肝损伤的因果关系隐蔽,肝损伤的早期表现易被忽视,从而常被误诊或漏诊。药物性肝损伤一般在服药后 7~28 d 出现肝功能异常,亦可在服药后数月甚至更长时间出现。近年,随着细胞色素 P450(CYP)药物代谢酶及其遗传多态性的阐明,对药物性肝损伤的认识有了很大提高。通常,50%以上药物性肝损伤在用药 7~28 d 内发病,因此有人推测该类药物性肝损伤多为迟发型过敏反应所致,需有一定达致敏状态的时间。该类药物性肝损伤无剂量依赖性,也不可预测,作为初发症状可有发热和黄疸、出疹或伴瘙痒、外周血嗜酸性粒细胞增多、白细胞总数增加。另一类为中毒性肝损伤,这类肝损伤有剂量依赖性,对肝损伤的发生也可作预测。用药后 60~90 d 发病者多与代谢酶系遗传多态性相关,也多为中毒性肝损伤。但大多数药物性肝损伤并不能明确区分,因而仍有可能被误诊或漏诊。

国内外对 DILI 的诊断标准多次改革。1978 年,日本"肝和药物"研究会针对临床比较明显的过敏(免疫)特异质性 DILI 提出诊断标准。1989—1990 年,国际医学科学组织理事会(CI-OMS)组织相关专家制定 DILI 的标准定义及因果关系评估标准。因其方案繁琐,实施困难,1993 年,国际共识会通过改良 Danan 方案。1997 年 Maria 提出较前更为简捷的改良方案。2004 年 DDW-Japan 会议上,日本肝病学会在 1993 年 Danan 方案基础上增加药物淋巴细胞刺激试验(DLST)。2007 年中华医学会消化病学会肝胆学组提出进一步简要方案,该方案把肝细胞损伤型和胆汁淤积/混合型评分系统混淆计分,对判定 3 型的 R 值也作了不恰当的简化,缺乏严谨性。2009 年,美国 Rockey 等提出结构性专家观点程序

(SEOP)。2014 年美国胃肠病学会(ACG)特异质性药物性肝损伤(IDILI)临床诊治指南仍沿用 SEOP 方法,并对其流程给予详细描述。2015 年我国《药物性肝损伤诊治指南》问世,结合我国国情,将戊型肝炎纳入筛查项目,并对 RUCAM 量表进行了改良。同时对 DILI 严重程度分级、规范诊断格式都做了说明。2016 年,Danan 等对 RUCAM 量表内容进一步更新。

目前,DILI 的诊断主要依照美国胃肠病学会(ACG)2014 年发布的《特异质药物性肝损伤诊断和管理指南》和中华医学会 2015 年发布的《药物性肝损伤诊治指南》。国内外诊断药物性肝损伤常用的方法有三种,即:SEOP、RUCAM、iEC。SEOP 法是基于专家一致性经验,优势在于通过专家组的判断提高最终诊断的一致性,其最高级别诊断标准是确定诊断。不足之处是该方法依靠专家意见难以避免专家的主观倾向,同时操作性方面有待改善。RUCAM 评分方法采用量化的 RUCAM 量表,以分值高低作为相关性强度的评价依据,为相关性诊断。但是在用药史的定义上存在模棱两可、过度考虑再用药的权重、计分繁杂不易使用的问题,临床医生自身业务能力对该方法的诊断结果也有较大影响。对于天然药物肝损伤,由于天然药物种类繁多,具有组成和用法的复杂性特点,如成分复杂、中草药品种混淆、炮制不当、有害物质污染、作用机制不清楚、多为复方配伍以及中西药联合应用等因素,导致中草药相关肝损伤(HILl)临床诊断比 DILI 更加困难。针对中草药复杂特性,2016 年 4 月,中华中医药学会研究并发布了国内外首个专门针对 HILl 的诊疗技术团体标准——《中草药相关肝损伤临床诊疗指南》。指南提出整合证据链方法(iEC),即在 DILl 诊断流程的基础上,加强中草药应用史的详细调查,将中西药联合应用情况甄别、可疑损肝中草药品种鉴定、质量分析检测、有害物质污染的检测、体内特征代谢物、生物标志物分析等纳入 HILl 诊断中,逐步形成 HILl 客观诊断的完整证据链,诊断的可靠性取决于证据的客观性及完整性,HILl 证据链越完整,诊断结果越可靠。iEC 方法增加 HILl 诊断的客观评价环节和证据数量,将主观排除法转变为客观证据链法,并提出三级诊断:疑似诊断、临床诊断、确定诊断,使 HILl 诊断从以往的相关性诊断向确定性诊断发展,提高 HILl 诊断的客观性、规范性和可操作性。

《中草药相关肝损伤临床诊疗指南》中关于天然药物肝损伤的诊断与鉴别诊断主要有以下内容。

(一) 临床表现和临床分型

1. 临床表现

中草药开始应用至发生肝损伤的中位时间为 30～90 d。NMILI 的临床表现无特异性,可以引起目前已知的所有急性、亚急性和慢性肝损伤类型。

急性和亚急性 NMILI 临床表现差异较大,可以仅仅表现为无症状的肝脏生化指标异常,部分患者出现乏力、食欲缺乏、恶心、厌油腻、胃脘不适、肝区疼痛、腹胀等症状,淤胆患者可出现皮肤和巩膜黄染、皮肤瘙痒、大便颜色变浅等。少数患者可出现肝外过敏症状,如发热、皮疹、外周血嗜酸性粒细胞异常升高,严重者可进展为肝衰竭,甚至发生死亡。

慢性 NMILI 可表现为多种慢性肝病形式,包括慢性肝炎、肝硬化、慢性肝内胆汁淤积、硬化性胆管炎、脂肪肝、肝磷脂蓄积症、肝窦阻塞综合征/肝小静脉闭塞病(SOS/VOD)、肝肿瘤、特发性门脉高压症等。

2.临床分型

(1) 根据发病机制分型分为固有型、特异质型

固有型肝损伤程度与用药剂量呈正比,潜伏期短,个体差异不显著。特异质型只对少数特异质机体产生肝毒性,与用药剂量无相关性,某些中草药所致的肝损伤可同时存在固有型和特异质型。

(2) 根据病程分型分为急性、慢性

急性 NMILI 指发病 6 个月以内肝功能恢复到发病前水平,通常起病急,肝功能恢复较快;慢性 NMILI 指发病 6 个月后,肝功能未恢复到发病前水平或出现慢性肝损伤或门脉高压的症状、体征、影像学和组织学证据。

(3) 根据损伤靶细胞类型分型分为肝细胞损伤型、胆汁淤积型、混合型和肝血管损伤型

①肝细胞损伤型:ALT$\geqslant$3$\times$ULN(正常值上限),且 $R\geqslant$5;②胆汁淤积型:ALP$\geqslant$2$\times$ULN,$R\leqslant$2;③混合型:ALT$\geqslant$3$\times$ULN,ALP$\geqslant$2$\times$ULN,2$<$$R$$<$5;④肝血管损伤型:靶细胞可为肝窦、肝静脉及门静脉的内皮细胞,其中相对常见的临床类型为 SOS/VOD。其中肝细胞损伤型是 NMILI 最常见的临床类型,R＝(ALT 实测值/ALT ULN)/(ALP 实测值/ALP ULN)。

(4) 中医辨证分型

中医辨证分型目前尚无统一标准,可供参考文献也极为有限,本指南参照《中医内科学》中"黄疸""胁痛""积聚"等病症。中医认为,肝藏血主疏泄,药物随血入肝,受肝之疏泄而解毒。若先天禀赋异常,肝脏已经亏损,药物易积于肝体蓄积成毒,渐而伤肝,致肝失疏泄,气机郁滞;或肝郁及脾,脾失健运。另外,药毒可直接损伤肝体,致气滞湿阻,肝胆郁热,或久病入络化瘀,肝肾阴血亏虚。NMILI 病位在肝,也与脾、胆、胃、肾密切相关。常见中医证型有湿热黄疸、肝郁脾虚、寒湿瘀阻、气滞血瘀、肝肾阴虚等证型。

(二) 肝组织病理特点

NMILI 肝组织病理表现包括肝细胞损伤、炎细胞浸润、纤维组织增生、胆管损伤和血管病变等非特异性病理改变。与化学药导致的肝损伤相比,NMILI 更易出现融合性坏死、纤维间隔形成和汇管区淋巴细胞-浆细胞浸润。某些中草药导致的 NMILI 可表现出相对特异的肝组织病理特征,如土三七导致的肝窦阻塞综合征/肝小静脉闭塞病(SOS/VOD)。

(三) 严重程度分级

采用中华医学会肝病学分会药物性肝病学组制定的 DILI 诊治指南,NMILI 严重程度分级见表 8-1。

表 8-1　中草药相关肝损伤严重程度分级

分级	程度	定　义
0	无	患者对暴露中草药及其制剂可耐受,无肝毒性反应
1	轻度	血清 ALT 和(或)ALP 呈可恢复性升高,TBiL$<$42.75 μmol/L(或 2.5 mg/dL)且 INR$<$1.5
2	中度	血清 ALT 和(或)ALP 升高,且 TBiL$\geqslant$42.75 μmol/L(或 2.5 mg/dL)或虽无 TBiL 升高但 INR$\geqslant$1.5

(续表)

分级	程度	定　义
3	重度	血清 ALT 和(或)ALP 升高,TBiL≥85.5 μmol/L(或 5 mg/dL),伴或不伴 INR≥1.5
4	肝衰竭	血清 ALT 和(或)ALP 升高,且 TBiL≥171 μmol/L(或 10 mg/dL)或每日上升 17.1 μmol/L(或 1 mg/dL),INR≥1.5,或 PTA＜40%。可同时出现:①腹水或肝性脑病;②与 NMILI 相关的其他器官功能衰竭
5	致死性	因 NMILI 死亡或需接受肝移植才能存活

(四) 诊断策略和方法

1. 诊断策略

原则上,NMILI 的诊断可参考 ACG 推荐的 DILI 诊断模式及中华医学会肝病学分会药物性肝病学组 2015 年 10 月发布的《药物性肝损伤诊治指南》。由于目前几乎所有的 DILI 缺乏特异性临床特点和病理表现,ACG 推荐的 DILI 诊断主要依靠"排除法",即肝损伤发生前有药物应用史并排除病毒、酒精、免疫、遗传代谢等其他导致肝损伤原因,如果再次应用导致肝损伤药物后出现肝损伤,即再激发事件是评价 DILI 关联性非常强的诊断依据。中华医学会肝病学分会药物性肝病学组推荐 RousselUclaf 因果关系评估法(RUCAM)用于药物和肝损伤之间因果关系的评价。事实上,与化学药导致的 DILI 相比,天然药物与肝损伤之间的因果关系判断更加复杂,NMILI 诊断难度更大,更需慎重。除常见的不合理使用原因外,天然药物常常与化学药联合应用,但有时不易发现和区分,我国有相当数量的中西药复方制剂从药品名称上看不出含有化学药成分(如维 C 银翘片、感冒灵颗粒等均含可致肝损伤的对乙酰氨基酚),还存在一些中药制剂或产品非法添加化学药成分的情况,我国台湾地区也有报道称 24% 的中成药混杂有化学药成分,因而临床上很难确定致病药源是否为天然药物,容易发生 NMILI 误诊。此外,部分天然药物药名混乱、质量参差不齐导致天然药物混伪品存在;某些天然药物存在残留农药及重金属和微生物毒素等有毒物质;特别是 NMILI 临床诊断过程中,病史采集主要依据无医学背景患者的口述,对可能导致肝损伤的天然药物组成、来源、剂量等资料记录不详,更缺少对导致肝损伤天然药物进行生药学溯源鉴定和质量检测,也是导致 NMILI 误诊的重要原因;天然药物肝毒性相关资料较少,机制尚未阐释清楚,加大了 NMILI 诊断难度。可将临床标本送至有条件的单位,通过检测可疑天然药物的体内特征代谢物及特异性生物标志物有可能确定致肝损伤的具体药源,但目前这部分研究开展较少。

针对存在的上述问题,建议在 DILI 诊断流程的基础上,加强天然药物应用史的详细调查,将中西药联合应用情况的甄别、可疑导致肝损伤天然药物的生药学溯源鉴定和质量检测、有害物质污染的检测、天然药物体内特征代谢物和生物标志物的分析等纳入 NMILI 诊断中,形成 NMILI 客观诊断证据链,诊断的可靠性取决于证据的客观性及完整性,NMILI 证据链越完整,诊断结果越可靠。

2. 诊断方法

(1) NMILI 生化学诊断标准

NMILI 生化学诊断标准采用 2011 年国际严重不良反应协会(iSAEC)建议的 DILI 生

化学诊断标准:①ALT≥5×ULN;②ALP≥2×ULN,特别是伴有 5′-核苷酸酶或 γ-GGT 升高且排除骨病引起的 ALP 升高;③ALT≥3×ULN 且 TBil≥2×ULN。

（2）排除其他导致肝损伤的原因

NMILI 鉴别诊断需要排除病毒性、免疫性、酒精性、遗传代谢性、胆道疾病、血管疾病等原因导致的肝损伤。同时要注意鉴别慢性肝病急性发作与慢性肝病基础上合并 NMILI。

（3）NMILI RUCAM 评分标准

RUCAM 评分（表 8-2）是目前广泛应用于 DILI 临床诊断的评分系统,中华医学会肝病学分会药物性肝病学组制定的 DILI 诊治指南推荐 RUCAM 评分用于药物和肝损伤之间因果关系的评价。RUCAM 评分将肝损伤与药物的关系分为"高度相关"（> 8 分）、"很可能相关"（6～8 分）、"可能相关"（3～5 分）、"可能无关"（1～2 分）、"排除"（≤0 分）。本指南推荐 RUCAM 评分≥3 分考虑为肝损伤与中草药存在相关性。

表 8-2　Roussel Uclaf 因果关系评分表[①]

计分项目	肝细胞型			胆汁淤积型或混合型			分值
	初次用药	非初次用药		初次用药	非初次用药		
服药至起病时间（d）	5～90	1～15	+2	5～90	1～90	+2	
	<5 或>90	>15	+1	<5 或>90	>90	+1	
停药至起病时间（d）	≤15	≤15	+1	≤30	≤3	+1	
停药后病程	ALT 自峰值的降幅			ALP 或胆红素自峰值的降幅			
	8 d 内下降≥50%ULN		+3	<180 d 内下降≥50%ULN		+2	
	30 d 内下降≥50%ULN		+2	<180 d 内下降<50%ULN		+1	
	>30 d 后下降≥50%ULN		0	持续存在或升高或无资料		0	
	>30 d 后下降<50%ULN		−2				
危险因素	有饮酒		+1	有饮酒或妊娠		+1	
	无饮酒		0	无饮酒或妊娠		0	
年龄（岁）	≥55		+1	≥55		+1	
	<55		0	<55		0	
其他药物	无合并用药或缺少相关资料		0	无合并用药或缺少相关资料		0	
	有合并用药且时间有提示性		−1	有合并用药且时间有提示性		−1	
	肝毒性药物且时间有提示性		−2	肝毒性药物且时间有提示性		−2	
	有其他致肝损伤证据的药物（如再激发反应阳性）		−3	有其他致肝损伤证据的药物（如再激发反应阳性）		−3	
其他原因	完全排除组 I[②] 及组 II[③]		+2	完全排除组 I 及组 II		+2	
	完全排除组 I		+1	完全排除组 I		+1	
	排除组 I 中 4～5 项		0	排除组 I 中 4～5 项		0	
	排除组 I 中不足 4 项		−2	排除组 I 中不足 4 项		−2	
	非药物性因素高度可疑		−3	非药物性因素高度可疑		−3	
既往信息	产品说明有相关记载		+2	产品说明有相关记载		+2	
	有文献报告但产品说明无记载		+1	有文献报告但产品说明无记载		+1	
	未知		0	未知		0	

（续表）

计分项目	肝细胞型			胆汁淤积型或混合型			分值
	初次用药	非初次用药		初次用药	非初次用药		
药物再激发反应	阳性 可疑阳性 阴性 未做或无法判断		+3 +1 -2 0	阳性 可疑阳性 阴性 未做或无法判断		+3 +1 -2 0	
总分							
判断标准：>8 高度相关；6～8 很可能有关；3～5 可能有关；1～2 可能无关；≤0 无关							

注：①此表格修改自 Reliability of the Roussl Uclaf Causality Assessment Method for assessing causality in drug-induced liver injury 2008；②组Ⅰ包括 HAV，HBV，HCV（急性），胆道梗阻，酒精中毒，14 d 内有低血压，休克或肝脏缺血史；③组Ⅱ包括自身免疫性疾病，CMV，EBV，疱疹病毒感染。

（4）排除联合用药

临床治疗中，中草药常与化学药联合应用，由于不能明确分辨两者的肝毒性，临床诊断只能归为不明药源 DILI。目前排除 NMILI 主要依靠病史采集方法，由于大部分患者无医学背景，临床医师在病史采集过程中可能存在一定的主观偏倚。故而，推荐使用《药物性肝损伤用药调查表》（表8-3）进行病史采集。

表8-3　药物性肝损伤用药调查表

ID 号：_____,本次是第____次因服用药物不适入院就诊您近 6 个月是否因为某种疾病或者某些原因服用药物或保健品：□否，□是，请填写下表

药物或保健品名称	①	②	③	④
购药来源 （医院或诊所请在对应的等级、种类打"√"）	□医院:□三级 □二级□不详 □诊所:□个体 □特色□不详 □药店	□医院:□三级 □二级□不详 □诊所:□个体 □特色□不详 □药店	□医院:□三级 □二级□不详 □诊所:□个体 □特色□不详 □药店	□医院:□三级 □二级□不详 □诊所:□个体 □特色□不详 □药店
基础疾病（或用药原因）				
开始服用时间	___年__月__日	___年__月__日	___年__月__日	___年__月__日
最后一次服用时间	___年__月__日	___年__月__日	___年__月__日	___年__月__日
总服用时间（d）				
是否服药到本次就诊	□有　□无	□有　□无	□有　□无	□有　□无
用法	□口服 □注射 □外用	□口服 □注射 □外用	□口服 □注射 □外用	□口服 □注射 □外用
用量	__/次，__次/d	__/次，__次/d	__/次，__次/d	__/次，__次/d
第一次出现不适的时间	___年__月__日	___年__月__日	___年__月__日	___年__月__日

（续表）

药物或保健品名称	①	②	③	④
从服药起到发病的时间(d)				
出现什么不适(请描述,如恶心、呕吐等)				
有无药物相关的皮疹	□有　□无	□有　□无	□有　□无	□有　□无
停药后不适是否改善	□是　□否	□是　□否	□是　□否	□是　□否
是否向主管医师提供相关物品,如有请打"√"	□余留药物 □药品说明书 □处方 □药盒包装 □当地就诊病历复印件	□余留药物 □药品说明书 □处方 □药盒包装 □当地就诊病历复印件	□余留药物 □药品说明书 □处方 □药盒包装 □当地就诊病历复印件	□余留药物 □药品说明书 □处方 □药盒包装 □当地就诊病历复印件

（5）获取并核实导致肝损伤的中草药及其相关制剂

资料获取并核实中草药及其相关制剂的批准文号、处方组成、购买来源、炮制方法、用法用量及余留药材等信息。

（6）排除中草药混伪品以及有害物质污染

对于中成药或中草药保健品,通过查询产品批准文号核实真伪。对于中药材和饮片、粉剂、提取物等,送至有中草药鉴定或检验条件的机构,进行动植物基原或矿物种类鉴定、排除混伪品,包括 DNA 分子标记鉴定、药材性状鉴别、组织或粉末显微鉴别、化学成分分析、外来有害物质检测等生药学鉴定和质量检测方法。其中,对于中药材和饮片,可主要采用药材性状鉴别、组织或粉末显微鉴别,以及 DNA 分子标记鉴定、化学成分分析等;对于粉碎的中草药,可主要采用粉末显微鉴别或 DNA 分子标记鉴定、化学成分分析等;对于提取物,可通过化学成分分析方法(如色谱法、色谱-质谱联用法等)加以鉴别。中草药混伪品鉴定过程中,注意某些中草药相关制剂,特别是粉剂和胶囊剂可能非法掺入化学药成分。中草药及其相关制剂可能残留农药、重金属和微生物毒素等有害物质,由于这些有害物质本身具有肝毒性,因此建议将中草药及其相关制剂(尤其是非正规渠道购买)送至有资质的检测机构,根据《中国药典》(2015 年版)相关规定检测农药残留、重金属和微生物毒素,以排除有害物质污染对 NMILI 的误诊。

（7）检测体内中草药特征代谢物

对于无法获得导致肝损伤中草药及其相关制剂余留药物或资料的情况,在条件允许的情况下,收集患者血液、尿液等临床生物标本,检测体内中草药特征代谢物,以辅助诊断 NMILI 并确定致病中草药药源。

（8）检测中草药肝损伤的特异性生物标志物

在条件允许的情况下,收集患者血液、尿液等临床生物标本,筛查和检测中草药肝损伤的体内特异性生物标志物,以确定诊断 NMILI。

(9) 确定中草药及其相关制剂再激发事件发生

中草药及其相关制剂再激发事件定义为应用同等剂量曾导致肝损伤的中草药及其相关制剂后又发生肝损伤。发生中草药及其相关制剂再激发事件患者,确定诊断 NMILI。

(五) 诊断标准

(1) 肝功异常前有中草药及其相关制剂应用史,生化学诊断标准为出现以下情况之一:ALT≥5×ULN;ALP≥2×ULN,特别是伴有 5′-核苷酸酶或 γ-GGT 升高且排除骨病引起的 ALP 升高;ALT≥3×ULN 且 TBil≥2×ULN。

(2) 排除其他导致肝损伤的原因,如病毒、免疫、酒精、遗传代谢、胆管、血管等。

(3) RUCAM 评分≥3 分。

(4) 排除联合应用中有明确肝毒性或相互作用引发药物肝毒性的化学药。

(5) 能够获取并核实导致肝损伤的中草药及其相关制剂资料(包括余留药材、批准文号、处方组成、用法用量等)。

(6) 能够鉴定中草药基原,排除中草药混伪品以及有害物质污染。

(7) 检测出体内中草药特征代谢物。

(8) 发生中草药及其相关制剂再激发事件。

(9) 检测出中草药肝损伤的体内特异性生物标志物。

疑似诊断:(1)+(2)+(3)。

临床诊断:疑似诊断+(4)+(5)[或(6)或(7)]。

确定诊断:疑似诊断+(8);临床诊断+(9)。

(张馨梅)

第二节　鉴　别　诊　断

一、鉴别诊断原则

在临床表现和肝组织病理等方面,NMILI 与病毒、免疫、酒精、遗传代谢、胆管、血管等因素及全身性疾病导致的肝损伤相类似,其鉴别诊断应基于详细询问病史、体格检查、实验室检查及影像学检查等,必要时行肝组织病理检查。

二、需要鉴别的主要疾病

1. 病毒性肝炎

检测抗-HAV-IgM、HBsAg、抗-HCV 抗体与 HCV RNA 定量、抗-HEV-IgM、抗-EBV-IgM、抗-CMV-IgM、抗-HSV-IgM 等血清学标志物,并结合流行病学病史及查体化验检查,排除甲、乙、丙、戊型肝炎病毒、EB 病毒、巨细胞病毒、单纯疱疹病毒感染导致的肝功异常。其中甲、戊型肝炎病毒感染注意询问不洁饮食史或疫区居住史,乙、丙型肝炎病毒感染注意冶游史、拔牙史或共用静脉史,EB病毒、巨细胞病毒、单纯疱疹病毒感染注意淋巴结肿大、皮疹和非典型性淋巴细胞增多症等症状。鉴别要点:①急性药源性肝损伤须与甲型和戊型肝炎鉴别。后二者多有肝炎接触史,经常在外就餐或出差史。甲型肝炎和戊型肝炎在发病初期可有发热,一般3～5 d体温恢复正常,但消化道症状加重,并出现黄疸。药源性肝损伤一般先出现消化道症状,在出现肝损伤的同时发热,并伴有皮疹、瘙痒、关节痛等过敏性表现。②慢性药源性肝损伤须与乙型和丙型肝炎鉴别,乙型和丙型肝炎多为隐袭起病,并有肝病的家族史或输血史等。③无用药史及药物过敏史。④肝炎病毒学检查为阳性。

2. 自身免疫性肝病

包括自身免疫性肝炎(autoimmune hepatitis,AIH)、原发性胆汁性肝硬化(primary biliary cirrhosis,PBC)、原发性硬化性胆管炎(primary sclerosing cholangitis,PSC)、IgG4相关疾病等。检测相关自身抗体(抗核抗体、抗平滑肌抗体、抗肝肾微粒体抗体、抗可溶性肝抗原抗体阳性有助于AIH诊断,抗线粒体抗体及亚型M2阳性有助于PBC诊断)以及免疫球蛋白IgA、IgM、IgG,肝脏MRI影像学检查鉴别原发性硬化性胆管炎。少数NMILI与AIH的临床表现相似,且可出现自身抗体,导致两者鉴别困难。以下3种情况需特别注意:AIH基础上出现NMILI;中草药诱导的AIH;自身免疫性肝炎样的NMILI(AIH-NMILI)。肝组织病理是其重要鉴别诊断手段,此外谨慎使用糖皮质激素、观察患者的应答及复发情况,也是鉴别方法及治疗手段之一。鉴别要点:①自身免疫性肝炎多见于女性;②常伴有肝外系统表现;③血沉加快,血清球蛋白明显升高;④自身抗体检查为阳性,有30%的患者可检出狼疮细胞。

3. 酒精性肝病

NMILI与酒精性肝病的鉴别侧重于饮酒史的询问。NMILI患者的饮酒量应低于酒精性肝病诊断标准(折合乙醇量男性≥40 g/d,女性≥20 g/d,持续5年以上;或14 d内有大量饮酒史,折合乙醇量≥80 g/d)。鉴别要点:①酒精性肝炎的患者有长期大量饮酒史;药源性肝损伤患者有服药史。②酒精性肝炎患者多有酒精性周围神经病性损伤;药源性肝损伤患者可有皮疹、瘙痒等过敏性表现。③酒精性肝炎患者的血清γ-GT明显升高,AST/ALT升高。④酒精性肝炎患者戒酒后,酒精戒断反应明显,戒酒后肝病好转;药源性肝损伤停药后肝功能好转。

4. 非酒精性脂肪性肝病

非酒精性脂肪性肝病是一种病变主体在肝小叶,以肝细胞脂肪变性和脂肪储积为病理特征,但无过量饮酒史的临床综合征。包括单纯性脂肪肝、脂肪性肝炎、脂肪性肝硬化3种主要类型。患者常伴有体重过重或肥胖、糖耐量异常或2型糖尿病。通过BMI、血脂、腹部B超等排除非酒精性脂肪性肝病。

5. 遗传代谢性肝病

该类肝病通常由于遗传性酶缺陷所致物质中间代谢紊乱,主要表现肝脏形态结构和(或)功能上病变,常伴有其他脏器的损害。常见的类型包括:①肝豆状核变性:又称Wilson病,是一种常染色体隐性遗传铜代谢障碍所引起的全身性疾病,临床上主要有肝脏损伤,锥体外系症状与角膜色素环等表现。肝脏病变常常先于中枢神经系统损害,曾有黄疸或肝脏肿大。早期形态学改变为脂肪肝,晚期则表现为大结节性肝硬化与门静脉高压。肝损伤因所处病期不同而不同,早期仅表现疲乏、食欲缺乏及其他胃肠道症状。当病情进一步加重,肝功能时好时坏,类似肝炎,并迁延不愈终致肝硬化,引起腹水、上消化道出血或肝性脑病等症状。极少数患者呈急性或亚急性重型肺炎病程,常于病后数周或数月死亡。肝豆状核变性患者铜蓝蛋白和血清铜降低,而 NMILI 患者无此异常。②血色病:又称遗传性血色病(hereditary hemochoromatois, HHC),是先天性铁代谢障碍致体内铁过度蓄积,形成肝硬化、糖尿病、心肌病、性功能减退、关节病与皮肤色素沉着等多系统表现的遗传性疾病。血清铁蛋白、血清铁与转铁蛋白饱和度、肝活体组织检查、肝脏 CT、MRI 检查、肝功能试验及皮肤、胃肠活体组织检查可助鉴别该病与 NMILI。③α-1 抗胰蛋白酶缺乏症:由于遗传代谢性缺陷,导致血清中正常 α-1 抗胰蛋白酶(α-1AT)缺乏,而病理性 α-1AT 大量积聚与肝内,使肝细胞发生营养障碍、炎症破坏、终致肝硬化的发生。临床上表现为胆汁淤积、肝肿大、脐疝或股疝、反复肺部感染、肺气肿,少数可并发肝癌。通过测定血清 α-1 抗胰蛋白酶水平可鉴别该病与 NMILI。

6. 胆道疾病胆汁淤积型 NMILI

通过腹部 B 超、CT 或 MRI 等影像学检查排除肝内外胆管阻塞如结石、肿瘤等疾病,必要时行内窥镜逆行胰胆管造影(ERCP)。

7. 血管疾病

通过腹部 B 超、CT 或 MRI 等影像学检查鉴别 Budd-Chiari 综合征、肝窦阻塞综合征等血管性疾病。

8. 其他

通过个人史调查及体内铅、汞等毒物含量检测,排除工业、生活环境毒物或食物中毒;排除肝脏局部感染、全身性感染(脓毒症);排除心功能不全、低血压、休克致肝脏血流动力学异常引起的肝脏损伤。

鉴别是原有疾病伴发的肝损伤,还是治疗药物引起的肝损伤的要点:①治疗前无肝损伤或肝损伤不明显,在治疗后若原发疾病好转,而出现肝损伤,应多考虑为药源性肝损伤;若有原发疾病加重时,多考虑为原有疾病伴发的肝损伤。②发生肝损伤后,更改原治疗方案,注意选用肝损伤较小的药物。在原有的药物停用后,肝损伤减轻,多考虑药源性肝损伤;若停药后,肝损伤不好转,应注意可能是原发病伴发肝损伤。

三、药物性肝损伤诊断中的注意点

确定肝损伤药物非常重要,其意义不仅在于明确病因,更重要的是预防再发。从过敏反应机制出发,日本曾广泛应用药物诱导的淋巴细胞转化试验,但阳性率一直很低,而欧美更重视药物自身抗体出现。一些报道表明,药物性肝炎与 HLA 分型亦相关,提示必须从作为抗原呈递细胞的树突状细胞等来加以研究。近年发现以 CYP 为代表的药物代谢酶存在遗传多态性,人种间 CYP 遗传多态性出现率有较大差异,如日本人群中 CYP2D6 缺陷为0.7%,CYP2C19 缺陷为 20%,这种缺陷使其表型为弱代谢型而与药物性肝病发生密切相关。除了 CYP 外,二相反应中的 N-乙酰基转移酶 2 缺陷会引起氨苯磺胺性肝炎,谷胱甘肽合成酶缺陷会引起乙酰氨基酚肝损伤。因此可能存在药物代谢特异体质性肝损伤,有必要从药物代谢途径的角度来研究确定肝损伤药物。药物敏感试验以淋巴细胞转化试验和巨噬细胞移动抑制试验为代表,但因注意相似结构药物可能有类似的抗原决定簇。随着科学技术的进步,新的药物不断开发,药物性肝损伤的发生概率不断增加,临床表现也趋于复杂,但目前仍尚无确切的诊断方法,现有的诊断标准只能供临床参考。

（张馨梅）

第三节　临床分型

药物性肝损伤(DILI)可分为可预测性和不可预测两种。前者主要是药物的直接毒性作用所致,一般通过自由基或代谢中间产物导致细胞膜脂质过氧化,从而产生肝细胞损伤,也可通过改变细胞膜或细胞内分子结构、激活凋亡途径等导致肝损伤。直接毒性有一定规律,常可预测,毒性与剂量成正比,自暴露于药物到出现肝损之间潜伏期通常较短,诊断相对较为容易。大多数药物性肝损系不可预测性,具有特异质性,此类药物性肝损伤与剂量无关,不可预测,潜伏期不定,诊断较难。

不同药物引起的肝病组织学,临床表现和生物化学特征可有所不同,大致分类如表8-4。

表8-4　药物引起的肝损伤及相关药物

分　类	相关药物举例
急性药物性肝病	
急性肝细胞性损伤	氟烷,对乙酰氨基酚,四环素等
急性胆汁淤积性损伤	同化激素,甾体类避孕药,氯霉素,红霉素酯
混合性肝细胞胆汁淤积性损伤	异烟肼,环氟拉嗪
亚急性药物性肝损伤	辛可芬,异丙异烟肼,甲基多巴
慢性药物性肝病	
慢性肝实质损伤	
慢性肝炎	
Ⅰ型	氯美辛,呋喃妥因,甲基多巴,二甲基四环素,酚丁
Ⅱ型	替尼酸,肼屈嗪,氟烷
Ⅲ型	苯壬四烯酯,磺胺药
Ⅳ型	对乙酰氨基酚,阿司匹林,异烟肼
脂肪变性	2丙基戊酸钠
磷脂沉积症	哌克昔林,胺碘酮,己烷雌酚胺乙醚
肝纤维化和肝硬化	甲氨蝶呤

（续表）

分　类	相关药物举例
慢性胆汁淤积	
肝内胆汁淤积	有机砷,氯丙嗪
胆管硬化	5 氟去氧尿苷,福尔马林
血管病变	
肝静脉血栓	甾体类避孕药
静脉闭塞性疾病	吡咯双烷生物碱,乌拉坦等
紫癜性肝病	同化激素,甾体类避孕药
非肝硬化性门脉高压	化疗药,免疫抑制药,无机砷
肿瘤	甾体类避孕药

一、DILI 的临床分型

DILI 由于其发病机制、患者自身病理生理条件不同,其临床、病理表现和严重程度各有差异。

（一） 固有型和特异质型是基于发病机制的分型

固有型 DILI 具有可预测性,与药物剂量密切相关,剂量越高越易导致肝损伤,潜伏期短,个体差异不显著。固有型 DILI 已相对少见,除非收益明显大于风险的药物,才能批准上市。

特异质型（IDILI）具有不可预测性,现临床上较为常见,个体差异显著,与药物剂量常无相关性,动物实验难以复制,临床表现多样化。

多种药物可引起 IDILI。对乙酰氨基酚（APAP）是引起固有型 DILI 的典型代表,但在某些患者中仍可能具有某种特异质性。阿莫西林-克拉维酸钾、NSAIDs 和异烟肼等许多药物可引起 IDILI。少数药物性胆汁淤积是可以预见的,呈剂量依赖性;而大多数情况则是不可预见的,呈特异质性或过敏反应性。

IDILI 又可分为免疫特异质性 DILI 和遗传特异质性 DILI。免疫特异质性 DILI 有两种表现,一是超敏性,通常起病较快（用药后 7～42 d）,临床表现为发热、皮疹、嗜酸性粒细胞增多等,再次用药可快速导致肝损伤,但很少出现自身抗体;另一种是药物诱发的自身免疫性损伤,发生缓慢,体内可能出现多种自身抗体,可表现为 AIH 或类似原发性胆汁性胆管炎（PBC）和原发性硬化性胆管炎（PSC）等自身免疫性肝病,多无发热、皮疹、嗜酸性粒细胞增多等表现。遗传特异质性 DILI 通常无免疫反应特征,起病缓慢（最晚可达 1 年左右）,再次用药未必快速导致肝损伤。常见于血管紧张素转化酶抑制剂（ACEI）、别嘌醇、苯妥英钠、双氯芬酸、阿莫西林-克拉维酸钾和三环类抗抑郁药等。

越来越多的证据表明,遗传特异质与个体的 CYP450 遗传多态性密切相关。而免疫特异质或免疫介导的药物性肝损伤,通常是药物中间代谢物通过抗原递呈细胞（如树突状细胞）作用,经 HLA-I 类抗原激活特异性细胞毒性 T 淋巴细胞从而导致肝细胞损伤;另一途径为中间代谢产物与细胞内蛋白分子结合形成加合物,通过抗原递呈细胞作用并经 HLA-Ⅱ类抗原激活 B 淋巴细胞,使之产生抗加合物抗体,最终经抗体/补体依赖性细胞毒介导肝细胞损伤。

（二）急性 DILI 和慢性 DILI 是基于病程的分型

中华医学会肝病学分会药物性肝病学组《药物性肝损伤诊治指南》采用的慢性 DILI 定义为:DILI 发生 180 d 后,血清 ALT、AST、ALP 及 TBil 仍持续异常,或存在门静脉高压或慢性肝损伤的影像学和组织学证据。在临床上,急性 DILI 占绝大多数,其中 6%～20% 可发展为慢性。有研究显示,急性 DILI 发病 90 d 后约 42% 的患者仍存在肝脏生化指标异常,随访 1 年约 17% 的患者仍存在肝生化指标异常。胆汁淤积型 DILI 相对易于进展为慢性。

慢性 DILI 的定义有一个演变过程。1990 年,国际医学科学组织理事会（Council for International Organizations of Medical Sciences, CIOMS）将其定义为肝脏生化指标升高超过 90 d。2006 年,欧洲将肝细胞型慢性 DILI 定义为停药后肝脏生化指标持续异常超过 90 d,胆汁淤积型/混合型慢性 DILI 定义为超过 180 d。2011 年,国际严重不良反应协会（international Serious Adverse Event Consortium, iSAEC）建议将停药后肝细胞损伤型/混合型持续肝损伤超过 90 d 和胆汁淤积型超过 180 d 定义为迁延性 DILI（persistent DILI）;肝损伤持续存在超过 1 年时,任何类型的 DILI 均定义为慢性 DILI。目前多采用 2010 年美国 DILIN 提出的慢性 DILI 定义,是指 DILI 发生 180 d 后,血清 ALT、AST、ALP 及 TBil 仍持续异常,或存在门静脉高压或慢性肝损伤的影像学和组织学证据。

（三）肝细胞损伤型、胆汁淤积型、混合型和肝血管损伤型是基于受损靶细胞类型的分类

肝细胞损伤型、胆汁淤积型、混合型 DILI 在临床上主要根据临床表型及血清 ALT、ALP 和 R 值进行判断。由国际医学组织理事会（CIOMS）初步建立、后经美国 FDA 药物肝毒性指导委员会（DHSC）及美国 LiverTox 网站修订的这 3 种 DILI 的判断标准为:①肝细胞损伤型:ALT≥3 ULN,且 R≥5;②胆汁淤积型:ALP≥2 ULN,且 R≤2;③混合型:ALT≥3 ULN, ALP≥2 ULN,且 2<R<5。

若 ALT 和 ALP 达不到上述标准,则称为"肝脏生化学检查异常"。R＝（ALT 实测值/ALT ULN)(/ALP 实测值/ALP ULN)。在病程中的不同时机计算 R 值,有助于更准确地判断 DILI 的临床类型及其演变。新近有研究提出"新 R 值（new R, NR)",与 R 的不同是取 ALT 或 AST 两者中的高值进行计算。胆汁淤积型 DILI 约占 DILI 总数的 30%,有认为此估算可能偏低。

肝血管损伤型 DILI 相对少见,发病机制尚不清楚,靶细胞可为肝窦、肝小静脉和肝静脉主干及门静脉等的内皮细胞。致病药物包括含吡咯双烷生物碱的草药、某些化疗药、同化激素、避孕药、免疫抑制剂及 ART 等,其靶向的血管内皮细胞各有不同或存在交叉。临床类型包括肝窦阻塞综合征/肝小静脉闭塞病（SOS/VOD)、紫癜性肝病（PH)、巴德-基亚里综合征（BCS)、肝汇管区硬化和门静脉栓塞、肝脏结节性再生性增生（NRH)等

（1）肝窦阻塞综合征/肝小静脉闭塞病（SOS/VOD）:与肝窦和肝脏终末小静脉内皮的损伤有关,临床上主要由大剂量放化疗以及含吡咯双烷生物碱的植物如土三七等引起。土

三七等引起的 SOS/VOD 近 10 年来我国已报道 100 余例。

（2）紫癜性肝病（PH）：有时也称肝紫癜病或肝紫斑病，其发病机制与肝窦屏障缺陷和肝窦内皮损伤有关。同化激素、避孕药物、肾移植后免疫抑制药物（如硫唑嘌呤、巯基嘌呤和环孢素）等的应用可能是病因之一。

（3）巴德-基亚里综合征（BCS）：是肝静脉主干和（或）下腔静脉阻塞综合征。病因复杂。某些避孕药或化疗药物可引起血液高凝状态或血管内皮损伤，可能是 BCS 的发病机制之一。

（4）肝汇管区硬化和门静脉栓塞：可引起窦前性门静脉高压症（特发性门静脉高压症，IPH）。肝汇管区硬化可能与化疗药物、抗 HIV 治疗、复发性感染（如 AIDS）、促血栓形成因素、免疫紊乱及微量元素等多种因素相关。

（5）多结节性再生性增生（nodular regenerative hyperplasia，NRH）：有学者认为这也是一种肝血管损伤性疾病。可见于炎症性肠病（inflammatory bowel disease，IBD）时巯基嘌呤的应用、HIV 感染时持续暴露于去羟肌苷和司坦夫定等抗逆转录病毒药物、应用奥沙利铂等化疗药物以及服用避孕药物等。

某些药物和（或）其活性代谢产物可引起肝血管损伤，感染、免疫紊乱、各种能导致血液高凝、高黏或促血栓形成的因素及肿瘤等也可引起肝血管损伤，这些因素可单独或共同起作用。

（6）DILI 相关肝脏良性和恶性肿瘤：DILI 相关肿瘤往往和甾体类避孕药的使用有联系。

二、DILI 的临床表现

急性 DILI 的临床表现通常无特异性。潜伏期差异很大，可短至一至数日或长达数月。多数患者可无明显症状，仅有血清 ALT、AST 及 ALP、GGT 等肝脏生化指标不同程度的升高。部分患者可有乏力、食欲减退、厌油、肝区胀痛及上腹不适等消化道症状。淤胆明显者可有全身皮肤黄染、大便颜色变浅和瘙痒等。少数患者可有发热、皮疹、嗜酸性粒细胞增多甚至关节酸痛等过敏表现，还可能伴有其他肝外器官损伤的表现。病情严重者可出现急性肝衰竭（ALF）或亚急性肝衰竭（SALF）。

急性 DILI 可以是肝细胞性、胆汁淤积性或两者混合性，还有不少表现为亚临床性肝损伤。

（一）急性肝细胞性损伤

急性肝细胞损伤的病理表现为坏死、脂肪变或两者均有。其生化表现为血清 ALT 和 AST 水平升高（8～200 倍 ULN），ALP 水平轻度升高（低于 3 倍 ULN），血胆固醇水平通常正常或降低。

主要临床表现为乏力、不适、恶心和黄疸，黄疸可能是最早的肝损伤表现，类似病毒性肝炎。严重者可表现为急性和亚急性肝衰竭，包括深度黄疸、出血倾向、腹水、昏迷和死亡。少数类似传染性单核细胞增多症，即急性肝细胞损伤伴有淋巴结肿大、淋巴细胞增多以及异型淋巴细胞的假性单核细胞增多症。

（二）胆汁淤积性损伤

药物诱导的胆汁淤积性损伤包括两种主要的病变类型，其生化特征均可类似于肝外梗阻性黄疸。通常不发生肝衰竭，急性期预后良好。死亡往往是原有疾病的结果，极少由肝损伤引起。

1. 单纯性胆汁淤积

可由氯丙嗪、红霉素酯等药物引起。主要病变为胆管损伤,临床表现为黄疸明显和瘙痒;而转氨酶水平只有轻度升高,通常低于 5 倍 ULN,ALP 水平升高不超过 2 倍 ULN,胆固醇水平通常正常。因 ALP 升高相对轻微,可与完全梗阻性黄疸相鉴别。

2. 炎症性胆汁淤积

多由同化激素和甾体类避孕药引起,主要病变为毛细胆管损伤,转氨酶升高不超过 8 倍 ULN,ALP 相对升高,通常超过 3 倍 ULN,胆固醇通常升高,临床与生化表现几乎同完全性肝外梗阻,故应注意鉴别。

(三) 混合性肝细胞性胆汁淤积损伤

药物诱导混合性黄疸可能主要是肝细胞性黄疸伴胆汁淤积,混合性损伤更具有药物诱导损伤特征。应该注意的是,在药物撤除之后,部分胆汁淤积性肝损伤可持续 1 年之久,并且偶可发生胆管消失综合征。

(四) 亚临床肝损伤

常仅表现为血清酶水平升高。一些药物可引起转氨酶和(或)ALP 水平升高,其发生率为5%～50%,大多仅轻微升高(小于 3 倍 ULN),通常不会进展或在继续用药情况下自行缓解。但是对于已知有肝毒性的药物应监测血清酶水平,当酶水平升高至3～5 倍 ULN 时则应停药。

亚急性 DILI 特点是严重的进行性肝损伤,伴深度黄疸和肝硬化表现。其发展比急性损伤慢,又比慢性肝炎进展快。

慢性 DILI 在临床上可表现为慢性肝炎、肝纤维化、代偿性和失代偿性肝硬化、AIH 样DILI、慢性肝内胆汁淤积和胆管消失综合征(VBDS)等。少数患者还可出现 SOS/VOD 及肝脏肿瘤等。SOS/VOD 可呈急性,并有腹水、黄疸、肝脏肿大等表现。

（赵　崧）

参考文献

[1] 刘士敬,宫嫚,孙永强,等.对中药不正确使用导致药源性肝损害的思考:面对现实,积极防控[J].中国中医药现代远程教育, 2008, 6(7): 798-802.

[2] 施维群.天然药物与肝损害[J].浙江中西医结合杂志,2006,16(4):199-200.

[3] 苏少慧.药物性肝病基础与临床[M].北京:中国科学技术出版社,2003.

[4] 何婷婷,朱云,王立福,等.中草药相关肝损伤诊断及治疗现状[J].中西医结合肝病杂志,2017,27(1):62-64.

[5] Danan G, Benichou C. Causality assessment of adverse reactions to drugs: I. A novel method based on the conclusions of international consensus meetings: Application to drug-induced liver injuries[J]. Journal of Clinical Epidemiology, 1993, 46(11): 1323-1330.

[6] Maria V A, Victorino R M. Development and validation of a clinical scale for the diagnosis of drug-induced hepatitis[J]. Hepatology, 1997, 26(3): 664-669.

[7] Rockey D C, Seeff L B, Rochon J, et al. Causality assessment in drug-induced liver injury using a structured expert opinion process: Comparison to the Roussel-Uclaf causality assessment method[J]. Hepatology (Baltimore, Md), 2010, 51(6): 2117-2126.

［8］Chalasani N P，Hayashi P H，Bonkovsky H L，et al. ACG Clinical Guideline：The diagnosis and management of idiosyncratic drug-induced liver injury［J］. The American Journal of Gastroenterology，2014，109(7)：950-966.

［9］Danan G，Teschke R. RUCAM in drug and herb induced liver injury：The update［J］. International Journal of Molecular Sciences，2015，17(1). DOI：10.3390/ijms17010014.

［10］中华医学会肝病学分会药物性肝病学组.药物性肝损伤诊治指南［J］.临床肝胆病杂志,2015,31(11)：1752-1769.

［11］中华中医药学会肝胆病分会,中华中医药学会中成药分会.中草药相关肝损伤临床诊疗指南［J］.中国中西医结合杂志,2016,36(6)：645-653.

［12］中华医学会肝病学分会药物性肝病学组.药物性肝损伤诊治指南［J］.肝脏,2015,20(10)：750-767.

［13］Chalasani N P，Hayashi P H，Bonkovsky H L，et al. ACG Clinical Guideline：The diagnosis and management of idiosyncratic drug-induced liver injury［J］. The American Journal of Gastroenterology，2014，109(7)：950-966.

［14］Fontana R，Hayashi P. Clinical features，diagnosis，and natural history of drug-induced liver injury［J］. Seminars in Liver Disease，2014，34(2)：134-144.

［15］Fontana R J，Watkins P B，Bonkovsky H L，et al. Drug-Induced Liver Injury Network（DILIN）prospective study：Rationale，design and conduct［J］. Drug Safety，2009，32(1)：55-68.

［16］Andrade R，Lucena M，Fernandez M，et al. Drug-induced liver injury：An analysis of 461 incidences submitted to the Spanish registry over a 10-year period［J］. Gastroenterology，2005，129（2）：512-521.

［17］Borraz，Y，Fernandez M C，Garcia-Muhoz B，et al. Would it be desirable to modify the cut-off point for definition of chronicity in drug-induced liver injury（DILI）61st Annual Meeting of the American Association for the Study of Liver Diseases：2010，A270

［18］Andrade R J，Lucena M I，Kaplowitz N，et al. Outcome of acute idiosyncratic drug-induced liver injury：Long-term follow-up in a hepatotoxicity registry［J］. Hepatology，2006，44(6)：1581-1588.

［19］Robles-Diaz M，Lucena M I，Kaplowitz N，et al. Use of hy's law and a new composite algorithm to predict acute liver failure in patients with drug-induced liver injury［J］. Gastroenterology，2014，147(1)：109-118.

［20］Leise M D，Poterucha J J，Talwalkar J A. Drug-induced liver injury［J］. Mayo Clinic Proceedings，2014，89(1)：95-106.

［21］Kaplowitz N. Idiosyncratic drug hepatotoxicity［J］. Nature Reviews Drug Discovery，2005，4(6)：489-499.

［22］Gao H，Li N，Wang J Y，et al. Definitive diagnosis of hepatic sinusoidal obstruction syndrome induced by pyrrolizidine alkaloids［J］. Journal of Digestive Diseases，2012，13(1)：33-39.

［23］Fan C Q，Crawford J M. Sinusoidal obstruction syndrome（hepatic veno-occlusive disease）［J］. Journal of Clinical and Experimental Hepatology，2014，4(4)：332-346.

［24］Kootte A M M，Siegel A M，Koorenhof M. Generalised peliosis hepatis mimicking metastases after long-term use of oral contraceptives［J］. The Netherlands Journal of Medicine，2015，73(1)：41-43.

［25］Yu C Y，Chang L C，Chen L W，et al. Peliosis hepatis complicated by portal hypertension following renal transplantation［J］. World Journal of Gastroenterology，2014，20(9)：2420-2425.

［26］Kleiner D E. Histopathological evaluation of drug-induced liver disease［M］//Drug-Induced Liver Disease. Amsterdam：Elsevier，2013：241-263.

第九章　天然药物相关肝损伤的治疗

第一节　常用保肝药物选择与应用

药物性肝损伤发病机制通常可概括为药物的直接肝毒性和特异质性肝毒性作用,其过程包括药物及其代谢产物导致的"上游"事件以及肝脏靶细胞损伤通路和保护通路失衡构成的"下游"事件。根据2015年《药物性肝损伤诊治指南》、2016年《中草药相关肝损伤临床诊疗指南》,天然药物肝损伤基本治疗原则是及时停用可疑肝损伤药物,尽量避免再次使用可疑或同类药物;充分权衡停药引起原发病进展和继续用药导致肝损伤加重的风险;根据肝损伤的临床类型选用适当的药物治疗;重症患者必要时可考虑紧急肝移植。

一、临床主要应用保肝药物分类

1. 基础代谢类药物

维生素及辅酶类主要包括各种水溶性维生素(如维生素C、复合维生素B)、维生素E,在肝细胞受到损伤时,不论是在维持自身功能还是在其自身修复方面都需要维生素和辅酶类的参与。维生素C具有可逆的还原性,在体内形成单独的还原系统,起到递氢作用,参与氧化还原反应,减轻肝细胞的脂肪变性、促进肝细胞再生及肝糖原合成。复合维生素B(含维生素 B_1、维生素 B_2、维生素 B_6、烟酰胺、泛酸钙)是糖代谢、组织呼吸、脂质代谢、蛋白质代谢所需辅酶的重要组成成分。维生素E有促进肝细胞再生作用。酶和辅酶类药物是生物的催化剂,纠正人体的功能失调,恢复机体的正常代谢。辅酶A(coenzyme A, CoA)为体内乙酰化反应的辅酶,对糖、脂肪、蛋白代谢有重要的作用。

三磷酸腺苷(adenosinetriphosphate, ATP)是含有高能磷酸键的物质,是体内器官活动的信使或递质,能供给机体生理生化反应所需要的能量。肌苷进入细胞后转变为肌苷酸,进而变为ATP参与细胞代谢。推荐剂量:口服200~600 mg/次,3 次/d;儿童剂量100~200 mg/次,3 次/d;必要时可加倍;静脉注射剂200~600 mg/次,1~2 次/d。

门冬氨酸鸟氨酸在体内可提供尿素和谷氨酰胺合成的底物。谷氨酰胺是氨的解毒产物,同时也是氨的储存及运输形式,由于门冬氨酸对肝细胞内三羧酸循环代谢过程的间接促进作用,促进了肝细胞内的能量合成,利于损伤肝细胞的修复,加快肝功能的恢复。推荐剂量:5~20 g/d,分次静脉滴注,病情严重者酌情加量。

2. 肝细胞膜保护剂

多烯磷脂酰胆碱(易善复)。磷脂是细胞膜的重要组成部分,多烯磷脂酰胆碱(带有大量的不饱和脂肪酸基,主要为亚油酸70%、亚麻酸和油酸)化学结构上与重要的内源性磷脂一致,而且功能上优于后者。肝细胞在受到致病因子攻击时,膜的稳定性受到破坏,最终导致肝细胞破裂坏死。多烯磷脂酰胆碱主要进入肝细胞,并以完整的分子与肝细胞膜及细胞器膜相结合,补充外源性磷脂成分,增加细胞膜的流动性和稳定性,使受损肝功能和酶活力恢复正常,改善和恢复线粒体、内质网和高尔基体等细胞器功能,维持或促进肝脏等器官及组织的膜功能,包括可调节膜结合酶的活性,抑制细胞色素 P450 2 E1(CYP2 E1)的含量及活性,减少自由基,增强过氧化氢酶、超氧化物歧化酶和谷胱甘肽还原酶的活性。另外其尚可直接分泌入胆汁。因此其生理功能:①直接影响膜结构使受损肝功能和酶活力恢复正常;②调节肝脏的能量平衡;③促进肝组织再生;④将中性脂肪和胆固醇转化为容易代谢的形式;⑤稳定胆汁。

推荐剂量:口服 456 mg/次,3 次/d;可减量至 228 mg/次,3 次/d 维持治疗。静脉注射每日缓慢注射 1～2 安瓿,严重病例每日注射 2～4 安瓿。

注意事项:可用于各类型肝炎,由于辅料中含有苯甲醇(注射剂),而苯甲醇可能导致新生儿或早产儿发生致命性的"喘息综合征",且可能穿透胎盘。故新生儿禁用,胶囊不得用于 12 岁以下儿童,不推荐妊娠及哺乳期妇女使用。大剂量口服可导致腹泻,极少数有过敏反应。

3. 解毒保肝药物

葡萄糖醛酸内酯、还原型谷胱甘肽、硫普罗宁等此类护肝药物可以为肝脏提供巯基或葡萄糖醛酸,增强肝脏的氧化、还原、水解、合成等一系列化学反应,将有毒物质转变成易溶于水的化合物,并通过尿和胆汁排泄出体外,从而减轻有害因素对肝脏的持续损害。葡萄糖醛酸内酯进入体内在酶的催化下变成葡萄糖醛酸,与肝内或肠内含有羟基、羧基和氨基的有毒物质及药物结合而排出,又能降低肝淀粉酶的活性,阻止糖原分解,使肝糖原增加。

还原型谷胱甘肽(GSH)是人类细胞质中自然合成的一种肽,由谷氨酸、半胱氨酸和甘氨酸组成,结构中含有活性的—HS 基团,广泛分布于机体各器官内,为维持细胞生物功能以呈有重要作用,是甘油醛磷酸脱氢酶的辅基,又是乙二醛酶及丙糖脱氢酶的辅酶,参与体内三羧酸循环及糖代谢,能激活多种酶,促进糖、脂肪、蛋白质代谢。在体内 γ-谷氨酰循环中提供谷氨酰基以维持细胞的正常代谢和膜的完整性,肝细胞受损时为谷胱甘肽过氧化酶提供还原剂,可保护体内蛋白质巯基免遭氧化,维持蛋白质或酶的活性;与自由基或亲电子物质等毒性物质相结合,促进自由基的转化与排泄,通过转丙氨基或转甲基反应,发挥解毒作用;在谷胱甘肽——巯基转移酶的作用下,将游离胆红素载入微粒体,促使其与葡糖醛酸相结合,以结合型胆红素形式排出体外;稳定肝细胞膜,增强肝脏酶活性,促进肝脏发挥合成与解毒的功能。此类药物能激活多种酶[如巯基(—SH)酶等],从而促进糖、脂肪及蛋白质代谢,并能影响细胞的代谢过程;它可通过巯基与体内的自由基结合,可以转化成容易代谢的酸类物质从而加速自由基的排泄,有助于减轻化疗、放疗的毒副作用,对化疗、放疗的疗效无明显影响,如保护肾小管免受顺铂损害的主要机制为肾小管细胞内含谷胱甘肽解毒时所需的 γ-谷酰胺转肽酶,而癌细胞却无此酶,故在不影响本品的细胞毒效应同时保护了正常组织和器官。且对放射性肠炎治疗效果较明显;对于贫血、中毒或组织炎症造成的全身或局部低氧血症患者应用,可减轻组织损伤,促进修复。通过转甲基及转丙氨基反应,

GSH 还能保护肝脏的合成,有解毒、灭活激素等功能,并促进胆酸代谢,有利于消化道吸收脂肪及脂溶性维生素(A、D、E、K)。用于治疗肝脏疾病包括病毒性、药物毒性、酒精毒性(包括酒精性脂肪肝、酒精性肝纤维化、酒精性肝硬化、急性酒精性肝炎)及其他化学物质毒性引起的肝脏损伤,也可用于化疗后患者。本药不得与维生素 B_{12}、甲萘醌、泛酸钙、乳清酸、抗组胺制剂、磺胺药及四环素等混合使用。药理学实验未见急慢性毒性及生殖毒性,但仍建议妊娠妇女必要时使用。推荐剂量:根据病情严重程度,1 200~2 400 mg/d,静脉滴注。

硫普罗宁结构中的游离巯基具有还原性,结构与青霉胺性质相似,有对抗脂质过氧化和清除自由基的作用,参与三羧循环中糖代谢和脂肪酸氧化,促进乙醇和乙醛的排泄和降解,抑制甘油三酯在肝脏的蓄积,治疗酒精性脂肪肝有明显效果。可以使肝细胞线粒体中 ATP 酶活性降低,保护线粒体。硫普罗宁能够防止四氯化碳(CCl_4)、乙硫氨酸、毒蕈粉及对乙酰氨基酚对肝脏的损害,并可预防由于四氯化碳而导致的肝坏死。硫普罗宁可加快乙醇和乙醛的降解、排泄,防止甘油三酯的堆积,对酒精性肝损伤有显著修复作用;使肝细胞线粒体中的 ATPase 活性降低,ATP 含量升高,电子传递功能恢复正常,从而改善肝细胞功能,对抗各类肝损伤负效应。实验证明硫普罗宁可促进肝细胞再生,表现为乳酸脱氢酶活性、苹果酸酶活性、DNA 含量及肝总蛋白含量均升高,硫普罗宁含有巯基,能与自由基可逆性结合成二硫化物,可作为一种自由基清除剂。此外硫普罗宁还可激活铜、锌、—SOD 酶以增强其清除自由基的作用。实验也证明硫普罗宁可促进重金属 Hg、Pb 从胆汁、尿、粪便中排出,降低其肝、肾蓄积量,保护肝功能和多种物质代谢酶。可用治疗于病毒性、酒精性、药物性和重金属中毒性肝炎,以及脂肪肝和肝硬化早期治疗;降低放疗、化疗的毒副作用,升高白细胞并加速肝细胞的恢复,降低骨髓染色体畸变率和皮肤溃疡的发生,并能预防放疗所致二次肿瘤的发生。注意事项:可从肾脏排泄,禁用于重症肝炎、肾功能不全;妊娠安全分级为 C 级,并可通过乳汁分泌,因此禁用于妊娠及哺乳期妇女;儿童、急性铅汞中毒及过敏患者禁用。推荐剂量:口服 100~200 mg/次,3 次/d;静脉滴注 200 mg/次,1 次/d。

4. 抗炎护肝药物

甘草甜素制剂,该药在化学结构上与醛固酮的类固醇环相似,可阻碍可的松与醛固酮的灭活,有激素样作用,但无皮质激素的不良反应,可以减轻肝脏的非特异性炎症。其护肝的作用机制包括肾上腺皮质激素样作用、抑制肥大细胞释放组胺、抑制细胞膜磷酸酶 A_2 和前列腺素 E_2 的产生,促进胆色素的代谢、减少 ALT 和 AST 的释放、抑制自由基和过氧化脂质的产生和形成。甘草酸苷对肝细胞增殖有促进作用。

异甘草酸镁(天晴甘美),通过抗炎、抗氧化、稳定细胞膜、抗肝纤维化、调节免疫、防止细胞凋亡以及增加内源性类固醇产生等多重作用机制,发挥强效的保护肝细胞作用。临床上异甘草酸镁降 ALT 速度快,安全性好,未发现以往甘草酸制剂常见的水钠潴留等不良反应,对治疗慢性病毒性肝炎,改善肝功能异常有很好效果,常用于慢性病毒性肝炎。与襻利尿剂、噻嗪类利尿剂联用可能强化排钾作用。推荐剂量:静脉滴注 100~200 mg/次,1 次/d。

动物实验及药理学实验均未见明显毒性及生殖毒性反应,但妊娠及哺乳期妇女需权衡利弊后慎重给药。

复方甘草酸苷因有类固醇样作用，可以引起假性醛固酮症，增大药量或长期连续使用可能出现严重低钾血症、高钠血症、高血压、心衰，肾衰竭患者禁用。治疗过程中应定期检测血压、血清钾、钠浓度，如出现高血压、血钠潴留、低血钾等情况应停药或适当减量。另可见过敏性休克、过敏样症状。推荐剂量：口服 2～3 片/次，3 次/d，饭后口服；小儿 1 片/次，3 次/d；静脉滴注 40～60 mL/次，1 次/d，最大剂量 100 mL/d。

甘草酸二铵同样存在上述复方甘草酸苷的不良反应，且较多见，注意事项同上。推荐剂量：口服 150 mg/次，3 次/d；静脉滴注 150 mg/次，1 次/d。

5. 利胆护肝药物

熊去氧胆酸，熊胆的主要成分。熊胆入药在 1 500 前唐代的《唐本草》中就有记载，在明代李时珍的《本草纲目》中也有论述。现代研究表明，它也是人体合成的内源性胆汁酸，与鹅去氧胆酸是同分异构体，在空间构象与鹅去氧胆酸存在实质性差异。熊去氧胆酸是一种无毒性的亲水胆酸，能竞争性地抑制毒性内源性胆酸在回肠的吸收。通过激活钙离子、蛋白激酶 C 组成的信号网络，并通过激活分裂活性蛋白激酶来增强胆汁淤积肝细胞的分泌能力，使血液及肝细胞中内源性疏水胆酸浓度降低，达到抗胆汁淤积的作用。熊去氧胆酸可促进内源性胆汁排泄，并抑制其重吸收，改变胆汁酸的组成，增加亲水性胆汁酸的比例，保护肝细胞和胆管细胞免受毒性胆酸毒害，拮抗疏水性胆酸对腺粒体的干扰，保护肝细胞。熊去氧胆酸显著改善血清肝功能的同时可以改善肝组织学特征，阻止肝纤维化、肝硬化、食管静脉曲张的进一步发展，延长患者生存时间。熊去氧胆酸还可激活糖皮质激素受体并将这些受体由胞质转运到细胞核内，调控不同靶基因的表达，从而调控免疫，抑制肝内自身免疫反应。严重肝功能不全和完全性胆道阻塞时禁用，孕妇及哺乳期妇女慎用。长期服用避孕药可增加胆汁饱和度，用熊去氧胆酸治疗时应尽量采取其他节育措施以免影响疗效。妊娠早期使用会有胚胎毒性，建议使用前确认排除妊娠。哺乳期不推荐服用。胆汁淤积型药物性肝损伤可选用熊去氧胆酸，13～15 mg/(kg·d)，分次口服。

腺苷蛋氨酸是必需氨基酸（如半胱氨酸、牛磺酸、谷胱甘肽和辅酶 A）的前体，作为甲基供体和生理性巯基化合物的前体，在肝内通过使质膜磷脂甲基化而调节肝脏细胞膜的流动性，促进胆汁分泌和流动，有助于防止肝内胆汁淤积；还可通过转丙氨基作用，调控肝细胞再生、增殖，促进肝细胞修复。其次，腺苷蛋氨酸还具有转硫基和使氨基丙基化的作用，在体内转化为半胱氨酸，并通过进一步的代谢产生谷胱甘肽、辅酶 A、牛磺酸类物质，在参与组织细胞 Na^+/K^+-ATP 酶生物反应过程中促进了内皮细胞磷脂的生物合成，从而稳定内皮细胞结构，改善内皮细胞功能。通过巯基反应促使胆汁酸硫酸化，改善胆汁酸代谢系统的解毒功能，还可以防止或减轻毒物和胆汁酸的氧自由基对肝细胞的损害。特别敏感个体，偶可引起昼夜节律紊乱；有引起患者外周血管硬化的不良反应，用冷、热敷等相应的处理可以减轻。妊娠前 3 个月内，不应使用该药，妊娠最后几个月使用治疗剂量尚未引起不良反应。哺乳期妇女需权衡利弊方可使用。推荐剂量：初始治疗，静脉缓慢注射 500～1 000 mg/次，1 次/d，共 2 周；维持治疗，口服 1 000～2 000 mg/次，1 次/d。

6. 生物制剂

促肝细胞生长素，是从新鲜乳猪肝脏中提取纯化制备而成的小分子多肽类活性物质，具备以下生物效应：能明显刺激新生肝细胞的 DNA 合成，促进损伤的肝细胞线粒体、粗面内质网恢复,促进肝细胞再生,改善肝脏枯否细胞的吞噬功能,防止来自肠道的毒素对肝细胞的损害,抑制肿瘤坏死因子(tumor necrosis factor,TNF)活性和 Na^+-K^+-ATP 酶活性抑制因子活性,促进肝坏死后的修复,对四氯化碳诱导的肝细胞损伤有较好的保护作用,对 D-氨基半乳糖诱致的肝衰竭有明显的提高存活力的作用。推荐剂量:静脉滴注 120 μg/次,1 次/d或分 2 次静脉滴注。

7. 降酶药物

五味子,是合成五味子丙素时的中间体,对 CYP450 活性有明显诱导作用,对四氯化碳所致的肝脏微粒体脂质过氧化有抑制作用,并降低四氯化碳代谢过程中还原型辅酶 II 及氧的消耗,从而保护肝细胞生物膜的结构和功能。本药可降低泼尼松诱导所致的肝脏 ALT 升高,能促进部分肝切除小鼠的肝脏再生。因对 CYP450 酶活性有明显诱导作用,从而加强对四氯化碳及某些致癌物的解毒能力,对部分肝炎患者有改善蛋白代谢作用,使白蛋白升高、球蛋白降低。治疗后肝功能恢复正常时应逐渐减量停药,合用肌苷可减少本药的降酶反跳现象。

联苯双酯,我国创制的一种降酶药物,是合成五味子丙素时的中间体。推荐剂量:口服 7.5 mg/次,3 次/d;必要时 9~15 mg/次,3 次/d;儿童口服 0.5 mg/kg,3 次/d。注意逐渐减量。

双环醇为联苯结构衍生物,未发现遗传及生殖毒性。推荐剂量:口服 25 mg/次,3 次/d,必要时可增至 50 mg/次,3 次/d,逐渐减量。对于孕妇及哺乳期妇女应权衡利弊。失代偿期肝硬化、孕妇、哺乳期妇女禁用。

8. 中药制剂

水飞蓟素,从菊科植物水飞蓟果实中提取的一种总黄酮,由 3 种不同的同分异构体水飞蓟宾、水飞蓟宁、水飞蓟丁组成,是目前公认的具有保肝作用的天然活性成分,其主要的作用机制是清除氧自由基、抗脂质过氧化,对中毒性肝炎、酒精性肝病、代谢性脂肪肝有治疗效果,可限制某些肝毒性物质穿透进入细胞内,并可刺激细胞核中 RNA 聚合酶 I 的活性,导致肝细胞中核糖体 RNA 合成增加,同时导致结构和功能蛋白质(酶)的大量合成,增强肝细胞的修复和再生能力。水飞蓟素推荐剂量:70~140 mg/次,3 次/d。毒性低,无生殖毒性及潜在致畸作用,但无大规模临床使用数据,建议孕妇、哺乳期妇女慎用。

齐墩果酸,从青叶胆、女贞子中提取,具有保肝降酶纠正蛋白异常代谢作用。

复方益肝灵,主要成分为水飞蓟素及五仁醇,前者的主要活性成分为水飞蓟宾,后者具有降低 ALT 的作用。复方益肝灵对化学毒物引起肝损伤有保护作用,可促进肝脏合成代谢,增强肝脏的解毒能力、保护肝细胞。

水飞蓟宾(水林佳胶囊),由水飞蓟宾与磷脂酰胆碱络合而成的复合物,可显著改善慢性肝脏疾病患者的血生化指标,缩短肝功能恢复正常所需的时间,提高患者治疗的有效率。动物实验发现其可有效地防止严重的氧化应激和维护由于饮食摄入胆碱不足引起的非酒精性脂肪肝的肝线粒体生物能,从而具有抗炎和抗纤维化作用。对非酒精性脂肪肝及酒精性脂肪肝效果最为显著。关于非酒精性脂肪肝患者的临床研究表明,水飞蓟宾胶囊能降低血脂并阻止肝纤维化。水林佳胶囊中水飞蓟宾与磷脂酰胆碱络合后,水飞蓟宾的体内吸收与生物利用度显著提高,相对于水飞蓟素胶囊的生物利用度为(270.4±139.6)%,并与磷脂酰胆碱在抗脂质过氧化、保护肝细胞膜、维持细胞膜的流动性方面起协同作用,从而进一步提高药理效应。Meta 分析显示,应用水林佳胶囊治疗的脂肪肝患者,症状均明显改善;ALT、AST、GGT 均有明显下降;患者血清 TC 和 TG 水平显著降低且不良反应发生率低,主要为上腹部不适等症状。水林佳胶囊推荐剂量:2～4 粒/次,3 次/d。

当飞利肝宁,由当药与水飞蓟两种成分组成,具有保肝、抗炎、降脂的作用,针对肝损伤和脂肪肝具有保护作用。当药为龙胆科獐牙菜属植物,学名"瘤毛獐牙菜",可用于治疗黄疸性肝炎、传染性肝炎及消化不良的传统药物。药理学和临床研究表明,当药能够治疗多种因素所致的肝损伤,减轻肝细胞的变性、坏死和炎症反应,增加肝脏胆汁排泄,具有较好的降低转氨酶、减轻肝脏脂肪沉积和利胆退黄作用。当飞利肝宁胶囊可保护肝细胞正常结构和功能,稳定细胞膜,抑制炎症介质肿瘤坏死因子的形成,减少胶原及脂类在肝脏的沉积,降低肝损伤及脂肪肝导致升高的转氨酶、胆红素,能改善肝区不适、腹胀、纳差、身倦困重、恶心、口干口苦、大便秘结、小便黄等症状,并且有一定增进食欲作用。当飞利肝宁胶囊还可通过氧化应激、细胞因子、细胞凋亡等途径,减轻高脂饮食、CCl_4 等毒物介导的非酒精性脂肪性肝病。临床试验表明当飞利肝宁胶囊用于非酒精性脂肪性肝病疗后肝/脾 CT 比值绝对数上升显著,优效于安慰剂对照组,治疗后肝/脾 CT 比值复常率达到 47.79%。

9. 其他

有研究表明静脉输注 N-乙酰半胱氨酸与安慰剂对比治疗非对乙酰氨基酚引起的急性肝损伤,前者具有明显优势,对于早期非移植性急性肝衰竭的患者有较好疗效。

前列地尔(凯时):①靶向扩张病变及痉挛血管,增加缺血区供血,防止"窃血";②抑制血小板凝集,防止血栓形成;③抑制活性氧,防止组织细胞缺血-再灌注损伤;④保护细胞膜,稳定溶酶体膜;⑤促进红细胞变形,使僵硬的红细胞易于通过毛细血管,改善微循环;⑥抑制平滑肌细胞的增殖,防止动脉硬化,减少 30% 动脉壁胆固醇的含量。能够改善微循环。可以用于重症肝炎、药物性肝病等的治疗。

二、常用保肝药物的选择与应用

目前无证据显示 2 种或以上抗炎保肝药物联用对 DILI 有更好的疗效,因此尚不推荐 2 种或以上抗炎保肝药物联用。有经验表明,轻-中度肝细胞损伤型和混合型 DILI,炎症较重者可试用双环醇和甘草酸制剂;炎症较轻者可试用水飞蓟素、水飞蓟宾、当飞利肝宁。胆汁淤积型 DILI 可选用熊去氧胆酸(UDCA)。有报道腺苷蛋氨酸(SAMe)治疗胆汁淤积型 DILI 有效。上述药物的确切疗效有待严格的前瞻性随机对照研究加以证实。我国 CFDA 最近批准异甘草酸镁可用于治疗急性 DILI,包括 ALT 明显升高的急性肝细胞型或混合型 DILI。

部分重型患者可选用 N-乙酰半胱氨酸(NAC)。NAC 可清除多种自由基,临床越早应用效果越好。成人一般用法:50～150 mg/(kg·d),总疗程不低于 3 d。治疗过程中应严格控制给药速度,以防不良反应。NAC 是 2004 年被美国 FDA 批准用来治疗 APAP 引起的固有型 DILI 的唯一解毒药物。美国 ALF 研究小组历经 8 年,24 个中心、173 例非 APAP 所致 ALF 患者的前瞻性对照研究显示,NAC 可提高早期无肝移植患者的生存率。2011 年美国肝病学会(AASLD)ALF 指南推荐 NAC 用于药物及毒蕈引起的 ALF 的治疗。

2014 年 ACG 的 IDILI 临床诊治指南推荐应用 NAC 治疗早期 ALF 患者。因在儿童非 APAP 引起的 ALF 随机对照治疗研究中结果不一致,故不建议 NAC 用于儿童非 APAP 所致药物性 ALF 的治疗,尤其是 0~2 岁的患儿。

糖皮质激素对 DILI 的疗效尚缺乏随机对照研究,应严格掌握治疗适应证,宜用于超敏或自身免疫征象明显、且停用肝损伤药物后生化指标改善不明显甚或继续恶化的患者,并应充分权衡治疗收益和可能的不良反应。

(葛　超)

第二节　急性肝损伤的治疗

天然药物性肝损伤(NMILI)目前尚无特效疗法,关键是早发现、早停药,并特异性的给予保肝解毒药物,根据病情严重程度选择治疗药物和疗程,在治疗过程中需定期监测患者的肝脏生化指标、注意患者的情绪管理、饮食调节、微生态调节等。

一、治疗原则

基本原则包括:①及时停用可疑肝损伤药物,尽量避免再次使用可疑或同类药物;②应充分权衡停药引起原发病进展和继续用药导致肝损伤加重的风险;③根据药物性肝损伤的临床类型选用适当的药物治疗;④重症患者(如急性肝衰竭患者),必要时可考虑行紧急肝移植治疗。

二、治疗措施

迄今仍缺乏 NMILI 特异的治疗,主要以预防为主,治疗为辅。在使用药物前,应详细询问患者病史、药物过敏史、药物不良反应史等,对于老年人及儿童,有慢性肝病或既往有药物性肝损的患者,应慎用或减量使用具有肝毒性的药物,选择合适的药物及剂量,密切监测患者的肝生化指标。

1. 停药

2014 年美国胃肠病协会《特异质性肝损伤的诊断和管理指南》和我国 2015 年《药物性肝损伤诊治指南》、2016 年《中草药相关肝损伤临床诊疗指南》均认为及时停用可疑的肝损伤药物是最为重要的治疗措施,而且也应尽可能避免使用类似的药物。怀疑 DILI 或 NMILI 诊断后立即停药,大多数患者可自行改善甚至痊愈;少数发展为慢性,极少数进展为肝衰竭。

关于何时停用导致肝损的可疑药物,目前尚未完全达成共识,临床上可参考 2009 年美国 FDA 的建议:①ALT 或 AST>8×ULN;②ALT 或 AST>5×ULN,持续 2 周以上;③ALT 或 AST>3×ULN,且 TB 或 INR>(1.5~2)×ULN;④ALT 或 AST>3×ULN,并有进行性加重的乏力、恶心、呕吐、右上腹痛征象,或发热、皮疹、嗜酸细胞增多。

然而,为了避免不必要的停药,国际严重不良反应协会(iSAEC)于 2011 年将 DILI 的生化学诊断标准建议调整为出现以下任一情况：①ALT＞5×ULN；②ALP＞2×ULN，特别是伴有 5′-核苷酸或 GGT 升高且排除骨病引起的 ALP 升高；③ALT＞3×ULN 且 TBiL＞2×ULN。

2014 年美国胃肠病学会指南建议符合 Hy's 法则，即用药后血清 ALT＞3×ULN，血清 TB＞2×ULN，血清 ALP 正常，提示预后差，容易发展为急性肝衰竭，病死率约为 10%（5%～50%），应禁止或避免肝损伤药物再暴露。

2. 促进体内药物清除

对于误服大量致肝损伤药物的患者，可通过催吐、洗胃、导泻等手段清除胃肠道残留的药物，也可通过利尿、血液透析等方法促进药物的排泄与清除。

（1）催吐、洗胃

经口摄入导致肝损的药物，在摄入 1～2 h 内可进行催吐，以减少药物的吸收，已经昏迷或者有严重肺部疾病的患者禁用催吐。6 h 内药物尚未充分吸收，可进行洗胃，采用温水或者生理盐水，洗胃时患者应侧卧，头向前取低位。某些情况下，可将导管深入十二指肠进行负压吸引，减少药物的肠肝循环。

（2）导泄和活性炭吸附

可用硫酸镁口服，促进肠道残存药物排泄，也可以使用甘露醇。肾功能不全者禁用硫酸镁。活性炭有吸附肝脏毒物的作用，减少其吸收。

（3）利尿

可用呋塞米、氢氯噻嗪、布美他尼等利尿剂加强利尿，增加药物从尿液排泄。

3. 一般支持疗法

天然药物性肝损伤与其他药物性肝损伤一样，一般支持疗法非常重要，可维持内环境稳定，保障重要器官的功能，促进肝细胞修复再生。具体措施包括适当休息，对重症患者应绝对卧床休息。对食欲下降或厌食、恶心、呕吐的患者，可以静脉营养支持，补充充足的热量，包括葡萄糖、氨基酸，必要的维生素（如维生素 C、维生素 E、维生素 B 等）补充，维持水电解质、酸碱平衡，提供足够的能量供应。必要时可加用白蛋白或输新鲜血浆，预防控制出血、肝性脑病，预防脑水肿、低血糖、肾功能损害，继发性感染，纠正氨基酸代谢障碍。

4. 药物治疗

（1）特殊解毒剂：N-乙酰半胱氨酸

N-乙酰半胱氨酸（NAC），是一种小分子物质，可清除多种自由基，临床越早应用效果越好，作为特殊解毒剂，早期应用可有效治疗含乙酰氨基酚（APAP）的西药或中西医结合药物引起的肝损伤，是 2004 年被美国 FDA 批准用来治疗 APAP 引起的固有型 DILI 的唯一解毒药物。2015 年中国《药物性肝损伤诊治指南》推荐 NAC 成人一般用法：50～150 mg/（kg·d），总疗程不低于 3 d。治疗过程中应严格控制给药速度，以防不良反应。

（2）保肝药物

如何根据患者的具体情况正确选用保肝降酶药物，至今国内外无任何统一的规定，也缺乏循证医学证据支持，应根据肝损伤的类型和当地保肝药物的品种选用有针对性的药物进行治疗，通过疗效监测适时调整。不推荐 2 种或以上抗炎保肝药物联用。

急性 DILI 为异甘草酸镁的治疗适应证，可用于治疗 ALT 明显升高的急性肝细胞型或混合型 DILI。有经验表明,轻-中度肝细胞损伤型和混合型 DILI,炎症较重者可试用双环醇和甘草酸制剂;炎症较轻者可试用水飞蓟素。胆汁淤积型 DILI 可选用熊去氧胆酸(UDCA)。有报道腺苷蛋氨酸(SAMe)治疗胆汁淤积型 DILI 有效。上述药物的确切疗效有待严格的前瞻性随机对照研究加以证实。

在选用保肝药物时,可考虑以下原则:①简化用药。最好选择 1 种具有多重作用机制的药物;既能从多条途径保护肝细胞,又具备抗胆汁淤积作用;既不增加肝脏代谢负荷,又不带给患者额外的经济负担。②选择疗效确切的药物。对于抗炎保肝药物应按照循证医学的原则选用,以提高疗效,如甘草酸及其衍生物具有肾上腺皮质激素样作用,可轻度抑制免疫,抗炎保肝,在机体炎症、免疫反应较重时可考虑优先使用。③大多数药物以口服途径用药,但部分药物仅有针剂,部分药物则兼而有之,其中部分药物如甘草酸类两种给药途径有一定差异,故肝功能衰竭时多静脉给药为主,对肝炎突发患者常见静脉滴注后改为口服的序贯治疗。④注重药物安全性。用药期间应定期观察患者的症状、体征和肝功能变化,必要时及时调整用药方案。⑤部分药物有一定不良反应,如硫普罗宁可致发热、皮疹等,用于肝功能衰竭患者时尤应谨慎并注意鉴别,以免误判误诊。⑥必要时可考虑联合用药。不同药物其作用机制和作用位点不同,合理搭配可望更好地起到保肝作用。如甘草类制剂和抗氧化剂分别作用于炎症因子产生前、后的各阶段,两药配合使用一方面可减少炎症因子的继续产生,避免肝损伤的继续加重;另一方面可中和已产生的炎症因子,减轻已造成的损害。

常用的治疗急性肝损伤的保肝药如下:①保肝降酶类:包括:联苯双酯、双环醇。药理作用:联苯双酯和双环醇作为五味子衍生物,对转氨酶升高有降低作用,不直接抑制肝酶活性。②促肝细胞再生类:此类药物有多烯磷脂酰胆碱。药理作用:多烯磷脂酰胆碱是磷脂的一种,可从大豆中获得,细胞膜及亚细胞膜的成分中均有该物质。其在功能上比人体的磷脂更有优势,因为多烯磷脂酰胆碱在化学结构上与内源性磷脂一致。当该药通过口服或静脉进入人体后,首先到达并保持大部分汇集于肝脏,通过自身构成成分优势进入肝细胞,并以完整的分子与肝细胞膜及细胞器膜相结合,通过直接影响膜结构使受损的肝功能和酶活力恢复正常,具有调节肝脏的能量平衡、促进肝组织再生、修复肝细胞膜、抑制肝细胞凋亡、将中性脂肪和胆固醇转化成容易代谢的形式等作用,推荐为抗肝细胞损伤治疗的临床首选药物。③保肝解毒类:包括还原型谷胱甘肽、葡醛内酯、硫普罗宁、青霉胺。药理作用:还原型谷胱甘肽可激活 SH 酶、抗氧化、调节细胞膜代谢,还原型谷胱甘肽中半胱氨酸的巯基是高度亲核的,是异生物或者其代谢物激发的亲电物的主要靶结构,从而对主要亲核位点起保护作用。还原型谷胱甘肽对多种物质(如水杨酸、酒精等)诱发的细胞毒性有保护作用,可以增强肝脏解毒的功能。葡醛内酯可结合酚基、羟基、羧基和氨基,减少脂肪在肝内沉积。硫普罗宁可保护肝线粒体结构、升高肝细胞内 ATP 的含量、改善肝细胞功能,能降低肝损伤的发生率,显著降低丙氨酸氨基转移酶(ALT)、天门冬氨酸氨基转移酶(AST)、总胆红素(TBIL)水平,在抗结核药治疗过程中具有保护肝功能作用,在甲亢合并肝损伤患者的治疗中亦可取得非常好的疗效。青霉胺可络合铜、铁、汞、铅、砷等重金属,保护肝细胞。④甘草类提取制剂:目前甘草酸类制剂发展到了第四代,临床应用的甘草酸苷类药物有甘草酸单铵、复方甘草酸单铵、甘草酸二铵、异甘草酸镁等,其中复方甘草酸单铵主要由甘草酸单铵、甘氨酸盐酸半胱酸铵组成。药理作用:甘草类提取制剂可以抗炎、改善肝功能的作用,药理实验证明,该类药品可针对炎症通路,广泛抑制各种病因介导的相关炎症反应,减轻肝脏的病理损害,改善受损的肝细胞功能。盐酸半胱氨酸在体内可转换为必需蛋氨酸并可合成胆碱和肌酸,胆碱是一种抗脂肪肝物质,对由砷剂、巴比妥类药物、四氯化碳等有机物质引起的中毒性肝炎,蛋氨酸有治疗和保护肝功能作用。临床证实复方甘草酸单铵用于DILI治疗时疗效明显,且可缩短病程。甘草酸二铵作用于肝脏时,在促进肝脏再生、肝损细胞修复等方面效果突出。因此针对有炎性反应的肝脏,该药可抑制炎性反应,保护残存肝细胞,促进肝细胞再生。此外,甘草酸二铵有膜稳定作用,其通过增强肝细胞对毒性物质的耐受能力,在治疗 DILI 的表现中也有不俗的效果。异甘草酸镁为 18α-甘草酸,是新型的甘草酸制剂,具有分布迅速、消除速度慢、抗炎保肝作用强及不良反应少的特点,还能促进胆汁分泌和排泄,在改善患者临床体征上明显优于甘草酸二铵。治疗过程中需注意部分患者可出现水钠潴留而引起水肿和血压升高,亦可出现低钾血症,少数患者有过敏和胃肠道反应。⑤利胆类:包括熊去氧胆酸和腺苷蛋氨酸。药理作用:熊去氧胆酸是一种无毒性的亲水胆酸,能竞争性地抑制毒性内源性胆酸在回肠的吸收。通过激活钙离子、蛋白激酶 C 组成的信号网络,并通过激活分裂活性蛋白激酶来增强胆汁淤积肝细胞的分泌能力,使血液及肝细胞中内源性疏水胆酸浓度降低,达到抗胆汁淤积的作用。熊去氧胆酸可促进肝脏分泌和排泄胆汁酸盐,保护肝细胞,抑制肝自身免疫反应。具体作用机制,主要包括:保护受损胆管细胞免遭胆汁酸的毒性作用;刺激已经减弱的胆汁排泌功能;激活疏水性胆汁酸的解毒作用;抑制肝细胞的凋亡。熊去氧胆酸的一般剂量为 $10\sim15$ mg/(kg·d)。腺苷蛋氨酸是人体的一种天然成分,能有效阻止微管损伤,保护细胞骨架,有效保护微丝,改善膜流动性,提高 Na^+-K^+-ATP 酶活性,提高肝组织中法尼脂受体(FXR mRNA)的表达,促进胆汁排泄,从而有效缓解胆汁淤积。腺苷蛋氨酸促使胆汁酸经硫酸化途径转化,抗氧化自由基,防止胆汁淤积。肝细胞的腺苷蛋氨酸浓度会影响组织氧化应激、线粒体功能、肝细胞凋亡和恶性转化等病理生理过程。腺苷蛋氨酸还具有情绪调节作用,可以影响多巴胺、去甲肾上腺素及 5-羟色胺的代谢,增加神经递质的合成,缓解慢性疾病患者的情感障碍。而在此之前有证据表明腺苷蛋氨酸不论在健康人群和肝脏疾病患者群体都具有重要的生理作用。同时数据表明慢性病毒性肝炎可以通过腺苷蛋氨酸调节干扰素治疗敏感度。临床推荐剂量为 $0.5\sim1.0$ g/d,肌肉或静脉注射,病情稳定及控制后可以改为片剂进行维持巩固治疗。⑥促进肝细胞能量代谢药物:包括门冬氨酸钾镁、辅酶。药理作用:门冬氨酸钾镁能促进细胞除极化和细胞代谢。辅酶可促进自由基的清除,促进糖、脂肪和蛋白质的代谢。⑦其他药物:水飞蓟素、护肝片、护肝宁片、甘草甜素、苦参素、五味子等。ⅰ.水飞蓟素:从水飞蓟种子中提取的一种黄酮类化合物,具有保护细胞抗氧化应激所致自由基损伤的作用,其主要有效成分的四种异构体中以水飞蓟宾的含量最高、活性最强。由于水飞蓟素脂溶性差,口服生物利用度低,所以将水飞蓟宾与磷脂酰胆碱络合成复合物,从而提高了生物利用度及临床疗效,常作为治疗特异性肝脏疾病的辅助药物。ⅱ.护肝片:其中五味子可通过增强肝细胞内蛋白质合成,进而增强肝细胞的修复与再生;柴胡可以疏肝解郁、保肝利胆;其他几种成分也可快速降酶及增强机体的相应机能。临床上护肝片常用于疏肝理气,健脾消食,降低转氨酶,可联合多烯磷脂酰胆碱治疗,达到解除肝毒、快速降酶而起到保护肝脏的作用。ⅲ.护肝宁片:由丹参、虎杖、垂盆草和灵芝等组成,具有清热利湿、益肝化瘀、舒肝止痛、退黄、降低丙氨酸氨基转移酶的作用。其中虎杖能有效抑制血清中谷丙转氨酶、谷草转氨酶及乳酸脱氢酶的升高,发挥抗肝损伤作用。灵芝有助于机体发挥正常免疫功能,启动肝自愈系统,阻断自身免疫反应,增强体质及抵抗病毒能力,具有良好的保肝降酶作用。

（3）糖皮质激素

由于缺乏高质量的随机对照研究,糖皮质激素在 DILI 治疗中的应用一直存在争议,但可以考虑使用。一般认为,药物及其代谢产物同肝细胞膜特异性蛋白结合成为抗原是导致肝损伤的重要原因之一,同时与机体的免疫功能亢进、内毒素血症等因素有关,激素可在早期阶段降低机体反应性,减轻靶细胞的免疫性损伤而改善症状。除此之外,激素对免疫反应的许多环节都有抑制作用,比如激素可阻止或延缓过强的免疫导致的原发性肝损伤。因此,早期使用糖皮质激素可使大部分 DILI 重症倾向的患者,症状得以减轻,适用于胆汁淤积型 DILI。

2009 年欧洲肝病研究学会(EASL)建议在药物诱导的胆汁淤积性肝病中可考虑应用糖皮质激素,特别是那些有免疫高敏感性证据者。我国学者发现早期使用小剂量糖皮质激素治疗有重症倾向的 DILI 可缓解症状,降低重症肝炎发生率。2015 年中国中华医学会《药物性肝损伤诊治指南》指出:糖皮质激素对 DILI 的疗效尚缺乏随机对照研究,应严格掌握治疗适应证,宜用于超敏或自身免疫征象明显、且停用肝损伤药物后生化指标改善不明显甚或继续恶化的患者,并应充分权衡治疗收益和可能的不良反应。2014 年美国胃肠病协会《特异质性肝损伤的诊断和管理指南》观点类似。

糖皮质激素治疗 DILI,需把握好治疗时机、治疗疗程、有无禁忌证,并积极预防可能出现的不良反应。其治疗 DILI 的主要机制为稳定溶酶体膜,减轻毛细胆管的非特异性炎症,利于胆汁的排泌,改善全身毒性反应,阻止抗原抗体复合物产生,减少肝细胞免疫损伤。目前糖皮质激素多用于胆汁淤积性 DILI、免疫反应明显的 DILI 及重症肝损伤患者。传统观点推荐的使用方法为先使用琥珀酸氢化可的松 200～300 mg/d,静脉滴注,持续 1～2 周,再过渡为口服泼尼松龙。而有报道指出早期使用糖皮质激素(出现肝衰竭症状的 10 d 内)可能是防止病情恶化的治疗方案,其原因可能与肝细胞大面积坏死有关,而延迟 10 d 以上时给予糖皮质激素抑制炎症反应已经无效。因此提倡早期给药,或者在病情发展迅猛、需抑制强烈的免疫应答时给药。糖皮质激素应用时的禁忌证包括活动性消化道溃疡、新近胃肠吻合术、严重感染、骨折、严重高血压及糖尿病、肾上腺皮质功能亢进、精神病、癫痫、妊娠期等。在治疗过程中注意给予质子泵抑制剂、胃黏膜保护剂、加强抗感染治疗、适当补钙、维持水电解质酸碱平衡等。并需注意在撤药过程中逐渐减量。

5.人工肝治疗

人工肝系统是通过体外装置暂时替代肝脏部分功能的体外支持系统,其治疗机制是基于肝细胞的强大再生能力,通过体外的机械、物理和生物装置,清除各种有害物质,补充必需物质,改善内环境,为肝细胞再生及肝功能恢复创造条件,或作为肝移植前的桥接,临时替代已衰竭的肝脏。人工肝治疗可以部分弥补肝脏解毒功能,保护肝脏功能,降低患者在等待移植过程和移植后危险期的死亡率,能为肝细胞再生赢得时间,对药物性肝衰竭具有较好的疗效,尤其适用于重症患者肝损伤(肝衰竭)的治疗。人工肝支持系统包含多种治疗模式,根据病情不同进行不同组合治疗的李氏非生物型人工肝(Li-NBAL),系统的应用和发展了血浆置换(plasma exchange,PE)/选择性血浆置换(fractional PE,FPE)、血浆(血液)灌流(plasma-or hemo-perfusion,PP/HP)/特异性胆红素吸附、血液滤过(hemofiltration,HF)、血液透析(hemodialysis,HD)等经典方法,并在此基础上进一步形成了临床方案系统化、技术操作标准化、治疗模块集成化的新型李氏人工肝系统。其他还有分子吸附再循环系统(molecular absorbent recycling system,MARS)、连续白蛋白净化治疗(continue albumin purification system,CAPS)、成分血浆分离吸附(fractional plasma separation and adsorption,FPSA)等。血浆置换在暴发性肝衰竭的治疗中可能更优选,因为其可清除炎症因子和蛋白结合的毒性分子,尤其是在没有基础慢性肝病的急性肝衰竭患者中。虽然人工肝支持治疗可改善 DILI 临床症状,但是否能缩短该病的自然进程,还需要大样本的临床试验来证实。

Zhou 等对 14 例急性或亚急性药物性肝衰竭患者进行分子吸附再循环系统人工肝治疗,患者肝性脑病症状好转,凝血功能改善,总胆红素及血氨浓度下降,总生存率达 79%。血液灌流在临床上主要用于清除体内药物或毒物以及肝性脑病的治疗,其适用于清除大、中分子量物质及亲脂性高、易与蛋白结合的药物,如对于催眠、镇静等神经系统抑制药物中毒,血液灌流疗效优于血液透析。O'Grady 等报道了一项对 137 例急性肝衰竭患者行活性炭血液灌流的研究,其中由对乙酰氨基酚过量引起的急性肝衰竭存活率为 52.9%,高于由乙型或丙型病毒性肝炎引起的急性肝衰竭的存活率(分别为 38.9% 和 20%)。血浆置换也是常用的治疗方法,可去除体内有毒性的药物原型或中间代谢产物(或半抗原物质),以及体内因肝脏代谢和排泄障碍而大量积蓄的毒素。对于以胆汁淤积为突出表现的患者,可使用胆红素吸附。临床上根据患者不同的病情选择具体模式,如合并有脑水肿时,多使用血液置换联合持续性血液净化方法等;有顽固水电解紊乱时,多选取血液透析或白蛋白透析,并可多种模式联合应用,提倡早期应用效果更好。

根据我国《非生物型人工肝治疗肝衰竭指南》(2016 年版),人工肝治疗的适应证包括:①以各种原因引起的肝衰竭早、中期,凝血酶原活动度(PTA)介于 20%～40% 的患者为宜;晚期肝衰竭患者病情重、并发症多,应权衡利弊,慎重进行治疗,同时积极寻求肝移植机会。②终末期肝病肝移植术前等待肝源、肝移植术后排异反应及移植肝无功能期的患者。③严重胆汁淤积性肝病经内科药物治疗效果欠佳者、各种原因引起的严重高胆红素血症。

人工肝治疗的相对禁忌证:①活动性出血或弥散性血管内凝血者。②对治疗过程中所用血制品或药品(如血浆、肝素和鱼精蛋白等)严重过敏者。③血流动力学不稳定者。④心脑血管意外所致梗死非稳定期者。⑤血管外溶血者。⑥严重脓毒症者。

6. 肝移植

肝移植是指通过手术用死者或者活体的健康肝脏替代受损的肝脏。

资料显示,美国在 1990—2002 年,因 DILI 行肝移植患者占同期肝移植患者的 15%。而我国在近 10 年肝移植技术发展迅速,患者经肝移植后 10 年生存率可达 80%。Russo 等报道了 1990—2002 年 270 例急性药物性肝功能衰竭患者行肝移植治疗,1 年生存率达到 70% 以上。一般来说亲体移植对治疗最为合适且疗效好,重症 DILI 出现肝性脑病、严重凝血功能障碍、重度胆汁淤积等肝功能衰竭表现,可考虑做肝移植。

2015 年中国中华医学会《药物性肝损伤诊治指南》关于肝移植治疗 DILI 的意见如下:对出现肝性脑病和严重凝血功能障碍的 ALF/SALF,以及失代偿性肝硬化,可考虑肝移植。

但肝移植不得不面对的问题除了供体短缺以外,还有疾病复发、移植并发症等问题。在我国,因 DILI 行肝移植的病例数还不多,大多是经人工肝及内科积极治疗后仍然无明显疗效的患者,系统的随访时间还不够长,还需要更多的研究进行评估。

三、预后

多数急性 DILI 患者肝损伤程度较轻,大多预后良好。及时停药后肝功能可以很快恢复,预后良好,多在 3 个月内恢复正常,一项研究纳入 784 DILI 伴有黄疸的患者,其中 90.8% 的患者恢复,仅仅 9.2% 死亡或接受肝移植治疗。

DILI 很少会慢性化、脂肪化、或发展至肝硬化,甚至死亡。研究发现 DILI 慢性化的比例较低,法国约 0%、韩国约 1%、美国约 14%。

少数 DILI 患者发生急性重型肝炎、肝衰竭者,预后较差。DILI 的死亡率在 1%~8% 之间。

Hy's 法则对判断 DILI 预后有重要参考价值,认为:肝细胞损伤型 DILI 若胆红素升高大于 3 ULN,其死亡率约 10%(5%~50%)。美国 FDA 将这一规则调整为:胆红素升高大于 2 ULN。死亡的危险因素包括基线的酒精摄入量,应用抗结核药物。已报道严重的酒精摄入是 DILI 的危险因素,尤其对于对乙酰氨基酚、甲氨蝶呤、异烟肼这些药物。

韩国一项回顾性研究提示,213 例 DILI 患者其 30d 短期预后不良的比例高达 13.1%,终末期肝病模型评分(MELD)和血红蛋白水平是患者短期预后的独立预测指标,而入院时肝损伤的临床类型(肝细胞损伤型、混合型或胆汁淤积型)与 30d 短期预后的关系不大。

药物性 ALF/SALF 病死率高。美国多中心、前瞻性、大型队列研究初步结果显示,660 例药物相关性肝损伤成年患者,发病 6 个月内有 30 例患者接受了肝移植,32 例患者死亡,死亡病例中约 53% 与严重肝损伤直接相关。美国 ALF 研究小组收集的 133 例药物性 ALF 患者中,3 周内未行肝移植者生存率仅为 23%,接受肝移植者生存率为 42%。

总之,DILI 目前尚缺乏特效解毒制剂,治疗的关键是停止肝损伤药物的继续或重复使用,预先估计及肝功能监测,早发现早处置,是决定预后的基本临床策略。

(成家飞)

第三节　慢性肝损伤的治疗

慢性肝损伤指肝损伤发生在发病 6 个月后,血清 ALT、AST、ALP 及 TBIL 仍持续异常,或存在门静脉高压或慢性肝损伤的影像学和组织学证据。慢性药物性肝损伤在临床上可表现为慢性肝炎、肝纤维化、代偿性和失代偿性肝硬化、慢性肝内胆汁淤积和胆管消失综合征等,少数患者可出现肝脏肿瘤及 SOS/VOD。基本治疗原则是:①及时停用可疑肝损伤药物,尽量避免再次使用可疑或同类药物;②应充分权衡停药引起原发病进展和继续用药导致肝损伤加重的风险;③根据药物性肝损伤的临床类型选用适当的药物治疗;④ALF/SALF 等重症患者必要时可考虑紧急肝移植。

一、停药

及时停用可疑的肝损伤药物是最为重要的治疗措施。怀疑药物性肝损伤诊断后立即停药,约 95% 患者可自行改善甚至痊愈;少数发展为慢性,极少数进展为 ALF/SALF。有报道,肝细胞损伤型恢复时间约 (3.3 ± 3.1) 周,胆汁淤积型约 (6.6 ± 4.2) 周。

由于机体对药物肝毒性的适应性在人群中比较普遍,ALT 和 AST 的暂时性波动很常见,真正进展为严重药物性肝损伤和 ALF 的情况相对少见,所以多数情况下血清 ALT 或 AST 升高 $\geqslant3$ ULN 而无症状者并非立即停药的指征;但出现 TBil 和/或 INR 升高等肝脏明显受损的情况时,若继续用药则有诱发 ALF/SALF 的危险。

对固有型药物性肝损伤,在原发疾病必须治疗而无其他替代治疗手段时可酌情减少剂量。

二、支持疗法

药物性肝损伤一般支持疗法非常重要,可维持内环境稳定,保障重要器官的功能,促进肝细胞修复再生。具体措施包括:①适当休息,对重症患者应绝对卧床休息。②对进食量较少或难以进食的患者,可以静脉营养支持来补充充足的热量,包括葡萄糖、氨基酸,水溶性及脂溶性维生素等。③维持水电解质、酸碱平衡,提供足够的能量供应。④必要时可加用人血白蛋白或输新鲜血浆以预防控制出血、脑水肿、继发性感染等并发症。

三、根据临床类型治疗

(一) 慢性肝炎

慢性肝炎的治疗需全面评估肝脏损伤程度、病因、病情可能的复发风险、肝硬化的几率、预期疗效、医疗成本、各类药物的疗效特点与毒副作用等。具体包括保肝、抗纤维化、预防肝癌等多个方面。保肝治疗的药物种类比较多,有肝细胞膜保护剂、解毒保肝药物、抗炎护肝药物、利胆护肝药物、生物制剂、五味子类制剂、激素等,根据情况选择应用,一般保肝药物不超过 2 种。在选用保肝药物时,可考虑以下原则:①简化用药。最好选择 1 种具有多重作用机制的药物,既能从多条途径保护肝细胞,又具备抗胆汁淤积作用,既不增加肝脏代谢负荷。②选择疗效确切的药物。对于抗炎保肝药物应按照循证医学的原则选用,以提高疗效。③注重药物安全性。用药期间应定期观察患者的症状、体征和肝功能变化,必要时及时调整用药方案。④必要时可考虑联合用药。不同药物其作用机制和作用位点不同,合理搭配可望更好地起到保肝作用。

慢性肝炎饮食应注意营养均衡,多食用新鲜蔬菜、水果等含丰富的维生素和矿物质的食品,尽量少食用油炸食品,禁烟禁酒,保持正常体重,保证睡眠时间,注意劳逸结合,心情平和。

（二）肝纤维化

肝纤维化表现为肝内细胞外间质成分过度异常地沉积,并影响肝脏的功能,是慢性肝病发展到肝硬化必经阶段。肝纤维化的发生和发展机制十分复杂,其中肝星形细胞的激活是肝纤维化发生的中心环节。肝纤维化与一定程度的肝硬化是可逆的,部分药物特别是中医药可促进肝纤维化逆转。抗肝纤维化治疗的近期目标为抑制肝纤维化进一步发展;远期目标要求逆转肝纤维化,改善患者的肝脏功能与组织结构,延缓肝硬化及失代偿期的发生,提高生活质量,延长患者生存期。治疗策略上应顾及肝纤维化发生、发展的各个方面,包括治疗原发病、去除致病因素、抗肝脏炎症、抑制胶原纤维形成与促进胶原降解等。其中,病因治疗是抗肝纤维化的首要对策,从而促进纤维化肝组织的修复。

目前西医治疗主要包括三个方面:病因治疗、抗纤维化和对症治疗。①病因治疗:天然药物引起的肝纤维化主要是停药,其他原因引起的肝纤维化可根据情况进行抗血吸虫治疗、戒酒、解除胆道梗阻、非酒精性肝纤维化患者控制体重、免疫调节、抗病毒等针对性治疗。②抗纤维化治疗:药物包括干扰素、前列腺素 E、肾上腺皮质激素、马洛替酯等可抑制和减少胶原蛋白的合成或堆积;秋水仙碱通过抑制前胶原分子分泌而抗纤维化;硫辛酸制剂和 D-青霉胺能有效抑制脯氨酰-4 羟化酶,从而减少前胶原肽链的稳定性抑制肝内胶原的合成;TGF-β 抑制剂调节肝星状细胞活化。近期研究发现咖啡因、己酮可可碱可抑制 HSC 活化,减少 ECM 的沉积。肝细胞生长因子能促进肝细胞再生,促进 HSC 凋亡。③对症治疗:对症治疗可缓解部分症状,具有一定的疗效。

中医药除辨证施治外,多种单药和中成药也发现对肝纤维化有治疗作用。①临床研究:丹参联合西药治疗肝纤维化有一定疗效,实验研究发现其机制主要是消除炎症、抑制细胞因子释放,清除氧自由基,并可调控 HSC 活化、增殖、凋亡。临床应用柴胡复方制剂小柴胡汤和柴胡疏肝散抗肝纤维化有一定的效果。研究已证实柴胡提取物柴胡皂苷有抗纤维化作用,机制可能与提高超氧化物歧化酶活性、减少氧自由基的生成和抑制 TGF-β1 信号通路的活化有关。实验发现苦参素、苦参碱及苦参注射液具有抗病毒、抗炎和抑制 HSC-T6 增殖活化的作用。逍遥散合鳖甲煎丸及茵陈蒿汤可改善黄疸患者的肝纤维化指标。其他中药如黄芪及其有效成分、川芎嗪、姜黄素、大黄素、虎杖水煎剂及虎杖苷、三七皂苷、芍药苷、牛磺酸等研究目前多在实验阶段,可通过抗炎、抗脂质过氧化、抑制 HSC 活化、促HSC 凋亡、对减少细胞外基质沉积等多个方面发挥抗纤维作用。②抗纤维化治疗:多为中成药口服制剂,也适用于所有的慢性肝炎病人。

（三）代偿性和失代偿性肝硬化

肝硬化的治疗是综合性的。首先应去除治疗各种导致肝硬化的病因。

1. 去除致病因素

对于已经明确病因的肝硬化,应去除病因:①形成肝硬化的原因很多,在我国以病毒性肝炎为主,而 HBV 感染是肝硬化的重要原因。对病毒表面抗原呈阳性的肝硬化患者均应进行抗病毒治疗评估,并接受抗病毒药物治疗,目的是通过持续抑制病毒,延缓肝脏疾病的进展,特别是降低肝癌的发生率。建议乙型肝炎肝硬化患者应用核苷酸类药物抗病毒治疗。②酒精性肝硬化者必需绝对戒酒。其他病因所致肝硬化亦应禁酒。有血吸虫病感染史者应予抗血吸虫之治疗。对于有先天性肝疾患者(如肝豆状核变性),主要在于提高警惕,给予鉴别,否则容易误诊,得不到相应治疗而延误病情。

2. 一般支持疗法

肝硬化患者往往全身营养状况差,支持疗法目的在于恢复全身营养情况,供给肝脏足够的营养以利于肝细胞的修复、再生。代偿期的肝硬化可适当工作或劳动,但应注意劳逸结合,以不感疲劳为度。肝硬化失代偿期应停止工作,休息乃至基本卧床休息,以减少身体对肝脏功能的需求。恢复期可适当地恢复工作,但以不觉疲劳为宜。饮食方面,肝硬化患者的饮食原则上应是高热量、足够的蛋白质、限制钠摄入、充足的维生素。进食少、营养状况差的患者,可通过静脉纠正水电解质平衡,适当补充营养,视情况输注白蛋白或血浆。

3. 腹水的治疗

腹水是失代偿期肝硬化患者常见且严重的并发症之一,也是肝硬化自然病程进展的重要标志。腹水的治疗包括病因治疗、合理限盐(4~6 g/d)及应用利尿药物[螺内酯和(或)呋塞米]。二线治疗包括:①合理应用缩血管活性药物和其他利尿药物,如特利加压素、盐酸米多君及托伐普坦等。②大量放腹水及补充人血白蛋白;腹腔穿刺放腹水仍然是顽固型腹水的有效治疗方法,也是快速、有效缓解患者腹胀的方法。腹腔穿刺大量放液后的常见并发症是低血容量、肾损伤及大量放腹水后循环功能障碍。研究表明连续大量放腹水(4~6 L/d)同时补充人血白蛋白较单用利尿剂更有效,并发症更少。对于伴大量或张力性腹水患者,大量放腹水联合人血白蛋白治疗,可明显缓解患者的临床症状。③经颈静脉肝内门-体静脉分流术(TIPS)是治疗顽固性腹水的有效方法之一,可作为需要频繁进行腹穿放腹水或频繁住院患者(≥3 次/月)或肝移植的过渡治疗。研究显示,TIPS 不仅降低门静脉压力,缓解腹水,而且能改善肾脏功能。但 TIPS 后肝性脑病发生率为 25%~50%。④停用非甾体抗炎药(NSAIDs)及扩血管活性药物,如血管紧张素转换酶抑制剂(ACEI)、血管紧张素受体拮抗剂(ARB)等。三线治疗包括:肝移植、腹水超滤浓缩回输或肾脏替代治疗等。

4. 门静脉高压及食管胃静脉曲张出血的治疗

门静脉高压是大多数肝硬化患者出现并发症和高病死率最根本的原因。肝静脉压力梯度检测是评价肝硬化患者病情、预测愈后和制订治疗方案的重要参考指标。食管静脉曲张是门静脉高压引起的重要并发症,也是最常见的并发症。大量的出血可引起出血性休克、肝性脑病等,因此,预防静脉曲张破裂出血十分重要。一级预防旨在预防曲张静脉的进展和破裂出血。无食管、胃底静脉曲张者不推荐使用非选择性 β-受体阻滞剂治疗。轻度静脉曲张者仅在有出血风险较大时(红色征阳性)推荐使用非选择性 β-受体阻滞剂治疗。有中、重度静脉曲张的病人则推荐使用非选择性 β-受体阻滞剂治疗。若出现红色征则应行内镜下套扎预防首次静脉曲张出血。禁忌证有窦性心动过缓、支气管哮喘、慢性阻塞性肺病、心功能衰竭、低血压、房室传导阻滞、胰岛素依赖性糖尿病、外周血管病变、肝功能 Child-Pugh 分级 C 级。

急性静脉曲张破裂出血需要静脉注射血管活性药物(如加压素、生长抑制素、奥曲肽等)来降低门静脉压力,12 h 内行内镜下套扎治疗,并应用广谱抗生素治疗。

三腔二囊管压迫止血是严重出血的重要治疗方法。气囊压迫可有效地控制出血,但再出血率较高,需与药物、内镜治疗联合使用。应注意其并发症如吸入性肺炎、气管阻塞及食管、胃底黏膜压迫坏死再出血等。

内镜治疗旨在预防或有效地控制曲张静脉破裂出血,并尽可能使静脉曲张消失或减轻,以防止其再出血。内镜治疗包括内镜下食管曲张静脉套扎(EVL)、食管曲张静脉硬化剂注射和组织黏合剂等为一线疗法,疗效可靠,与生长抑制素及其类似物相近。因此,食管、胃底静脉曲张破裂急性出血应首选药物和内镜套扎治疗,二者联合治疗则更为有效,并发症则更少。

介入治疗包括经颈静脉肝内门-体静脉支架分流术(TIPS),能迅速降低门静脉压力,有效止血率达 90% 以上,具有创伤小、并发症发生率低等特点,推荐用于食管、胃底静脉曲张大出血的治疗,适用于 HVPG>20 mmHg 和肝功能 Child-Pugh 分级 B、C 级高危再出血病人,可显著提高存活率。

5.感染的治疗

肝硬化患者免疫力低下,常并发呼吸道、胃肠道、泌尿道等感染而出现相应的症状。感染可导致肝硬化患者的病死率增加且预后极差。有腹水的患者常并发 SBP,是肝硬化的一种严重并发症,发病率颇高,其病原菌一般来源于肠道的革兰阴性菌。疑似腹水感染的患者应保证相对广谱的抗生素治疗,直至药敏试验结果出来,一旦诊断 SBP 应立即首选第三代头孢菌素药物。

6.肝性脑病的治疗

肝性脑病是一种由于急、慢性肝功能严重障碍或各种门静脉-体循环分流(以下简称门-体分流)异常所致的,以代谢紊乱为基础的、轻重程度不同的神经精神异常综合征,是肝硬化失代偿阶段最严重的并发症。绝大多数肝硬化患者在病程中的某些阶段会出现不同程度的肝性脑病。有报道指出肝硬化患者伴肝性脑病的发生率至少为 30%~45%。寻找及去除诱因是治疗肝性脑病及轻微型肝性脑病的基础。大部分肝性脑病/轻微型肝性脑病有一定的诱发因素,而在诱发因素去除后,肝性脑病(轻微型肝性脑病)常能自行缓解。

降低血氨是肝性脑病治疗的关键,目前主要治疗措施包括:①乳果糖是美国 FDA 批准用于治疗肝性脑病的一线药物,可提高患者的生活质量及改善肝性脑病患者的存活率。其常用剂量是每次口服 15~30 mL,2~3 次/d,以每天产生 2~3 次 pH<6 的软便为宜。当无法口服时,可保留灌肠给药。此外,乳果糖也是预防复发性肝性脑病的首选药物。②利福昔明-α 晶型被美国 FDA 批准用于治疗肝性脑病,可有效维持肝性脑病的长期缓解并可预防复发。提高肝硬化患者智力测验结果,改善轻微型肝性脑病。我国批准剂量为 400 mg/次,每 8 h 口服 1 次。③益生菌治疗可降低肝性脑病患者血氨水平,减少肝性脑病的复发,并对轻微型肝性脑病患者有改善作用。④补充门冬氨酸-鸟氨酸能够促进尿素和谷氨酰胺合成,可降低患者的血氨水平。

7.肝移植

对于失代偿期肝硬化,内科常规的保肝和对症治疗不能延长患者生存期,原位肝移植是唯一有效的治疗手段,但受供肝缺乏、费用高昂等因素的限制,须严格评估肝硬化患者的适应证和禁忌证。

(四) 慢性肝内胆汁淤积和胆管消失综合征

慢性肝内胆汁淤积组织学表现为肝细胞内和(或)毛细胆管内胆汁淤积,但炎症反应较轻。临床上除表现为慢性肝内胆汁淤积(胆红素和碱性磷酸酶升高>6 个月)外,还伴有黄疸和瘙痒的表现,血清转氨酶一般轻度升高。胆管消失综合征主要损伤为胆管损伤,其程度不同,可从小叶间胆管消失(胆管减少症)发展为胆管几乎完全消失。熊去氧胆酸和 S-腺苷蛋氨酸是临床常用的药物,常规治疗药物包括多烯磷脂酰胆碱、甘草酸制剂、水飞蓟素等。合并胆汁淤积的重症病例,可使用肾上腺皮质激素治疗。中医治疗包括辨证分型治疗、清热化湿治疗、凉血活血治疗、疏肝利胆治疗、温阳化湿治疗、解毒化痰治疗等多个方面。研究发现中西药结合治疗肝内胆汁淤积性肝病,与单纯西药综合治疗相比,能显著提高有效率,改善患者肝功能,更有效降低血清 ALP、TBil 及 DBil。

(五) SOS/VOD

常由吡咯生物碱、白消安、放线菌素、环磷酰胺、吉西他滨等引起。国内报道以服用含吡咯生物碱(PA)的植物居多,包括土三七、千里光、豆科的猪屎豆、紫草科的天芥菜等,其中以土三七(或称菊三七)最多。

1. 治疗原则

所有疑诊患者均应停止服用含 PA 植物。尽早开始对症支持治疗,包括保肝、利尿、改善微循环等。根据病情可予腹腔置管引流、血液透析或血液滤过等。合并多脏器功能衰竭的患者应当入住重症监护病房。内科治疗效果不佳者,可行经颈静脉肝内门腔分流术(TIPS),以控制顽固性腹水和门静脉高压。对于合并肝衰竭且内科治疗不佳者可考虑行肝移植术。

2. 对症支持治疗

保肝治疗可以改善肝脏淤血缺氧对肝细胞造成的损伤,为肝细胞再生及肝功能恢复提供有利内环境。目前临床常用的保肝药物主要有多烯磷脂酰胆碱、异甘草酸镁、谷胱甘肽等,合并肝内胆汁淤积或高胆红素血症时,可以选择熊去氧胆酸和(或)S-腺苷蛋氨酸治疗。其余治疗包括利尿治疗、腹腔穿刺、大量白蛋白输注等。对症治疗可减轻水钠潴留,修复受损的肝细胞,促进肝功能早日恢复。

3. 糖皮质激素治疗

糖皮质激素的疗效仍存在争议。2013 年英国指南推荐大剂量激素冲击可以用于 HSCT-HSOS 的治疗,证据等级偏低。糖皮质激素在 PA-HSOS 中应用的证据主要来自于国内数个基础研究和小样本临床报道,疗效尚不能确定。

4. 抗凝治疗

抗凝治疗对急性期(亚急性期)患者有效,并应尽早开始。对于慢性肝损伤患者抗凝治疗是否获益尚不清楚。抗凝药物首选低分子肝素,亦可联合或序贯口服维生素 K 拮抗剂(华法林)。低分子肝素安全性较普通肝素高,出血不良反应少,大多数患者使用时无需监测。国内部分机构在 PA-HSOS 的治疗中,有使用肝素或低分子肝素抗凝的小样本报道,治愈和好转率达 70%～88.9%。

5. TIPS

目前的数个小样本研究报道显示,TIPS 治疗急性期 HSCT-HSOS 的疗效各异。意大利推荐意见指出 TIPS 治疗的 HSCT-HSOS 患者存活率为 20%。国内一项研究发现,在对症支持或联合抗凝治疗无效后行 TIPS 治疗,术后 1 周左右大部分患者腹水明显消退,肝性脑病发病率低。

6. 肝移植术

肝移植是治疗多种终末期肝病的有效方法。国内尚缺乏 PA-HSOS 患者行肝移植的研究文献报道。对于合并肝衰竭内科治疗无效的患者,可考虑行肝移植。

(戴路明　邢　敬　冯　皖)

第四节　肝衰竭的治疗

药物性肝衰竭是 DILI 最严重的临床类型,病死率高,预后较差,治疗难度大。目前肝衰竭的内科治疗尚缺乏特效药物,强调早期诊断、早期治疗,采取相应的病因治疗和综合治疗措施,并积极防治并发症。肝衰竭诊断明确后,应动态评估病情、加强监护和治疗。

一、内科综合治疗

(一) 一般支持治疗

(1) 卧床休息,减少体力消耗,减轻肝脏负担,病情稳定后加强适当运动。

(2) 加强病情监护:评估神经状态,监测血压、心率、呼吸频率、血氧饱和度、记录体质量、腹围变化、24 h 尿量、排便次数及性状等;建议完善病因及病情评估相关实验室检查,包括 PT/INR、纤维蛋白原、乳酸脱氢酶、肝功能、血脂、电解质、血肌酐、尿素氮、血氨、动脉血气和乳酸、内毒素、嗜肝病毒标志物、铜蓝蛋白、自身免疫性肝病相关抗体检测、球蛋白谱、脂肪酶、淀粉酶、血培养、痰或呼吸道分泌物培养和尿培养;进行腹部超声波(肝、胆、脾、胰、肾、腹水)、胸片、心电图等物理诊断检查,定期监测评估。有条件单位可完成血栓弹力图、凝血因子Ⅴ、凝血因子Ⅷ、人类白细胞抗原(HLA)分型等。

(3) 推荐肠内营养,包括高碳水化合物、低脂、适量蛋白饮食。肝性脑病患者详见"肝性脑病"部分。进食不足者,每日静脉补给热量、液体、维生素及微量元素,推荐夜间加餐补充能量。

(4) 积极纠正低蛋白血症,补充白蛋白或新鲜血浆,并酌情补充凝血因子。

(5) 进行血气监测,注意纠正水电解质及酸碱平衡紊乱,特别要注意纠正低钠、低氯、低镁、低钾血症。

(6) 注意消毒隔离,加强口腔护理、肺部及肠道管理,预防医院内感染发生。

(二) 对症治疗

1. 护肝药物治疗的应用

推荐应用抗炎护肝药物、肝细胞膜保护剂、解毒保肝药物以及利胆药物。不同护肝药物分别通过抑制炎症反应、解毒、免疫调节、清除活性氧、调节能量代谢、改善肝细胞膜稳定性、完整性及流动性等途径,达到减轻肝脏组织损害,促进肝细胞修复和再生,减轻肝内胆汁淤积,改善肝功能。

2. 微生态调节治疗

肝衰竭患者存在肠道微生态失衡,益生菌减少,肠道有害菌增加,而应用肠道微生态制剂可改善肝衰竭患者预后。建议应用肠道微生态调节剂、乳果糖或拉克替醇，以减少肠道细菌易位或内毒素血症。有报道粪便菌群移植（FMT）作为一种治疗肝衰竭尤其是肝性脑病的新思路，可能优于单用益生菌，可加强研究。

3. 免疫调节剂的应用

肾上腺皮质激素在肝衰竭治疗中的应用尚存在不同意见。非病毒感染性肝衰竭，如自身免疫性肝炎及急性酒精中毒（重症酒精性肝炎）等，可考虑肾上腺皮质激素治疗［甲强龙，$1.0\sim1.5$ mg·(kg·d)$^{-1}$］，治疗中需密切监测，及时评估疗效与并发症。其他原因所致的肝衰竭前期或早期，若病情发展迅速且无严重感染、出血等并发症者，可酌情短期使用。

胸腺肽 α1 单独或联合乌司他丁治疗肝病合并感染患者可能有助于降低 28 d 病死率。胸腺肽 α1 用于慢性肝衰竭、肝硬化合并自发性腹膜炎、肝硬化患者，有助于降低病死率和继发感染发生率。对肝衰竭合并感染患者建议早期应用。

（三）病因治疗

肝衰竭病因对指导治疗及判断预后具有重要价值，包括发病原因及诱因两类。对其尚不明确者应积极寻找病因以期达到正确处理的目的。

1. 去除诱因

如重叠感染、各种应激状态、饮酒、劳累、药物影响、出血等。

2. 针对病因治疗

因药物肝毒性所致急性肝衰竭，应停用所有可疑的药物。追溯过去 6 个月服用的处方药、某些中草药、非处方药、膳食补充剂的详细信息（包括服用数量和最后一次服用的时间）。尽可能确定非处方药的成分。已有研究证明，N-乙酰半胱氨酸（NAC）对药物性肝损伤所致急性肝衰竭有效。其中，确诊或疑似对乙酰氨基酚（APAP）过量引起的急性肝衰竭患者，如摄入 APAP 在 4 h 内，在给予 NAC 之前应先口服活性肽。摄入大量 APAP 患者，血清药物浓度或转氨酶升高提示即将或已经发生了肝损伤，应立即给予 NAC。怀疑 APAP 中毒的急性肝衰竭患者也可应用 NAC，必要时进行人工肝治疗。在非 APAP 引起的急性肝衰竭患者中，NAC 能改善轻度肝性脑病的急性肝衰竭成人患者的预后。确诊或疑似毒蕈中毒的急性肝衰竭患者，考虑应用青霉素 G 和水飞蓟素。

（四）并发症的内科综合治疗

1. 脑水肿

（1）有颅内压增高者，给予甘露醇 $0.5\sim1.0$ g/kg 或者高渗盐水治疗。

（2）袢利尿剂，一般选用呋塞米，可与渗透性脱水剂交替使用。

（3）应用人血白蛋白，特别是肝硬化白蛋白偏低的患者，提高胶体渗透压，可能有助于降低颅内压，减轻脑水肿症状。

（4）人工肝支持治疗。

（5）肾上腺皮质激素不推荐用于控制颅内高压。

（6）对于存在难以控制的颅内高压，急性肝衰竭患者可考虑应用轻度低温疗法和吲哚美辛，后者只能用于大脑高血流灌注的情况下。

2. 肝性脑病

（1）去除诱因，如严重感染、出血及电解质紊乱等。

(2) 调整蛋白质摄入及营养支持,一般情况下蛋白质摄入量维持在 $1.2\sim1.5$ g/(kg·d),Ⅲ度以上肝性 脑病者蛋白质摄入量为 $0.5\sim1.2$ g/(kg·d),营养支持能量摄入在危重期推荐 $104.7\sim146.51$ kJ/(kg·d),病情稳定后推荐 $146.51\sim167.44$ kJ/(kg·d)。一旦病情改善,可给予标准饮食。告知患者在白天少食多餐,夜间也加餐复合碳水化合物,仅严重蛋白质不耐受患者需要补充支链氨基酸(BCAA)。

(3) 应用乳果糖或拉克替醇,口服或高位灌肠,可酸化肠道,促进氨的排出,调节微生态,减少肠源性毒素吸收。

(4) 根据患者电解质和酸碱平衡情况酌情选择精氨酸、门冬氨酸-鸟氨酸等降氨药物。

(5) 酌情使用 BCAA 或 BCAA 与精氨酸混合制剂以纠正氨基酸失衡。

(6) Ⅲ度以上的肝性脑病患者建议气管插管。

(7) 抽搐患者可酌情使用半衰期短的苯妥英或苯二氮卓类镇静药物,不推荐预防用药。

(8) 人工肝支持治疗。

(9) 对于早期肝性脑病要转移至安静的环境中,并密切评估其病情变化,防止病情进展恶化。

(10) 常规评估患者的颅内压,轻度体温降低,吲哚美辛可以考虑应用于难控制的颅内高压患者。

3. 感染

(1) 推荐常规进行血液和体液的病原学检测。

(2) 除肝移植前围术期患者外,不推荐常规预防性使用抗感染药物。

(3) 一旦出现感染征象,应首先根据经验选择抗感染药物,并及时根据病原学检测及药敏试验结果调整用药。

(4) 应用广谱抗感染药物,联合应用多个抗感染药物,以及应用糖皮质激素类药物等治疗时,应注意防治继发真菌感染。

4. 低钠血症及顽固性腹水

低钠血症是常见并发症。而低钠血症、顽固性腹水与急性肾损伤(AKI)等并发症相互关联。水钠潴留所致稀释性低钠血症是其常见原因,托伐普坦作为精氨酸加压素 V2 受体阻滞剂,可通过选择性阻断集合管主细胞 V2 受体,促进自由水的排泄,已成为治疗低钠血症及顽固性腹水的新措施。对顽固性腹水患者:①推荐螺内酯联合呋塞米起始联用,应答差者,可应用托伐普坦;②特利加压素 $1\sim2$ mg/次,1 次/12 h;③腹腔穿刺放腹水;④输注白蛋白。

5. 急性肾损伤及肝肾综合征

防止急性肾损伤(acute kidney injury, AKI)的发生:纠正低血容量,积极控制感染,避免肾毒性药物,需用静脉造影剂的检查者需权衡利弊后选择。AKI 早期治疗:①减少或停用利尿治疗,停用可能肾损伤药物,血管扩张剂或非甾体消炎药。②扩充血容量可使用晶体或白蛋白或血浆。③怀疑细菌感染时应早期控制感染。后期治疗:停用利尿剂或按照 1 g/(kg·d)剂量连续 2 d 静脉使用白蛋白扩充血容量,无效者需考虑是否有肝肾综合征,可使用血管收缩剂(特利加压素或去甲肾上腺素),不符合者按照其他 AKI 类型处理(如:肾性 AKI 或肾后性 AKI)。

肝肾综合征治疗：①可用特利加压素(1 mg/4～6 h)联合白蛋白(20～40 g/d)，治疗 3 d 血肌酐下降<25%，特利加压素可逐步增加至 2 mg/4 h。若有效，疗程 7～14 d；若无效，停用特利加压素。②去甲肾上腺素(0.5～3.0 mg/h)联合白蛋白(10～20 g/d)对 1 型或 2 型肝肾综合征有与特利加压素类似效果。

6. 出血

(1) 常规推荐预防性使用 h2 受体阻滞剂或质子泵抑制剂。

(2) 对门静脉高压性出血患者，为降低门静脉压力，首选生长抑制素类似物或特利加压素，也可使用垂体后叶素(或联合应用硝酸酯类药物)；食管胃底静脉曲张所致出血者可用三腔管压迫止血；或行内镜下套扎、硬化剂注射或组织黏合剂治疗止血；可行介入治疗，如经颈静脉肝内门体支架分流术(TIPS)。

(3) 对弥散性血管内凝血患者，可给予新鲜血浆、凝血酶原复合物和纤维蛋白原等补充凝血因子，血小板显著减少者可输注血小板，可酌情给予小剂量低分子肝素或普通肝素，对有纤溶亢进证据者可应用氨甲环酸或止血芳酸等抗纤溶药物。

(4) 在明确维生素 K_1 缺乏后可短期使用维生素 K_1(5～10 mg)。

7. 肝肺综合征

PaO_2<80 mmHg(1 mmHg=0.133 kPa)时给予氧疗，通过鼻导管或面罩给予低流量氧(2～4 L/min)，对于氧气量需要增加的患者，可以加压面罩给氧或者气管插管。

二、非生物型人工肝支持治疗

1. 概述

人工肝是治疗肝衰竭的有效方法之一，其治疗机制是基于肝细胞的强大再生能力，通过一个体外的机械、理化和生物装置，清除各种有害物质，补充必需物质，改善内环境，暂时替代衰竭肝脏的部分功能，为肝细胞再生及肝功能恢复创造条件或等待机会进行肝移植。

人工肝支持系统分为非生物型、生物型和混合型 3 种。非生物型人工肝已在临床广泛应用并被证明确有一定疗效。根据病情不同进行不同组合治疗的李氏非生物型人工肝系统的应用和发展了血浆置换(PE)/选择性血浆置换(FPE)、血浆(血液)灌流(PP/HP)/特异性胆红素吸附、血液滤过(HF)、血液透析(HD)等经典方法。组合式人工肝常用模式包括血浆透析滤过(PDF)、血浆置换联合血液滤过(PERT)、配对血浆置换吸附滤过(CPEFA)、双重血浆分子吸附系统(DPMAS)、其他还有分子吸附再循环系统(MARS)、连续白蛋白净化治疗(CAPS)、成分血浆分离吸附(FPSA)等。推荐人工肝治疗肝衰竭方案采用联合治疗方法为宜，选择个体化治疗，注意操作的规范化。

2. 适应证

(1) 各种原因引起的肝衰竭前、早、中期，PTA 介于 20%～40% 的患者为宜；晚期肝衰竭患者也可进行治疗，但并发症多见，治疗风险大，临床医生应权衡利弊，慎重进行治疗，同时积极寻求肝移植机会。

(2) 终末期肝病肝移植术前等待肝源、肝移植术后排异反应、移植肝无功能期的患者。

(3) 严重胆汁淤积性肝病，经内科治疗效果欠佳者；各种原因引起的严重高胆红素血症者。

3. 相对禁忌证

（1）严重活动性出血或弥散性血管内凝血者。

（2）对治疗过程中所用血制品或药品如血浆、肝素和鱼精蛋白等高度过敏者。

（3）循环功能衰竭者。

（4）心脑梗死非稳定期者。

（5）妊娠晚期。

4. 并发症

人工肝治疗的并发症有出血、凝血、低血压、继发感染、过敏反应、失衡综合征、高枸橼酸盐血症等。需要在人工肝治疗前充分评估并预防并发症的发生，在人工肝治疗中和治疗后严密观察并发症。随着人工肝技术的发展，并发症发生率逐渐下降，一旦出现，可根据具体情况给予相应处理。

三、肝移植

肝移植是治疗各种原因所致的中晚期肝功能衰竭的最有效方法之一，适用于经积极内科综合治疗和（或）人工肝治疗疗效欠佳，不能通过上述方法好转或恢复者。

1. 适应证

（1）对于急性（亚急性）、慢性肝功能衰竭患者，MELD 评分是评估肝移植的主要参考指标，MELD 评分在 15～40 分是肝移植的最佳适应证。

（2）对于慢加急性肝衰竭，经过积极的内科综合治疗及人工肝治疗后分级为 2～3 级的患者，如 CLIF-C 评分＜64 分，建议 28 d 内尽早行肝移植。

（3）对于合并肝癌患者，应符合肿瘤无大血管侵犯；肿瘤累计直径≤8 cm 或肿瘤累计直径＞8 cm、术前 AFP≤400 ng/mL 且组织学分级为高（中）分化。

2. 禁忌证

（1）4 个及以上器官功能衰竭（肝、肾、肺、循环、脑）。

（2）脑水肿并发脑疝。

（3）循环功能衰竭，需要 2 种及以上血管活性物质维持，且对血管活性物质剂量增加无明显反应。

（4）肺动脉高压，平均肺动脉压力（mPAP）＞50 mm Hg。

（5）严重的呼吸功能衰竭，需要最大程度的通气支持［吸入氧浓度（FiO_2）≥0.8，高呼气末正压通气（PEEP）］，或者需要体外膜肺氧合（ECMO）支持。

（6）持续严重的感染，细菌或真菌引起的败血症，感染性休克，严重的细菌或真菌性腹膜炎，组织侵袭性真菌感染，活动性肺结核。

（7）持续的重症胰腺炎或坏死性胰腺炎。

（8）营养不良及肌肉萎缩引起的严重的虚弱状态。出现以上状况须谨慎评估肝移植。

四、干细胞治疗

干细胞治疗肝衰竭可能具有广阔的应用前景，现有证据表明，肝干（祖）细胞、诱导多能干细胞以及肝外干细胞均可作为候选移植细胞。但不同来源的间充质干细胞的功能和安全性等仍须进一步评价，干细胞移植治疗肝衰竭的疗效尚须大样本临床研究的证实。

（戴路明）

参考文献

［1］中华医学会肝病学分会药物性肝病学组.药物性肝损伤诊治指南［J］.肝脏，2015，20(10)：750-767.

［2］Wu S S，Xia Y Y，Lv X，et al. Preventive use of hepatoprotectors yields limited efficacy on the liver toxicity of anti-tuberculosis agents in a large cohort of Chinese patients［J］. Journal of Gastroenterology and Hepatology，2015，30(3)：540-545.

［3］Heard K J. Acetylcysteine for acetaminophen poisoning［J］. New England Journal of Medicine，2008，359(3)：285-292.

［4］Masubuchi Y，Nakayama J，Sadakata Y. Protective effects of exogenous glutathione and related thiol compounds against drug-induced liver injury［J］. Biological & Pharmaceutical Bulletin，2011，34(3)：366-370.

［5］Berk M，Malhi G S，Gray L J，et al. The promise of N-acetylcysteine in neuropsychiatry［J］. Trends in Pharmacological Sciences，2013，34(3)：167-177.

［6］Zwingmann C，Bilodeau M. Metabolic insights into the hepatoprotective role of N-acetylcysteine in mouse liver［J］. Hepatology，2006，43(3)：454-463.

［7］Bateman D N，Dear J W，Thanacoody H K，et al. Reduction of adverse effects from intravenous acetylcysteine treatment for paracetamol poisoning：A randomised controlled trial［J］. Lancet，2014，383(9918)：697-704.

［8］Lee W M，Stravitz R T，Larson A M. Introduction to the revised American Association for the Study of Liver Diseases Position Paper on acute liver failure 2011［J］. Hepatology (Baltimore, Md)，2012，55(3)：965-967.

［9］Chalasani N P，Hayashi P H，Bonkovsky H L，et al. ACG Clinical Guideline：The diagnosis and management of idiosyncratic drug-induced liver injury［J］. The American Journal of Gastroenterology，2014，109(7)：950-966.

［10］Li X Y，Zhou J F，Chen S C，et al. Role of bicyclol in preventing chemotherapeutic agent-induced liver injury in patients over 60 years of age with cancer［J］. Journal of International Medical Research，2014，42(4)：906-914.

［11］Chu N H，Li L，Zhang X，et al. Role of bicyclol in preventing drug-induced liver injury in tuberculosis patients with liver disease［J］. The International Journal of Tuberculosis and Lung Disease，2015，19(4)：475-480.

［12］张琼华，施光峰，李谦，等.甘草酸二铵肠溶胶囊治疗慢性肝炎 2 396 例［J］.中华传染病杂志，2007，25(3)：175-176.

［13］Abenavoli L，Capasso R，Milic N，et al. Milk thistle in liver diseases：Past，present，future［J］. Phytotherapy Research，2010，24(10)：1423-1432.

［14］Nathwani R A，Kaplowitz N. Drug hepatotoxicity. Clin Liver Dis，2006，10(2)：207-217.

［15］倪鎏达，谢青，李捍卫，等.熊去氧胆酸治疗药物性肝损伤开放对照临床试验［J］.肝脏，2009，14(4)：278-280.

［16］赵攀，段光锋，杜丽，等.腺苷蛋氨酸治疗药物性肝损伤效果的系统评价［J］.胃肠病学和肝病学杂志，

2011，20(4)：341-344.

[17] Knight T R，Fariss M W，Farhood A，et al. Role of lipid peroxidation as a mechanism of liver injury after acetaminophen overdose in mice[J]. Toxicological Sciences，2003，76(1)：229-236.

[18] 蒋音，陈良，巫善明.门冬氨酸鸟氨酸的药理作用与临床应用[J].世界感染杂志，2007，7(5)：415-418.

[19] Gundermann K J，Kuenker A，Kuntz E，et al. Activity of essential phospholipids (EPL) from soybean in liver diseases[J]. Pharmacological Reports，2011，63(3)：643-659.

[20] Yuan L，Kaplowitz N. Glutathione in liver diseases and hepatotoxicity[J]. Molecular Aspects of Medicine，2009，30(1/2)：29-41.

[21] 宋玮.异甘草酸镁与硫普罗宁在乳腺癌化疗中预防肝损伤作用的比较[J].实用临床医药杂志，2011，15(9)：73-75.

[22] Beskina O A，Abramov A Y，Gabdulkhakova A G，et al. Possible mechanisms for antioxidant activity of glycyrrhizinic acid[J]. Biochemistry (Moscow) Supplement Series B：Biomedical Chemistry，2007，1(1)：29-34.

[23] Wu Y T，Shen C，Yin J，et al. Azathioprine hepatotoxicity and the protective effect of liquorice and glycyrrhizic acid[J]. Phytotherapy Research，2006，20(8)：640-645.

[24] 茅益民，陆伦根，蔡雄，等.探索异甘草酸镁治疗 ALT 升高慢性肝炎安全、有效剂量的多中心、随机、双盲、安慰剂平行对照临床研究[J].肝脏，2009，14(6)：442-445.

[25] 刘炜炜，姚建华，徐玉敏，等.熊去氧胆酸治疗药物性肝损伤 58 例临床分析[J].肝脏，2013，18(12)：829-830.

[26] 李光明，谢青，周霞秋.熊去氧胆酸在慢性肝病中的应用及机制[J].肝脏，2002，7(1)：59-61.

[27] Paumgartner G，Beuers U. Mechanisms of action and therapeutic efficacy of ursodeoxycholic acid in cholestatic liver disease[J]. Clinics in Liver Disease，2004，8(1)：67-81.

[28] 涂强，吴祖泽.人胎肝中肝细胞生长因子的纯化及某些生物学特性的研究[J].中国病理生理杂志，1991，7(5)：537-541.

[29] 张锦楠，李亚伟，徐艳霞，等.甘草和五味子对大鼠肝微粒体 CYP450 诱导作用的研究[J].中国药学杂志，2002，37(6)：424-426.

[30] 张雷，林艳.水飞蓟宾胶囊治疗抗结核药物肝损害疗效观察[J].中国误诊学杂志，2011，11(36)：8878.

[31] Lee W M，Hynan L S，Rossaro L，et al. Intravenous N-acetylcysteine improves transplant-free survival in early stage non-acetaminophen acute liver failure[J]. Gastroenterology，2009，137(3)：856-864，864.e1.

[32] 张韬，张丽娟，韩丹.当飞利肝宁胶囊联合聚乙二醇干扰素 α-2a 治疗慢性乙型肝炎的临床研究[J].现代药物与临床，2019，34(5)：1402-1405.

[33] 宋海燕，毛志敏，杨丽丽，等.当飞利肝宁胶囊改善高脂饮食联合四氯化碳诱导的大鼠非酒精性脂肪性肝炎的作用机制[J].临床肝胆病杂志，2012，28(3)：196-200.

[34] 陈正跃，吴子钊，许建文，等.水飞蓟宾-磷脂酰胆碱复合物与水飞蓟宾对四氯化碳所致小鼠急性肝损伤保护作用的对比[J].中国生化药物杂志，2004，25(4)：221-223.

[35] Chalasani N P，Hayashi P H，Bonkovsky H L，et al. ACG clinical guideline：The diagnosis and management of idiosyncratic drug-induced liver injury[J]. American Journal of Gastroenterology，2014，109(7)：950-966.

[36] U. S. Department of Health and Human Services Food and Drug Administration，Center for Drug Evaluation and Research (CDER)，Center for Biologics Evaluation and Research (CBER). Guidance for industry drug-induced liver injury：premarketing clinical evaluation[C].2009.

[37] Bechmann L P, Jochum C, Kocabayoglu P, et al. Cytokeratin 18-based modification of the MELD score improves prediction of spontaneous survival after acute liver injury[J]. Journal of Hepatology, 2010, 53(4): 639-647.

[38] 郑艺兰,金海燕.药物性肝损伤的研究进展[J].世界最新医学信息文摘(连续型电子期刊),2015(21): 162-163.

[39] 胡琴,刘维,邵宏.药物性肝损伤的药物治疗研究进展[J].中国临床药理学与治疗学,2016, 21(2): 231-236.

[40] 张守堂,光新兰,李璐,等.药物性肝损伤及其治疗药物研究进展[J].武警医学,2016, 27(6): 625-627.

[41] European Association for the Study of the Liver. EASL Clinical Practice Guidelines: Management of cholestatic liver diseases[J]. Journal of Hepatology, 2009, 51(2): 237-267.

[42] 徐张巍,许建明.糖皮质激素治疗药物性肝损伤重症倾向的临床研究[J].安徽医科大学学报,2012, 47(5): 562-564.

[43] 张玉果,赵素贤,李文聪,等.糖皮质激素治疗重症药物性肝损伤的临床研究[J].肝脏,2017, 22(3): 214-218.

[44] O'Grady J G, Gimson A E S, O'Brien C J, et al. Controlled trials of charcoal hemoperfusion and prognostic factors in fulminant hepatic failure[J]. Gastroenterology, 1988, 94(5): 1186-1192.

[45] 中华医学会感染病学分会肝衰竭与人工肝学组.非生物型人工肝治疗肝衰竭指南(2016年版)[J].中华临床感染病杂志,2016, 9(2): 97-103.

[46] Russo M W, Galanko J A, Shrestha R, et al. Liver transplantation for acute liver failure from drug induced liver injury in the United States[J]. Liver Transplantation, 2004, 10(8): 1018-1023.

[47] Björnsson E, Olsson R. Outcome and prognostic markers in severe drug-induced liver disease[J]. Hepatology (Baltimore, Md), 2005, 42(2): 481-489.

[48] Leise M D, Poterucha J J, Talwalkar J A. Drug-induced liver injury[J]. Mayo Clinic Proceedings, 2014, 89(1): 95-106.

[49] 任美欣,孟庆华.药物性肝损伤[J].临床荟萃,2016, 31(7): 713-716.

[50] Jeong R, Lee Y S, Sohn C, et al. Model for end-stage liver disease score as a predictor of short-term outcome in patients with drug-induced liver injury[J]. Scandinavian Journal of Gastroenterology, 2015, 50(4): 439-446.

[51] Fontana R J, Seeff L B, Andrade R J, et al. Standardization of nomenclature and causality assessment in drug-induced liver injury: Summary of a clinical research workshop[J]. Hepatology (Baltimore, Md), 2010, 52(2): 730-742.

[52] 中国临床肿瘤学会,中华医学会血液学分会,中国抗淋巴瘤联盟.血液病患者药物性肝损伤的预防和规范化治疗专家共识(2016年版)[J].中华血液学杂志,2016, 37(6): 441-452.

[53] 宋玮.异甘草酸镁与硫普罗宁在乳腺癌化疗中预防肝损伤作用的比较[J].实用临床医药杂志,2011, 15(9): 73-75.

[54] 时兆燕,汪伟民,邓松华.还原型谷胱甘肽联合腺苷蛋氨酸治疗化疗药物性肝损害的临床疗效[J].安徽医科大学学报,2014, 49(1): 122-124.

[55] 刘炜炜,姚建华,徐玉敏,等.熊去氧胆酸治疗药物性肝损伤58例临床分析[J].肝脏,2013, 18(12): 829-830.

[56] 涂强,吴祖泽.人胎肝中肝细胞生长因子的纯化及某些生物学特性的研究[J].中国病理生理杂志, 1991, 7(5): 537-541.

[57] 张锦楠,李亚伟,徐艳霞,等.甘草和五味子对大鼠肝微粒体 CYP450 诱导作用的研究[J].中国药学杂

志,2002,37(6)：424-426.

[58] 张玉果,赵素贤,李文聪,等.糖皮质激素治疗重症药物性肝损伤的临床研究[J].肝脏,2017,22(3)：
214-218.

[59] 张娜,李勇.肝纤维化的中西医研究进展[J].湖北中医药大学学报,2020,22(1)：118-121.

[60] 孙凤霞.重视中西医诊治肝内胆汁淤积性肝病[J].中西医结合肝病杂志,2016,26(4)：193-195.

[61] 张玮,诸葛宇征.《吡咯生物碱相关肝窦阻塞综合征诊断和治疗专家共识意见(2017年,南京)》解读
[J].医学新知杂志,2019,29(1)：17-20.

[62] 中华医学会感染病学分会肝衰竭与人工肝学组,中华医学会肝病学分会重型肝病与人工肝学组.肝衰
竭诊治指南(2018年版)[J].临床肝胆病杂志,2019,35(1)：38-44.

[63] 王宇明,赵学兰.重视肝衰竭热点与难点的研究[J].临床肝胆病杂志,2018,34(9)：1819-1823.

[64] 王宝恩,张定凤.现代肝脏病学[M].北京:科学出版社,2003.

第十章 天然药物相关肝损伤的预防

第一节 梳理损伤原因,关注重点药物

我国人口众多,临床不规范用药较为普遍,医护人员和公众对天然药物肝损伤(NMILI)的认知和警惕性较为欠缺,人们普遍存在天然药物(NM)无害及自然植物无毒的观念。因此,NMILI 防治形势较为严峻,需要采用系统方法减少整体风险和增加获益。天然药物的不良反应是逐渐被发现的,近年来由于中药及民族药使用率增多,天然药物保健品的推广,人们认为 NM 安全无毒副作用,可长期大量服用,甚至一些患者自己随意用药且随便加大药量,因此 NM 不良反应的报道逐年增多,应予以重视。中医认为中药的不良反应是由于药物的"偏性"所致,其实凡药皆具有"偏性",皆可引起不良反应,只是程度与发生率不同。

一、天然药物相关肝损伤的常见原因

(一)辨证不准

中医的关键环节是辨证论治。如果辨证有误或者没有经过辨证就用药,有可能会产生不良反应。少部分人因特异质等原因,在服用安全剂量范围的天然药物时也发生肝损伤,这时候更需要医生根据患者具体情况进行正确的辨证治疗。尤其对于已患有肝脏疾病者,确需使用对肝脏有影响的天然药物治疗时,宜从小剂量开始,短期交替使用,并做好肝功能的监测。

(二)不遵医嘱

临床上常见有患者轻信民间的"偏方",不按照医生的要求随便服用天然药物,这也是发生药物性肝病的重要原因。菊科土三七在民间的应用导致肝小静脉闭塞症不良后果即是典型案例。药物性肝损伤大多是不经医嘱擅自搭配,不合理用药引起的。因此,患者最好在医生的辨证指导下服用天然药物,以避免不良反应的发生。

天然药物的复方制剂间的药物会相互作用,天然药物的剂量、配伍、剂型和服用方法不当也会引起肝损伤。"是药三分毒"是中医的古训。但是,临床上经常能遇到不去医院找有资质的医师,而是听信所谓的经验就敢用药,把吃天然药物当成吃补品的患者。北京地坛医院蔡皓东在对 427 例因中药引起的肝损伤患者进行的回顾性调查中发现,只有 2 例患者属误服,15 例属长期服用(>3 个月)引起肝损伤。有 62 例未经医师处方,为民间介绍或自行购药服用而最终引起肝损伤。因此应用天然药物时一定要"中病即止",在达到治疗目的

后,应该及时停药,不要随意延长治疗时间。

（三）药物使用不当

如果给予天然药物治疗的剂量偏大或者用药时间过长,也有可能导致肝损伤。许多天然药物一方面能治病,另一方面又有一定的毒性,用之不当可伤害机体。中医药把中药分为大毒、常毒、小毒和无毒4类,并总结出"大毒治病,十去其六;常毒治病,十去其七;小毒治病,十去其八;无毒治病,十去其九"的治疗原则。用有毒性的药物治病时,收到相当的效果后就停药,即使无毒的药物也不宜久用。

有研究认为,中药的四气、五味、归经及有效成分等与肝毒性有一定的相关性。研究发现,寒性、热性药肝毒性的发生率明显高于平性及无药性记载的药物;苦味、辛味的药物肝毒性的发生率明显高于其他药物。中药归经与肝毒性的关系,以归肝、脾、肾经3类药物的肝毒性较为明显。中医治病讲究理、法、方、药,讲究辨证、动态地看问题,用药过程中讲求"君、臣、佐、使",不因证而定,因方而别,因人而异,不按照中医辨证论治的基本特征使用中药或中成药及民族药,违反配伍减毒原则,按照西医西药"辨病"的思维方式来使用天然药物,是导致毒副作用的重要原因。

（四）医师对天然药物不良反应认识不足

安全使用天然药物,首先要对天然药物"毒性"的概念有个科学的认识。例如何首乌,《本草汇言》"生用气寒,性敛,有毒;制熟气温,无毒"。若服用大剂量未经炮制的生首乌易导致肝脏的损害。尤其是近十年来,天然药物引起的药源性的肝肾损害报告日益增多,而有些临床医师也包括一些中医医师对于具有肝毒性的天然药物并不十分了解,如在一些治疗肝病的方子中经常可以见到有五倍子、川楝子、石榴皮等已经被证明能引起肝脏损害的药物。虽然药物用法用量在《药典》中有所记录,但部分医师处方未完全按照《药典》要求,而是依靠自我经验和认识。故在中医处方汤剂时,即使治疗同一疾病,相同药材和饮片,剂量和应用方法也可能有明显差异。任何一种药物,剂量过大或服用时间太久皆可能导致毒副作用。如果不按照《药典》规范用药,就存在着用药风险。

（五）不合理的中西药联合应用

临床上,天然药物制剂和化学药物联合应用治疗疾病非常普遍,合理的使用能够产生良好的疗效,但是不合理的合用,导致天然药物的药性与化学药物的药性相悖,则可能会产生肝损伤。

（六）药物的生产、炮制与配伍

药物生产地点、种植过程、采收季节、加工炮制以及运输储存等条件具有差异,都会影响药物的成分以及药效。后期的配伍、联用不当等情况均可能导致不良反应的发生。如服用大剂量未经炮制的生首乌会导致肝脏的损害。而中成药(包括汤药)的组方、配伍、剂量、剂型也是肝毒性的一个重要因素。中医经过几千年来用药经验的积累,有着严格的配伍用药规律,"十八反""十九畏"就是良好的经验总结,合理的中医配伍用药不但能减毒还能增效。

（七）误用同名异物的药物

天然药物中存在很多同名异物或者异名同物的情况,从而可能发生误食误用。一些药物基源品种不同,其所含化学成分、生物活性及毒性也不同,天然药物因品种混乱而引起不良反应的事例甚为多见。例如防己有广防己和粉防己之分,广防己所含的马兜铃酸临床已报道有肝、肾毒性。五加科植物细柱五加(南五加皮)和箩摩科植物杠柳根皮(北五加皮或香五加)均称五加皮,但两者科、属、种及所含化学成分均不同,杠柳根皮含有强心甙类成分,对应用洋地黄的患者中易引起中毒。菊科橐吾属多种植物的根或根茎(含有肝毒性吡咯里西啶生物碱)在西南、东北地区统称为"山紫苑",常作为中药紫苑的代用品。有的地方把百合科丽江山慈菇(软坚散结)的鳞茎伪充川贝。

(八) 药物化学成分和代谢产物的肝毒性

何首乌含蒽醌衍生物,有类似肾上腺皮质激素样作用,对肝脏有毒性作用。雷公藤含有生物碱、萜类化合物及卫矛醇等多种生理活性物质。其中生物碱及萜类化合物均具有一定毒性,以二萜类成分尤为明显,可引起中毒性肝炎或慢性肝损伤。黄药子既能损害肝细胞,又能影响胆汁的排泌,亦可引起肾损害,其含有薯芋皂甙、薯芋毒皂甙、黄独素及黄独萜(A、B、C)等毒性成分,可致肝细胞脂肪变性和嗜酸性变,重者小灶性坏死和片状坏死,随剂量的增加和时间的延长病变程度明显加重。含萜类及内酯类的药物如苦楝、艾叶、决明、贯众等,其毒性成分作用于人体后,可引起纳差、呕吐、腹泻、肝脏肿大及黄疸等,甚至引起休克或呼吸麻痹等。富含重金属的中药如砒石(红砒、白砒)成分主要为三氧化二砷,急性中毒时可并发中毒性肝炎、肾衰竭、心肌炎等。含吡咯里西啶生物碱类的天然药物,如千里光、菊三七、软硬紫草等,其急性中毒表现为肝小静脉闭塞症,慢性中毒的典型特征表现为肝巨红细胞症和肝纤维化坏死。毒性植物蛋白具有细胞原浆毒作用,主要存在于植物种子和果实中,如五倍子、石榴皮、苍耳子、望江南子等。特别是苍耳子含有苍耳子油、毒蛋白等有毒成分,能损害心、肝、肾等内脏并可引起脑水肿,尤以肝脏的损害最为明显。

(九) 对天然药物肝损伤的研究滞后

对部分天然药物的药代动力学和毒理学研究严重不足。目前因技术原因对天然药物尤其是复方天然药物药代动力学研究甚少,我们不了解服用一种天然药物后对药物代谢酶的活性带来何种影响,这种影响可能会导致同服的其他药物在体内蓄积或发生代谢转化,从而对肝脏产生毒性作用。加之传统的"中药无毒"观念的误导,一定程度上导致了天然药物的不合理使用,甚至滥用。

(十) 患者个体差异

不同人群的年龄或健康状况不同,部分患者用药前已有肝脏疾患(如病毒性肝炎、自身免疫性肝炎、血吸虫肝甚至肝硬化等)和肝肾功能障碍。老人、儿童、体弱、孕产妇等群体对药物的代谢和清除能力较差,更容易发生 NMILI,甚至在常规剂量也可发生毒性反应。部分人群的机体对天然药物或其代谢产物的特异质反应和过敏反应,即通过免疫介导机制导致肝损伤。有些人存在遗传性肝脏代谢缺陷的疾病,容易导致 NMILI。

二、关注重点药物

(一) 易致肝损伤的天然药物

目前报道较常见的引起肝损伤的草药有一百多种,主要集中于蓼科的何首乌、虎杖、马钱子、大黄;菊科的土三七、苍耳子、千里光;豆科的补骨脂、山豆根;伞形科的柴胡;薯蓣科的黄药子;卫矛科的雷公藤、昆明山海棠等少数几种药物。有学者对能提供中药组分的 39

例 NMILI 患者进行了研究,发现其中何首乌导致的 NMILI 为 17 例,占比达 22.7%,补骨脂、天花粉各 2 例,占 2.7%;黄药子、千里光、川楝子等各 1 例,占 1.3%。刘丽等研究结果认为,含何首乌的保健类药品在 NMILI 中的比例最大,约为 32.2%。来自解放军 302 医院的数据发现,排在前 5 位的中草药分别为:何首乌、延胡索、大黄、柴胡及补骨脂。

(二)易致肝损伤的中成药

临床中引起 NMILI 的常见中成药有壮骨关节丸、追风透骨丸、壮骨伸筋胶囊、雷公藤片、昆明山海棠片、牛黄解毒片、六神丸、消银丸、克银丸、白癜风胶囊、何首乌片、养血生发胶囊、补肾乌发胶囊、千柏鼻炎片;中药注射剂有双黄连注射液、葛根素注射液、穿琥宁注射液。除此之外,归芪壮骨颗粒、腰痛宁胶囊、胆清胶囊、金胃泰、风湿止痛宁、风湿寒痛片等药物 NMILI 发生率也较高。上述中成药也多含有何首乌、补骨脂、雷公藤、千里光、马钱子等易致肝损的组分。

(三)易致肝损伤的药物成分

对天然药物有效成分与肝损伤关系的研究发现,碱类、苷类、毒蛋白类、萜类及内酯类以及金属类中药的毒性发生率比较集中。有学者分析了 55 种中药,含有生物碱类成分者为 16 种,苷类 20 种,萜类 8 种,内酯类 3 种,金属类 4 种,蛋白类 3 种,没有成分记载的 10 种。其中含有碱类、苷类成分的 NMILI 发生率明显高于含有其他成分的药物。

(四)易发生肝损伤的疾病

对肝损伤疾病谱研究发现,发生肝损伤的中药以治疗风湿和骨关节疾病为主(70.37%),其次为治疗呼吸系统疾病药物(18.52%)。皮肤病、妇科疾病、消化病、药物调理、脱发及白发等疾病的 NMILI 比例也最较高。陈智娴等对 107 例中西药物引起的 DILI 进行了分类,保健与美容用中药占 19.1%,风湿与关节病用中药占 14.9%,皮肤科用中药占 10.6%。

总之,易致 NMILI 的天然药物、中成药、药物成分及易发生肝损伤的疾病谱均比较广泛。但同时也可发现,NMILI 集中于少数药物和少数疾病,20% 的药物导致 85% 的肝损伤。对何首乌、补骨脂、黄药子、菊三七、雷公藤及其制剂等关键少数高频药物予以特别关注和警示,对骨关节疾病、皮肤病等少数疾病的肝损伤风险进行重点评估,有利于更有效地防止 NMILI 的发生。

(邢 敬 沈 洪)

第二节 明确损伤机制,区分风险人群

天然药物相关肝损伤的发生是药物、个体、环境等多方面因素相互作用的结果,与遗传、年龄、性别、药物、基础疾病等风险因素有关。这些因素对于药物性肝损伤的影响是多层次的,可在多个层面交互影响药物性肝损伤的易感性、临床表型和结果。做好天然药物肝损伤的预防,一是要做好药物导致肝损伤的机制研究和干预措施。如同样含有蒽醌类成分,为什么何首乌容易导致肝损伤? 同样服用何首乌,为何只有部分人群容易引起肝损伤?

损伤背后的机制需要进一步明确，预防才能更好地发挥作用。二是要加强患者遗传因素、年龄、性别、药物、剂量疗程、基础疾病、营养状况、生活方式等信息的采集，注意区分易发生药物性肝损伤的高危人群。对特殊人群进行防治结合，寓防于治，用药期间定期进行肝脏生化学检测。哪些人是发生药物性肝损伤的高风险人群？哪些人发生严重药物性肝损伤的风险更高？我们是否能找出一些生物标志物来预测？这些都是具有临床实际价值的问题。因此，探索新的药物性肝损伤生物标志物是全球的研究热点。真正具有临床意义的生物标志物不仅可以对药物性肝损伤易感性和发生风险进行预测，而且对早期筛查特定药物可能的易感者、适应者和耐受者，并且对建立天然药物肝损伤诊断预警、评估其预后，都具有重要的价值。

天然药物相关肝损伤可区分为可预测性和不可预测性两种，前者主要是药物的直接毒性作用所致。近年来，由于对新药的筛选越来越严格、对药物不良反应的监测更加严密，因此临床上直接肝细胞毒性药物引起肝损伤的比例下降。大多数（＞95％）药物性肝损伤为不可预测性，其发生机制又可以分为：代谢特异质和过敏特异体质两类。

过敏即免疫机制介导的肝损伤有以下特点：①不可预测性；②仅发生在某些人或人群（特异体质），或有家族集聚现象；③与用药剂量和疗程无关；④在实验动物模型上常无法复制；⑤具有免疫异常的指征；⑥可有肝外组织器官损伤的表现。

免疫介导相关的药物性肝损的通常临床依据为：①使用过某种药物后，出现发热、关节痛、皮疹等肝外表现；②血液学检查发现嗜酸性细胞增多、循环免疫复合物阳性、非器官特异性的自身抗体阳性（药物相关的自身抗体）；③肝组织学检查表现为嗜酸性细胞浸润、肉芽肿形成等。在这类肝损中，通常药物中间代谢物通过抗原提呈细胞（树突状细胞）作用，经Ⅰ型组织相容性抗原激活特异性细胞毒性 T 细胞介导致肝细胞损伤。另一途径为中间代谢的产物，与细胞内蛋白分子结合，通过抗原提呈细胞作用，经Ⅱ型组织相容性抗原作用于 B 细胞，产生抗加合物抗体，经抗体（补体）依赖性细胞毒介导导致肝细胞损伤。

对人群进行遗传背景、人口学特征、环境危险因素等调查，有利于区分肝损伤易感人群，进行针对性的预防。

研究发现，遗传基因变异可增加肝损伤易感性。目前，国内外对于药物性肝损伤遗传因素的研究重点主要集中在肝脏药物代谢酶和人类白细胞抗原的基因多态性。一项针对儿童的研究发现 HLAC040 和 HLADQB0603 基因具有肝脏保护作用，而携带 HLADQA0102 和 HLA-DR * 12 基因的儿童易发生药物性肝损伤，且 IL-10 基因多态性与 DILI 相关。Singla 等研究发现 CYP2E1 杂合子基因型 c1/c2 可增加抗结核药物发生 DILI 的风险。何首乌的肝损伤风险与 CYP1A2 的基因多态性有关。

人口学研究发现，性别与天然药物相关肝损伤相关。由于男女两性解剖、生理学特点、生活方式等的差异，导致机体对药物的易感性不同，女性比男性的药物性肝损伤更为常见。法国一份资料中显示，63％肝损伤患者为女性。原因可能在于男性与女性机体免疫力、激素水平及肝肾微粒体药酶活性不同，导致对不同种类的药物敏感性各异。男性和女性易致肝损伤的药物亦不同。甲基多巴和呋喃坦丁易引起女性的肝损伤，硫唑嘌呤更易诱导男性的肝损伤。男性容易发生胆汁淤积型药物性肝损伤，而女性更易发生肝细胞型药物性肝损伤，并且导致暴发性药物性肝损伤的比例往往更高。妊娠期女性使用某些药物更易诱发肝损伤,其中胆汁淤积性药物性肝损伤较为常见。对于女性,特别是妊娠期妇女,在使用天然药物治疗疾病时需更加谨慎,防止其诱发肝损伤。至于天然药物是否具有类似的性别易感特征,有待进一步观察研究。

年龄是影响药物作用的重要因素之一。对于儿童,由于各系统发育尚不健全,是药物性肝损伤的高危人群,尽量避免肝毒性药物的使用,需要两种或两种以上药物联合应用时,应选用伍用后药物不良反应减轻的药物.避免伍用后增加肝毒性的药物。对于接受易致肝损伤的药物治疗时,应定期检查肝功能,及早发现。

研究统计显示,老年患者的药物性肝损伤发生概率明显升高,50岁以上的患者人数占总数的43.0%。老年病人随人口寿命延长而相应增加,老年人疾病多,用药的种类和机会也增多,可能引起较多的药物相互作用和不良反应。临床医师应该了解老年人生理特点,才能保证老年病人安全、有效及合理用药,,减少药物对老年人的不良反应和毒性。老年生理、病理特点是老年用药原则的基础:①老年人呈现多病性。老年人抵抗力下降,常同时罹患多种疾病,常同时多药并用。由于药物的相互作用,极易引起不良反应,因此老年病人用药尽量减少用药种类。②老年人脏器储备功能降低。老年人心、脑、肾、肝、胃肠等器官功能普遍减退。如80岁老人与青年人相比,心输出量减少1%,心脏指数降低约0.8%;肺活量及肾血流量各减少50%;最大呼吸效能降低60%;最大工作率和最大氧摄入量下降70%;神经传导速度下降15%,脑血流量下降,中枢神经系统功能减退。老年人脏器功能减退,尤其是肝肾功能减退,明显影响药物的代谢。肝脏是药物代谢的主要器官,老年人因肝血流量减少,肝脏实质细胞萎缩,导致药物在肝内代谢的多种酶系统活性降低,使药物代谢和药物排泄能力下降,血药浓度偏高。③机体适应力减退。老年人体内多种生理功能减迟,导致内环境稳定性差,因此机体对外界环境变化的适应能力减退。这些变化使有些药物在老年人中产生严重的不良反应。④机体组成比例改变。

老年人机体组成比例有如下特点:①体内水分减少,脂肪组织增加,肌肉减少。②人血白蛋白降低,相比青年人其人血白蛋白浓度低20%。机体组成比例是决定药物分布容积的重要因素,老年人体内水分减少,脂肪组织增加,导致一些水溶性药物分布容积减少,血药浓度上升;脂溶性药物分布容积增加,药物作用持续较久,半衰期延长,增强药效和毒副作用。人血白蛋白降低容易发生高蛋白结合(>80%~85%)药物的不良反应,使该类药物结合性减少,较多的以游离状态存在于血液中,故血药浓度升高,药效增强,不良反应也增加。③水电解质平衡失调,老年人组织器官萎缩细胞内液绝对量减少。相对于体重的百分比也明显减少。另外老年人中枢性水电解质调节能力下降,极易引起水电解质平衡失调,尤其是血钾调节能力下降,导致血钾紊乱。④其他。老年人疾病往往症状不典型、病情变化快、免疫力低下、精神状态不佳等都会造成药物性损害发生率高、漏诊率高、严重不良反应率高,用药要有明确的指征。了解病人病史及现用药情况,明确诊断和用药指征,选择合理的药物。可用可不用的药物宜不用为好。应在充分了解药性和适应证的基础上选择适当的药物。用药前应认真权衡药物疗效与毒副作用的大小,尽可能地减少用药种类。天然药物处方不宜过大,要应用最少药物的最低有效剂量,同时合用的药物以不超过3~4种为宜。因为作用类型相同或副作用相同的药物,常造成老年人的不良反应。避免不适合老年人应用的药物,不可滥用滋补药或抗衰老药,天然药物和西药不能随意合用,对肝脏有毒性的药物应慎用,病情好转后要及时停药。平时应做好老年患者的病史及用药史的记录。

患者的基础疾病也是影响天然药物肝损伤的重要危险因素,一些慢性肝病(如乙肝、丙肝)被认为会增加发生天然药物肝损伤的可能性。国内一项统计显示,乙型肝炎的患者(慢性迁延期及临床缓解期)占药物性肝损伤总人数的 35.4%,可推断乙型肝炎患者更容易发生药物性肝损伤。研究还发现合并糖尿病、高血压病患者,各占总人数的 10.1%;脂肪肝患者占总数的 16.5%。高脂血症患者容易发生慢性肝损伤,类风湿性关节炎患者发生药物肝毒性的可能性远高于牛皮癣患者。也有研究发现白癜风、湿疹、系统性红斑狼疮等免疫性基础疾病患者更容易出现何首乌所致肝损伤。合并以上基础病的患者在用药时应更加慎重,选择肝毒性小的药物,并加强肝功能的监测。肿瘤患者也是肝损伤发生的高危人群,如,建议对于合并基础肝病、既往抗肿瘤治疗后曾出现肝损伤,使用抗肿瘤药物肝毒性明显或用药剂量较大的患者,抗肿瘤治疗的同时除了密切监视肝脏血清学指标以外,可酌情合用抗炎、解毒、护肝药物,以期达到预防性保护肝脏,确保治疗顺利完成的目的。

(邢　敬　沈　洪)

第三节　重视用药宣教,强化安全意识

首先需加强对患者用药安全的宣教,打破中药无毒、无害,可以随意服用的观念。如"土三七"别名"菊三七",具有活血化瘀的作用,用于治疗跌打损伤。但土三七含有毒成分吡咯里西啶类生物碱,服用会导致肝窦和肝小静脉的内皮细胞损伤和坏死,引起门静脉压力增加,最终发展为肝功能衰竭或顽固性腹水。部分人群有泡药酒的习惯,如用土三七泡酒长期服用,肝毒性增加,极易导致 SOS/VOD。此外还有用土三七假冒三七进行销售牟利,长期服用导致肝损伤。因此不仅需要向广大人民群众宣讲药物的辨别方法,还要告知他们正确的服药方法,并注意其不良反应。加强安全用药的公众健康教育,特别是要消除天然药物无肝毒性的观念。患者在就诊时应向医生主动提供用药史和肝损伤的病史,如有药物不良反应,及时向医疗机构报告。

同时应加强对医务人员的教育。医务人员应充分认识药物的肝损伤风险,充分考虑风险效益,遵循临床指南合理用药,在临床诊疗中应控制药物处方量,避免滥用药物。严格掌握治疗药物的适应证和禁忌证,严格按照剂量和疗程进行施治。对于肝损伤风险高的药物,可根据功效进行同类替代,换用肝损伤风险小的药物。医务人员还需加强对患者用药知情同意告知,促使患者对 NMILI 保持警觉。特别是肝损伤高风险药物,应用时应做好安全指标的监测,能掌握并向患者提供防治措施。临床医师还应掌握减少 NMILI 的方法。临床所用天然药物多经过炮制,通过炮制减毒的方法使其毒性成分含量降低或化学结构改变,其毒性作用会明显减弱甚或消失。"相畏""相杀"都是在复方中应用毒性中药配伍减毒的根本依据,使用配伍减毒可提高应用天然药物的有效性和安全性。如黄药子配伍当归后可明显减轻其对肝细胞的损害程度,并对肾脏也有一定的保护作用。当归可通过抑制 CYP1A2、CYP2E1 的 mRNA 表达水平以拮抗黄药子的毒性。苍耳子通过抑制机体内源性

自由基清除系统的酶系和非酶系,引发脂质过氧化作用,并形成脂质过氧化物,从而引起细胞损伤。配伍黄芪后,因黄芪具有抗自由基作用,可以在一定程度内降低 MDA 的含量,且可提高 GSH-Px 和 GST 的活力,从而降低苍耳子对肝脏的毒性作用。

2012 年 10 月 1 日,LiverTox 网站(www.livertox.nih.gov)正式上线,发布包括了肝损伤相关药物近 700 种。LiverTox 的成功运行已成为 2013 年度全球 DILI 领域研究进展的重要部分,并在 2013 年的美国肝病学会年会上被特别介绍。中国 DILI 的专业网络平台 HepaTox 网站(www.hepatox.org)也于 2014 年 6 月 14 日正式发布运行,并免费对临床医生、研究人员和公众开放,网站已收集了肝损伤相关药物 400 余种。HepaTox 网站可为专业和非专业人士提供大量关于 DILI 的知识和信息,为临床医护人员和公众提供自发报告 DILI 的平台。DILI 电子信息化平台的构建是建立 DILI 大数据的基础,对推动 DILI 的临床和转化研究,改善 DILI 的诊断和治疗,建立中国药物性肝损伤的警戒机制,均具有极其重要的意义。但如何有效的运行、管理,如何通过电子信息化平台建立真正的大数据,仍面临巨大挑战。政府、医药研发企业、医疗专业人士和公众的共同重视、关注、支持是推进此平台建设的基础。进而在我国预防和治疗天然药物性肝损伤中发挥重要作用。

规范临床中成药的使用,建立科学循证的中成药应用和评价体系。中成药本身是药品,有严格的适应证、用法用量、禁忌证和注意事项,特别是特殊人群用药尤其需要关注,限制用药的剂量、用药的间隔、累积剂量,做到"中病"即止,不可超量使用,防止药物在体内蓄积。在中医药理论指导下辨证施治,依中医法则选择中成药,优化剂量,因人、因地、因时用药,减少和防止药物的不良反应,提高临床医生用药水平,依据中医配伍规律合理遣方用药,减轻或消除中成药导致肝损伤的发生。

(沈　洪　邢　敬)

第四节　加强药物监测,实施分类管理

通过加强药物监测,明确导致肝损伤的天然药物,可以降低 NMILI 的发生。目前天然药物不良反应研究水平尚处于初级阶段,不良反应研究亟待加强。近年来,国际上因天然药物引起的不良反应事件时有发生,而由于国内对天然药物尤其是复方对肝脏、肾脏的药理、毒理及药代动力学研究甚少,使得中医界应对措施每每不能适应临床的需求,天然药物的安全性问题成为其国际化发展的最大障碍。总体来看我国天然药物不良反应的评价与研究中,病例报告和文献综述较多,科学评述和深入的流行病学研究较少,缺少针对天然药物特点的不良反应研究,缺乏真正符合中国国情的不良反应评价方法,未能就天然药物不良反应的发生原因、损伤机制、临床表现、防治措施等作出系统的整理和研究,无法给临床提供强有力的用药安全指导。这一现状与中药学源远流长的发展史、天然药物临床应用的广泛性及在防治疾病中的重要地位极不相称。

为维护天然药物的安全有效声誉,保障人民群众用药安全,国家科技部"十五"重点攻关项目"中医药疗效及安全性基本问题"于 2005 年启动,对于大黄的安全性研究作为其中内

容之一,进行中药安全性评价的示范研究。由于大黄所含的大黄素等蒽醌类成分被认为有肝毒性、肾毒性和致癌性的潜在危险,人们对大黄安全性的忧虑还波及何首乌、芦荟、决明子、番泻叶、虎杖等众多的含蒽醌类成分的天然药物及其复方制剂。课题组采用现代先进科研方法,较系统地考察大黄肝毒性、肾毒性和致癌性的客观真实性,阐明大黄可能的毒性物质基础,主要毒性靶器官及毒理学机制,探索大黄及其制剂减毒增效的科学机制,建立其合理制用的技术规范和指南,为天然药物安全性评价研究提供技术平台和成功范例。

根据药物导致肝损伤的程度和频率,实施药物分类管理,有利于提高医护和患者的肝损伤风险意识。可采取以下措施:①对药物肝毒性在说明书中给予肝毒性分级,并予黑框警示、警告和预防措施。②上市后严密监测药物不良反应,在监测和评价过程中充分引入药物警戒理念。

我国现已建成拥有 34 个省级药品不良反应监测中心、20 万基层用户和超过 660 万份个案报告的国家 ADR 监测系统,药物不良反应个案报告可通过基层单位自发上报,为其及时发现和快速应对提供了良好的技术和制度保障。对 Livertox 和 Hepatox 数据库中有肝毒性警示信息的药品,不同厂家的说明书中肝功能不全(肝功能损伤、肝病)患者用药信息标识进行调研分析,共计 415 种药品有肝毒性警示信息(分级为 A~D 级),并可通过Mcdex 搜集获取说明书。用药提示信息根据患者肝功能不全的程度又分为慎用、禁用、注意剂量调整等,但具有肝功能不全患者用药提示信息的 306 个药品品种中,部分品种药品在不同厂家的说明书中提示信息不同。109 种具有肝毒性警示信息的药品并无肝功能不全患者用药警示信息,其中包括 Livertox 数据库中分级为 A 级或 B 级的药物。大于 1/4 的有肝毒性警示信息的药品说明书中,肝功能不全患者用药的提示信息缺失或者不一致,共计 1 470 份说明书(18.04%)并无肝功能不全患者用药提示信息。这些不够完善的情况会给临床用药安全带来隐患。

随着药物的临床使用,新的临床研究成果以及案例报道逐步发表,药品说明书信息也需随之更新,不断完善肝功能不全信息。根据药品不良反应监测、药品再评价结果等信息,药品生产企业应按法规要求积极主动修改药品说明书。药品生产企业应主动承担起药品说明书修订完善的责任。在进行仿制药一致性评价中,通过仿制药一致性评价的生产厂家应依照参比制剂说明书进行修订,以逐步减少说明书中相关信息缺失或不同的现象。

临床医师及药师在临床用药过程中,应加倍关注肝功能不全和肝损伤高风险患者,加强对特定人群的用药监护,并重视药品信息收集,及时反馈、上报药品不良反应等信息,促进说明书在临床应用中的不断完善。

(沈　洪　邢　敬)

第五节　制定专业规范,提高管控水平

对于天然药物的管理需汲取世界范围的研究成果,制定高质量的专业规范进行管控。《中医药发展战略规划纲要(2016—2030 年)》提出:"完善中医药标准体系。健全完善中药质量标准体系,加强中药质量管理,重点强化中药炮制、中药鉴定、中药制剂、中药配方颗粒以及道地药材的标准制定与质量管理"。《纲要》还强调加快中药数字化标准及中药材标本建设。对于已经制定的中医药标准,应当开展标准实施效果的跟踪评价,了解相关标准的执行情况,收集相关标准各项指标和技术要求的科学性、合理性和实用性等方面的信息以及相关反馈的意见。根据所收集的信息对标准进行评价,发现问题的应当及时修订。

对天然药物的生产、流通、炮制和储存等供应链应加强管控和信息化管理,杜绝质量因素导致的肝损伤。我国药品供应链长而复杂,药品生产或出厂后,要经过批发商、零售商,最终到达患者手中。药品供应链冗长、结构复杂,客观上会带来安全隐患。因此,构建完善的医药供应链可追溯体系,建立完善的信息系统,实行电子处方和医嘱,实现药品采购、领取使用全程电子管理系统,是药品供应链的安全保证。

中药材和中药饮片的仓储应符合自身特点,根据《中华人民共和国中医药法》《中华人民共和国药品管理法》《药品生产质量管理规范》等法律法规进行有效管理。中药材和中药饮片应与其他药品分开存放,中药材与中药饮片也应分库存放,并按药材的自然分类或药用部位分开整齐排列摆放,并有明显标志。中药仓库应有防尘、防潮、防霉、防污染以及防虫、防鸟、防鼠的设施设备,并有阴凉储藏的设施或设备,尤其对含有糖分、蛋白质或油脂成分、芳香性易挥发的中药材应加强阴凉干燥存放;对含淀粉质多的或易蛀的品种可进行药材的对抗储藏;对易潮易霉变的药材或采取石灰缸干燥储存等办法。应对全部库存进行检查养护,并根据药材的不同特性,必要时需进行挑拣筛选,翻晒或烘烤、熏蒸等养护措施,并按规范要求做好养护记录。对于贵重药材、毒性药材、麻醉药材、易生虫、霉变、走油、吸潮的药材应列入重点养护,重点养护的中药材和中药饮片每月都要进行检查养护,并做好重点养护记录。

中药饮片的炮制必须按照《全国中药炮制规范》《中药饮片质量通则》等国家药品标准实施。国家药品标准没有规定的,必须按照省、自治区、直辖市药品监督管理部门制定的《中药炮制规范》炮制。生产新药或者已有国家标准的药品,须经国家药品监督管理部门批准,并发给批准文号;但生产没有实施批准文号管理的中药材和中药饮片除外。

国家法律法规强化对天然药物及其制剂的药品说明书管理。药品说明书是药品质量、安全性、用法等内容的表述,其规范性和准确性具有非常重要的作用。部分中药存在适应证或功能主治内容较多,用法用量没有区别;成分剂量未标志,标准剂量不可知;注意事项内容缺失,特殊人群用药及安全性项目标示不明;不良反应不明确或未标志等问题。对于含有何首乌、关木通等明显肝肾损伤风险的药物,均需予以充分的风险警示。我们期待,天然药物及其制剂也将和西药制剂一样,将其可能发生的不良反应、用药禁忌、药理毒理、注意事项、用法用量、减毒增效的方法等明确标示,指导临床合理配伍、合理应用,同时也提醒广大患者注意天然药物及其制剂的不良反应,规范使用天然药物,科学的预防天然药物不良反应的发生。

国家法律法规加强对天然药物不良反应的检测和管理,推进不良反应的上报和反馈工作。美国食品药品监督管理局(FDA)要求,药品上市后申请人仍负有调查并报告任何与药物相关的不良事件的责任,定期提交相关信息,以便实施修订说明书、标签等风险干预措施。我国国家药品监督管理局也在《药品说明书和标签管理规定》中要求"药品生产企业应当主动跟踪药品上市后的安全性、有效性情况，需要对药品说明书进行修改的，应当及时提出申请"。目前我国天然药物不良反应事件已有多起相关报道，及时监测并上报肝损伤等不良反应可引起卫生医药管理部门的注意，从而发出警示、控制使用、甚至撤市等办法减小可疑天然药物对患者造成更大范围的肝损伤。患者在使用天然药物治疗后，应定期通过检测血液等办法监测肝功能的变化，一旦出现肝功能损伤指标，应通过立即停药等办法确认是否为该天然药物所致，确认后应立即通过不良反应报表方式反馈至相关管理部门。监督管理部门应对可疑中成药在一定时间内造成的肝损伤严重性和频率进行严格评估，及时通过官方网站，通知相关医疗部门、企业、社会群众对特定天然药物引起警示，对发生天然药物所致严重肝损伤者，应按照不良反应处理要求及时处理等。

（沈　洪　邢　敬）

参考文献

［1］苏少慧，杨晶，杨川杰.药物性肝病基础与临床［M］.北京：中国科学技术出版社，2003.

［2］孙向红，纪恒胜，韩建香，等.从何首乌致肝损伤看中药不良反应发生特点及预防措施［J］.中国医药指南，2010，8(34)：21-22.

［3］李大寿，艾远征.中药致药物性肝损伤的原因与预防措施［J］.中国实用医药，2011，6(28)：251-253.

［4］宋秉智，施怀生.肝毒性中药及其与药性和有效成分的关系：对 55 种中药肝毒性文献资料的分析报告［J］.山西中医学院学报，2001，2(1)：18-19.

［5］王秀娟，许利平，王敏.常用中药及复方制剂的肝毒性［J］.首都医科大学学报，2007，28(2)：220-224.

［6］刘平，袁继丽，倪力强.重视中药的肝损伤问题［J］.中国新药与临床杂志，2007，26(5)：388-392.

［7］柳海林，刘兆海.中药致肝损害 42 例分析［J］.吉林医学，2008，29(21)：1900-1901.

［8］林庆勋，徐列明.正视中草药的肝毒性问题［J］.亚太传统医药，2008，4(6)：88-89.

［9］宋雪英.探析中药肝毒性之成因及对策［J］.浙江中医杂志，2010，45(5)：379.

［10］茅益民.重视药物性肝损伤的临床研究［J］.实用肝脏病杂志，2014，17(6)：561-563.

［11］Daly A K, Day C P. Genetic factors in the pathogenesis of drug-induced liver injury. In：Kaplowitz N, Deleve LD. Drug-Induced Liver Disease, 3rd ed. San Diego：Academic Press，2013：215-225.

［12］Lucena M I, Molokhia M, Shen Y, et al. Susceptibility to amoxicillin-clavulanate-induced liver injury is influenced by multiple HLA class I and II alleles［J］. Gastroenterology, 2011，141(1)：338-347.

［13］Daly A K, Donaldson P T, Bhatnagar P, et al. HLA-B ＊ 5701 genotype is a major determinant of drug-induced liver injury due to flucloxacillin. Nat Genet. 2009 Jul;41(7);816-819.

［14］中国抗癌协会癌症康复与姑息治疗专业委员会.肿瘤药物相关性肝损伤防治专家共识(2014)简介［J］.中华医学信息导报，2014，29(23)：14.

［15］Graham D J, Mosholder A D, Gelperin K, et al. Pharmacoepidemiology and risk management［M］// Pharmacoepidemiology. Chichester, UK：John Wiley & Sons, Ltd,：515-530.

［16］Olson S, Robinson S, Giffin R. Institute of Medicine. Accelerating the Development of Biomarkers for Drug Safety：Workshop Summary. National Academies Press. Ibid. Watkins PB, Bloom J, Hunt C. Biomarkers of acute idiosyncratichepatocellular injury in clinical trials. Chapter 5，2009. p. 4257.

［17］Willy M E, Li Z. What is prescription labeling communicating to doctors about hepatotoxic drugs? A study of FDA approved product labeling［J］. Pharmacoepidemiology and Drug Safety, 2004，13(4)：

201-206.

［18］茅益民.重视药物性肝损伤的临床研究［J］.实用肝脏病杂志,2014，17(6)：561-563.

［19］Hoofnagle J H，Serrano J，Knoben J E，et al. LiverTox：A website on drug-induced liver injury［J］. Hepatology，2013，57(3)：873-874.

［20］杨全军,陈力,陈林林,等.中成药致急慢性肝损伤的原因析要及防范［J］.世界华人消化杂志,2018，26(21)：1273-1279.

［21］吴亚男,罗燕,刘芽青,等.中药引起药物性肝损害原因探析［J］.亚太传统医药,2017，13(13)：157-159.

［22］刘莹,仲青香,邱辉辉,等.基于肝毒性的雷公藤中药复方配伍减毒的研究进展［J］.中国中药杂志,2017，42(16)：3044-3048.

［23］刘树民,张琳,李颖,等.黄药子与当归配伍对大鼠肝脏 CYP1A2、CYP2E1 基因 mRNA 表达的影响［J］.中药药理与临床,2006，22(3)：97-98.

［24］李大寿,艾远征.中药致药物性肝损伤的原因与预防措施［J］.中国实用医药,2011，6(28)：251-253.

［25］孙向红,纪恒胜,韩建香,等.从何首乌致肝损伤看中药不良反应发生特点及预防措施［J］.中国医药指南,2010，8(34)：21-22.

［26］LI M S，REN Y，YANG Y. Study on package inserts management of America［J］. Chin J Pharmacovigil，2014，11(12)：739-742，745.

［27］国家药品监督管理局.药品说明书和标签管理规定［EB/OL］.[2006-03-1]. http：//www.nmpa.gov. cn/WS04/CL2077/300623.html.

［28］MA Y Q，LIU Y F，ZHANG L. Analyzing the intervening effect of clinical pharmacist for rational use of hepatoprotective drugs in medical oncology［J］. Chin J Mod Appl Pharm，2018，35(3)：426-430.

［29］唐婧,宋微微,艾超.药品说明书中肝功能不全患者用药警示信息标注情况调查分析［J］.中国现代应用药学,2020，37(7)：873-876.

［30］桑滨生.《中医药发展战略规划纲要(2016—2030 年)》解读［J］.世界科学技术-中医药现代化,2016，18(7)：1088-1092.

［31］《中华人民共和国药品管理法》修订［J］.中国医院用药评价与分析,2001，1(1)：59-62.

第十一章 天然药物相关肝损伤研究进展

第一节 动物实验研究

药物性肝损伤(DILI)是导致上市药物撤市,药物临床研发失败的主要原因,是药物安全性研究所面临的关键问题。同样,中药的药源性肝损伤也受到广泛关注。受传统思想影响,一贯认为中药无毒、少毒,目前国内对中草药的潜在毒性认识及防范不足。随着中药研究的进展,对中药肝毒性研究的复杂性认识也不断加深。这种复杂性包括两方面:一是由于中药作用温和,在目前的临床前评价体系下,单纯通过提高暴露量可能无法获得与临床一致的毒性特征;二是考虑到肝脏功能的复杂性和强大的代偿能力,现有毒性评价体系难以在早期检测和确定肝毒性。由此,不管是药物肝毒性还是其他中药毒性,其早期毒性指标的发现对于药物毒性的早期预警尤为重要,而这些指标的发现依赖于新技术在中药毒性研究中的应用,以及建立符合中药特点的毒性评价系统方法。

一、天然药物的肝脏毒性研究新技术及其应用

1. 血清 mRNA 作为中药肝损伤分子标志物的鉴定技术

天然药物引起的 DILI 在临床上多表现为急性肝损伤并且程度较轻。目前所应用的检测指标为肝功能相关的血液生化指标,即便是丙氨酸氨基转氨酶(ALT)和谷氨酸氨基转氨酶(AST)也因其敏感性、特异性不够,因而不能满足中药药源性肝损伤早期发现的需要。但这些指标都是反映已经发生的肝损伤,且在急性肝损伤发生早期,只有 40% 的患者出现上升。因此研究寻找新的生物标志物,全面而准确的判断 DILI 的发生及预后是目前重点研究课题。美国食品与药物管理局(FDA)药物评价与研究中心指出,作为 DILI 的生物标志物应具备以下条件:①在出现临床表现前能判断可能出现的 DILI;②能对 DILI 预后判断提供指导;③提高对已经存在的 DILI 的诊断率;④能够区分 DILI 的轻重程度;⑤能够区分适应性和进展性 DILI。大部分关注 DILI 基因的文献,通过将基因与药物停药、免疫系统或者氧化应激建立联系,从而建立了这些基因和 DILI 的相关性。候选基因法最主要缺点是只根据药物的生物学,或者现有已知疾病的发病机制来选择"显著"基因进行研究,而其他可能与疾病相关的基因则有可能未被检测到。另一个限制就是候选基因法选择基因多态性方法过于粗陋。目前,DILI 的研究中在两个领域取得进展:一是新技术的应用能较好识别基因风险因素并改进检测的敏感性、特异性和有效性;二是 DILI 的"上游"事件和非特异性的"下游"事件。

2005 年，Kaplwitz 描述了一个新概念，即"上游"事件及"下游"事件。上游事件引起初始肝细胞损伤，下游事件泛指发生在线粒体中的细胞损伤途径和细胞保护途径间的平衡。新概念人为制作出一个工作模型，即定义 DILI 发病机制的 3 个主要连续的步骤：①药物及其代谢产物首先引起直接的细胞应激（内源性途径）；②触发免疫反应（外源性途径）；③直接损伤线粒体功能。"初始打击"也可直接导致线粒体通透性改变，触发细胞凋亡或坏死。过去在 DILI 的认知中多种药物引起肝毒性的机制一直未知，基因学研究的发展给出了答案，这是 DILI 机制认识的一次飞跃。目前需要一种较好的基因检测技术鉴别患者肝毒性的风险因素，但 DILI 是一类罕见的复杂疾病，药物基因学研究目前仍不能鉴别多种风险因素的相互作用，人群归因危险度以及临床相关的独立危险因素。DILI 生物标志物主要有肝细胞损伤类和胆汁淤积类两大类。肝细胞损伤类包括微小 RNA（miRNA）、细胞坏死凋亡指标、线粒体损伤指标和免疫指标等。已知，在细胞功能与代谢酶基因的调控中，miRNA 分子起关键性作用。研究发现血清 mir-122 可以作为中药所引起的药源性肝损伤潜在的新型早期标志物。血清 mir-122 在不同的物种中展示了其既敏感又稳定的特性，同时与肝脏组织病理学改变保持高度的相关性，其诊断价值明显优于血清 mir-192 和 mir-193，以及传统血液生化指标，在基于 30 种具有潜在肝脏毒性的药物（包括 14 种单味中药、5 种复方和 11 种单体化合物）的临床前肝脏毒性评价中，血清 mir-122 能够监测多种肝脏毒性药物诱发的药物性肝损伤的能力，而且其灵敏度高于包括 ALT 和 AST 在内的常规生化指标。韩凤梅，夏启松等分别给予小鼠酒精、CCl_4、卡介苗＋脂多糖、黄药子和千里光的乙醇提取物后测定肝组织基因表达谱，筛选与肝损伤密切相关的共同差异表达基因。通过筛选小鼠肝损伤敏感基因，用于中药及其他外源物肝脏毒性的快速评价。结果发现从上述 5 个给药组中筛选到 7 条功能已知基因（BC05200、NM-019410、NM-173019、AB028272、AK088925、AK030862 和 AK088816）和 1 条功能未知基因（BC069871）。除 AK088816 差异上调表达外，其他 7 条基因均差异下调表达。认为这些共同差异表达基因主要参与了肝细胞的糖代谢、细胞凋亡、细胞生长周期、细胞骨架与信号传导、蛋白质折叠与泛素化等生物学过程，与肝损伤关系十分密切。

2. 肝毒性评价模型的建立及技术

在多种肝病肝细胞损伤中，氧化应激是肝损伤的重要机制。目前常使用 CCl_4 进行肝损伤模型的建立，CCl_4 进入机体后在肝脏经细胞色素 P450 激活，生成的自由基破坏细胞膜结构及功能的完整性，细胞膜通透性增加，细胞浆内可溶性酶渗出，自由基还可抑制细胞膜及内质网上钙泵的活性，使细胞浆内钙离子水平升高，堆积于细胞内导致肝细胞坏死。CCl_4 肝细胞损伤模型常采用结晶细小的 CCl_4 悬液来损伤肝细胞，将二甲基亚砜（dimethyl sulfoxide，DMSO）与 CCl_4 以适当比例混合，充分震荡后加入 DMEM 培养液中，得到结晶细小的 CCl_4 悬液，用前震荡使用。这种实验在实际操作中具有不少缺点，由于 CCl_4 不能溶于水，即便采用助溶剂 DMSO，CCl_4 也不能均匀分布在培养液中，而是以大小不等 CCl_4 颗粒存在于培养液中，单个细胞所处的环境相差极大。靠近 CCl_4 颗粒的细胞损伤严重，远离 CCl_4 颗粒的细胞却损伤轻微甚至未受损伤，导致同一培养孔中损伤极不均匀，同一实验组中损伤情况也相差很大。实验室需调整 CCl_4 浓度以调整损伤效果时，实际上很多时候只是改变了培养孔中 CCl_4 颗粒的数量，而没有改变单个细胞损伤的微环境。即使长时间反复震荡,也无法保证同一组各培养孔中 CCl_4 的浓度相等。

吴海建,龚秀等在传统实验方法上进行改良。在肝损伤体外模型建立中,向 DMEM 培养液中加入过量 CCl_4,于 37 ℃ 培养箱内放置 24 h,此时 CCl_4 结晶沉积在瓶底,而 CCl_4 结晶上方即为 37 ℃ 时的饱和 CCl_4 损伤液,将上层饱和 CCl_4 损伤液吸取出来保存于 37 ℃ 环境中备用。使用时,将饱和损伤液与正常 DMEM 培养液分别以 5∶5、7∶3、10∶0 的比例充分混匀,配制成 50%、70%、100% 的 CCl_4 损伤液。损伤时先吸弃各培养孔中的原培养液,然后换入等体积相应浓度的 CCl_4 损伤液。改良方法可以有效克服以上缺点,使 CCl_4 均匀发布在培养液中,同一孔中各处损伤环境相同,同一组各培养孔中损伤基本一致,实验中改变 CCl_4 浓度以改变损伤效果时,单个细胞损伤的微环境也随之发生变化。改良方法损伤均匀,可控性好,损伤效果也比较稳定,且操作简单,可重复性好。

文献报道应用不同剂量栀子苷连续灌胃建立肝损伤模型,并从过氧化损伤分析其机制,通过检测小鼠血清 ALT、AST 水平及肝指数,并进行光镜观察,探索导致明显肝损伤的相对合适剂量;再以相对合适剂量栀子苷灌胃 4、7、10、14 d,分别检测小鼠血清 ALT、AST、TBil 水平及肝指数,并进行光镜观察,探索导致明显肝损伤的相对合适时间;最后以相对合适剂量栀子苷灌胃相对合适时间,探索栀子苷致小鼠肝损伤的可能机制。结果发现给予 15、30、45 倍剂量时,小鼠血清 ALT、AST 及肝指数显著升高,肝细胞出现明显病理改变,尤以 30 倍和 45 倍剂量明显;应用 30 倍剂量栀子苷灌胃 7 d 后,小鼠血清 ALT、AST、TBil 及肝指数显著升高,肝细胞出现明显病理改变。认为应用 30 倍剂量栀子苷灌胃 7 d 可造成小鼠肝损伤模型,自由基脂质过氧化可能没有参与栀子苷诱导的肝损伤。

目前用于药物肝毒性评价的体内模型主要是啮齿类动物模型,由于种属差异性的存在,在临床中发现具有肝毒性的药物只有 50% 能在临床前研究中被检测出来。建立体外人源化的肝脏毒性评价模型,应用代谢组学、毒理基因组组学、蛋白质免疫印记、免疫组织化学等技术,采用斑马鱼、人源细胞等毒理筛选模型进行研究,是攻克制约创新药物临床前安全性评价与临床相关性的难题的一种有效可行的方法。如利用分子生物学技术建立人源化胆汁淤积早期评价模型,可对中药的肝脏胆汁淤积毒性进行早期评价。

3. 肝脏线粒体毒性评价模型的建立与应用

线粒体在体内的主要功能是产生能量,参与细胞内三羧酸循环、脂肪酸代谢及氧化磷酸化。药物可通过 5 个方面损伤线粒体:①抑制线粒体呼吸链,导致电子传递障碍,ATP 合成受阻,能量产生减少。②破坏抗氧化防御系统,诱导大量活性氧(ROS)产生,引起氧化损伤。③抑制脂肪酸氧化,导致细胞内大量脂肪酸堆积,引起肝细胞脂肪变性。④损伤线粒体 DNA(mitochondrialDNA,mtDNA)影响线粒体基因和蛋白表达,抑制线粒体的新生和修复。线粒体是细胞核之外唯一含有 DNA 的细胞器。mtDNA 损伤主要来自 ROS 的氧化作用。当 mtDNA 损伤达一定比例时才出现线粒体损伤,这可能与 DILI 延迟发作相关。⑤线粒体渗透性转变,线粒体细胞膜通透性增加内容物释放进入细胞质,MPT 膜孔开放可使质子内流增加,干扰 ATP 合成酶。同时,钙离子内流增加线粒体发生氧化反应,最终导致线粒体膜破裂。线粒体损伤还可能与其细胞结构有关。一项研究 DILI 药物筛选的小鼠实验发现,抗菌药占特异性 DILI 的 45.5%,细菌和线粒体拥有某些共同基因和相似结构,故抗菌药可通过损害线粒体引起 DILI。

药物对线粒体的损伤通常是多途径、多机制共同作用的结果。线粒体作为肝细胞代谢及细胞活力的主要细胞器,其受损是 DILI 发生发展的主要原因。线粒体受损的标志物包括谷氨酸脱氢酶(GLDH)、线粒体 DNA(mtDNA)以及降解的 DNA 片段等,因此可作为DILI 的诊断指标。抗病毒核苷类药物是目前临床上治疗肝炎、艾滋病等病毒性疾病的首选药物,然而此类药物可通过干扰线粒体 DNA 合成产生严重的线粒体毒性。缺乏合适的线粒体毒性评价模型是限制中国开展抗病毒核苷类药物研发的主要技术瓶颈。张陆勇教授课题组在国内率先建立了以中国特有种属喜马拉雅旱獭为动物模型的核苷类药物线粒体毒性评价新模型,并结合肝癌细胞体外线粒体毒性评价模型,形成较完善的核苷类药物体内外线粒体毒性评价体系。课题组利用上述模型体系完成了中国自主研发的首个抗乙肝核苷类一类新药美他卡韦的线粒体毒性评价,推动其获得了国家食品药品监督管理局颁发的临床研究批件,这为中国后续抗病毒核苷类药物的研制和开发奠定了基础。

(1)药物线粒体毒性评价体内模型

利用美洲旱獭开展核苷酸类药物的临床前评价以及探讨核苷酸类药物的分子机制具有很好的应用价值,是国际公认的核苷酸类抗病毒药物临床前线粒体毒性评价模型。但遗憾的是美洲旱獭仅产于北美,因动物检疫等原因无法进口,难以在国内推广应用。喜马拉雅旱獭与美洲旱獭同属啮齿目,松鼠科,旱獭属,属于同一进化组群,自然分布于我国西北地区。我国学者杨东亮等采用美洲旱獭肝炎病毒对我国喜马拉雅旱獭进行驯化研究证实,喜马拉雅旱獭对美洲旱獭肝炎病毒具有与美洲旱獭相似的易感性,这结果提示喜马拉雅旱獭可能具有与美洲旱獭一样作为核苷类药物线粒体毒性评价模型的潜质。鉴于以上原因,在美洲旱獭模型中已证实具有明显线粒体毒性的齐多夫定(AZT)为阳性药,建立喜马拉雅旱獭线粒体毒性评价模型,从线粒体呼吸链复合酶活性、线粒体 mtDNA/nDNA 比率、血液学、血生化、组织病理学、电镜学等方面对受试药不同剂量下是否可诱导潜在的线粒体毒性进行了全面评价,确定了模型的可靠性。

(2)药物线粒体毒性评价体外模型

目前已有多种体外细胞培养模型成功应用于核苷类药物线粒体毒性的评价,其中包括人肝癌细胞、T 淋巴细胞、人原代骨骼肌细胞、人肾近曲小管上皮细胞、神经元细胞、人胰腺癌细胞、大鼠嗜铬细胞瘤等。其中肝癌细胞形态较为稳定,不仅具有线粒体数目和 mtDNA含量多的特点,而且可直接识别药物对线粒体功能的影响,对 mtDNA 和线粒体改变的影响敏感。因此,欧洲药品管理局建议选择肝癌细胞模型进行线粒体毒性评价研究。本体系中线粒体毒性的体外模型选用肝癌细胞模型,以扎西他滨和齐多夫定为阳性药,从细胞增殖抑制、细胞上清乳酸水平、线粒体超微结构的变化、线粒体呼吸链酶活性以及 mtDNA/nDNA 比率等 5 个方面对受试药的线粒体毒性进行评价。

二、天然药物毒性评价的体系化研究

天然药物毒性评价的体系化研究,应当至少具体包括:①根据肝毒性产生的机制和影响因素,在不同水平建立肝毒性评价系列方法;②根据肾毒性产生的机制和影响因素,在不同水平建立肾毒性评价系列方法;③神经毒性的体外和整体评价方法研究;④生殖系统毒性评价体系。这样可形成全面、灵敏、准确的研究中药毒性的临床前评价技术系列方法,并可适用于临床的中药毒性的早期毒性敏感指标的研究与发现。下面以肝脏脂毒性评价为例,对评价体系做简要概述。

1. 以游离脂肪酸为工具药物,建立肝脏肿瘤细胞肝脂毒性评价模型

游离脂肪酸(棕榈酸和油酸混合物)可以诱导人肝脏肿瘤细胞损伤,表现为脂质沉积、线粒体膜通透性增加、细胞色素 C 释放、溶酶体通透性增加、组织蛋白酶 B 释放、氧化应激及细胞脂性凋亡。18α 甘草次酸对于游离脂肪酸诱导的肝脏肿瘤细胞损伤有保护作用,主要通过减少细胞内脂质沉积,保护线粒体膜电位,减少细胞色素 c 释放,首次发现甘草次酸具有抑制组织蛋白酶 B 的活性、稳定溶酶体膜的作用。表明甘草次酸主要通过线粒体、溶酶体通路抑制游离脂肪酸诱导的肝脏肿瘤细胞损伤。异甘草酸镁能减少游离脂肪酸引起的肝脏肿瘤细胞内 Bax 蛋白激活,稳定线粒体膜电位,减少线粒体细胞色素 C 的释放和 ROS 的释放,抑制 Caspase 3 的激活,从而减少细胞脂性凋亡,其发挥保护作用的分子机制之一与抑制线粒体凋亡通路有关。该方法中的线粒体功能、溶酶体通路和氧化应激相关指标为其早期敏感指标。

2. 以游离脂肪酸为工具药物,建立大鼠肝原代细胞肝毒性评价模型

游离脂肪酸可以诱导原代培养的大鼠肝细胞脂质沉积,棕榈酸可诱导其凋亡。甘草次酸保护饱和脂肪酸引起的大鼠肝细胞损伤与减少细胞色素 C 的释放,抑制组织蛋白酶 B 相关。甘草次酸通过抑制炎症反应和活性氧产生而保护棕榈酸诱导的脂毒性。甘草次酸也抑制棕榈酸诱导的非折叠蛋白反应活化。该方法中的线粒体功能和内质网应激相关指标为其早期敏感指标。

3. 以人类免疫缺陷病毒蛋白酶抑制剂为工具药物,建立肝脏脂质代谢异常的评价技术与应用研究

人类免疫缺陷病毒(HIV)蛋白酶抑制剂的应用可以大大降低 HIV-1 感染者的发病率和艾滋病患者的死亡率,但是越来越多的研究表明,长期应用 HIV 蛋白酶抑制剂会导致胰岛素抵抗、血脂异常、脂质代谢紊乱、腹泻、心血管并发症等重要的临床不良反应。

近年来,许多研究表明内质网应激和非折叠蛋白反应的激活与脂质代谢密切相关。研究结果表明,HIV 蛋白酶抑制剂可以导致细胞凋亡、脂质蓄积等一系列不良反应。但对于其中哪个基因发挥了重要的作用,以及其对 HIV 蛋白酶抑制剂所致不良反应的影响至今仍没有详尽的报道。HIV 蛋白酶抑制剂诱导的肝脏脂毒性与肝细胞中结合蛋白同源蛋白的高表达密切相关。肝脏和肠道在生理位置和生理功能上紧密相连,随着"肠-肝轴"假说的提出,越来越多的研究报道肠道损伤导致的肠道毒物入血入肝,甚至内毒素血症是肝脏脂代谢异常的重要病因,研究表明,HIV 蛋白酶抑制剂会导致大鼠小肠隐窝上皮细胞的凋亡和肠道屏障损伤。此外,HIV 蛋白酶抑制剂所致的肠壁完整性损伤也是其诱发肝脏脂质代谢异常的因素。

4. 以游离脂肪酸为工具药物,建立在体肝脏脂毒性评价模型

长期高脂饮食可以导致大鼠肝脂肪变性,并发展成为非酒精性肝炎(NASH)。甘草次酸能够改善高脂饮食引起的脂肪变性等病理改变,降低升高的血清转氨酶水平,但对于升高的血脂水平基本没有影响。高脂饮食可以导致肝细胞溶酶体破坏,组织蛋白酶 B 释放及表达增加,肝细胞游离的 β-半乳糖苷酶活性增强,而结合型的 β-半乳糖苷酶活性下降,以及线粒体损伤。甘草次酸能够稳定溶酶体膜,抑制细胞色素 C 的释放,抑制高脂饮食导致的线粒体损伤和肝细胞损伤。

三、体系化毒性评价的应用研究和展望

基于上述的毒性评价技术和体系,对部分典型天然药物的毒性进行评价研究,包括早期毒性靶器官和毒性剂量的探索研究,为后续的毒性研究和临床应用提供参考数据和设计依据,从而推进中药的安全用药。

越来越多的证据显示:DILI 的发生不再是单因素机制,各种发病机制相互作用互为因果,形成网络样效应。如细胞应激和线粒体损伤可作为危险因素诱导免疫反应,先天性免疫参与适应性免疫应答的启动,各种损伤机制最终都能导致线粒体损伤。因此研究 DILI 发病机制时需全面考虑各机制之间的相互关系,有利于进一步阐明 DILI 的机制。尽管目前发现了多个 DILI 生物标志物,但基本上都处于实验室研究阶段,进入临床尚需时日。同时,由于药物品种繁多,人群个体的差异性和复杂性,DILI 生物标志物的研究还有大量的工作需要完成,应用系统生物学的理论及技术,从化学成分、机体状态以及生物学效应 3 个方面进行动态、整体分析,将有助于阐明中药复杂体系的毒性特点及机制。

2004 年前,研究复杂疾病基因学使用的方法大多采用病例对照研究,某些研究中设置暴露于无毒药物的对照组,显得没有必要,因为不良事件较少发生,并且这种方法只适用于部分家族疾病的研究,并不适合大部分疾病。原因是病例较少,且筛选方法粗陋。关于天然药物毒性物质基础的研究,除了成分法研究,组分法将更为实际、更为有益。天然药物间的药物相互作用的研究有待加强。在研究中,还必须充分考虑天然药物质量对安全性的影响,重点控制农残、重金属、微生物、毒性成分等危险、有害因素。总之,在改进和建立符合天然药物特点的体内外毒性评价模型和规范方面还有大量需要解决的技术难题,而更深入的研究可为制定天然药物毒性的早期评价方法、行业标准和技术指导原则提供理论基础和科学依据,也为天然药物的研发、新药注册、临床安全合理应用及国际化进程提供科学合理的技术支撑。

（徐　娴）

第二节　基础研究

肝脏对药物毒性的耐受、适应与易感性是不同个体对同一药物肝毒性的不同反应。耐受性是指药物治疗期间未出现肝损伤的生化学证据;适应性是指药物治疗期间出现肝损伤的生化学证据,但继续用药生化学指标恢复正常;易感性是指在药物治疗过程中甚至停药后出现 DILI,且不能呈现适应性缓解。在临床药物试验过程中,一旦发现肝脏生化指标异常,鉴别适应者和可能出现严重 DILI 易感者则显得更为重要。

目前临床上主要依靠丙氨酸氨基转氨酶(ALT)、天冬氨酸氨基转氨酶(AST)、碱性磷酸酶(ALP)等传统生物标志物来诊断肝损伤,但它们缺乏足够的诊断特异性和灵敏性,致

使 DILI 诊断出现假阳性或者滞后现象,对于临床前评价来说更是如此。除了需要更佳地应用从已有的非临床研究中获得的资料,还应在基础药理学和毒理学研究中确定提示肝毒性可能的机制,开发基于药物代谢反应机制的体外和(或)体内的新型生物标志物,以提高或更可靠地预测肝毒性、早期诊断 DILI。

在此简单总结一下近年来国内外报道的 DILI 相关组学生物标志物的研究进展,希望为临床前药物潜在肝毒性的评价和 DILI 的预测、早期诊断提供参考和依据。

一、DILI 相关组学生物标志物

1. 药物-巯基尿酸结合物

活性代谢产物的细胞色素 P450 机制是启动许多肝毒性反应的重要机制。这些有毒化合物的共同机制是通过和谷胱甘肽(GSH)共轭解毒,产生 N-乙酰半胱氨酸共轭或巯基尿酸。这种药物解毒过程中产生的巯基尿酸偶联可以进入体液从尿液排泄。通过高效液相色谱与液质联用测定的方法,可以准确定量测定某种化合物尿中的巯基尿酸浓度,成为活体反应性活性代谢物可能导致细胞损伤或死亡的较早期指标。

2. 谷氨酸脱氢酶(GLDH)和苹果酸脱氢酶(MDH)

GLDH 主要存在于肝脏小叶中央的线粒体中,在氨基酸氧化和尿素产生中起着重要的作用。MDH 是柠檬酸循环中的组成酶,组织损伤后释放入血液。Schomaker 等检测了 479 例不同程度肝损伤受试者的 GLDH、MDH、嘌呤核苷磷酸化酶(PNP)和对氧磷酸酶 1(PON1)水平,并与 364 名健康志愿者的生物标志物水平进行比较,以评估上述生物标志物在诊断 DILI 方面的应用价值。结果表明 GLDH、MDH 与 ALT 显著正相关,而 PNP、PON1 与 ALT 无相关性。ROC 曲线分析显示 GLDH 对肝损伤的诊断能力最高,其次为 MDH。Schomaker 等收集了 6 例由对乙酰氨基酚(APAP)导致 DILI 的患者,这些患者入院时 AST、ALT 水平均超过正常值,APAP 水平平均超过 10 μg/mL,入院后对患者进行保肝治疗,并每日监测 AST、ALT、GLDH、MDH 的血浓度,结果发现其中 1 例患者在入院第 5 日时 GLDH 和 MDH 已恢复到正常血浓度,而 ALT 和 AST 浓度分别为正常值的 82 倍和 6 倍,这提示 GLDH 和 MDH 可更准确地反映肝脏损伤后的恢复情况。研究还发现 GLDH 在血中的浓度不受性别或年龄的影响,在肌肉组织中含量甚微,且与任何特定疾病或损伤没有直接关系,这表明 GLDH 是一个比 ALT 更具有肝脏特异性的生物标志物。MDH 除了与肝损伤有关外,还与其他疾病(如心脏病、高血压)有关,由此推测 MDH 对肝脏的特异性不如 GLDH 强。

3. 药物性肝损伤相关的 microRNA 研究进展

microRNAs(miRNAs)是内源性无编码功能的小分子单链 RNA,长仅有 20~25 个核苷酸的单链小分子组成。研究表明 microRNA 几乎具有调控几乎所有生物学活动的功能而不是单单局限在调控某个生理过程,具体表现为细胞增殖、细胞凋亡、细胞自噬等方面。

尽管对 miRNAs 作为生物标志物的研究主要集中在癌症研究领域,但它们作为毒物生物标志物的潜力最近也得到了研究。在过去的几年里,许多动物的临床研究已经发表,表明 miRNA 比传统的药物性肝损伤的生物标志物有优势。它们是异常稳定的,不易发生变性或翻译后修饰,在病理状态下具有高度的肝脏特异性和显著的改变,在体液中很容易检测到，而且在物种之间是严格保守的。因此使用血液循环中 miRNAs 作为新的药物性肝损伤的生物标记具有可实行性。如用于诊断特异性肝损伤时，血液循环中的 miR-122 明显升高。与常规肝毒性标志物相比，循环 miR-122 能有效且持续地将肝内损伤与较高的敏感性和特异性区分开来。因此，miR-122 有望成为药物性肝损伤的临床生物标志物。目前研究表明，miR-122、miR-192 和 miR-193 有可能成为诊断天然药物所致肝损伤的敏感、特异性和非侵袭性生物标志物。使用 miRNAs 作为药物性肝损伤的非侵入性生物标志物显示了巨大的潜力，但仍处于初级阶段仍需要对循环 miRNAs 进行更多的研究，以期真正具有临床可应用性。

4. 人类白细胞抗原（human leucocyte antigen，HLA）

基因的多态性与 DILI 之间存在一定的相关性，与肝脏的特异性免疫有关。Phillips 等在南非进行的一项随机、双盲试验中发现，HLA-B*5801 和 HLA-DRB1*0102 基因与奈韦拉平引起的 DILI 有关。石艳会等发现 HLA-DRB1(rs9269186)基因型与肝细胞癌的发生相关。目前，HLA 基因与 DILI 的相关性研究主要集中在单体型上。但药物敏感性可能不仅局限于一个或几个 HLA 单体型多态性，而是涉及更为复杂的免疫反应和机制，需要多个 HLA 单体型多态性交互作用。因此，HLA 基因与 DILI 的相关性研究对于发现潜在的 DILI 基因生物标志物具有参考价值，但作为常规的检测项目应用于临床尚具有一定的局限性。

5. 角蛋白-18（keratin 18，K18）

一种上皮细胞表达的中间丝蛋白，主要分布在细胞浆内，在维持肝细胞结构和功能的完整中起着重要的作用，是肝细胞损伤诱导表达的应激蛋白。美国 FDA 将其视为 DILI 的标志物之一，有报道称，K18 缺乏或者突变会增加转基因小鼠肝细胞的脆性。细胞凋亡的早期，K18 的关键丝氨酸在 Fas 介导下会发生磷酸化，这种修饰作用与肝病进展密切相关，其中 Ser33 和 Ser52 位点发生磷酸化是很多慢性肝损伤的共同表现，随着肝损伤程度的加重，在 Ser33 和 Ser52 位点磷酸化的 K18 表达量也明显升高，可以作为肝细胞损伤或凋亡的信号分子。凋亡过程中细胞结构重排的早期阶段，K18 也会在半胱天冬酶的介导下发生分裂成为酶切 K18，凋亡衍生出的酶切 K18 碎片会不断释放入血，并逐渐累积。

6. 穿透素（pentraxin）

穿透素是一类多功能蛋白，其中穿透素-3(pentraxin-3，PTX-3)在炎症反应中有重要的作用，能够识别病原体，参与细胞反应。研究发现，持续升高的 PTX-3 可作为指示肝脏疾病的一个新的有前途的标志物。Craig 等在研究中发现，在过量对乙酰氨基酚引起的肝损伤中，需要肝移植或最终死亡的病人血浆中的 PTX-3 含量高于幸存者。Yaman 等也发现过量对乙酰氨基酚引起的大鼠肝损伤模型中，细胞中 PTX-3 的水平显著升高。

7. 血红素加氧酶-1(hemeoxygenase-1，HO-1)

血红素分解的限速酶，参与了胆红素的代谢调控。在机体处于氧化应激损伤时，它能作为一种保护蛋白被诱导。马磊等发现，在利福平致小鼠肝氧化应激损伤模型中，肝组织中的 HO-1 表达显著升高，提示 HO-1 可能是利福平肝毒性发病机制中的重要分子。Gao 等分别给予大鼠低、高两个剂量的对乙酰氨基酚，并在给药后 6 和 24h 对肝组织进行分析，发现给药后大鼠血浆中的 HO-1 急剧增加，认为 HO-1 可作为肝损伤潜在的血浆标志物。

8. 视晶酸（ophthalmic acid，OA）

GSH 耗竭和氧化应激是药物肝毒性模型中细胞死亡的重要启动因素，寻找氧化应激的生物标志物，可作为早期识别潜在肝毒性和及时撤药的重要工具。OA 是一种内源性的三肽类聚合物，主要通过氨基 2-丁酸和 γ-谷氨酰半胱氨酸在谷胱甘肽合成酶的催化下连续反应而形成，参与谷胱甘肽的代谢。GSH 耗竭时，OA 含量会显著增加，且不断聚集。Kaur 等在对乙酰氨基酚所致肝衰竭的病人的回顾性分析中，发现最后死亡病人在研究阶段的前后期，其血清中可频繁地检测到 OA。Geenen 等测定了美沙吡林所致肝损伤大鼠体内 OA 的含量，发现其浓度与 AST 呈负相关。因而，推测 OA 也可作为药物引起肝损伤的生物标志物，同时 OA 也具有保护机体免受毒性侵害的能力，因此临床使用时需依据已建立的肝功能检测方法进行评价。

9. 高迁移率族蛋白-1 在药物性肝损伤中的研究进展

高迁移率族蛋白-1（high mobility group protein B1，HMGB1）是 20 世纪 70 年代在小牛胸腺中发现的一种染色质蛋白，是一种含量丰富、进化高度保守的非组蛋白染色体结合蛋白，因其在聚丙烯酰胺凝胶电泳中迁移率快而得名。高等真核生物中有 80% 的 HMGB1 氨基酸序列保持一致。主要分布于细胞核，在真核细胞 DNA 复制和修复中发挥重要作用。

近期有证据显示，高迁移率族蛋白-1 有助于先天免疫系统对坏死细胞的识别。HMGB1 释放到细胞外后可以与晚期糖基化终末产物受体（recept or of advanced glycation end products，RAGE）和 Toll 样受体（Toll-likereceptos，TLRs）结合，导致全身炎性反应，其中 TLR2、TLR4、TLR9 为其重要受体。据报道趋化因子受体-4（chemokine receptor，CXCR4）也是 HMGB1 的结合受体，趋化因子-12 和 HMGB1 可以与 CXCR4 受体相互作用，并诱导炎性细胞的迁移。激活的炎症信号通路可诱导细胞核中的 NF-κB 激活，并导致 HMGB1 和 TNF-α、IL-1β、IL-6 等细胞因子的释放。因此，HMGB1 血清水平的升高与内毒素暴露后细胞死亡率增加相关。由于 HMGB1 无肝脏特异性，故可将 HMGB1 与有肝脏特异性的生物标志物（如 miR-122 等）联合检测以提高对 DILI 的诊断。

10. 损伤的线粒体生物标志物

线粒体是维持细胞存活和死亡的关键细胞器，他通过细胞氧化磷酸化产生的能量，是维持钙稳态，自由基产生和脂肪酸代谢所必需的，同时线粒体也是细胞死亡的（包括凋亡和坏死）通路的中心。在药物代谢过程中，线粒体以其独特的结构特点和多功能性的特征，通过某些分子靶点（包括线粒体 DNA、电子传递链、β-氧化、线粒体通透性转换孔）频繁参与药物引起的毒性和 DILI。目前已有一些具有线粒体特性损伤的生物标志物，如鸟氨酸氨甲酰基转移酶（OCT）、谷氨酸脱氢酶、酰基肉碱和酰基甘氨酸、细胞色素 C、乌头酸酶-2 等，可作为评估药物肝毒性的信号。

二、天然产物防治化学性肝损伤

化学性肝损伤（chemical liver injury，CLI）是由酒精、环境中的化学物质及某些药物等肝毒性物质造成的肝脏损伤，且其发病率与接触的化学毒物计量呈正相关，是肝病发生的前兆，进一步发展可引起肝脏不同程度的肝细胞坏死、脂肪变形、肝硬化及肝癌等严重肝病的发生，是临床中最为常见的肝损伤类型之一。

目前市场上已有的保肝药物,大多存在毒副作用、价格昂贵、效用单一等缺点,一定程度上限制了其临床使用。因此,开发作用效果好且毒副作用小的保肝药物是目前亟待解决的问题。与化学合成药物相比,天然产物具有多途径、靶点多样、低毒副作用等优势,使越来越多的研究者将肝损伤防治的目光聚焦于天然产物。具有抗化学性肝损伤活性的天然活性成分种类丰富,如黄酮类、多酚类、多糖类、萜类、皂苷类等,能通过抗氧化、提高和保护免疫系统、调节内分泌系统等途径实现抗应激作用。

黄酮类化合物(flavonoids)是天然产物中常见的一类成分,以豆科、蓼科、玄参科、芸香科等植物中居多,具有抑菌消炎、抗糖尿病、神经保护、抗凋亡、保肝等作用,可分为黄酮、黄酮醇、黄烷酮和异黄酮等不同种类。随着天然产物抗化学性肝损伤研究的深入,天然黄酮类化合物作为一种重要的有效成分已成为抗化学性肝损伤活性成分的研究热点。具有抗化学性肝损伤作用的黄酮类化合物较多,除了杠板归总黄酮、腺毛菊苣总黄酮、金樱子总黄酮、红景天总黄酮等提取物外,还有大量的单体化合物如黄芩素、黄芩苷、大豆异黄酮、槲皮素、异槲皮素、柚皮素等。

多糖(polysaccharides),又称多聚糖,是以糖苷键将至少 10 个以上的单糖分子聚合在一起的一类高分子碳水化合物,广泛存在于自然界,其分类方法多样,根据其来源主要分为 3 类:植物性多糖、微生物多糖和动物性多糖。因其所含单糖的种类、数量、糖苷键的性质和聚合程度以及构象多样导致多糖的多样性和复杂性。近些年,随着分离技术和分析方法的飞速发展,越来越多关于多糖的生物活性和结构方面的研究取得了一定的进展。结构较为复杂的活性多糖具有抗氧化、调节免疫等作用,在肝损伤的防治研究中得到了广泛研究,已经被证实具有保肝作用且毒副作用小的特点。如当归多糖、茯苓多糖、桑葚多糖、金线莲多糖、紫薯多糖、枸杞多糖、玉朗伞多糖、红景天多糖、灵芝多糖、青蛤多糖、金针菇多糖、岩藻聚糖等。

天然多酚类化合物(polyphenolics)主要包括花青素和酚酸等物质,植物酚类大多具有多个酚羟基的特殊结构,具有一系列独特的化学性质。广泛存在于自然界中,具有抗氧化、抗菌、抗衰老、抗炎、保肝、抗心脑血管等一系列生物活性,被称为人类的"健康卫士"。近年来,酚类化合物在抗化学性肝损伤方面的研究非常之多,如蜂蜜多酚、茶多酚、石榴叶多酚、阿魏酸、绿原酸、原花青素、丹酚酸、白藜芦醇、姜黄素等被证明有较好的保肝作用。

皂苷类化合物(saponins)是另一类应用于化学性肝损伤防治较多的一类成分,是由三萜皂苷元或甾体皂苷元连接糖基组成。是许多中药如桔梗、人参、甘草、知母等的主要有效成分。皂苷类化合物具有保肝、抗肿瘤、抗炎、免疫调节、降血脂、神经保护等功效。目前得到报道的具有抗化学性肝损伤作用的皂苷类化合物主要有:珠子参总皂苷、人参皂苷、商陆皂苷甲等。

萜类化合物(terpenoids)是以异戊二烯为基本单元构成的一类烃类化合物,其通式为 $(C_5H_8)_n$,是自然界中广泛存在的次级代谢产物,也有少量萜类是以初生代谢产物存在。萜类化合物种类丰富,结构与功能多样,具有抗癌、抗氧化、抗病毒、保肝等广泛的药理作用,对动物和人类都有意义重大。研究发现,苹果渣总三萜、北五味子总三萜、樟芝酸等萜类化合物对化学性肝损伤有较好的保护作用。

科研工作者除了广泛而深入地研究了天然黄酮类、多糖、多酚类、萜类、皂苷类等对防治化学性肝损伤中的作用及作用机制外,还对木脂素类、大豆磷脂、鞣质、多肽、甘油、藏红花素等成分的抗化学性肝损伤作用也进行了研究和报道,为我国众多的民族药物、海洋生物及真菌等资源的进一步开发利用提供思路。

三、天然药物相关 DILI 评价标准研究进展

常见的 ADR 或药源性肝损伤判定评价方法包括专家判断法、评分算法、贝叶斯法和概率法等,主要针对药源性肝损伤诊断及评价的方法有 RUCAM 评分法及 SEOP 法,这些方法为药源性肝损伤的判定评价及诊疗提供了一定参考依据。然而由于天然药物药源性肝损伤缺乏特异质诊断指标、可预测性较低、混杂因素不易排除等原因,天然药物相关 DILI 仍然缺少有效的因果评价工具和标准。针对中药的新药研发及临床诊疗中对于肝损伤因果关系评价的迫切需要,郭玉明等提出基于整合证据链方法对天然药物相关 DILI 的因果关系进行评估,此方法已被国家药品监督管理局发布的《中药药源性肝损伤临床评价技术指导原则》收录及推荐。区别于以往的不良反应或药源性肝损伤因果关系判断方法,本方法依据天然药物本身的特点,在形成一个完整证据链的基础上对天然药物相关 DILI 进行评价,即按照"肝损伤信号→肝损伤→药源性肝损伤→药物→具体天然药物"的思路进行追溯、识别和评估。该方法具体包括 4 个层级:一是肝损伤信号与肝损伤的关系,首先对发生的肝损伤信号(如转氨酶升高等)进行判定,确定是否为临床意义上的肝损伤;二是肝损伤与药源性肝损伤的关系,在确定为临床肝损伤的基础上,通过排除其他肝病及对用药史的评价确定是否为药源性肝损伤;三是肝损伤与天然药物的关系,临床用药经常为联合用药(天然药物联用天然药物、天然药物联用西药等),对于有临床及实验室肝损伤报道、肝损伤再激发、检测出体内特征代谢物的天然药物可以判定为可疑损肝天然药物;四是肝损伤与某种天然药物的关系,天然药物的临床应用形式主要为中药复方汤剂和(或)中成药,然而从中药汤剂或中成药中厘定某个损肝天然药物难度较大,推荐采用药物印记的方法检测某个天然药物的体内特异性生物标志物。

四、高内涵筛选在药物肝毒性预测中的应用

高内涵细胞成像分析技术(high content screening,HCS)是近年来发展起来的一项新技术,利用该技术可在体外对药物毒性进行多参数、多靶点、高通量的检测和分析,也被称为高内涵筛选。

传统的药物肝毒性评价主要通过动物实验实现的,但由于大量使用动物、耗费时间长、费用高、灵敏度低及物种差异性等因素,导致现有的动物模型并不能很好地评价人体的肝损伤。随着人们对药物肝毒性作用机制的深入了解,基于"毒性通路"与"毒性作用机制"的毒理学替代法应运而生,用体外细胞实验代替动物实验已成为药物肝毒性预测的重要方向。通过体外细胞水平实验结合相关生物学信息和计算模型,我们可以将药物扰动毒性通路的剂量和毒性效应关联起来,实现对药物安全性较为全面的评估。HCS 在替代毒理学中的应用正好为这一思路提供了极大的辅助作用。HCS 是利用荧光显微镜成像自动化,对细胞形态及其中荧光靶点的荧光强度与分布进行自动化的定量和定位分析。利用高内涵筛选中获得的药物毒性检测数据,可做出药物毒性的剂量-效应曲线,同时还可分析出药物作

用下细胞形态和功能发生改变的拐点,即药物引起的早期细胞毒性的剂量,从而实现对药物毒性更为精确的预测。

目前,由于 HCS 检测早期肝毒性的方法与模型数量仍然有限,其肝毒性结果与体内毒性结果相关联的综合性分析尚且不足,因此,还需要对 HCS 检测所需要的试剂、染料、多参数筛选的方法及与之匹配的软件功能及数据统计功能进行优化。

五、我国 DILI 研究存在的问题和差距

我国 DILI 研究存在的问题和差距是明显的,基础研究(机制)相当匮乏,如药物基因学的药物代谢酶和 HLA 相关遗传多态性、氧化应激、线粒体损伤、内质网应激、细胞死亡组织修复和适应性免疫攻击方面几乎都是空白。

在临床方面也有很多空白,如:①乙型肝炎、丙型肝炎、酒精性肝病、NASH 和 NAFLD 患者出现 DILI 的鉴别及管理;②在临床试验中肿瘤患者、儿童或老年患者、NASH 和 NAFLD 患者等特殊人群的 DILI 诊断和管理;③免疫调节剂治疗引起的免疫相关性肝炎的认识;④药物开发过程中疑似 DILI 的因果关系评估;⑤现有、新兴 DILI 生物标志物在药物研发中的应用;⑥临床试验中非肝细胞性 DILI 模式的评估;⑦上市后药物警戒和肝脏安全性评估等。

鉴于慢性乙型、丙型肝炎的可控和可治愈性,DILI 已成为临床最常见急性肝损伤的原因。尽管我国学者在这方面做了一些初步工作,但远远不够,临床医生、公众对 DILI 的重视程度也不够。因此,我们要努力跟上国际研究的步伐,使药物更好地为人类服务。

(张振玉)

第三节　临　床　研　究

天然药物和膳食补充剂由于不需进行严格的药效学和毒理学评估,能规避正规药品的各种审批、调控和限制。且膳食补充剂不需处方即可获得,虽禁止其表明对具体疾病有疗效,但允许有关非特异性功能的描述,如:改善精力、有益身心健康、保健、性享受及控制体质量等,因此对人群产生明显的心理暗示效应而被广泛应用。

临床上具有潜在肝毒性的天然药物和膳食补充剂应用明显增加,其造成的临床表现和病理表型多种多样,而缺乏特异性的生物标志物,使得难以预测的特异性药物性肝损伤成为肝病领域最具挑战性的疾病之一。药物性肝损伤的诊断方式目前仍是不确切的,这就要求临床工作人员深刻地了解病情,全面地进行检查,以期最大限度地排除导致肝病的其他病因。药物性肝损伤造成的临床症状可能很严重,甚至导致严重的急性肝衰竭,但目前尚无有效的治疗方法。目前治疗急性肝衰竭的方法主要是提供暂时性的肝功能替代和解毒的体外装置,等待肝功能的自主恢复,或加用促进肝再生的药物疗法(如干细胞和生长因子)。然而,体外治疗在降低肝衰竭患者的死亡率方面并没有明显的优势,而对干细胞治疗和促进肝细胞再生的药物,特别是粒细胞集落刺激因子(G-CSF)的使用仍然有限。目前肝

移植仍然是急性肝衰竭的主要抢救治疗。

现今,人们逐渐认识到天然药物制剂和膳食补充剂等替代药物的潜在肝毒性。过去几十年来的实践表明,天然药物可能导致大范围的肝损伤,并影响肝脏和胆道细胞,造成轻度无症状性肝损伤甚至急慢性肝炎、肝硬化、肝衰竭、急慢性胆管炎、大泡脂肪变性、微泡脂肪变性和血管病变。

天然药物的肝毒性尤其难以明确病因。除了难以确定临床不良事件与特异性药物摄入之间的关系这一普遍的难题外,患者不遵医嘱地频繁地自主用药和患者主观假定膳食补充剂安全性高等因素,导致患者一般不会主动向医生提及药物服用史,也使得临床上出现不良事件后的因果关系评估显得愈加困难。此外,天然药物肝毒性的鉴定还有其特定的困难:药用植物的误认、药用植物部位的错误选择、对原材料的储存不当以及加工过程中的掺假和最终产品的标签错误均可造成药物性肝损伤。另外,天然药物制剂,尤其是多组分天然药物制剂产品,其确切的组成成分目前仍然不清楚。现实制药过程中,原本安全的天然药物产品也可能被有毒化合物污染,导致肝毒性,这可能是重金属、杀虫剂、除草剂、微生物的污染甚至是传统医药产品的掺假造成的。迄今为止,已有 100 多种药物制剂被证实对肝脏有毒性。

与膳食补充剂产品相关的药物性肝损伤的流行病学研究目前十分有限。2000 年,西班牙的药物性肝损伤事件注册数据显示,天然药物制剂造成的药物性肝损伤频率排名第 9 位,与异烟肼的水平相同。而来自美国药物性肝损伤的网络数据估计,膳食补充剂产品占药物性肝损伤病例总数的 16%,从 2004—2005 年的 7% 增加到 2013—2014 年的 20%,这一结果与冰岛一项前瞻性研究中,药物性肝损伤病例中的膳食补充剂产品占比结果相同。

最近的几项研究进一步强调了膳食补充剂的肝毒性,包括各种制剂中的混合物、松果酸和其他产品(如:育亨宾、咖啡因、二氢甲状腺酮、去甲麻黄碱等)。据报道,导致药物性肝损伤的其他产品主要包括含有多种成分(如:二甲基淀粉胺、伊格林)的蛋白粉(用于普通人群的减肥和增肌)、羟基磷灰石(含绿茶、麻黄、咖啡因、肉碱、铬)和亚油酸。此外,近年来非法使用合成代谢的雄激素所造成的药物性肝损伤的病例报道也显著增加。这些膳食补充化合物可造成严重的临床后果,导致急性肝炎甚至腺瘤和肝细胞癌等多种肝脏病变。

一、回顾性研究

目前关于造成药物性肝损伤的主要药物的流行病学数据主要来自英国的通用实践研究数据库。使用该数据库进行的早期病例对照研究或队列研究发现,氟氯西林、红霉素、阿莫西林、阿莫西林-克拉维酸和甲氧苄啶磺胺甲恶唑等抗生素是最常见的药物性肝损伤相关药物。之后,来自同一数据库的研究发现,氯丙嗪、阿莫西林-克拉维酸钾、氟氯西林、大环内酯、柳氮磺吡啶、硫唑嘌呤、双氯芬酸和抗癫痫药物的肝毒性发病率较高,其中氯丙嗪、硫唑嘌呤和柳氮磺吡啶的发病率最高(约为每 1 000 名使用者有 1 例损伤)。有研究使用瑞士药理学患者数据库分析发现,入院时的药物性肝损伤的患病率估计为 0.7%,住院期间药物性肝损伤的总发病率为 1.4%。更重要的是,在 52%～68% 的病例中,病历中的诊断项目或医师的出院说明中并没有提到肝损伤的情况。且回顾性研究中,药物性肝损伤的预计发病率远低于前瞻性研究。英国通用实践研究数据库和瑞典肝病诊所门诊数据库的数据研究结果显示,每 10 万居民每年的药物性肝损伤的发病率为 2.3～2.4 例,这一数据远远低于前瞻性研究中的药物性肝损伤的发病率,表明药物性肝损伤的患者数量可能存在报告数字低于真实数字的情况,这一情况应当引起临床医师的重视。

此外,对美国 5 年内新发黄疸患者进行的一项回顾性研究发现,特异性药物性肝损伤十分罕见,仅在 0.7% 的患者中观察到。然而,在冰岛对丙氨酸转氨酶(ALT)显著升高(>500 U/L)的患者进行的一项回顾性研究发现,对于 7% 的患者来说,药物性肝损伤是其可能的病因。瑞典的一项对于 784 名患者长期(1970—2004 年)的回顾性研究分析了药物性肝损伤和伴发性黄疸患者的预后,该研究显示药物性黄疸患者的死亡率(移植率)约为 10%。

二、前瞻性研究

由于医学伦理学的原因,迄今为止,很少有药物性肝损伤方面的前瞻性研究报道,目前法国、冰岛和美国的 3 项研究是唯一基于人群的前瞻性研究。西班牙药物性肝损伤登记处和美国药物性肝损伤登记处的大型前瞻性研究相应的数据也已公布,但均不是基于人群的。法国的数据是基于对一个地区的普通人口进行的为期 3 年的前瞻性研究,其中所有可疑的病例都是以前瞻性的方式在特定人群中收集的,结果发现药物性肝损伤的发病率为每 10 万居民中有 13.9 例,比同期法国自发报告的发病率高出至少 16 倍。

冰岛还对药物性肝损伤进行了一项为期 2 年的前瞻性研究。其中药物性肝损伤的粗发病率略高于法国的报告,为每年每 10 万居民中有 19 例新病例。冰岛的研究评估了药物性肝损伤与不同致病菌相关的定量风险。虽然阿莫西林-克拉维酸盐是最常见的相关药物,但研究发现发生药物性肝损伤的风险为大约每 2 300 名使用者中会发生 1 例,而肝毒性风险最高的药物是硫唑嘌呤和英夫利昔单抗,分别为 133 名和 148 名使用者中发生 1 例。美国特拉华州的一项研究结果报告的药物性肝损伤的发生率较低,每 10 万居民中有 2.7 个病例。在这项研究的诊断原则中,对于疑似药物性肝损伤患者的 ALT 诊断下限值高于之前的前瞻性研究(>2 ULN 和 >3 ULN),这可能部分解释了其发病率估计值较低的结果。在韩国,对 17 家转诊医院进行的一项药物性肝损伤相关的前瞻性全国性研究报告显示,韩国医院因药物性肝损伤住院的发病率据估计为每 10 万人中有 12 例。与亚洲许多其他地区一样,天然药物制品是韩国药物性肝损伤的主要原因。

绝大多数经历过药物性肝损伤的患者经过停药处理或后期的恢复治疗,在临床症状学和生物学上均可达到完全康复。然而,据报道,美国和瑞典 13%～15% 的急性肝衰竭患者的发病原因与药物性肝损伤有关,且与其他引起急性肝衰竭的原因相比,药物性肝损伤患者的无移植生存率更差。大量研究表明,尽管患有药物性肝损伤和伴随性黄疸的患者大约 90% 可能存活,但仍有大约 10% 的药物性黄疸患者或者死于急性肝衰竭,或者需要进行肝脏移植。一般来说,肝细胞型药物性肝损伤可能与不良预后和较高的肝脏相关死亡率相关性更高,并且,胆汁淤积性肝损伤也可能与显著增高的死亡率有关,而混合性肝损伤的死亡率似乎最低。一些药物性肝损伤患者在临床症状上和生物学上的恢复会较慢,而这一现象在胆汁淤积性肝损伤患者中更为常见。

三、诊断方法进展

由于实验室检验缺乏特异性诊断药物性肝损伤的生物标志物,目前临床上对于可疑的药物性肝损伤病例的诊断,强烈依赖于对血清肝生化、其他常规实验室和影像学检查,因此临床医师在诊断药物性肝损伤前需要仔细排除其他导致肝损伤的可能病因。

1. 实验室检查

ALT/AST、ALP 和 TBL 水平目前仍是检测和鉴别可疑药物性肝损伤的主要实验室依据。现在人们普遍认为,对药物(如:他汀类药物)或原本存在的肝病(如:脂肪肝)的适应性和可逆性肝脏反应可能导致的 ALT 或 AST 的轻微增加,不应当归类为药物性肝损伤的诊断。在这个领域的一个国际专家组确定了用于药物性肝损伤的诊断的特定的血清转氨酶的转折点,专家组认为,单独的 TBL 升高不符合药物性肝损伤的诊断标准,因为它通常与未结合部分有关(如继发于吉尔伯特综合征),如果与结合形式有关,则可能是由于胆红素再摄取的抑制。在理想情况下,用于诊断药物性肝损伤评估的血清转氨酶的值应该是从首次鉴别药物性肝损伤时采集的血液样本中得出的。然而,作为临床医师,我们应当谨慎地解释肝脏生物化学指标的异常,因为它可能不代表肝细胞损伤的真正开始时间,而肝细胞损伤可能在首次发现时已经是发生甚至衰减了。因此,需要连续测量转氨酶来鉴别这一重要问题。

2. 影像学

影像学是排除药物性肝损伤的一种诊断方法,在对疑似药物性肝损伤的患者进行诊断检查时,通常会进行各种形式的肝脏影像学检查。药物性肝损伤的肝脏成像通常是正常的。所有疑似药物性肝损伤的患者至少应当接受腹部超声检查,以排除肝脏和胆道局部梗阻的病因。其他腹部影像学的选择在很大程度上取决于临床背景,如患者的症状学和肝损伤的模式。如果患者出现"肝炎样"综合征,伴有疲劳、恶心和腹部不适以及肝细胞损伤症状,通常不需要肝脏超声以外的成像方式。如果腹痛是一个突出特征和(或)肝损伤类型是胆汁淤积,尽管腹部超声正常,也可能需要其他影像学检查。此外,有时需要进行计算机断层扫描和磁共振胆道造影以排除胆结石疾病和其他可能的病因。然而,目前最新报道显示,药物性肝损伤患者的肝实质和胆道的形态学也发生了改变。报道称,肝动脉内输注 5-氟脱氧尿苷等化疗药物治疗肝动脉内血肿后,胆管会发生硬化性胆管炎样改变,也有报道称继发硬化性胆管炎与其他药物(如:甲基咪唑、多西紫杉醇)相关。最近对在未经选择的药物性肝损伤患者进行的胆管造影研究表明,高达 10% 的药物性肝损伤病例可能在 MRCP 上有继发性硬化性胆管炎样改变。因此,可疑药物性肝损伤患者的胆道狭窄并不排除其药物性肝损伤的可能性,因为胆道狭窄不一定是原发性硬化性胆管炎,也可能是由药物引起的胆管病变导致的继发性硬化性胆管炎。

3. 新的生物标志物的发现

目前新的肝脏安全生物标志物主要是通过公私组织合作共同开发和鉴定,例如 IMI 安全和快速循证翻译联盟(SAFE-T),以及预测安全测试关键路径研究所(C-Path PSTC)和美国迪林集团联盟,这些组织鉴定的生物标志物在敏感性、特异性和预测准确性方面都超越了现有的标志物。根据 IMI SAFE-T 和 PSTC 的调查,一个新标志子集最近获得了 EMA 和 FDA 的监管支持。经过控制良好的试验显示合格的话,监管指导也需要考虑将新的生物标志物纳入现有的指导方针。

目前,一些新的生物标志物在对乙酰氨基酚诱导的肝损伤中被研究。乙酰氨基酚诱导的药物性肝损伤会导致肿瘤坏死。microRNA-122(miRNA-122)是一种肝细胞特异性的microRNA,在对乙酰氨基酚过量服用后数小时内,患者血浆中的 microRNA 的水平升高,并且研究证明 microRNA 的水平升高在丙氨酸氨基转移酶升高之前,因此可以提前预测随后的肝损伤的发生。在小鼠中,血浆乙酰氨基酚引起的肝损伤时,miRNA-122 和 miRNA-192 在肝组织中含量丰富,并且其表达水平和表达相关的变化与血清中的血清转氨酶水平和肝脏退化的病理组织学改变相平行,miRNA-122、miRNA-192-5p 和其他一些 miRNA 均有不同程度的表达升高,但需要进一步研究哪种循环 miRNA 可以作为最佳标志物来评价药物性肝损伤的程度。

具体来说,在对乙酰氨基酚诱导的急性肝衰竭中,线粒体基质酶谷氨酸脱氢酶(GLDH)、线粒体 DNA 和核 DNA(nDNA)片段是线粒体损伤的生物标志物,可预测生存曲线。有组织对 GLDH 进行了详细的评估,以检验其是否具有作为生物标志物的资格,当可疑的肝外来源(如肌肉中来源的 ALT)增加时用来排除肝细胞损伤。高迁移率族蛋白-1(HMGB1)是一种非组蛋白染色质结合蛋白,在应激状态下由坏死细胞释放,靶向 Toll 样受体和晚期糖基化终产物受体(RAGE),因此作为损伤相关分子模式分子。免疫激活的另一标志物是巨噬细胞集落刺激因子受体-1(MCSFR1)。此外,在 IMI SAFE-T 联合会研究的药物性肝损伤患者中,MCSFR1、细胞角蛋白 K18 和骨桥蛋白被确定为预测急性药物性肝损伤不良预后的生物标志物,即肝移植或肝衰竭死亡。我们仍需要进一步确认这些生物标志物的预后能力,以获得其作为鉴别肝脏病变情况生物标志物的所需的证据。

谷胱甘肽 S-转移酶(GSTS)是二期解毒酶。来自西班牙药物性肝损伤的注册中心的数据表明,GST 基因的多态性使人对多种药物诱导的肝毒性具有易感性。GSTA 包含 5%~10%的总可溶性肝蛋白和 90%的肝内谷胱甘肽 S-转移酶,并在整个小叶中心区的肝细胞胞质和细胞核中表达。在暴露于各种肝毒性剂的大鼠中,GSTA 已被证明比单独使用 ALT 具有更强的特异性和敏感性。有证据表明,服用对乙酰氨基酚过量的人的 GSTA 水平升高早于 ALT、GSTA 作为生物标记物可能提供比 ALT 或 AST 更好更早的对血浆半衰期较短导致的肝损伤的快速评估。

四、展望

在药物性肝损伤的流行病学领域,我们需要结合来自医疗保健系统、综合初级保健、二级(专业)服务、诊断和药房的信息进行大数据分析,以估计接触一般药物和特定药物的个体的不良肝反应发生率。需要对药物性肝损伤患者的社会经济负担及疾病对其生活质量的影响进行估计,以便评估干预措施的风险效益比,以期能够为患者、临床医生、卫生保健提供者和监管机构的决策提供依据。同时需要强有力的病例对照或基于人群的队列研究来评估天然药物制剂和保健产品肝损伤的相关风险。天然药物制剂中植物有毒成分的鉴定和化学分析对于推进天然药物肝毒性研究、确保消费者安全和促进临床实践中更准确的风险效益评估至关重要。

虽然鉴定与 HLA 等位基因常见变异相关的遗传易感性强调了适应性免疫反应在药物性肝损伤发病机制中的重要作用,但我们对其他因素以及药物性肝损伤严重程度的决定因素的理解仍存在巨大的不足。深入研究药物和宿主的相互作用,可以增强对特异性药物性肝损伤的全面深刻的理解。

可靠地预测药物性肝损伤发生率的手段尚未开发出来,可能需要考虑与药物有关的因素和宿主因素等。随着基因组学方向日新月异的进展,未来将进入基因组学越来越多地纳入患者护理的时代,临床医生和医科学生需要拥有发现问题、获得基因组数据并为患者症状作出合理解释的能力。基础研究应侧重于生物标志物的发现、评价和确认,未来的生物标志物需要能够区分药物相关的肝酶的升高和其他原因引起的肝酶升高,需要提前关注到和可能演变为症状性药物性肝损伤的患者,以对其进行早期干预。

我们需要对药物引起的黄疸患者进行研究,以评估其发生急性肝损伤的可能性,确定可能导致死亡或需要肝移植的风险。新的生物标志物有助于预测药物性肝损伤的临床结果,以及损伤机制。在药物性肝损伤的急性期和症状期后,肝酶试验持续升高的患者需要更详细的表型数据和更长的随访时间。"慢性"损伤的临床意义尚不清楚,这是否会导致较高的急性肝衰竭发病率和(或)死亡率目前也尚未解决。

对于可疑的药物性肝损伤患者的治疗,最重要的初始步骤即是相关可疑药物的停用。在大多数时候,药物性肝损伤可自发恢复肝功能,不需要任何具体的治疗措施。事实上,停药后的自发性恢复是因果关系评估中的一个重要标准。药物性肝损伤通常在几天到几周内就能完全或近乎完全地恢复。然而,恢复可能不会立即开始,即停用药物后,仍可能发生持续的甚至恶化的肝损伤,因此应积极评估肝损伤的严重程度。伴发黄疸的患者应积极监测,并经常检测肝生化。有肝衰竭症状或生化指标[如:脑病和(或)凝血障碍]的患者一般应住院治疗。目前,对于药物性肝损伤的治疗方面仍需要进行随机对照试验来评估特定干预措施对药物性肝损伤临床结果的影响。

(张振玉)

参考文献

[1] 黄精俸,江振洲,王涛,等.药源性肝损伤的研究概述[J].药学进展,2008,32(8):357-362.

[2] 苏钰文,江振洲,邢同岳,等.血清微小 RNA 在中药肝毒性临床前评价中的应用研究[J].扬州大学学报(农业与生命科学版),2012,33(2):11-17.

[3] Su Y W, Chen X, Jiang Z Z, et al. A panel of serum microRNAs as specific biomarkers for diagnosis of compound-and herb-induced liver injury in rats[J]. PLoS One, 2012, 7(5): e37395.

[4] Chen X, Murad M, Cui Y Y, et al. miRNA regulation of liver growth after 50% partial hepatectomy and small size grafts in rats[J]. Transplantation, 2011, 91(3): 293-299.

[5] 韩凤梅,夏启松,张晓鸣,等.小鼠中药肝损伤敏感基因筛选及其生物学功能分析[J].中华中医药杂志,2008,23(12):1066-1069.

[6] 吴海建,龚秀,杨倚天,等.四氯化碳药物性肝损伤体外模型的改进[J].中国中药杂志,2012,37(23):3633-3636.

[7] 刘琦,禄保平,贾睿.应用栀子苷灌胃建立小鼠肝损伤模型的实验研究[J].中医学报,2013,28(7):994-996.

[8] Zhang P H, Zhang L Y, Jiang Z Z, et al. Evaluation of mitochondrial toxicity in marmota himalayana treated with metacavir, a novel 2′, 3′-dideoxyguanosine prodrug for treatment of hepatitis B virus[J].

Antimicrobial Agents and Chemotherapy, 2011, 55(5): 1930-1936.

[9] Cao Z X, Dhupar R, Cai C C, et al. A critical role for IFN regulatory factor 1 in NKT cell-mediated liver injury induced by α-galactosylceramide [J]. The Journal of Immunology, 2010, 185 (4): 2536-2543.

[10] Pichler W J, Naisbitt D J, Park B K. Immune pathomechanism of drug hypersensitivity reactions[J]. The Journal of Allergy and Clinical Immunology, 2011, 127(3 suppl): S74-S81.

[11] Metushi I G, Cai P, Zhu X, et al. A fresh look at the mechanism of isoniazid-induced hepatotoxicity [J]. Clinical Pharmacology & Therapeutics, 2011, 89(6): 911-914.

[12] Metushi I G, Sanders C, Lee W M, et al. Detection of anti-isoniazid and anti-cytochrome P450 antibodies in patients with isoniazid-induced liver failure[J]. Hepatology, 2014, 59(3): 1084-1093.

[13] Boelsterli U A, Lim P L. Mitochondrial abnormalities: A link to idiosyncratic drug hepatotoxicity? [J]. Toxicology and Applied Pharmacology, 2007, 220(1): 92-107.

[14] Pessayre D, Fromenty B, Berson A, et al. Central role of mitochondria in drug-induced liver injury [J]. Drug Metabolism Reviews, 2012, 44(1): 34-87.

[15] Au J S, Navarro V J, Rossi S. Review article: Drug-induced liver injury: Its pathophysiology and evolving diagnostic tools[J]. Alimentary Pharmacology & Therapeutics, 2011, 34(1): 11-20.

[16] McGill M R, Sharpe M R, Williams C D, et al. The mechanism underlying acetaminophen-induced hepatotoxicity in humans and mice involves mitochondrial damage and nuclear DNA fragmentation[J]. The Journal of Clinical Investigation, 2012, 122(4): 1574-1583.

[17] Pauli-Magnus C, Meier P J, Stieger B. Genetic determinants of drug-induced cholestasis and intrahepatic cholestasis of pregnancy[J]. Seminars in Liver Disease, 2010, 30(2): 147-159.

[18] Tran T, Lee W M. DILI: new insights into diagnosis and management[J]. Current Hepatitis Reports, 2013, 12(1): 53-58.

[19] Ramaiah S K. Preclinical safety assessment: Current gaps, challenges, and approaches in identifying translatable biomarkers of drug-induced liver injury[J]. Clinics in Laboratory Medicine, 2011, 31(1): 161-172.

[20] AS R, RJ F. An update on drug induced liver injury[J]. Minerva Gastroenterologica e Dietologica, 2011, 57(2): 213-229.

[21] Ozer J S, Chetty R, Kenna G, et al. Recommendations to qualify biomarker candidates of drug-induced liver injury[J]. Biomarkers in Medicine, 2010, 4(3): 475-483.

[22] Beckett G J, Foster G R, Hussey A J, et al. Plasma glutathione S-transferase and F protein are more sensitive than alanine aminotransferase as markers of paracetamol (acetaminophen)-induced liver damage[J]. Clinical Chemistry, 1989, 35(11): 2186-2189.

[23] Yamamoto T, Tajima Y. HMGB1 is a promising therapeutic target for acute liver failure[J]. Expert Review of Gastroenterology & Hepatology, 2017, 11(7): 673-682.

[24] Van Patten S, Al-Abed Y. High mobility group box-1 (HMGb1): Current wisdom and advancement as a potential drug target[J]. Journal of Medicinal Chemistry, 2018, 61(12): 5093-5107.

[25] Howell L S, Ireland L, Park B K, et al. MiR-122 and other microRNAs as potential circulating biomarkers of drug-induced liver injury[J]. Expert Review of Molecular Diagnostics, 2018, 18(1): 47-54.

[26] Lin H, Ewing L E, Koturbash I, et al. MicroRNAs as biomarkers for liver injury: Current knowledge, challenges and future prospects[J]. Food and Chemical Toxicology, 2017, 110: 229-239.

[27] Gong X J, Zhou X, Zhao C, et al. Anti-inflammatory Properties of Quercetin-3-O-β-D-glucuronide-methyl Ester from Polygonum perfoliatum in Mice[J]. International Journal of Pharmacology, 2013, 9(8): 533-537.

[28] Airoldi C, La Ferla B, D Orazio G, et al. Flavonoids in the treatment of Alzheimer's and other neurodegenerative diseases[J]. Current Medicinal Chemistry, 2018, 25(27): 3228-3246.

[29] Lu X, Liu T, Chen K, et al. Isorhamnetin: A hepatoprotective flavonoid inhibits apoptosis and autophagy via P38/PPAR-α pathway in mice[J]. Biomedicine & Pharmacotherapy, 2018, 103: 800-811.

[30] Semaan D G, Igoli J O, Young L, et al. *In vitro* anti-diabetic effect of flavonoids and pheophytins from Allophylus cominia Sw. on the glucose uptake assays by HepG2, L6, 3T3-L1 and fat accumulation in 3T3-L1 adipocytes[J]. Journal of Ethnopharmacology, 2018, 216: 8-17.

[31] Zhang Y, Chen S, Wei C, et al. Flavonoids from Chinese bayberry leaves induced apoptosis and G1 cell cycle arrest via Erk pathway in ovarian cancer cells[J]. European Journal of Medicinal Chemistry, 2018, 147: 218-226.

[32] 程新星,孙黔云,杨娟,等.九种黔产植物多糖的体外免疫调节活性研究[J].贵州师范大学学报(自然科学版),2012,30(4):5-8.

[33] 杨岚,邱树毅,卢卫红.真菌多糖的抗氧化活性研究[J].贵州师范大学学报(自然科学版),2017,35(4):95-99

[34] Huang Y, Chen H, Zhou X, et al. Inhibition effects of chlorogenic acid on benign prostatic hyperplasia in mice[J]. European Journal of Pharmacology, 2017, 809: 191-195.

[35] Wang X Y, Liang Q, Chen H G, et al. Establishment of an HPLC method for testing acetylcholinesterase inhibitory activity and compared with traditional spectrophotometry[J]. Chemical Papers, 2018, 72(9): 2255-2264.

[36] Gu M, Jia Q, Zhang Z, et al. Soya-saponins induce intestinal inflammation and barrier dysfunction in juvenile turbot (Scophthalmus maximus)[J]. Fish & Shellfish Immunology, 2018, 77: 264-272.

[37] Li Z W, Kuang Y, Tang S N, et al. Hepatoprotective activities of Antrodia camphorata and its triterpenoid compounds against CCl 4-induced liver injury in mice[J]. Journal of Ethnopharmacology, 2017, 206: 31-39.

[38] 朱力杰.北五味子总三萜、木脂素对酒精性肝损伤的保护作用及其机制的研究[D].沈阳:沈阳农业大学,2014.

[39] Tolosa L, Gómez-Lechón M J, Donato M T. High-content screening technology for studying drug-induced hepatotoxicity in cell models[J]. Archives of Toxicology, 2015, 89(7): 1007-1022.

[40] Ge Shuai, Tang Naping, Fu Lijie, Ma Jing. High content screening in toxicology and its application in the study of drug hepatotoxicity. Journal of Chinese Pharmacology and Toxicology, 2017, 31(6): 689-95.

[41] Andrade R J, Medina-Caliz I, Gonzalez-Jimenez A, et al. Hepatic damage by natural remedies[J]. Seminars in Liver Disease, 2018, 38(1): 21-40.

[42] Ekor M. The growing use of herbal medicines: Issues relating to adverse reactions and challenges in monitoring safety[J]. Front Pharmacol, 2014, 4: 177.

[43] Calitz C, du Plessis L, Gouws C, et al. Herbal hepatotoxicity: Current status, examples, and challenges[J]. Expert Opinion on Drug Metabolism & Toxicology, 2015, 11(10): 1551-1565.

[44] Navarro V J, Khan I, Björnsson E, et al. Liver injury from herbal and dietary supplements[J].

Hepatology (Baltimore, Md), 2017, 65(1): 363-373.

[45] Lucena M, Navarro V. Hepatotoxicity induced by herbal and dietary supplements[J]. Seminars in Liver Disease, 2014, 34(2): 172-193.

[46] Teschke R, Eickhoff A. Herbal hepatotoxicity in traditional and modern medicine: Actual key issues and new encouraging steps[J]. Frontiers in Pharmacology, 2015, 6: 72.

[47] Larrey D, Faure S. Herbal medicine hepatotoxicity: A new step with development of specific biomarkers[J]. Journal of Hepatology, 2011, 54(4): 599-601.

[48] García-Cortés M, Robles-Díaz M, Ortega-Alonso A, et al. Hepatotoxicity by dietary supplements: A tabular listing and clinical characteristics[J]. International Journal of Molecular Sciences, 2016, 17 (4): 537.

[49] Teschke R, Larrey D, Melchart D, et al. Traditional Chinese medicine (TCM) and herbal hepatotoxicity: RUCAM and the role of novel diagnostic biomarkers such as MicroRNAs [J]. Medicines (Basel, Switzerland), 2016, 3(3). DOI:10.3390/medicines3030018.

[50] Björnsson E S, Bergmann O M, Björnsson H K, et al. Incidence, presentation, and outcomes in patients with drug-induced liver injury in the general population of Iceland[J]. Gastroenterology, 2013, 144(7): 1419-1425.e3.

[51] Björnsson E, Talwalkar J, Treeprasertsuk S, et al. Drug-induced autoimmune hepatitis: Clinical characteristics and prognosis[J]. Hepatology (Baltimore, Md), 2010, 51(6): 2040-2048.

[52] Gudnason H O, Björnsson H K, Gardarsdottir M, et al. Secondary sclerosing cholangitis in patients with drug-induced liver injury[J]. Digestive and Liver Disease, 2015, 47(6): 502-507.

[53] Wong S W, Lee K F, Wong J, et al. Dilated common bile ducts mimicking choledochal cysts in ketamine abusers[J]. Hong Kong Medical Journal, 2009, 15(1): 53-56.

[54] Lo R S, Krishnamoorthy R, Freeman J G, et al. Cholestasis and biliary dilatation associated with chronic ketamine abuse: A case series[J]. Singapore Medical Journal, 2011, 52(3): e52-e55.

[55] Horsley-Silva J L, Dow E N, Menias C O, et al. Docetaxel induced sclerosing cholangitis [J]. Digestive Diseases and Sciences, 2015, 60(12): 3814-3816.

[56] Schwab G P, Wetscher G J, Vogl W, et al. Methimazole-induced cholestatic liver injury, mimicking sclerosing cholangitis[J]. Langenbecks Archiv Für Chirurgie, 1996, 381(4): 225-227.

[57] Koulaouzidis A, Bhat S, Moschos J, et al. Nitrofurantoin-induced lung-and hepatotoxicity[J]. Annals of Hepatology, 2007, 6(2): 119-121.

[58] Seto W K, Ng M, Chan P, et al. Ketamine-induced cholangiopathy: A case report[J]. The American Journal of Gastroenterology, 2011, 106(5): 1004-1005.

[59] Aldrighetti L, Arru M, Ronzoni M, Salvioni M, Villa E, Ferla G. Extrahepatic biliary stenoses after hepatic arterial infusion (HAI) of floxuridine (FUdR) for liver metastases from colorectal cancer. Hepato-gastroenterology, 2001,48:1302-1307.

[60] Church R J, Kullak-Ublick G A, Aubrecht J, et al. Candidate biomarkers for the diagnosis and prognosis of drug-induced liver injury: An international collaborative effort [J]. Hepatology (Baltimore, Md), 2019, 69(2): 760-773.

[61] McGill M R, Jaeschke H. Mechanistic biomarkers in acetaminophen-induced hepatotoxicity and acute liver failure: From preclinical models to patients [J]. Expert Opinion on Drug Metabolism & Toxicology, 2014, 10(7): 1005-1017.

[62] Wang K, Zhang S, Marzolf B, et al. Circulating microRNAs, potential biomarkers for drug-induced

liver injury[J]. PNAS, 2009, 106(11): 4402-4407.

[63] Krauskopf J, de Kok T M, Schomaker S J, et al. Serum microRNA signatures as "liquid biopsies" for interrogating hepatotoxic mechanisms and liver pathogenesis in human[J]. PLoS One, 2017, 12(5): e0177928. DOI: 10.1371/journal. pone.0177928

[64] Lucena M I, Andrade R J, Martínez C, et al. Glutathione S-transferase m1 and t1 null genotypes increase susceptibility to idiosyncratic drug-induced liver injury[J]. Hepatology (Baltimore, Md), 2008, 48(2): 588-596.

[65] Bailey W J, Holder D, Patel H, et al. A performance evaluation of three drug-induced liver injury biomarkers in the rat: Alpha-glutathione S-transferase, arginase 1, and 4-hydroxyphenyl-pyruvate dioxygenase[J]. Toxicological Sciences, 2012, 130(2): 229-244.